B. SONNY BAL | LEE E. RUBIN | KRISTAPS J. KEGGI

髋关节重建的直接前方入路

THE DIRECT ANTERIOR APPROACH TO HIP RECONSTRUCTION

主　编　〔美〕B.桑尼·巴尔
李·E.鲁宾
克里斯塔普斯·J.凯吉

主　译　尹良军
副主译　张　健　孙　立　刘又文

天津出版传媒集团
天津科技翻译出版有限公司

著作权合同登记号:图字:02-2017-213

图书在版编目(CIP)数据

髋关节重建的直接前方入路/(美)B. 桑尼·巴尔(B. Sonny Bal),(美)李·E. 鲁宾(Lee E. Rubin),(美)克里斯塔普斯·J. 凯吉(Kristaps J. Keggi)主编;尹良军主译. —天津:天津科技翻译出版有限公司,2019.7

书名原文:The Direct Anterior Approach to Hip Reconstruction

ISBN 978-7-5433-3926-2

Ⅰ.①髋… Ⅱ.①B… ②李… ③克… ④尹… Ⅲ.①髋关节置换术 Ⅳ.①R687.4

中国版本图书馆 CIP 数据核字(2019)第 076279 号

授权单位:SLACK Incorporated
出　　版:天津科技翻译出版有限公司
出 版 人:刘子媛
地　　址:天津市南开区白堤路 244 号
邮政编码:300192
电　　话:(022)87894896
传　　真:(022)87895650
网　　址:www. tsttpc. com
印　　刷:山东鸿君杰文化发展有限公司
发　　行:全国新华书店
版本记录:889×1194　16 开本　22.5 印张　450 千字
　　　　　2019 年 7 月第 1 版　2019 年 7 月第 1 次印刷
　　　　　定价:260.00 元

(如发现印装问题,可与出版社调换)

主译介绍

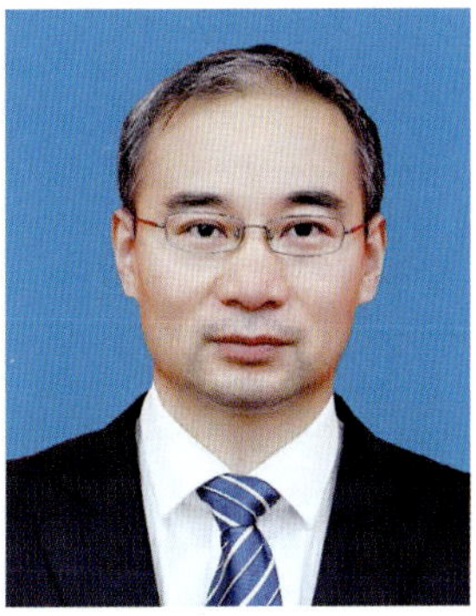

尹良军，主任医师，硕士研究生导师，重庆医科大学附属第二医院骨科主任。

国际矫形与创伤外科学会(SICOT)中国部关节专业委员会委员，中华医学会骨质疏松与骨矿盐疾病分会委员，中国医师学会骨科分会足踝外科学组委员，中国研究型医院学会骨科创新与转化专业委员会骨与关节感染工作组委员，中国研究型医院学会关节外科委员会血友病关节重建外科学组委员，中国医疗保健国际交流促进会关节疾病防治分会委员，重庆市医学会运动医学专业委员会副主任委员，重庆市医师协会骨科医师分会骨关节外科学组副组长。

主持和参与国家及省部级课题多项。在*AJSM*，*JBMR*，*Bone*，*Injury*，《中华外科》等国内外著名骨科医学期刊发表论文40余篇。在美国芝加哥大学医学中心专修关节外科及运动医学1年半，并多次赴加拿大西安大略大学、伦敦健康科学中心、韩国三星(SMC)医学中心、中国香港大学附属玛丽医院等关节外科和运动医学中心进修学习。

擅长微创髋膝关节置换手术、复杂髋膝关节置换手术及翻修手术、肩膝踝韧带损伤的微创修复手术、关节周围骨肿瘤的保肢手术。具有丰富的非特殊手术床DAA髋关节置换手术经验。

首次提出适应术后快速康复的微创跟腱修复理论体系，发明PRBT(Panda Rope Bridge technique)手术，给跟腱断裂的治疗效果和康复速度带来了巨大的进步。

副主译介绍

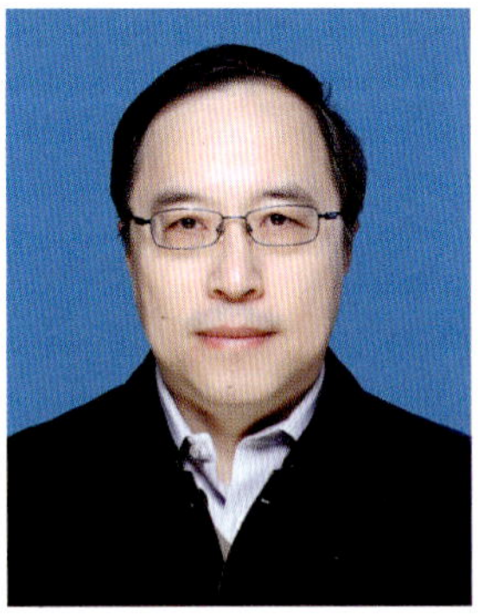

张健，主任医师，教授，硕士研究生导师，重庆医科大学附属第一医院骨科。中华医学会创伤学分会青年委员，重庆市创伤专业委员会委员，重庆市预防医学会骨与关节预防及控制专业委员会副主任委员，重庆市医师协会青年委员会主任委员，重庆市医学会骨科专业委员会关节工作委员会委员。《现代医药卫生杂志》《中华现代临床医药杂志》《骨科学总论》等杂志编委及《创伤外科》审稿专家。1998年获得美国中华医学基金会(CMB)奖学金，作为访问学者赴美学习1年。2008年作为访问学者赴美国得克萨斯西南大学达拉斯圣保罗医院人工关节中心学习。在国内首批开展微创髋膝关节置换手术，并将疼痛管理、血液管理、围术期管理等理念综合应用于关节置换手术，达到手术时间短、操作规范、出血少、并发症极低、患者康复快、功能优良等效果，手术患者最高年龄达到104岁，已主刀开展髋、膝关节置换术3000多例。2017年，本着快速康复理念，将股骨头置换术从切皮到缝好的时间缩短到13分47秒，并创下膝关节置换术后1.5小时患者即下地行走的记录。发表论文77篇(其中SCI论文14篇)。参与国家“863”计划1项，主持国家自然科学基金项目1项、重庆市科委重点攻关项目1项、重庆市科委自然科学基金2项。获得市级科研成果奖2项，渝中区科技进步奖1项。

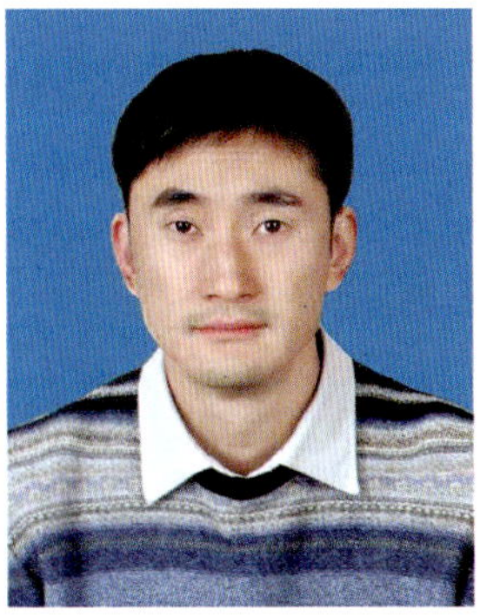

孙立，主任医师，博士研究生导师，贵州省人民医院骨科副主任，享受省政府特殊津贴。国际矫形与创伤外科学会(SICOT)第一届中国关节学会委员，中华医学会骨科学分会全国青年委员，中华医学会骨科学分会关节外科学组膝关节外科工作委员会委员，中国医师学会骨科医师分会关节学组青年委员。《中华创伤杂志》《中华创伤骨科杂志》特约审稿专家，《实用骨科杂志》《骨科临床与研究杂志》编委。曾赴美国斯坦福大学附属医院骨科关节中心、新加坡中央医院学习人工关节置换及翻修技术，曾赴德国慕尼黑Landshut医院、美国纽约HSS医院进修。发表论文20余篇，其中SCI论文6篇，参编专著5本。获国家发明专利1项，新型实用专利2项。完成省级科研课题4项，主持和参与在研国家级科研课题1项、省级课题2项。获贵州省科学技术进步奖二等奖(第二人)、贵州省科技成果转化奖一等奖(第二人)、贵州省医学会科技奖一等奖(第二人)等多种奖项。

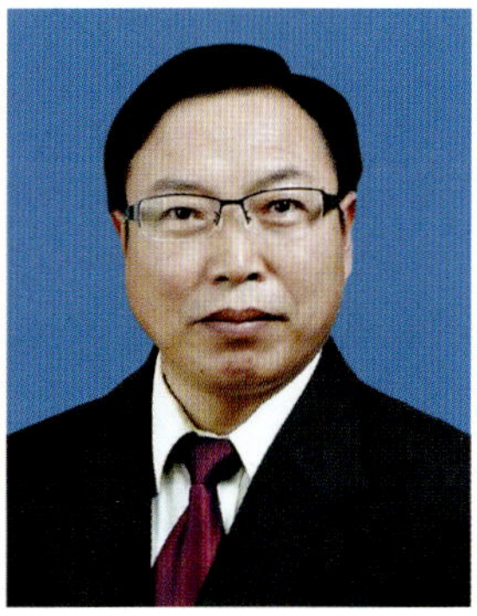

刘又文，主任医师，博士研究生导师，河南省洛阳正骨医院（河南省骨科医院）髋部疾病研究治疗中心主任，河南省名中医，洛阳市第二届特级名医，洛阳市第七批优秀专家，任河南中医药大学博士研究生导师，河南中医药大学、湖南中医药大学、福建中医药大学硕士研究生导师。从事中西医结合治疗髋关节疾病基础及临床研究30年，擅长髋关节周围疾病的微创治疗和快速康复，首次将髋关节周围疾病早期总结为髋痹病，并进行系统的辨证分析研究，多次在国家级继续教育项目中进行成果的推广。带领团队成员应用微创骨科理念，在省内率先开展DAA微创人工全髋关节置换术，在患者中取得了较高的满意度及认可度。团队现已成功完成髋部手术8000多例，髋关节置换手术2000多例。研究成果获中华中医药学会科技进步二等奖2项、三等奖1项，中国中医药研究促进会科学技术二等奖1项、三等奖1项，中国中西医结合学会三等奖2项，河南省科学技术进步三等奖2项，河南省中医药科学技术成果一等奖11项、二等奖3项、三等奖2项。目前主持国家自然科学基金项目2项，省部级课题3项。

译者名单

主　译　尹良军

副主译　张　健　孙　立　刘又文

译　者　（按姓氏汉语拼音排序）

陈　歌　褚荣晋　郭栎枫　黄沛冠　李　钊
李　忠　李皓桓　梁桂平　刘　璐　刘国强
刘文科　刘载阳　卢耀鸣　牛　维　潘　浩
乔国勇　任乐夫　孙建持　汪　喆　王　蓓
王　江　王卓群　王子明　魏学庆　吴亚鸿
熊小江　杨　勤　杨　勇　尹一然　由学江
张　进　张　珺　张　瑗　赵　沛　周明旺
朱英杰　庄至坤

协译单位

天津市骨植入物界面功能化与个性化研究企业重点实验室

作者介绍

B. Sonny Bal教授是早期采用前方入路方式行全髋关节置换的外科医生之一。Bal教授曾在哥伦比亚密苏里大学任职。除了临床工作以外,Bal教授在罗拉市密苏里科技大学的材料科学领域也十分活跃。同时,他在一家位于犹他州盐湖城的氮化硅陶瓷制造单位担任领导职务。Bal教授还是一名律师,积极从事法医学教育和咨询工作。

Lee E. Rubin教授来自新泽西州,在学期间即被马萨诸塞州沃尔瑟姆市布兰代斯大学授予总统学者奖,2000年以优异成绩毕业。2004年,他获得Alpha Omega Alpha 学会荣誉奖,并于马萨诸塞州波士顿的塔夫茨医科大学毕业。2009年,在耶鲁大学完成骨科实习,2010年与 Kristaps J. Keggi在康涅狄格州的Keggi骨科基金会担任成人髋关节置换研究员,专门研究前方入路手术技术。

Rubin教授现任罗得岛普罗维登斯的布朗大学Warren Alpert医学院骨科手术助教, 隶属于布朗大学骨科公司。他全身心地研究Miriam医院关节中心所提供的大量临床项目,并且发表了超过50篇科学海报、论文,参编多部书籍。他是美国骨科医师学会(AAOS)成员,美国髋和膝外科学会(AAHKS)成员,骨科研究学会(ORS)活跃会员,并且是国际关节重建代表大会(ICJR)的任职教员。

2013年,Rubin博士被《普罗维登斯商报》评选为罗得岛40名"40岁以下成功人士"之一。同年,他被选入罗得岛骨科执行委员会(RIOS)工作,2016年受邀成为耶鲁骨科协会会员。他还是一位期刊审稿人,为各大权威骨科期刊审阅了大量文章。他积极参与关节炎基金会罗得岛分会的工作,并在2015年该分会开展的"骨关节炎——从行走到治愈"活动中获得嘉奖。他和妻子及两个孩子在罗得岛外定居。

Kristaps J. Keggi教授在康涅狄格州纽黑文的耶鲁大学医学院骨科与康复医学专业担任教授职务。他出生在拉脱维亚,15岁时以第二次世界大战难民身份来到美国。在纽约老罗斯福医院经过两年普通外科培训,并在美国得克萨斯州和越南(第三野战外科医院)陆军服役两年。自1951年开始,他与耶鲁大学有了密切联系。最初以医学本科生的身份进入耶鲁大学学习,后来参加耶鲁大学骨科住院医生培训,并最终成为耶鲁大学的教授,工作至今。

Keggi教授在1964年完成骨科实习, 当查恩利低摩擦系数关节置换术 (Charnley Low Friction Arthroplasty)被引入美国后,Keggi教授进行了长达5年多的骨外科实践教学。他是在康涅狄格州最早开展这种经典大转子手术方法的术者之一。通过跟随Wayne O. Southwick博士实习并在其鼓励和启发之下,他迅速地开始应用创伤更小的DAA方式进行手术。在作为住院医生期间,经Terry Light博士的帮助,他展示了采用DAA技术进行全髋关节置换的手术方式,并将他的早期成果在1977年洛杉矶AAOS年会的科学海报上加以展示。随后, 在1980年10月, 他将这项成果发表于《临床骨科及相关研究》

(Clinical Orthopaedics and Related Research)杂志上，因此成为了首位将DAA用于全髋关节置换术的美国骨科医生。从此以后，DAA就成为他处理所有简单和复杂髋关节置换手术的首选入路。

在50多年的职业生涯中，Keggi教授通过手术提高了成千上万名患者的生活质量。他还培养了150多名耶鲁大学住院医生，接待了前来耶鲁大学和沃特伯里医院交流学习的国际同行250余人次，这些人员分别来自拉脱维亚、爱沙尼亚、立陶宛、俄罗斯、乌克兰、格鲁吉亚、白俄罗斯、哈萨克斯坦、乌兹别克斯坦、塔吉克斯坦、瑞典、德国和越南。他出版了大量全髋关节置换术方面的书籍，在各地的专业会议上进行演讲，并在网络授课，为世界各地的医生讲解DAA髋关节置换手术的方法。

在Keggi教授的职业生涯中，他荣获了耶鲁大学的多种奖项，取得了全世界多所大学的荣誉学位。他于1993年被授予拉脱维亚三星勋章，1999年被授予爱沙尼亚红十字会五级勋章，2009年(再次)被授予拉脱维亚医师协会杰出服务奖章，2012年被授予俄罗斯医学荣誉和贡献奖银奖；1990年和1993年，分别获得拉脱维亚科学院和俄罗斯科学院荣誉会员称号。其最高荣誉之一，是在2005年获得了母校耶鲁大学授予的乔治·布什终生领导奖。

编者名单

Daniel C. Allison, MD, MBA (Chapters 14, 27, 33)
Assistant Professor of Surgery
Assistant Director of Orthopedic Oncology
Cedars-Sinai Medical Center
Clinical Associate Professor of Orthopedic Surgery
University of Souther California Keck School of Medicine
Co-Director of Orthopedic Oncology
Children's Hospital of Los Angeles
Los Angeles, California

Michael P. Ast, MD (Chapter 16)
Orthopedic Surgeon
Mercer Bucks Orthopaedics
Director, Outpatient Joint Replacement
Mercer County Surgery Center
Lawrenceville, New Jersey
Director, Robotic Assisted Joint Replacement Program
Robert Wood Johnson University Hospital—Hamilton
Hamilton Township, New Jersey

Paul E. Beaulé, MD (Chapter 25)
Professor of Surgery
University of Ottawa
Head Division of Othropadeic Surgery
The Ottawa Hospital
Ottawa, Ontario, Canada

Keith R. Berend, MD (Chapter 6)
Joint Implant Surgeons
White Fence Surgical Suites
New Albany, Ohio

Hari P. Bezwada, MD (Chapter 16)
Director, Marjorie G. Ernest Total Joint Center of Excellence
Capital Health System
Princeton Orthopaedic Associates
Princeton, New Jersey

Mohit Bhandari, MD, PhD, FRCSC (Chapter 30)
Division of Orthopedic Surgery
McMaster University
Hamilton, Ontario, Canada

Lawrence Brenner, JD (Chapter 8)
Partner
Bal Brenner Law Firm
Chapel Hill, North Carolina

Derek Butterwick, MD (Chapter 25)
Royal Inland Hospital
Kamloops, British Columbia, Canada

Harman Chaudhry, MD (Chapter 30)
Division of Orthopedic Surgery
McMaster University
Hamilton, Ontario, Canada

Brett D. Crist, MD (Chapters 1, 5)
Department of Orthopaedic Surgery
University of Missouri
Columbia, Missouri

Sarvang Dalal, PT, DPT, MSPT, MTC, FAAOMPT (Chapter 28)
Memorial Hermann Sports Medicine & Rehabilitation
Houston, Texas

Garrett Davis, MD, MBA, MS (Chapter 24)
Rosenberg Cooley Metcalf Orthopaedic Clinic
Park City, Utah

Matthew E. Deren, MD (Chapter 17)
Resident in Orthopedic Surgery
Rhode Island Hospital
Providence, Rhode Island

David Dodgin, MD (Chapter 11)
Orthopaedic Specialists of Austin
Texas Institute for Hip and Knee Surgery
Austin, Texas

Benjamin Domb, MD (Chapter 7)
American Hip Institute
Westmont, Illinois
Hinsdale Orthopaedics
Hinsdale, Illinois

Adam M. Freedhand, MD (Chapter 10)
University of Texas Health Science Center at Houston
Houston, Texas

Reinhold Ganz, MD (Chapter 22)
Professor Emeritus
University of Berne
Berne, Switzerland

Dan Gerscovich, MD (Chapter 13)
George Washington University Orthopedics
Washington, DC

Joseph A. Gil, MD (Chapter 23)
Resident in Orthopedic Surgery
Rhode Island Hospital
Providence, Rhode Island

Wade Gofton, MD (Chapter 25)
The Ottawa Hospital
Ottawa, Ontario, Canada

E. Matthew Heinrich, MD (Chapter 11)
Orthopaedic Specialists of Austin
Texas Institute for Hip and Knee Surgery
Clinical Associate Professor
University of Texas Medical Branch
Galveston, Texas

Robert E. Howell, MD (Chapter 6)
Southern Orthopaedic Surgeons
Montgomery, Alabama

Timothy Jackson, MD (Chapter 7)
Congress Orthopedic Associates
Pasadena, California

Atul F. Kamath, MD (Chapter 22)
Assistant Professor
Department of Orthopedic Surgery
University of Pennsylvania
Philadelphia, Pennsylvania

Stephen Kayiaros, MD (Chapter 15)
Department of Orthopaedic Surgery
Robert Wood Johnson Medical School
Rutgers—The State University of New Jersey
New Brunswick, New Jersey
University Orthopaedic Associates, LLC
Somerset, New Jersey

Stefan Kreuzer, MD, MSc (Chapters 18, 26)
Memorial Bone & Joint Clinic
Department of Orthopedic Surgery
University of Texas
Houston, Texas

Michael Leunig, MD (Chapter 22)
Chief of Hip Surgery
Department of Orthopedic Surgery
Schulthess Klinik, Zürich, Switzerland

Allan Liew, MD (Chapter 25)
Director of Orthopaedic Trauma
The Ottawa Hospital
Assistant Professor
University of Ottawa
Ottawa, Ontario, Canada

Adolph V. Lombardi Jr, MD, FACS (Chapter 6)
President of Joint Implant Surgeons, Inc.
Clinical Assistant Professor
Department of Orthopaedics
The Ohio State University
Attending Surgeon
Mt. Carmel Health Systems
Attending Surgeon
White Fence Surgical Suites
Columbus, Ohio

Tim P. Lovell, MD (Chapter 31)
Providence Medical Group
Spokane, Washington

Joel M. Matta, MD (Chapter 4)
Saint John's Health Center
Hip and Pelvis Institute
Santa Monica, California

Philip McClure, MD (Chapter 21)
Fellow in Pediatric Orthopedic Surgery
Texas Scottish Rite Hospital
Dallas, Texas

Timothy McTighe, Dr HS (hc) (Chapters 14, 33)
Executive Director
Joint Implant Surgery & Research Foundation
Editor-in-Chief
Reconstructive Review
Chagrin Falls, Ohio

Wietse P.R. Melman, MD (Chapter 9)
Department of Orthopedic Surgery and Traumatology
Isala Hospital
Zwolle, the Netherlands

Stavros G. Memtsoudis, MD, PhD (Chapter 29)
Department of Anesthesiology
Hospital for Special Surgery—Weill Cornell Medical College
New York, New York

Markus C. Michel, MD (Chapter 9)
Specialist in Orthopedic Surgery, FMH
Alpha Clinic
Zürich, Switzerland

Joseph Morgan, MD (Chapter 12)
Department of Orthopedic Surgery
University of Missouri
Columbia, Missouri

Joseph T. Moskal, MD, FACS (Chapters 11, 32)
Chairman
Department of Orthopedic Surgery
Chief of Adult Reconstruction
Carilion Clinic
Professor and Chair
Department of Orthopedic Surgery
Virginia Tech Carilion School of Medicine
Roanoke, Virginia

Michael Nogler, MD, MA, MSc (Chapter 20)
Full Professor of Experimental Orthopedics
Medical University of Innsbruck
Innsbruck, Austria

Steve Papp, MD (Chapter 25)
Assistant Professor
University of Ottawa
Director of Clinical Services
Division of Orthopaedic Surgery
The Ottawa Hospital
Ottawa, Ontario, Canada

Javad Parvizi, MD, FRCS (Chapter 24)
James Edwards Professor of Orthopaedic Surgery
Sidney Kimmel School of Medicine
Rothman Institute at Thomas Jefferson University
Philadelphia, Pennsylvania

Preetesh D. Patel, MD (Chapter 10)
Cleveland Clinic Florida
Weston, Florida

Christopher E. Pelt, MD (Chapter 2)
Department of Orthopaedic Surgery
University of Utah School of Medicine
Salt Lake City, Utah

Blake E. Peterson, MD (Chapters 1, 5, 12)
Department of Orthopedic Surgery
University of Missouri
Columbia, Missouri

Amir Pourmoghaddam, PhD (Chapters 18, 26, 28)
Medical Research Scientist
Memorial Bone and Joint Research Foundation
Department of Orthopaedic Surgery
University of Texas Health Science Center at Houston
Houston, Texas

Scott A. Ritterman, MD (Chapters 3, 17, 23)
Resident in Orthopedic Surgery
Rhode Island Hospital
Providence, Rhode Island

Anjali O. Rozario MD (Chapter 29)
Hospital for Special Surgery
New York, New York

John A. Scanelli, MD (Chapter 32)
George Washington University Hospital
Washington, DC

Jonathan R. Schiller, MD (Chapter 21)
Assistant Professor of Orthopedic Surgery
The Warren Alpert School of Medicine of Brown University
Providence, Rhode Island

Herrick J. Siegel, MD (Chapter 27)
University of Alabama at Birmingham Medical Center
Birmingham, Alabama

Eric M. Slotkin, DO (Chapter 10)
Orthopedic Associates of Reading, Ltd
West Reading, Pennsylvania

Evan Smith, MD (Chapter 13)
Resident
George Washington University
Washington, DC

R. Presley Swann, MD, MS (Chapter 2)
Methodist Sports Medicine
Indianapolis, Indiana

Mohan S. Tripathi, MD (Chapter 15)
Department of Orthopedic Surgery
Robert Wood Johnson Medical School
Rutgers—The State University of New Jersey
New Brunswick, New Jersey

Nathan J. Turnbull, MD (Chapter 6)
Florida Orthopaedic Associates
DeLand, Florida

Anthony S. Unger, MD (Chapter 13)
Clinical Professor Orthopedic Surgery
George Washington University Medical Center
Washington, DC

Cees C.P.M. Verheyen, MD, PhD (Chapter 9)
Department of Orthopedic Surgery and Traumatology
Isala Hospital
Zwolle, the Netherlands

Jonathan Yerasimides, MD (Chapter 19)
Norton Healthcare
Louisville, Kentucky

Navid M. Ziran, MD (Chapter 4)
Saint John's Health Center
Hip and Pelvis Institute
Santa Monica, California
Marina Del Rey Hospital
Cedars-Sinai Affiliate
Marina Del Rey, California

中文版序言

全髋关节置换术(THA)经历了50多年的发展,获得了相当满意的治疗效果,已成为应用最广的人工关节手术。随着手术技术的提高及假体设计的改进,手术入路也经过几代前辈的改进发展成为我们现在熟知和常用的几种入路,如后外侧入路、直接外侧入路、直接前方入路等,而为了尽可能地减少机体损伤,同时达到最佳的外科疗效,微创手术应运而生。

微创全髋关节置换术的手术入路主要有直接前方入路(DAA)、慕尼黑骨外科入路、后外侧小切口入路和双切口入路等,各有优缺点,其中DAA入路是一种真正的神经肌肉间隙入路,无肌肉软组织损伤和离断、出血少、术后脱位率低、康复快。因此,DAA微创全髋关节置换术越来越多地受到关节外科医生的关注和应用,但DAA手术操作有一定的技术难度,并且学习曲线相对较长。遗憾的是,国内目前尚无一本全面、系统介绍DAA全髋关节置换术的书籍供大家学习参考。

B. Sonny Bal, Lee E. Rubin和Kristaps J. Keggi主编的《髋关节重建的直接前方入路》是髋关节重建领域的一个里程碑,为有兴趣掌握DAA THA的外科医生提供了一个逐步的学习过程。Keggi博士是首先认识到DAA在髋关节重建中益处的人之一,本书基于他作为临床医生和先驱外科医生50多年的经验编写而成,内容浅显易懂,图文并茂,并收集了大量的实例及临床数据,有助于一般性初级学习、中级技术学习,以及使用DAA技术进行高级翻修全髋关节的技巧学习。《髋关节重建的直接前方入路》是一部指导临床实践很有价值的参考书。

尹良军教授等将《髋关节重建的直接前方入路》翻译出版,为国内微创全髋关节置换外科工作者提供了一本具有实用价值的参考著作,并将对患者结果产生积极的影响。我们也十分希望国内更多的专家、教授积极汲取国外DAA技术的临床应用及成功的经验,更好地实现DAA技术在国内落地生花,推动国内全髋关节置换技术的长足发展。

2019年4月

序言

1966年,Kris Keggi经历越南战争后归国,被分配在耶鲁大学工作,在那里开始了他的职业生涯。此时John Charnley教授和他的团队正在致力于向全世界推广经大转子截骨入路和其他入路方式进行全髋关节置换术。但当时的骨科医生已经厌倦了转子间截骨的并发症,并且一些医生正在探索后方入路手术方式的运用。这种后方入路手术方式之所以被普遍应用,主要原因是当时许多主流骨科医院的医生们都采用这种入路方式,这些医院包括纽约特种外科医院、波士顿布里格姆医院和梅奥诊所。1972年,康涅狄格州纽黑文市一位充满活力和干劲的年轻骨科医生用湛蓝的眼睛凝视着躺在手术床上的患者,他伸手拿起手术刀,做了一个在髋关节前方的切口!就这样,30年来,他一直持续着这种热情和努力,直到被众人认可。

Keggi所发明的全髋关节置换的入路方式是在美国Smith Petersen和法国Judet之后出现的,但它是不同的手术方法。DAA要求髋臼和股骨近端充分暴露和准备。在Keggi跟随Wayne Southwick培训和实践期间,他所有的髋关节手术都以标准入路方式进行。在越南服兵役期间,他接触到非常规的手术显露方式,因此他了解了各种手术入路方式。但是他本能地选择了前方入路,并用了几年的时间改善手术方式、设计手术器械和指导他的学生。

同时期的作者 Malcolm Gladwell在他的*The Tipping Point*和*Blink*两本著作中研究了人类对于活动的反应。他将Keggi教授选择前方入路的决定认定为是本能的行为,而且没有因其了解过多的入路方式而困扰。太多的研究可能一直在阻碍Keggi教授成为一名先驱者。先驱者也承担了他人所未承担的风险,他们所尝试的事物往往不能被圆满地解释。Keggi的先驱性工作并没有被接受是因为当时的环境是不利的。全髋关节置换术存在太多的问题需要解决,因而新的手术入路方式并不是当时被关注的问题。同时,这位创新者不是Gladwell定义的"连接者"或者"推销员"。非骨水泥固定、骨水泥疾患、感染、脱位、翻修手术、磨损、骨质溶解……这些问题占据了髋关节手术研究的整个方向。此外,由于切开了臀中肌,使得手术更加容易并减少了脱位风险,这使Hardinge的前外侧入路变得更为流行。许多外科医生很担心切开臀中肌的后果,但是实际上脱位发生较少,这足以激励医生们采用这种手术入路。

1996年前后,另一位学者在研究技术方面充满热情,他并不回避困难的手术,他就是Joel Matta。Matta现在已是髋臼骨折手术领域的国际领导者,他也是采用前方入路的技术进行髋关节置换手术作为技术改良的。那是他早期的热情。当Emile LeTournel作为客座教授来到洛杉矶时,我见证了这一切,还帮忙做了接待工作。我的一位骨科同行的患者髋臼骨折,他找我帮忙固定。我带了Emile LeTournel教授过来并邀请他来做手术。当时,Matta和我都是南加州大学附属医院的年轻外科医生,他也要求一同前来。LeTournel准备采用腹股沟入路,正要开始手术时,手术室的管理员冲了进来,大叫着让他停止手术,因为LeTournel没有在这个州进行手术的许可证。但是幸运的是,我的朋友是科主任,他让Emile LeTournel做完了手术。当LeTornel放下手术刀,他抬起头,面无表情地问我:"警察在门口吗?"整个手术期间,我发现Matta一直心无旁骛地注视着Emile LeTournel的手术过程,我心里知道,这对于他来说不仅仅是一台手术,这是一种感悟。他致力于在专业领域超越别人，并且做到最好。他深知髋臼骨折就是他前进的领域，而我则认为全髋关节置换是我所热衷的。Emile LeTournel成为了Matta的良师益友，在Emile LeTournel去世后，Joel Matta最终继承了他在髋臼领域的地位。

如果你是一名髋臼外科医生，很快你就会遇到需要髋关节置换的患者。Matta在法国时接触到了Judets，了解了他们的发展历程。他对髋关节前方入路感到满意，因为很多髋臼骨折需要从前方进行固定。Matta知道，无论是结构解剖，还是Judets髋关节手术入路和治疗床，这些都非常适合他的发展，他把这项技术带回了美国。

和Kris Keggi不同，环境对于Joel Matta来说正好适合。实际上，这正是一个绝佳的时机。这种绝佳的时机就是芝加哥Rush大学的Richard Berger开创了双切口入路，第二个切口用来处理在DAA时股骨端暴露的困难。他的手术技术让他能成功地实施手术，但是别人却很少能够达到这种手术效果。然而，Berger的创新不仅是一种入路方式，他还改良了疼痛管理，并且是在常规髋关节置换术后当天送患者回家的第一人。外科医生认为术后快速康复和Berger采用的小切口前方入路有关，但仍不愿意采用双切口的方式。

Gladwell描述人们对新信息的思考是“本能的”或者“刻意的”。我把这句话的深意换种方式表达为：外科医生要么是创新者，要么是保守者。在改革的过程中，改革的创新者需要保守者实现他们的想法。同时拥有创新才能和管理才能的人很少见，因此两名领导者努力完成他们新的观点也就没有那么不寻常。Berger是创新者，他敢于冒风险的个性，就像Gladwell在*Blink*一书中所描述的那样，利用点滴信息而尝试新观点。Matta也是一名冒险家，但他的创新性方法就显得更为刻意。所以，围绕双切口技术的狂热恰好为DAA创造了一个机会，Matta准备用他那一丝不苟的手术精神来弥补它。在Gladwell的*Tipping Point*一书中，他将这种需求描述为在关键时采取新行动的“传播者”“专家”及“推销员”。Matta对这种手术入路的热情、乐观和激情，以及他一步一步深思熟虑的教学计划，使他成为了一名良好的“推销员”。看到这一机会并鼓励外科医生传授DAA手术技术的公司就像“专家”一样，他们说服医生并改进这一技术。而“传播者”，则是早期使用并传播该项技术的外科医生。

一句口号使这个技术获得流行，成为了“引爆点”（tripping point），这句话也成了“专家”和“传播者”的战斗口号——不切肌肉。它源于Judets的观点，这一观点是为了保护肌肉组织。Matta将他的DAA手术方式描述为：没有肌肉组织从骨骼上离断。这一描述深深地激励了骨科医生和患者。“不切肌肉”是一句完美的推销口号，外科医生可以实现这一目的，因为臀中肌没有被切断，而且并非每次都有必要切开外旋肌。DAA成为了一项运动，而且公众也参与了进来。每个城市的外科医生都成为Gladwell的支持者，因为他们明白了这种入路能够减少患者的身体创伤，及早出院回家，在保护髋关节、预防脱位的情况下早期进行功能锻炼。对于加入这一项活动的人来说，这是一场令人激动的变革。

与此同时，在2000年，Tom Sculco 发明了后方微创入路，它复制了DAA的临床结果。我开始在2005年采用后方微创入路，让我的患者术后当天出院，并且还发表了一些我们的临床经验。通过后方关节囊的修复，美国特种外科医院的Paul Pellici医师作为先驱者，采用了32~40mm的大股骨头，从而使得后方入路髋关节置换术的脱位率下降到了1%，甚至更低，可以放宽一些预防脱位的限制措施。但是这种入路并没有得到“专家”的支持，并且它并没有达到之前DAA所达到的“引爆点”。选择后方入路的外科医生缩短了他们的手术切口，采用了多模式镇痛管理方案，患者可以在术后两天内出院，但大多数人仍然通过限制患者活动来预防脱位。但是，早期没有一批对微创后方入路感兴趣的外科医生。后方入路术者对这种入路没有像DAA术者那样的坚定信心。

DAA最为流行的时候，许多的外科医生想采用这种方法，但并不想增加额外的时间、金钱和使用不方便的牵引床。在欧美建立起了一所学校专门采用Keggi的技术，或者其改良术，因此也不需要牵引床。这些特点吸引了更多的年轻医生采用这一技术。在我的印象中，这所学校成为了几乎所有DAA初学者的首选。

现在，DAA已不再是新的、激动人心的革命了。目前有三种广为接受的入路方式：DAA、前外侧入路、后方入路。DAA技术的发展，从2000年极少被采用，到2016年其应用率已达到25%。不仅如此，在2014—2016年的历届AAHKS年会上，对外科医生的调查结果显示，DAA手术例数都保持在24%~26%的稳定水平。互联网上一致都在推崇这一手术入路，指出DAA现在已经成为了一种可快速康复、减少术后疼痛的优势入路方式。然而，我认为目前的增长趋势已经达到稳定水平，至少目前是这样，这是因为到目前为止还没有研究可以令人信服地证实互联网上所宣传的优势是否存在。

DAA的未来发展会如何？当骨科医生的手术技术成熟之后，一般不再容易改变。对适应某种改良方式或者某种手术切口的医生来说，他们将一直采用这种切口。真正的成长源于实习医生对它们的选择。早期出院和快速康复的优势和方法现在已经建立，年轻医生会想知道他们是否正在为患者提供稳定持久的疗效。所以必须有长期随访研究发表，正如我们最近发表的后方微创入路的10年临床疗效。对于刚毕业的年轻外科医生，则要求学术中心的老师对他们进行相关DAA的培训。如果住院医生被训练使用后方入路，对于这些住院医生中选择进修关节手术的人，则应鼓励他们去DAA中心学习。

骨科医生没有名人堂，但我们有英雄，骨科医生选择了他们的偶像去追随。我感谢Kris Keggi 的追随者编写这本综合性的、编排极佳的书籍，这将是对Keggi 教授的一种回报。因为Keggi 教授是采用DAA进行全髋关节置换的发明者。我相信他对自己的期许是正确的，从他的介绍开始，这本书将成为DAA手术医生的“圣经”。对于至少两三代外科医生来说，想要理解并实施DAA手术，本书都是首选的参考用书。最终会有人对它再次编排更新，但它仍然是这一手术原则的参考。正是这本书介绍了采用这一手术入路进行全髋关节置换的开拓者(keggi)以及管理者(Matta)，正是这两位教授的一致努力才使得本书成为历史性巨作。

坦率地说，我要感谢Kris Keggi 教授对我的信任，这位后方微创切口入路的领头人，赐予我书写本书序言的荣誉。我是一名骨科医生，就像我在已出版的书中所写的那样，我已将我的一生献给了改善全髋关节置换术疗效的事业。我的研究让我能够与世界各地的骨科医生进行交流，我的经验是，当他们对自己信心十足时，往往手术效果也会最佳。当他们深信自己的手术方式是最佳时，他们的激情将使得其他人也照此去做。这就是为什么我知道从事DAA的外科医生将会不断改进他们的手术方式，因为他们最终将做到极致。DAA是对我们骨科专业的一个重要的和具有持久性意义的伟大贡献。

美国加利福尼亚州洛杉矶
南加利福尼亚大学凯克医疗中心整形外科
Larry Dorr, MD

致 谢

我要感谢Joel Matta教授和Kris Keggi教授这样伟大的先驱者，他们耐心地教导我髋关节手术前方入路的方法，同时，我要感谢我的良师益友William Harris，他总是激发我提出问题并加以思考，这让我在医学甚至医学以外的领域都获益匪浅。我要感谢密苏里大学优秀的工作人员，尤其是我的同事Linda Landry护士，他们总是对我敞开心扉，同时也向我敞开手术室的大门，像协助外科医生那样帮助、指导我研究新手术和新技术。我要特别感谢信任我的患者，他们教会了我看病的艺术。感谢SLACK公司的工作人员，他们不遗余力地帮助我们完成这本书。还有那些杰出又充满热情的作者，没有他们的慷慨付出，就没有今天的成果。最后，我要感谢我幸福的家庭，尤其是我的妻子Dana，她永远都能想办法让我梦想成真。

B. Sonny Bal, MD, JD, MBA

首先要感谢的是始终对我完全信任的患者，感谢许许多多才华横溢的护士、技工们，感谢罗得岛医院和普罗维登斯米里亚姆医院的所有职工。布朗大学骨科医生的活力和热情感染了我，感谢他们。感谢我杰出的办公室职员Jeri、Sonia、Courtney和Stephanie；我特别荣幸能和Michael Ehrlich还有我的搭档在骨科共事。我对我深爱的父母和家庭怀有一辈子的感激，你们给予了我无私的支持和鼓励，还有我的妻子和孩子们，Jamie、Abigail和Mattthew，你们是我内心世界的中心。

Lee E. Rubin, MD

我在耶鲁大学医学院读大四的时候，Wayne O. Southwick博士来到我校任教，从而开启了我的外科手术、骨科专业和教学生涯。Southwick教授启发式的教学，积极的鼓励，热情洋溢的创新思维成为一代又一代学生和住院医生成长的源泉。很幸运也很感动，因为我也身在其中。

在成为耶鲁大学骨科医生的过程中，和我共事的住院医生超过150名，同时还有超过250名的外国同道。我们相互学习，共同成长。虽然在此无法一一列举他们的姓名，但他们都在职业生涯中取得了不凡的业绩。Terry Light 博士是美国骨科协会的候任主席，就是他和我一起推动着DAA的发展，在1977年的拉斯维加斯AAOS年会上，他将DAA搬上了讲台。35年之后，我有幸邀请到Lee Rubin博士作为我的住院医生和同事。Rubin博士正在向着蔚为壮观的外科医生生涯和学术道路前进，正是他无私奉献的精神和顽强的工作品质才让这本书的出版成为了现实，这也是我特别提出感谢的原因所在。

35年来，Gary Friedlaender 博士一直是耶鲁大学的骨科主任，他一直全力支持我的工作。还有许许多多的人，如怀俄明州的参议员John Barrasso博士、美国海军上校Marlene Demaio教授、美国空军中校Andrew Moore教授，他们一直与我关系很好，经常用他们在国内外的经历来鼓励我。在Keggi骨科基金会的国外同事中，Valdis Zatlers后来成为了拉脱维亚国家总统，他一直鼓励我写一本有关DAA的书，我深深希望这本书能够对他们有所帮助。

我十分荣幸能够在美国陆军服役，能够在越南第三野战外科医院（MASH）服务。战争从来都是"外科医生的学校"。第一步兵师和第173空降旅中的伤员经常浮现在我的脑海中，我专门负责处理他们髋关节的伤口，这些经历使我在和平时期进行DAA的操作变得相对简单。

没有我们的护士、技师、护工、秘书、护理员，我们的日常工作将无法开展，我们所取得的成就离不开他们的无私奉献。感谢沃特伯里医院和耶鲁大学纽黑文医院诊室、手术室等部门的工作人员，他们值得我们尊敬和感谢。

最重要的是要感激我的爱人和父母。如果我是"天生的外科医生"的话，我一定要感谢同为外科医生的父亲；如果存在"基因教育"的话，那我还要感谢我的外祖父，他是一名学者，是教育界有名望的大家。经历两代以后，他的外孙也成为了教育家，并被授予三星勋章和拉脱维亚大学荣誉博士学位。感谢我的妻子、儿女和孙辈，他们始终是我坚强的后盾，让我开心地生活，并在骨科手术、教学工作和DAA研究上得以奋力前行。

Kristaps J. Keggi，MD，Dr Med(hc)

献　词

谨此感谢为本书做出贡献的专家和外科医生，感谢SLACK股份有限公司的支持及其在出版过程中给予的指导。这是第一本全面概述直接前方入路(DAA)手术技术的著作,其内容涵盖了从初学者到专家的培训过程。同时,本书旨在培养新一代住院医生、研究人员及外科医生,从而造福于全世界的患者。

本书的出版代表着Kristaps J. Keggi教授行医生涯中在骨科手术和髋关节重建术方面所达到的顶峰。我在耶鲁大学接受培训的许多年中,Kristaps J. Keggi教授都曾与我谈到他毕生的想法：撰写一本有关DAA手术的权威著作。但是,这样一个有远见的规划由于其所涉猎的内容包罗万象而一直无法完成。万分荣幸的是,Sonny Bal教授和我能够将这一想法变成现实。Keggi教授一直以来都是我们的楷模和激励者,他为我们树立了如何为患者和骨科专业提供无私服务的典范。作为Keggi教授的“关门弟子”,我有幸能结识这位良师益友。

在这个值得庆祝的时刻,我们以此献词向Keggi教授的光辉职业生涯致敬。

Lee E. Rubin, MD

目 录

绪 论

Kristaps J. Keggi, MD, Dr Med(hc)

自20世纪70年代早期以来，我一直以直接前方入路(DAA)方式作为髋关节初次置换和翻修的唯一入路。经过长达40多年的临床实践，我已经将我的手术经验编写成书出版发行，分享了很多DAA的经验和教训。我有幸能够使成千上万的患者受益，有幸培养了一代代住院医生和研究人员，这些都归功于我对髋关节DAA手术的全部投入。

虽然目前有关DAA的临床研究文章快速增多，然而仍然没有单纯讲解DAA教学的资料。这使得DAA教学一直难以达到标准化，而且难以与同道进行分享交流。因而，我们首次集结了全球范围内的专家共同撰写这本有关DAA的书。我愿将我在临床中的全部实践经验奉献出来，促成本书的出版。

临床病例

以下的典型病例是比较有趣的，可以作为理解DAA及其在过去40年发展历程的切入点。

第一个病例是一位42岁的男性，1973年我给他做了骨水泥型髋关节置换术。目前患者83岁，40多年来髋关节功能非常好，打高尔夫球是他最主要的业余爱好。他是我们行DAA手术的首批患者之一，并且于1977年在美国矫形外科学会拉斯维加斯年会上展示过(图1)[1,2]。

第二个病例是一位48岁的女性，髋关节发育不良，继发关节退行性变。1983年选用Mittelmeier陶-陶假体进行全髋关节置换。30多年来临床随访结果近乎完美(患者本人自述)，且X线显示假体稳定性良好，没有任何陶瓷磨损的迹象。这个病例也被收录在美国Mittelmeier陶-陶假体成功系列病例中[3-7]。这些假体的成功都是基于DAA方式，在那个年代，它让充分显露、手工磨挫髋臼变成了可能，而且用简单的工具拧入整块的陶瓷假体都变得简单。将髋臼位置安放良好后，通过DAA打入长而带领的股骨假体后假体位置依然良好(图2)。

第三个病例来自我们在1983年做的一系列髋关节表面置换术[8]。这些病例早期的临床结果令人满意，但后来由于骨水泥髋臼杯过薄而导致失败。采用DAA行表面置换术易于暴露，但因当时假体材料的不可靠而逐渐被放弃。最近，我们停止了“现代的”髋关节表面置换假体的使用，因为我们对金属-金属关节假体的担忧日益增加。这位62岁的女性患者在1982年做了髋关节表面置换术，5年后最终进行了髋关节翻修术(图3)。

第四个病例是一个典型的病例。一位60岁的女性患者期望通过髋关节置换术使晚年活动更有活力。从2014年开始使用一种在粗隆间生物型固定的非骨水泥短柄假体。该患者在术后48小时内即出院，3周内已回归正常生活。这位患者是DAA优势的直接受益者，其中包括40年来的手术经验、更好的围术期护理、为DAA不断设计改进的假体、各种应运而生的DAA手术器械，以及在术中使用的拉钩[9-12]。与此形成鲜明对比的是，20世纪70年代这些东西还并不存在，而正是这些方面的改进允许我们在全美甚至世界各地能实施此类手术。对于大多数患有髋关节退行性骨关节病的患者来说，股骨假体的选择要依据股骨近端的解剖结构。然而，我们所有复杂和畸形的病例都采用DAA手术(图4)[13,14]。

第五个病例是一位50岁的男性，患有多种疾病，包括椎管狭窄和晚期双侧髋关节退行性骨关节

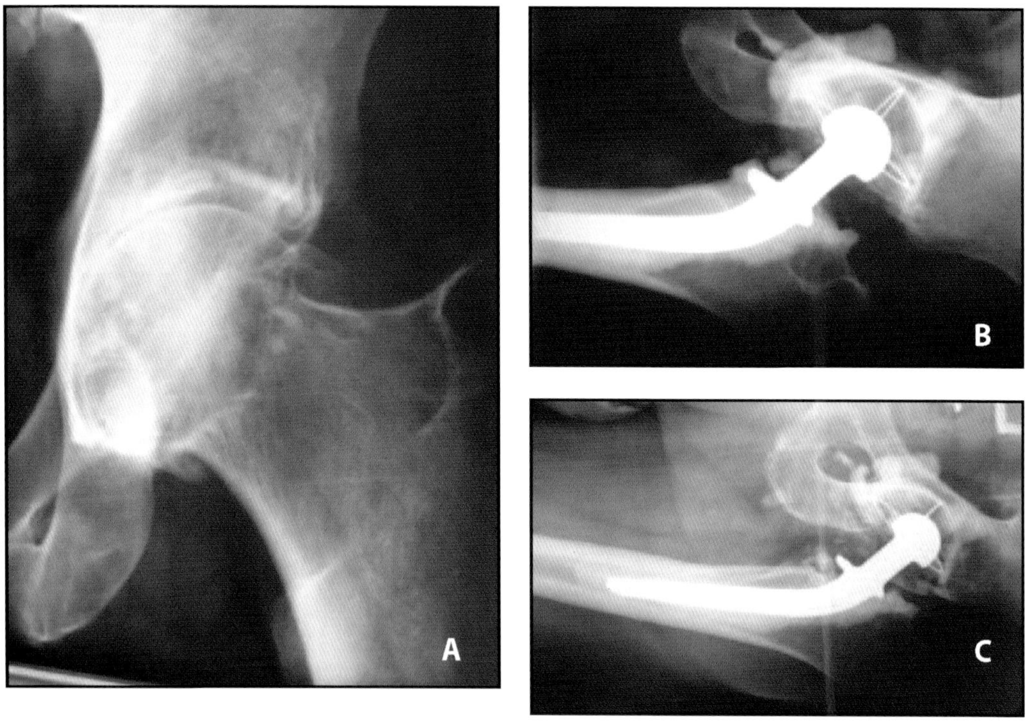

图1 (A)1973年术前影像。(B)1973年术后即刻影像。(C)2014年随访影像。

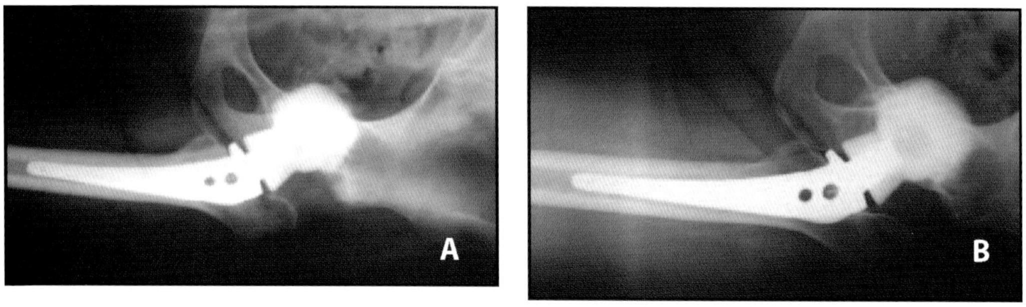

图2 (A)1983年术前影像。(B)2014年随访影像。

病。三位后方入路的外科医生都拒绝了此病例，其原因是认为脱位风险高，并且无法处理前方的骨赘。该患者右髋关节屈曲僵直畸形50°，左髋关节屈曲畸形35°，仅有少量的活动度。在这种情况下采用前方入路时，虽然手术方式不一定简单，但可以确保清除全部骨赘，通过单一切口来置入假体，纠正髋关节屈曲挛缩畸形。一次手术同时进行双侧同期髋关节置换。患者在术后第2天就可以在辅助工具帮助下走几步，术后2个月就能够扶拐步行。DAA本身适用于一次手术进行同期双侧髋关节置换术，在筛选患者时应当仔细认真，并在有经验的外科医生指导下完成(图5)[13]。

第六个病例是一名肌肉强健、体重300磅(约136kg)的男性。以前方小切口显露髋关节。由于患者巨大的骨性结构的髋臼和位于髋臼上缘的巨大腱鞘囊肿(术前未确诊)，使得髋臼的准备比较困难。打磨髋臼并用髋臼锉柄放入一个多孔的髋臼杯，在主切口远端外侧做一个短的辅助切口逆行置入多孔臼杯。由于存在囊肿，在置入髋臼杯后拧入4枚螺钉以维持髋臼杯的稳定。股骨髓腔的准备和股骨假体的置入是采用在臀中肌起点上方的一个辅助切口(K-spot)。这是一个经臀上和臀下皮神经之

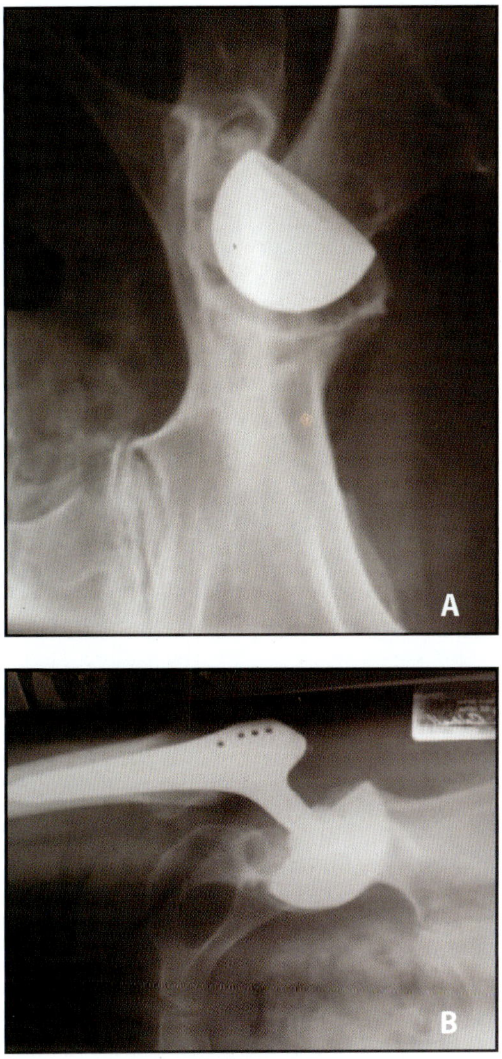

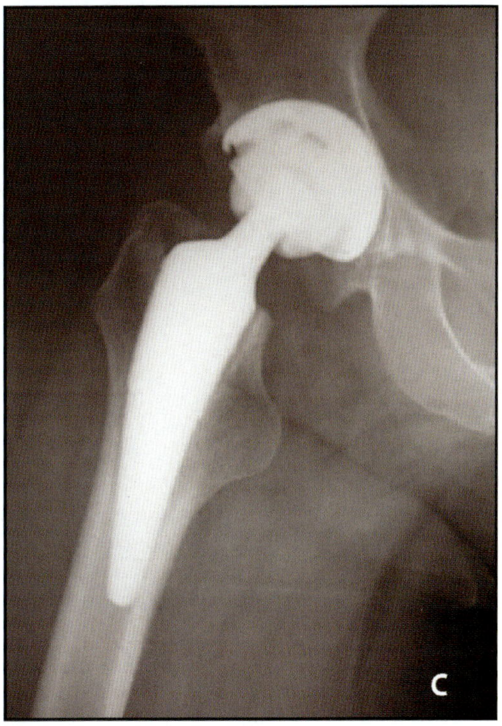

图3 (A)表面置换术后影像。(B)生物型髋臼杯和Zweymuller型股骨柄翻修术后影像。(C)术后即刻侧位影像。

间切口[15,16]。值得一提的是，我们接收过的患者在行DAA手术时最重的体重为450磅(约204kg)。虽然对于治疗这种极端情况的患者尚存争议，但在没有其他更好的治疗方案的情况下，DAA的优势使其成为治疗此类患者的一种有效的解决方法(图6)。

第七个病例是一位18岁的男性患者，发育性髋关节发育不良并高位脱位，在行髋关节矫形术后失败并出现疼痛。这一病例提供了用DAA来处理先天性髋关节脱位的先例[17-19]。在手术过程中，坐骨神经没有必要暴露。股神经血管束由髂腰肌腱保护并被牵向内侧。髋臼和股骨准备好后将假体安全地置入。术后患者的疼痛立刻得到缓解，步态得到了明显的改善，他在3周内重返学校，并重新做起了餐饮服务的零工(图7)。

第八个病例是一例通过DAA进行翻修的手术[20-24]。如果有必要，可以从髂骨端松解阔筋膜张肌和外展肌来暴露髋臼的缺损部位。如果担心骨盆内血管和内脏损伤，可以采用骨盆上方入路显露，可给予腹部消毒铺单以便快速切开暴露损伤结构。切口向大腿外侧延长可以暴露整个股骨以便行多种皮质开窗或者截骨术。小的辅助切口有助于复杂股骨和髋臼的准备并减少软组织损伤(图8)。

结论

DAA是行常规初次全髋关节置换术的有效手段，但也可以行髋臼和股骨侧假体翻修以及处理假体周围股骨干病变。我们用髋关节后方入路仅仅是

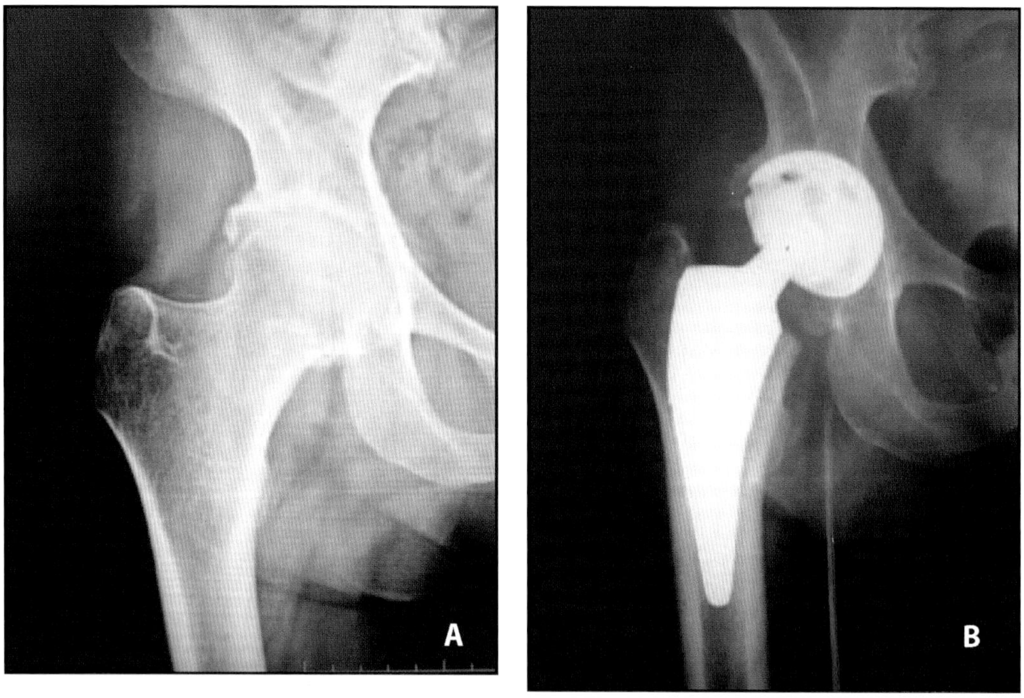

图4 (A)2014年3月术前影像。(B)2014年术后3个月影像。

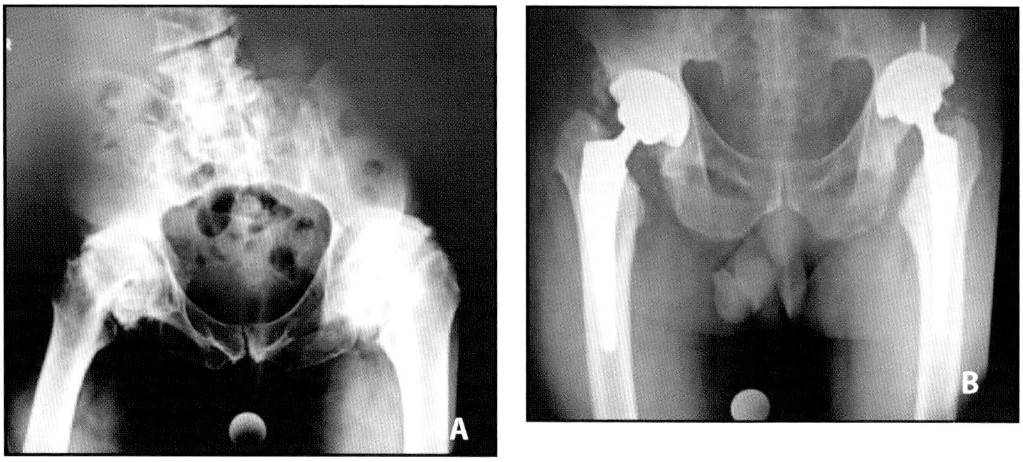

图5 (A)2014年3月术前骨盆影像。(B)2014年6月术后骨盆影像。

为取出之前手术时放置的接骨板和螺钉。后方入路取出固定物需要通过坐骨神经区域的瘢痕组织，这比起随后的DAA行全髋关节置换术来更具挑战性。一般来说，这两个操作需要分期进行，每一次完成一个操作，但通过DAA就可以一次完成髋关节初次置换和翻修。

John Charnley爵士研发的低摩擦全髋关节假体在那时已经得到了改良，1970年我们已开始使用。但是他的经股骨转子入路方法有很多缺陷，需要向更小创伤、更多肌肉保留的外科手术方式改进，从而使DAA全髋关节置换的方法得以应用。DAA的肌肉间隙、神经间隙界面是THA相关技术改进的高潮，并且被新一代年轻、充满活力、以结果为导向的外科医生不断努力地改进、优化，他们的目标是寻找持续提高全髋关节置换临床疗效的新方法。

我希望这本内容丰富的书籍能够对DAA的知识和操作有一个细致而全面的讲解，并能使各地患者获益。我和其他编者协作出版这本图书，旨在提

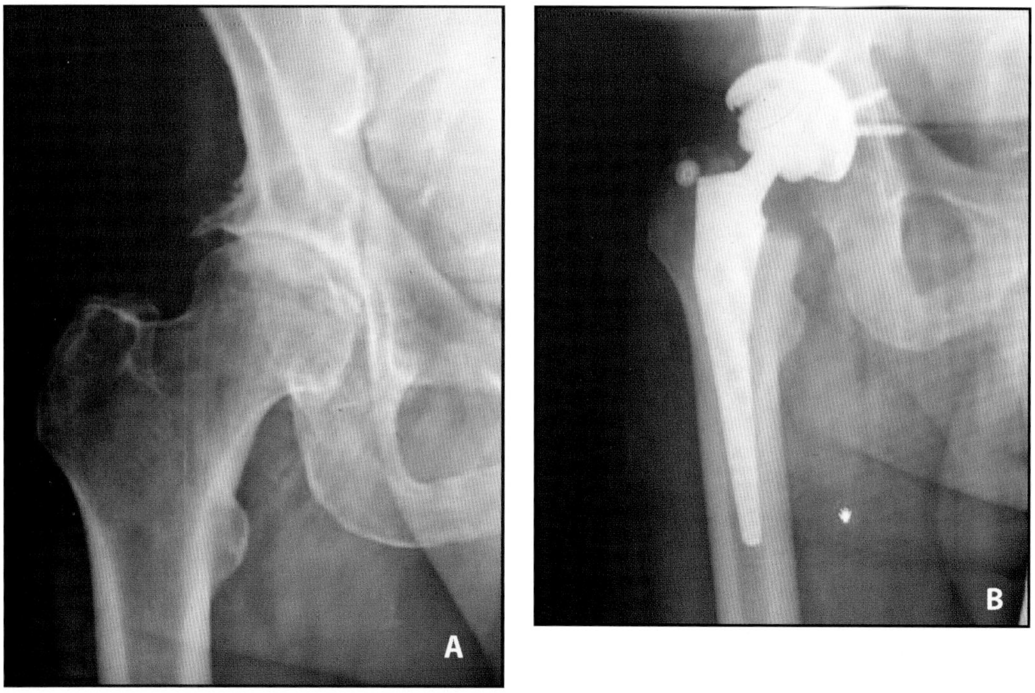

图6 (A)2014年术前影像。(B)术后6个月影像。

供前所未有的关于DAA的资料,以便能够组织世界各地的住院医生、进修医生和骨科临床医生标准化地学习、讲授和使用DAA。

在本书付梓之即,我已是一名80岁的老者,但我仍然忙碌于临床实践工作。我很感激本书的编者们,他们来自不同国家,都是受人尊敬的骨科专家,他们协助我成功地完成了这项工作。本书代表了我行医40年来在髋关节手术方面的宝贵总结,我亦真诚希望这本凝聚着数十年来几代人努力的书能够成为讲述DAA技术的权威资料。

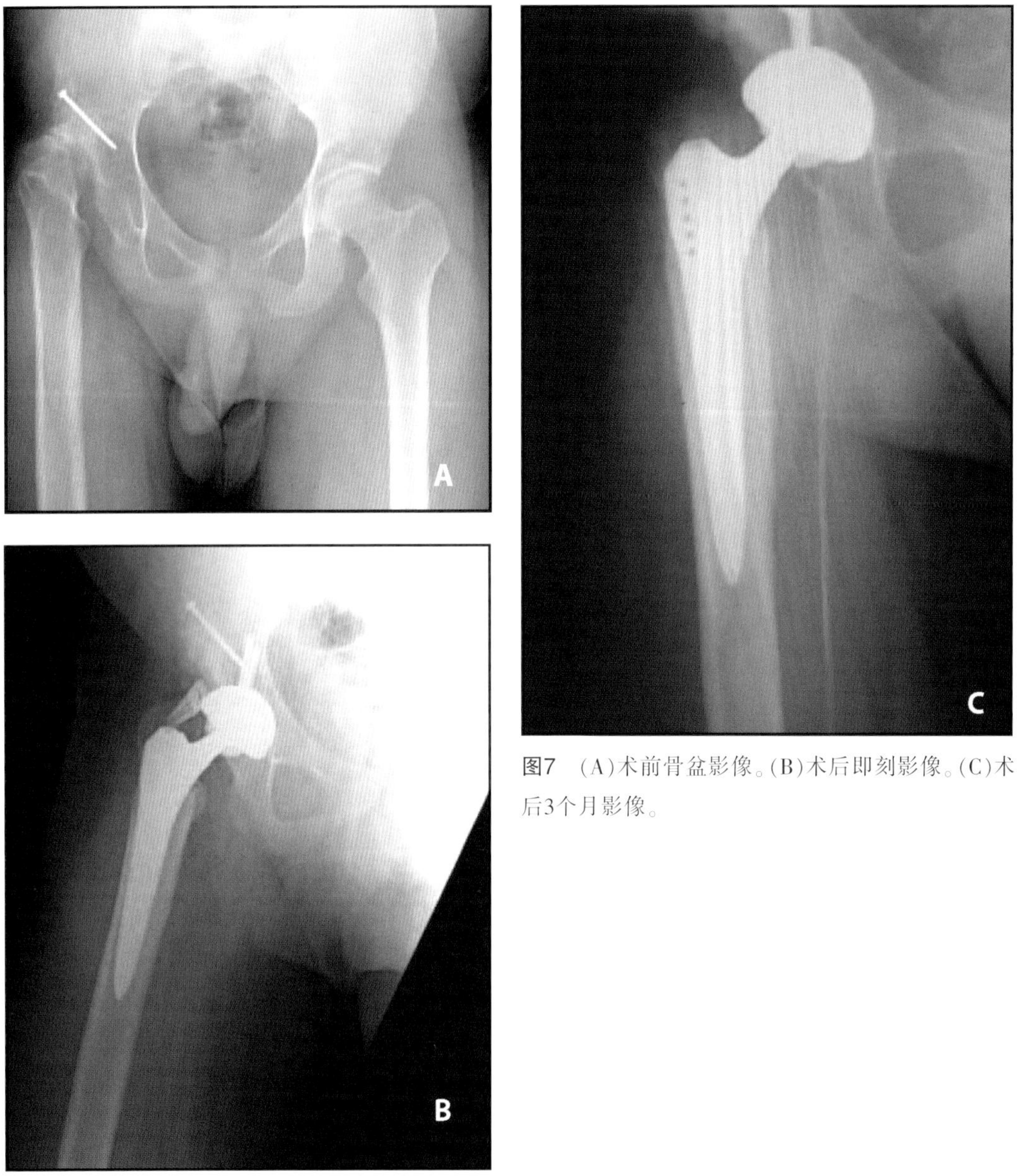

图7 (A)术前骨盆影像。(B)术后即刻影像。(C)术后3个月影像。

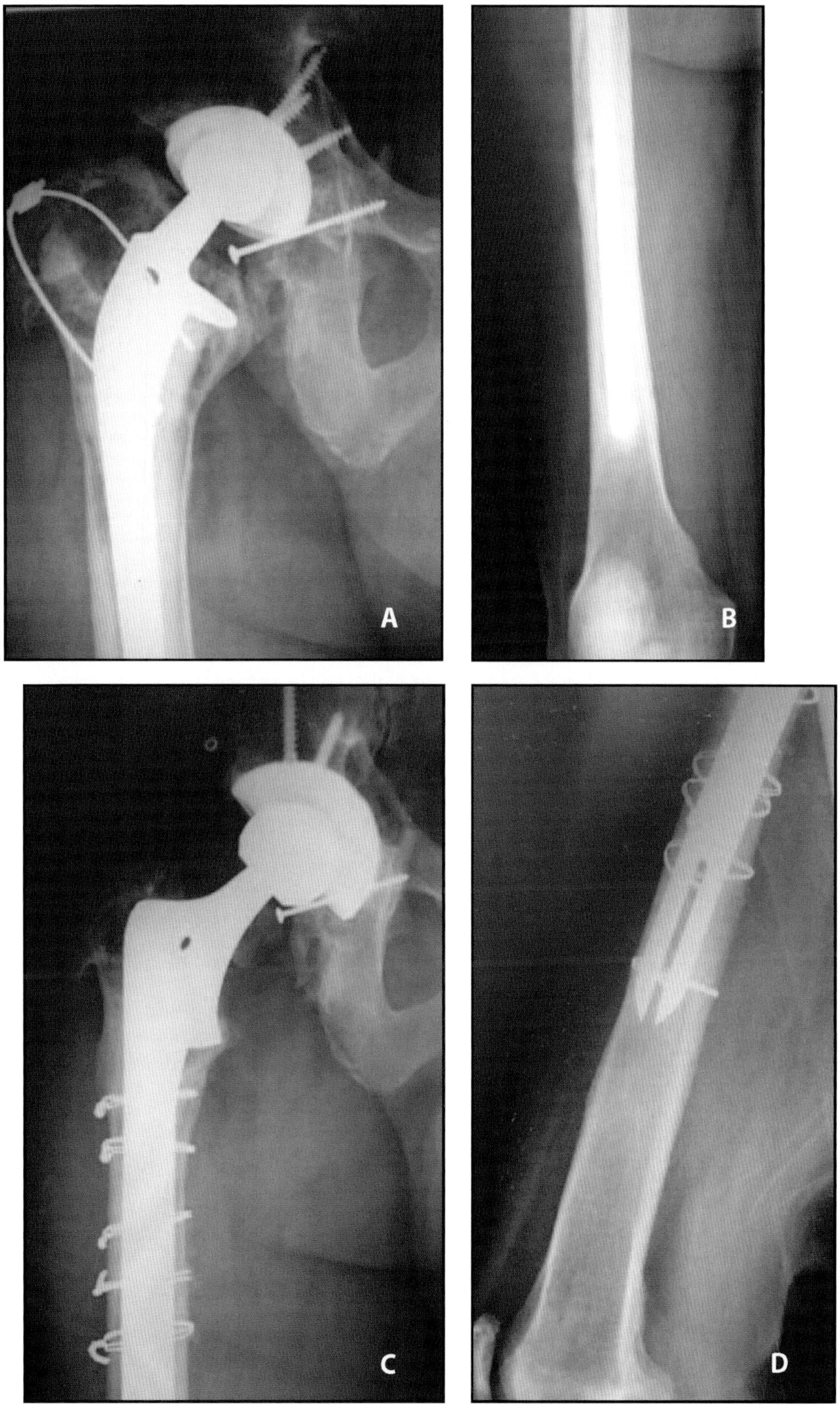

图8 (A,B)术前右侧股骨影像。(C,D)右侧股骨术后即刻影像;髋臼壁后下方的水平螺钉在图中不可见,为了避免髋臼的损伤,它们被放置在左侧。

(孙立 译)

参考文献

1. Keggi KJ, Light T. The anterior approach to total hip replacement. American Academy of Orthopaedic Surgeons, Annual Meeting; 1977. Las Vegas, NV.
2. Light T, Keggi KJ. Anterior approach to total hip replacement. *Clin Orthop Relat Res.* 1980;(152):255-260.
3. Keggi KJ. Cementless ceramic hip replacement, the anterior approach [video]. Glaxo-Masters of Surgery Series; 1985.
4. Keggi KJ, Friedlaender G, Kalnberz VK, Southwick WO. US/USSR Orthopaedic Exchange. SICOT Meeting; September, 1990. Montreal, Canada.
5. Hoffinger SA, Keggi KJ, Zatorski LE. Primary ceramic hip replacement: a prospective study of 199 Hips. *Orthopedics.* 1991;14(5):523-530.
6. Huo MH, Martin RP, Zatorski LE, Keggi KJ. Cementless total hip arthroplasties using ceramic-on-ceramic articulations in young patients: a minimum 5-year follow-up study. *J Arthroplasty.* 1996;11(6):673-678.
7. Huo MH, Martin RP, Zatorski LE, Keggi KJ. Total hip replacements using the ceramic Mittelmeier prosthesis. *Clin Orthop Relat Res.* 1996;(332):143-150.
8. Hendrikson RP, Keggi KJ. Anterior approach to resurfacing arthroplasty of the hip: a preliminary experience. *Conn Med.* 1983;(47):8-12.
9. Kennon RE, Keggi JM, Wetmore RS, Zatorski LE, Huo MH, Keggi KJ. Total hip arthroplasty through a minimally invasive anterior surgical approach. *J Bone Joint Surg Am.* 2003;(85-A Suppl 4):39-48.
10. Kennon RE, Keggi JM, Keggi KJ. The anterior approach to hip arthroplasty: the short, single minimally invasive incision. *Op Tech in Orthop.* 2004;14(2):94-101.
11. Kennon RE, Keggi JM, Zatorski LE, Keggi KJ. Anterior approach for total hip arthroplasty: beyond the minimally invasive technique. *J Bone Joint Surg Am.* 2004; (86-A Suppl 2):91-97.
12. Keggi KJ, Keggi JM, Kennon RE. Minimal incision total hip arthroplasty via the anterior approach. *Curr Op in Orthop.* 2005;16(1):10-13.
13. Lorenze M, Huo MH, Zatorski LE, Keggi KJ. A comparison of the cost effectiveness of one-stage versus two-stage bilateral total hip replacement. *Orthopedics.* 1998;21(12):1249-1252.
14. Keggi KJ, Rubin LE. Total hip arthroplasty with the anterior surgical approach using one or two incisions. *Seminars in Arthroplasty.* 2008;19(2):175-179.
15. DiCaprio MR, Huo MH, Chan PS, Zatorski LE, Keggi JM, Keggi KJ. Total hip arthroplasty in the obese. American Academy of Orthopaedic Surgeons, Annual Meeting; March, 2001. San Francisco, CA.
16. Huo MH, Zurauskas A, Zatorska LE, Keggi KJ. Cementless total hip replacement in patients with developmental dysplasia of the hip. *J South Orthop Assoc.* 1998;7(3):171-179.
17. Flanagin BA, Dushey CK, Rubin LE, Keggi KJ. Total hip arthroplasty followed by traction and delayed reduction for Crowe IV developmental dysplasia of the hip. *J Arthroplasty.* 2013;28(6):1052-1054.
18. Huo MH, Zukauskas A, Martin RP, Keggi KJ. Cementless total hip replacement in patients with developmental dysplasia. American Academy of Orthopaedic Surgeons, Annual Meeting; February, 1995. Orlando, FL.
19. Barrasso J, Keggi KJ. Simplified reaming of the deformed femoral canal in total hip surgery. *Orthop Rev.* 1983;(12):111-112.
20. Huo MH, Elliott AJ, Keggi KJ. Periprosthetic infection in total hip replacement: management with temporary prostheses and antibiotic impregnated cement between stages. *J Orthop Tech.* 1994;2(3):93-102.
21. Huo MH, Keggi KJ. Periprosthetic femoral fracture treatment with an intramedullary extension sleeve. *J Orthop Tech.* 1994;2(4):191-196.
22. Huo MH, Cox M, Zatorski LE, Keggi KJ. Oblique femoral osteotomy in cementless total hip arthroplasty. A prospective consecutive series with minimum 3 year follow-up. *J Arthroplasty.* 1995;10(3):319-327.
23. Grey MA, Keggi KJ. Revision total hip arthroplasty in a centenarian: a case report and review of the literature. *J Arthroplasty.* 2006;21(8):1215-1219.
24. Keggi KJ. Hip revisions with the Zweymuller prostheses. Society for Arthritic Joint Surgery, Annual Meeting; October, 1995. Santa Fe, NM.

第一部分

直接前方入路手术技术基础

第1章

髋关节和大腿前方应用解剖学

Blake E. Peterson, MD; Brett D. Crist, MD

学习要点

- 必须识别旋股外侧动脉的上升支并凝固或结扎，以尽量减少失血。
- 应当通过识别正确的组织平面避免股外侧皮神经(LFCN)损伤。
- 避免对闭孔外肌的伤害，以保持术后髋关节稳定性。
- 在放置前侧髋臼拉钩时，应了解髂腰肌和股神经与前侧髋臼的关系。

直接前方入路(DAA)应用于全髋关节置换术近来已得到普及，它可以从肌间隙和血管间隙暴露至髋关节，而不依赖于皮肤切口的大小或位置。1883年，DAA首次由Carl Hueter[1,2]记录在案。随后，Marius Smith-Petersen[3,4]也报道了这一入路。DAA的优点是保留后侧关节囊，从而避免术后活动受限，加速髋关节置换康复。本章回顾了与安全应用DAA行全髋关节置换术相关的解剖学基础知识。

浅层和深层解剖

表1.1列出了髋前和大腿相关肌肉组织，包括每一块肌肉的起点、止点、神经分布和血供。即使是肥胖患者，相关骨性标志(髂前上棘、耻骨联合、大转子和缝匠肌)也可明显触及，从而指导切口的位置(图1.1)。

切口的位置以阔筋膜张肌肌腹为中心，位于距髂前上棘侧方2~3cm、远端1cm处(图1.2)[5]。阔筋膜张肌是大块肌肉组织，起自髂前上棘和髂嵴前部，向下至大转子处移行为髂胫束，止于胫骨Gerdy结节(表1.1)。即使对于肥胖患者，阔筋膜张肌的肌腹也可以通过内旋髋关节来识别。通过侧向分离阔筋膜张肌，可进入它与缝匠肌之间的肌间隙，从而暴露出深层肌肉组织和髋关节囊前侧。

Hueter入路从阔筋膜张肌的肌腹进入，为了从侧面和远端避开阔筋膜张肌和缝匠肌之间的股外侧皮神经分支。股外侧皮神经从主干呈树枝状向旁边延伸为臀部分支和股骨分支。这些分支在整条切口上都有损伤风险，特别是距离髂前上棘远端24~92mm的位置[6]。虽然股外侧皮神经损伤的发生率在临床上未受到关注，但是在应用DAA行全髋关节置换术时可达81%[7]。

深层解剖位于股外侧肌与股直肌之间（图1.3）。旋股外侧动脉上升分支（通常由3条血管组成）的连接处应有效结扎或电凝，否则，出血量将会进一步增加。注意股直肌有两个起点，一个直接起于髂前下棘，另一个间接起于髋臼上缘和髋关节囊。间接起点应当随着髂小肌提起至关节囊和髋臼上缘的上面，从而暴露关节囊(图1.4)。髂小肌在不

表1.1　髋前和大腿相关肌肉解剖

肌肉	动作	起点	止点	支配神经	血供
阔筋膜张肌	外展、屈曲和内旋髋关节	髂前上棘、髂嵴前部	髂胫束	臀上神经	臀上和臀下动脉
缝匠肌	屈曲、外展、外旋髋关节，屈曲和内旋膝关节	髂前上棘	鹅足	股神经	旋股外侧动脉；膝降动脉的隐支
股直肌	屈髋和伸膝	髂前下棘、髋臼上缘	髌骨	股神经	旋股外侧动脉
髂肌	屈曲和外旋髋关节	髂窝和髂嵴	股骨小转子	股神经	旋股内侧动脉
腰大肌	髋关节屈曲和外旋	腰椎前外侧	股骨小转子	腰 1–3 神经根	腰动脉
臀中肌	髋关节外展	髂骨外侧	股骨大转子外侧	臀上神经	臀上动脉
臀大肌	髋关节伸展和轻度外旋	从髂骨后外侧到臀后线	股骨近端外侧的臀肌粗隆	臀下神经	臀上和臀下动脉
臀小肌	髋关节外展	髂骨外侧，深至臀中肌	股骨大转子	臀上神经	臀上动脉
梨状肌	髋关节外旋，轻度外展，外旋	骶骨的前表面	梨状窝，大转子的内侧	腰 5–骶 1 神经根	臀上和臀下动脉，阴部内动脉
股外侧肌	伸膝	大转子，股骨嵴的侧面	髌骨	股神经	旋股外侧动脉，股深动脉

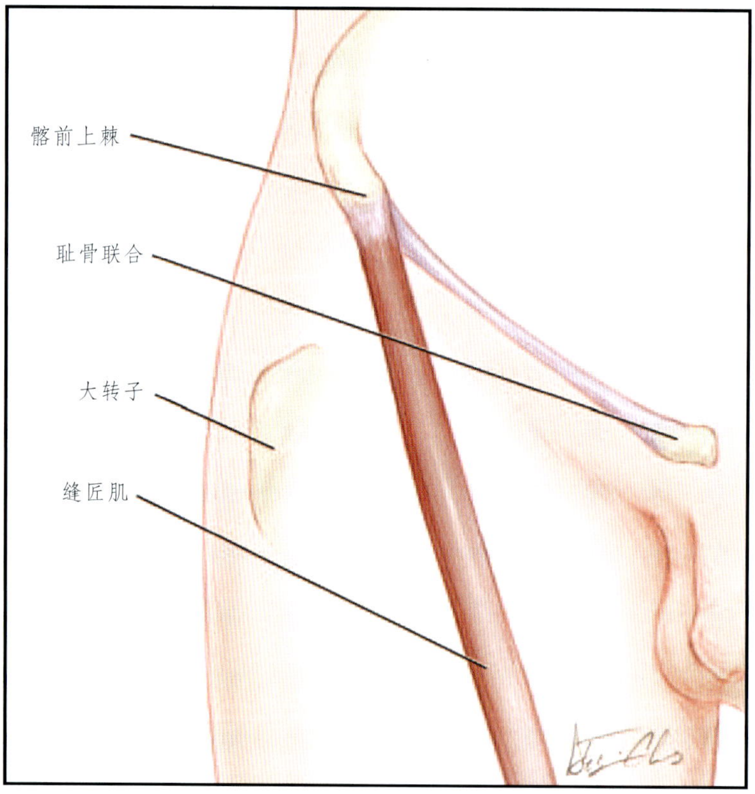

图1.1　DAA手术的浅部解剖标志。（图片来源：Copyright 2016 by The Curators of the University of Missouri, a public corporation. Reprinted with permission.）

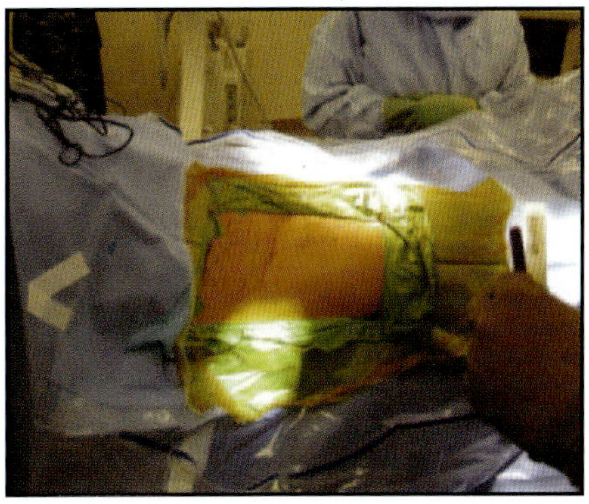

图1.2　术中标记皮肤切口并向上延长，髂前上棘被环形标记。

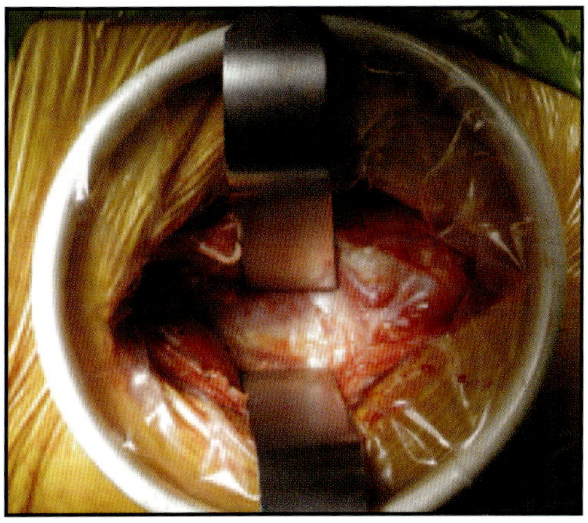

图1.3　术中照片显示股外侧肌和股直肌之间的间隔，阔筋膜张肌和缝匠肌之间的浅层随之分离。

同个体中肌肉大小不同，起于髂前上棘的嵴和髋关节囊前内侧。髂小肌沿转子间线走行，止于股骨，关节囊反折至小转子远端。一般认为，髂小肌有助于关节囊前侧的控制和保持髋关节的稳定性[8]。

髋臼周围解剖学

安全暴露髋臼需要了解髋臼周围解剖。尖头拉钩如果置于太靠前的位置，靠近或位于耻骨上支，则会有损伤股骨神经血管结构和髂腰肌肌腱的危险。下侧的拉钩(如果使用的话)若置于髋臼横韧带外侧，会有损伤闭孔血管和神经的危险。如果术中移动拉钩并重新放置，应置于靠近骨侧的同一位置，以避免损伤邻近的组织。

THA中拉钩放置的位置与风险的关系已有相关学者描述[9,10]。Shubert等使用术前CT扫描和尸体解剖的方式来研究拉钩在髋臼的放置位置。他们发现耻骨上支的拉钩与股骨神经血管束的距离在1cm之内[10]。McConaghie等也研究了髋部拉钩放置与神经血管结构之间的关系。前侧的拉钩应放置在髂腰肌下，但是可能直接接触到股神经表面。如果拉钩在手术过程中移动位置，则必须注意确保其在骨头与腰大肌肌腱之间，从而保护股神经血管束。拉钩的随意放置会导致股神经在拉钩的下方滑动并被挤压[10]。

在髋臼横韧带下的拉钩，在术者施力以获得髋臼的暴露的时候，会与闭孔神经和(或)血管直接接触[9]。为了减少对闭孔神经血管束的损伤，应使用钝的短头拉钩，用最小的牵拉获得需要的术区暴露。以我们的经验，前、上、后侧的拉钩即可获得极佳的手术视野，从而避免闭孔结构损伤的危险。闭孔神经的损伤可能难以诊断，通常表现为髋内收无力，腹股沟疼痛和大腿内侧局限区域麻木。

股静脉压迫发生在全髋关节置换术后期，导致远端静脉扩张和内皮损伤，伴随着深静脉血栓形成(DVT)风险增加。这可能在脱位髋关节深屈和内旋的过程中发生[11]。Mednick等的研究显示，在基于DAA的全髋关节置换术中，肢体位置不影响股静脉血流，髋臼前端或股骨距周围的尖头拉钩可能阻塞股静脉血流。即使如此，有文献报道，在DAA全髋关节手术中有限制的牵拉可能有助于降低DVT发生风险[12]。例如，Kennon等发现，限制牵拉后，在2132例患者中只有8例(0.0038%)患有静脉血栓栓塞[13]，较原有的1%~6%的患者患静脉血栓有明显下降[14]。

股骨侧解剖学

在DAA术中安全的股骨暴露需要将股骨近端的关节囊完全分离，至少分离至梨状肌。分离不完全会导致暴露局限，并造成牵拉过度导致骨折的风险。股骨近端的分离程度具有个体特异性，取决于髋关节的柔韧程度。关节囊后侧、上侧和闭孔内肌的分离有助于从切口抬高股骨近端[15]。闭孔外肌是髋关节重要的内侧约束带，应注意保护该肌肉以避免髋关节不稳[16]。

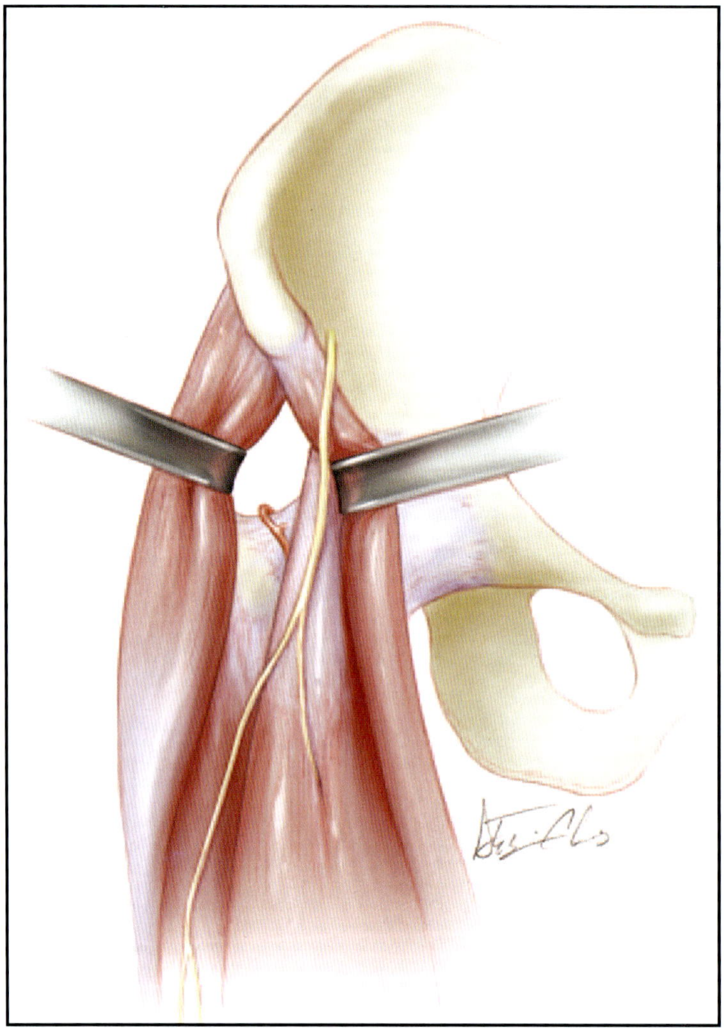

图1.4 图中示出股骨颈暴露与旋股外侧动脉的升支穿过手术视野的位置。(图片来源:Copyright 2016 by The Curators of the University of Missouri, a public corporation. Reprinted with permission.)

要点回顾

- 必须确定和保护旋股外侧动脉升支血管,以避免失血和暴露不佳。
- 股外侧皮神经损伤风险可通过选择侧方切口和小心选择组织平面降到最小。
- 避免在暴露股骨时松解闭孔外肌肌腱,以降低发生髋关节不稳的风险。
- 了解髂腰肌和股神经与前髋臼的关系,尸体解剖对新手外科医生很有帮助。
- 术后髋关节内收无力、腹股沟疼痛、大腿内侧有限区域麻木提示医源性闭孔神经损伤。

(刘又文　译)

参考文献

1. Hueter C. Fünfte abtheilung: die verletzung und krankheiten des hüftgelenkes, neunundzwanzigstes capitel. In: Hueter C, ed. *Grundriss der chirurgie.* 2nd ed. Leipzig, Germany: FCW Vogel; 1883: 129–200.
2. Rachbauer F, Kain MS, Leunig M. The history of the anterior approach to the hip. *Orthop Clin North Am.* 2009;40(3):311-320.
3. Smith-Petersen MN. A new supra-articular subperiosteal approach to the hip joint. *J Bone Joint Surg Am.* 1917;s2–15:592–595.
4. Smith-Petersen MN. Approach to and exposure of the hip joint for mold arthroplasty. *J Bone Joint Surg Am.* 1949;31A(1):40-46.
5. Matta JM, Shahrdar C, Ferguson T. Single incision anterior approach for total hip arthroplasty on an orthopaedic table. *Clin Orthop Relat Res.* 2005;441:115-124.
6. Ropars M, Morandi X, Huten D, Thomazeau H, Berton E, Darnault P. Anatomical study of the lateral femoral cutaneous nerve with special reference to minimally invasive anterior approach for total hip replacement. *Surg Radiol Anat.* 2009;31(3):199-204.
7. Goulding K, Beaulé PE, Kim PR, Fazekas A. Incidence of lateral femoral cutaneous nerve neurapraxia after anterior approach hip arthroplasty. *Clin Orthop Relat Res.* 2010;468(9):2397-2404.
8. Ward WT, Fleisch ID, Ganz R. Anatomy of the iliocapsularis muscle: relevance to surgery of the hip. *Clin Orthop Relat Res.* 2000;374:278–285.
9. McConaghie FA, Payne AP, Kinninmonth AWG. The role of retraction in direct nerve injury in total hip replacement: an anatomical study. *Bone Joint Res.* 2014;3(6):212-216.
10. Shubert D, Madoff S, Milillo R, Nandi S. Neurovascular structure proximity to acetabular retractors in total hip arthroplasty. *J Arthroplasty.* 2015;30(1):145-148.
11. Binns M, Pho R. Femoral vein occlusion during hip arthroplasty. *Clin Orthop Relat Res.* 1990;(255):168-172.
12. Mednick RE, Alvi HM, Morgan CE, Stover MD, Manning DW. Femoral vein blood flow during a total hip arthroplasty using a modified Hueter approach. [published online ahead of print December 17, 2014]. *J Arthroplasty.* 2015;30(5):786-789. doi: 10.1016/j.arth.2014.12.015.
13. Kennon RE, Keggi JM, Wetmore RS, Zatorski LE, Huo MH, Keggi KJ. Total hip arthroplasty through a minimally invasive anterior surgical approach. *J Bone Joint Surg Am.* 2003;85-A:39-48.
14. Dorr LD, Gendelman V, Maheshwari AV, Boutary M, Wan Z, Long WT. Multimodal thromboprophylaxis for total hip and knee arthroplasty based on risk assessment. *J Bone Joint Surg Am.* 2007;89(12):2648-2657.
15. Matsuura M, Ohashi H, Okamoto Y, Inori F, Okajima Y. Elevation of the femur in THA through a direct anterior approach: cadaver and clinical studies. *Clin Orthop Relat Res.* 2010;468(12):3201-3206.
16. Crist BD, Ivie CB, Bal BS. Total hip replacement with use of a direct anterior approach. A critical analysis review. *JBJS Reviews.* 2014;2(6):e4.

第 2 章

直接前方入路的手术指征

R.Presley Swann, MD, MS; Christopher E.Pelt, MD

学习要点

- 了解直接前方入路(DAA)的全髋关节置换术(THA)的适应证和禁忌证。
- 使用影像学方法和临床标准来区分直观的和复杂的病例。
- 了解从髋关节后方入路到前方入路的学习曲线。
- 找出可能的解决方案来处理一些更具共性的挑战性病例。

THA是一种很成功的手术方案,但是目前仍存在一些常见并发症,如髋关节不稳、双下肢的长度差异、外展功能障碍和步态异常。选择DAA方法被认为可以解决这些传统的(即后方入路方式)髋关节置换术后的某些并发症[1]。在THA中,DAA方式之所以得到普及,是因为外科医生们被其微创关节置换的理念所吸引[2-3]。有反对者指出,有关DAA术后结果的文献资料(如回顾性研究)数量有限,一个统计学证据不足的单中心随机试验表明,目前髋关节置换中DAA入路方式并没有显示比传统入路方式有优越性[4-6]。支持者则认为,DAA方式有助于减少肌肉损伤、降低髋关节脱位的发生率[7-9],使患者活动限制少、恢复快[3]、出院早[10]。6个月以上的长期随访结果可能差别不大。对此,一项研究表明,改进患者的步态可能会使DAA THA术后人工关节使用更加持久[11]。DAA THA引发了一些新的并发症,如踝关节骨折[4],感觉异常性股痛[12]。而且DAA学习曲线较长,需要100例以上手术实习才能独立完成[10,13]。Masonis等曾提出一种循序渐进的学习方法以解决学习曲线问题[14]。即通过了解手术的各种适应证和禁忌证、鉴别疑难病例,帮助低年资的外科医生们更加安全和可重复地选用DAA手术方式。

适应证和禁忌证

初次行全髋关节置换术的患者,DAA手术的适应证包括疼痛、功能受限、关节强直、影像学上关节炎,以及保守治疗失败的畸形表现。某些前次手术操作对DAA入路可能更加有利。例如,曾行髋臼周围截骨术的前方入路切口就对DAA THA的选择有利。

DAA的禁忌证与THA的禁忌证相似(即:某些重病患者其手术风险远远大于预期效果,患者依从性不佳,局部或全身性感染)。肥胖(BMI>40kg/m^2)被认为是相对禁忌证,因其有更高的并发症风险。例如,病态肥胖患者相比于非肥胖患者,手术感染率从1.8%增加到9.1%[15]。但从另一方面而言,肥胖患者的DAA THA手术操作会更容易,因其股前侧的脂肪层比侧方的脂肪层更薄[4](图2.1)。即便如此，肥胖患者的伤口并发症发生率更高，这可能是因为其皮肤真皮较薄、腹股沟处褶皱较深，会导致切口水潴留、切口对合处错位和刺激切口[16]（图2.2）。肥胖患者的腹部血管翳可加重皮肤刺激，使皮肤潮湿，造成周围真菌感染，延迟创伤愈合。如果术前真菌培养明确，制霉菌素粉就能治疗腹股沟处褶皱刺激征。如果是在手术过程中才发现，最好考虑其他的方法，以避免在有潜在污染风险的腹股沟附近选择手术切口。

肥胖患者的腹部血管翳也会妨碍内置物的放置，特别是在股骨准备期间。最具挑战性的腹部畸形表现为腹部紧张、腹胀，常见于有代谢综合征的男性患者。其他的解剖异常，如存在髋关节和膝关节屈曲挛缩，可使DAA入路更具挑战性，因为这些患者的体位摆放和腿部操作条件不佳。脊柱融合术和其他脊柱病变（如强直性脊柱炎）也会带来额外的风险。

DAA入路髋关节置换术的相对禁忌证包括严重的髋臼畸形，明显的髋臼骨缺损，髋臼后柱不完整或骨折，需要行髋臼后柱钢板内固定，无法从前方取出的内置物或骨盆不连续。在股骨方面，既往手术史、畸形、骨缺损，通过前方切口无法触及的残留内置物，以及需要长柄假体的病例可能会构成挑战，但并不一定需要其他入路。此方面的相关内容，将在本书的其他部分加以讨论，这些问题在具有足够充分的临床经验和训练后都可得到解决。例如，残留的外侧钢板不容易通过DAA入路去除，但是残留的股骨颈螺钉可以通过辅助的侧方小切口去除。

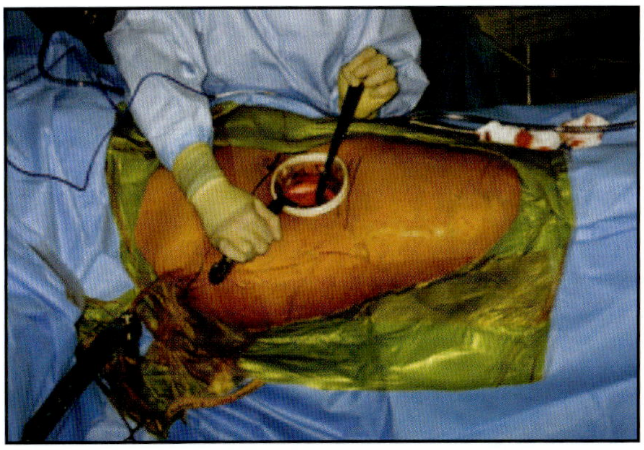

图2.1 DAA手术的肥胖患者。注意其股外侧软组织比股前侧软组织更大。

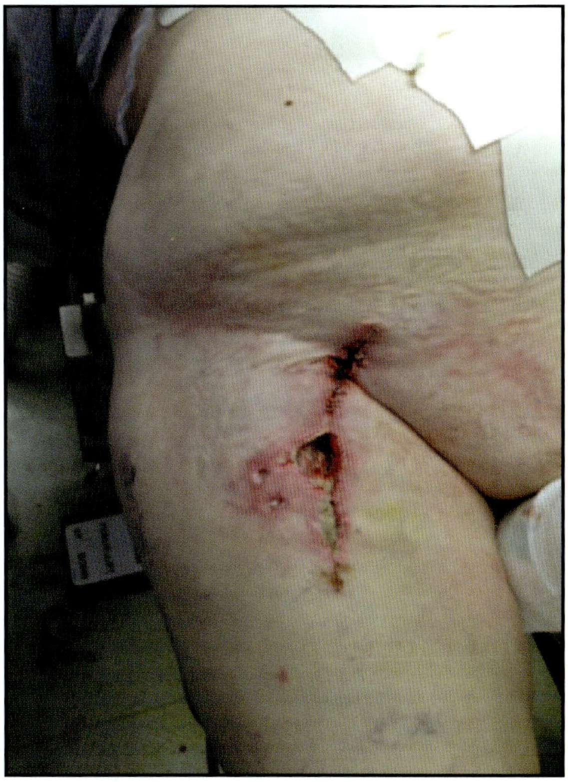

图2.2 DAA手术的伤口并发症，图中示出切口位置。转诊患者切口偏内侧，弯曲到腹股沟褶皱处，从而使伤口愈合变得复杂。

对临床经验有限的外科医生来说，DAA方式可能并不是最佳手术选择，但在许多初次、复杂初次THA甚至翻修手术中，DAA手术可以经切口向近端或远端延伸并且做额外的松解。随着临床经验和信心的增加，很多外科医生可以使用DAA进行所有的THA手术，包括翻修手术。了解学习曲线有助于加快这一转变。

学习曲线

对于一些外科医生，学习曲线继续延长，最后变成了一个圆。

——*John W.Goodfellow*[16]

外科的学习曲线是一种艺术，而且很少是简单的线性过程。每个患者都是独一无二的，其解剖情况不同，或者具有挑战性的细微差别。对外科医生来说，做过越多复杂的病例，就越会感觉相比于之前比较精通的、行医期间学到的标准后方入路技术，DAA THA非常消耗时间并且令人沮丧。因而在早期即应预测手术时间的延长和预计患者失血量。同时，挑选合适的患者，帮助早期成功和建立自信。逐渐提升手术难度，避免外科医生手术时的挫败感。此外，对手术室进行改进。最重要的是对于患者手术中的安全保障。

影像学的形态变化能帮助确定具有挑战性的病例。说到影像学特征的辅助性，股骨颈长度、颈干角、髋臼突出、髂骨形态和坐骨尖距离的测量就是典型例子(图2.3)。Kreuzer等在准备DAA THA的过程中，确定了两个有统计学意义的测量数据。他们发现，从髂前上棘到髋臼上侧方的距离，在复杂病例中是67mm，在简单病例中是90mm。从大转子到髂前上棘的距离，在复杂病例中是93mm，在简单病例中是86mm[18]。

较长的、外翻的股骨颈使髋关节囊有更多的操作空间，不需太多的松解。较短的、内翻的股骨颈就显得更有挑战性，因为髋关节囊更紧凑，外侧短的转子就需要更多的松解以使股骨显露。突出的髋部使髋关节囊和外侧转子的距离相对缩小，并且表现出短臀髋(股骨颈结构的缩小)，但股骨颈看起来更

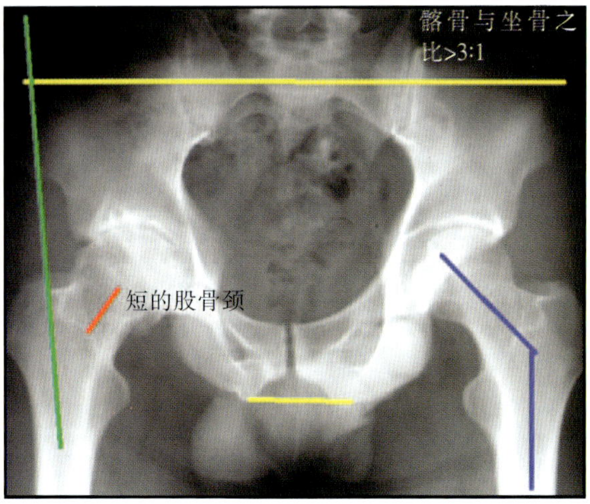

图2.3 蓝线显示颈干角，颈干角越大DAA THA 操作越容易。黄线表示髂骨和坐骨的比例(髂骨最宽部分的距离与两坐骨尖的距离之比)，数值大于3:1提示因髂骨翼端的阻挡进入股骨处困难。这张X线片还显示了前向的大髂骨翼。绿色线与股骨髓腔共线，注意宽大的髂骨会造成阻挡。红线显示缩短的股骨颈。所有这些因素都表明这是一个困难的病例。

长。髋臼窝位于髂坐线中间时称为深位髋，而股骨头位于髂坐线中间时称为髋臼前突。应学会鉴别这些疾病的分型，因为它们都是阻碍DAA暴露的困难因素。

髂骨形态也会有所帮助(例如，过宽的髂骨翼会使股骨难以测量，图2.3)。髂骨与坐骨之比大于3:1，表示具有潜在内侧髋臼的宽髂骨，这将对股骨组件插入带来挑战。同样的，大的髂骨翼(所谓的“米老鼠骨盆”)也是复杂病例的直观影像学指标。当体型较大的男性患者有此种问题时，尤其是大腹小臀体型时，这些影像学检查结果可提示其为股骨侧困难的病例。做出更为积极和广泛的股骨近端松解计划，需要股骨更多的内收，使用双偏心髓腔锉。股骨侧的松解，有助于提拉关节囊的上方、外侧和后方，如有必要，还包括阔筋膜张肌的松解。根据尸体研究，外旋松解(包括闭孔内肌等成分松解)不利于股骨的进一步提拉，最有用的松解部位还是外上方关节囊[19]。

在前25~30例病例中，训练自己对合适患者的选择，熟悉特殊器械和手术床，学习解剖结构和人体学专业知识以便施行安全的DAA THA。最初的理想患者宜选择纤瘦的女性，具有较少畸形和大的股骨颈外翻角。接下来可选择偏瘦男性，通过在较长的股骨颈部手术来练习松解技术，适应较多的肌肉群。接下来可选择有较长股骨颈的肥胖患者，掌握手术入路、切口的位置和伤口的管理。短臀髋病例或具有轻度发育不良或相关畸形的患者可选其较瘦者作为下一阶段的手术人群。确定短臀髋，可测量从转子到穿过股骨头顶部连线的垂直距离。距离≤23mm的男性和≤16mm的女性可确定为短臀髋[20]。至此阶段，一些DAA外科医生可能不会再去尝试挑战更困难的病例，而有些DAA外科医生则会继续学习并挑战难度更高的手术，例如髋臼发育不良、股骨干过直、翻修手术等。图2.4概括了DAA THA循序渐进的学习方法，这种方法通过选择适当的患者，在学习中逐渐增加手术难度，使操作易于上手，同时提高外科医生的自信。

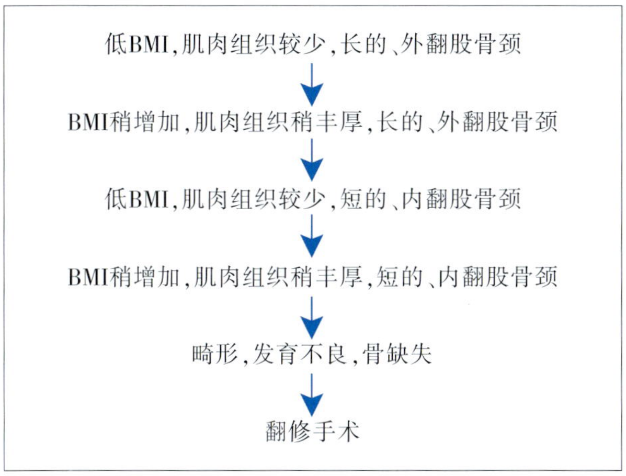

图2.4　DAA入路全髋关节置换术的学习曲线的进展。

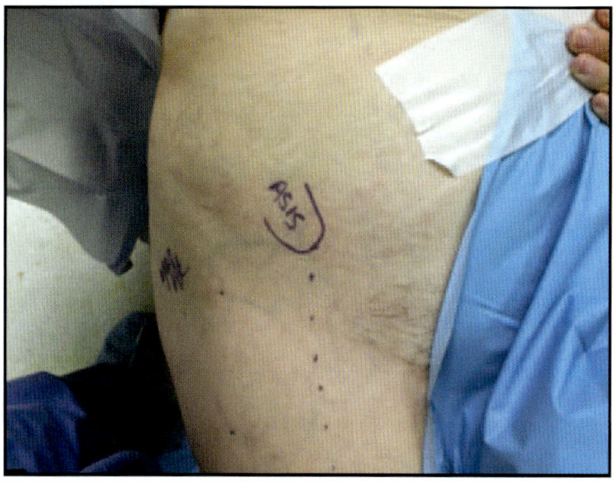

图2.5　用胶布将腹部血管网拉向上内侧以避开手术入路。

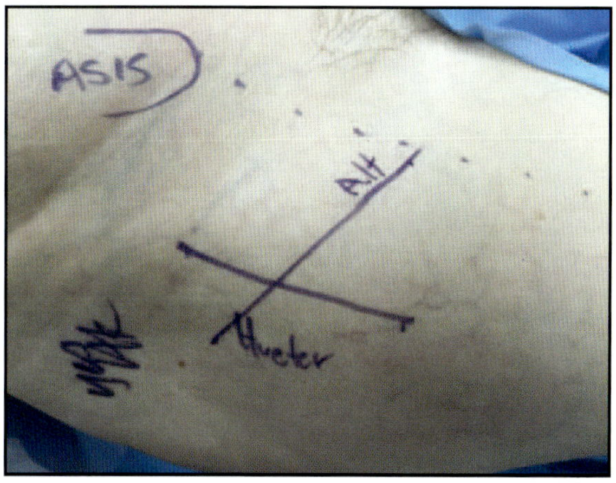

图2.6　如图所示，选择合适的切口位置，避开因腹部血管网和腹股沟皮肤皱褶导致的潜在切口问题。

挑战性病例——要诀和技巧

肥胖和腹部血管网

除了术前观察，术中应将血管网向上提拉至对侧，这样便可以暴露切口入路（图2.5）。可替代的切口位置，如水平的“比基尼切口”，沿Langerhans线，可有助于避免跨越皮褶区（图2.6）。术后护理时穿着弹力裤或腹部黏合剂有助于保持伤口远离腹部，减少水分和机械刺激。类似地，术后2周内使用密闭浸银敷料，如Aquacel（ConvaTec），可以保持伤口的安全和干燥。近端的表层创面通常容易发生裂开问题，可使用真空负压吸引治疗或使用特殊干湿（wet-to-dry）敷料。如果不是表层切口的问题，则应在7天内于手术室中引流处理，以免发生假体周围感染。

短臀髋或髋臼前突

由于股骨和髋臼之间的距离缩短，采用节段性股骨颈截骨术，即头下和股骨颈基底部双截骨，使得股骨头移除将更容易。这样操作使切除1厘米的股骨颈骨段将更为可行，有利于股骨头部的移除。在股骨暴露期间，股骨可能会紧靠髋臼边缘。如果是这样的话，增加关节囊后方的松解，包括梨状肌和关节囊后上方，将会有所帮助。此外，松解髂骨的阔筋膜张肌有助于股骨的暴露，特别是在与股管共线的情况下，这是一个挑战。可以通过部分肌纤维松解、肌腱切断术或髂嵴的截骨术来实现。这些技术在本书的其他部分中都有描述。

发育不良/股骨扭曲问题

组配柄［如S-ROM（Depuy Synthes）］、其他类似的直柄或者干骺端固定柄均能够通过DAA放置。然而，这通常需要对股骨扩大松解。即使如此，仍可能会有一些钻孔器和其他直线型仪器与股管共线问题的挑战。术中骨折风险的增加是一个值得关注的问题。涉及此类病例时，外科医生应该谨慎使用DAA入路，如果不确定，应使用其他方法。

骨缺损

骨移植和垫块放置可以通过DAA进行。在这些情况下，术前对骨质缺陷进行评估可以帮助规划方法。如果骨缺损位于前侧、上侧甚至是后上侧，DAA则适用于垫块放置和骨移植。显露出股直肌的头端，将其松解，以便扩大暴露；必要时也便于将阔筋膜张肌从髂骨离断，来进一步显露髋臼。但在后方缺损较大或需放置垫片的情况下应采用髋部后方入路。

脊柱疾病

对患者脊柱的评估有助于术前计划设定髋臼杯的位置。DAA THA治疗的体位，对于有脊柱疾病的患者可能是有利的。退行性椎间盘松弛，相对腰椎后凸或所谓的平背综合征可增加盆腔倾斜度，从而增加髋臼的相对前倾。DAA方法可使外科医生减少对髋臼的转动，从而降低错位风险。术前取站立位X线片确定骨盆位置，术中透视应与该方向相匹配。这可以通过将影像增强器朝向骨盆出口位透视调节来完成，在放置髋臼杯时使该影像与站立体骨盆X线片上的出口位相匹配。

骨水泥型股骨柄

骨水泥柄需要进行与压配型假体同样的股骨侧的松解。放置骨水泥塞、扩髓、骨水泥加压和股骨柄的植入都和其他入路的操作相似。用于非骨水泥假体植入的偏心距股骨柄击入器常用于直接前方入路植入骨水泥股骨柄［例如Summit 股骨柄系统(DePuy Synthes)］，并用来在骨水泥凝固过程中保持股骨柄的位置稳定。弹性的骨水泥塞插杆手柄也大有裨益。当股骨侧充分暴露和松解后，使用骨水泥枪向髓腔内注入、加压骨水泥的方式与其他入路一样。需要注意保证股骨柄远端外展足够，以防止出现股骨柄内翻位放置。

假体周围骨折

当明确诊断假体周围骨折时，股骨骨折可以用钢丝或钢缆环扎简单固定。向下延长骨折切口使骨折近端暴露并放置拉钩，在小转子上方和(或)下方的位置，将钢丝或钢缆缠绕在股骨上。将环扎钢线与邻近的骨相连接，并向股外侧肌和股中间肌的方向拉伸。在大腿抬高时，没有牵引力的作用下，以及大腿处于中立位或者外旋位时，环扎钢线容易固定。这种技巧应当在人体解剖中熟练掌握，因为假体周围骨折在学习曲线中是很常见的情况。

结论

DAA THA的早期康复情况更佳，错位率更低，植入物定位更准确。然而，该方法具有独特的挑战性。通过提高手术技术和选择患者，学习曲线会变得更简单。通过循序渐进地采用该方法并提前鉴别困难病例，外科医生可以安全地学习THA翻修的所有方法。本章提供的各种方法有助于对患者的病情进行分类，并判断其是否适宜采用DAA方式。

要点回顾

- 虽然DAA THA的手术指征与其他方法相似，但是较长的学习曲线限制了学习早期的患者类型选择。
- 临床和影像学资料可以帮助筛选较安全的患者。相对简单的病例是指那些瘦长、柔韧性好、股骨颈长且外翻的女性患者。相对复杂的病例是指BMI>30、股骨颈短且内翻，以及宽髂骨、坐骨间距狭窄的男性患者。
- 通过尸体解剖、参加高级DAA课程、现场请教具有大量DAA手术经验的外科医生，可以充分了解本章所述的重点和技巧。

（刘又文　周明旺　译）

参考文献

1. Matta JM, Shahrdar C, Ferguson T. Single-incision anterior approach for total hip arthroplasty on an orthopaedic table. *Clin Orthop Relat Res.* 2005;441:115-124.
2. Kennon RE, Keggi JM, Wetmore RS, Zatorski LE, Huo MH, Keggi KJ. Total hip arthroplasty through a minimally invasive anterior surgical approach. *J Bone Joint Surg Am.* 2003;85(Suppl 4):39-48.
3. Kennon R, Keggi JM, Zatorski LE, Keggi KJ. Anterior approach for total hip arthroplasty: beyond the minimally invasive technique. *J Bone Joint Surg Am.* 2004;86(Suppl 2):91-97.
4. Barrett WP, Turner SE, Leopold JP. Prospective randomized study of direct anterior vs postero-lateral approach for total hip arthroplasty. *J Arthroplasty.* 2013;28(9):1634-1638.
5. Mayr E, Nogler M, Benedetti MG, et al. A prospective randomized assessment of earlier functional recovery in THA patients treated by minimally invasive direct anterior approach: a gait analysis study. *Clin Biomech.* 2009;24(10):812-818.
6. Taunton MJ, Mason JB, Odum SM, Springer BD. Direct anterior total hip arthroplasty yields more rapid voluntary cessation of all walking AIDSL a prospective, randomized clinical trial. *J Arthroplasty.* 2014;29(9 Suppl):169-172.
7. Bremer AK, Kalberer F, Pfirrmann CW, Dora C. Soft-tissue changes in hip abductor muscles and tendons after total hip replacement: comparison between the direct anterior and the transgluteal approaches. *J Bone Joint Surg Br.* 2011;93(7):886-889.
8. Bergin PF, Doppelt JD, Kephart CJ, et al. Comparison of minimally invasive direct anterior versus posterior total hip arthroplasty based on inflammation and muscle damage markers. *J Bone Joint Surg Am.* 2011;93(15):1392-1398.
9. Meneghini RM, Pagnano MW, Trousdale RT, Hozack WJ. Muscle damage during MIS total hip arthroplasty: Smith-Petersen versus posterior approach. *Clin Orthop Relat Res.* 2006;453:293-298.
10. Nakata K, Nishikawa M, Yamamoto K, Hirota S, Yoshikawa H. A clinical comparative study of the direct anterior with mini-posterior approach: two consecutive series. *J Arthroplasty.* 2009;24(5):698-704.
11. Maffiuletti NA, Impellizzeri FM, Widler K, et al. Spatiotemporal parameters of gait after total hip replacement: anterior versus posterior approach. *Orthop Clin North Am.* 2009;40:407-415.
12. Lovell TP. Single-incision direct anterior approach for total hip arthroplasty using a standard operating table. *J Arthroplasty.* 2008;23(7 Suppl):64-68.
13. Anterior Total Hip Arthroplasty Collaborative Investigators, Bhandari M, Matta JM, et al. Outcomes following the single-incision anterior approach to total hip arthroplasty: a multicenter observational study. *Orthop Clin North Am.* 2009;40(3):329-342.
14. Masonis J, Thompson C, Odum S. Safe and accurate: learning the direct anterior total hip arthroplasty. *Orthopedics.* 2008;31(12): Suppl 2.
15. Dowse M, Choony P. Obesity is a major risk factor for prosthetic joint infection after primary hip arthroplasty. *Clin Orthop Relat Res.* 2008;466(1):153-158.
16. Christensen CP, Karthikeyan T, Jacobs CA. Greater prevalence of wound complications requiring reoperation with direct anterior approach total hip arthroplasty. *J Arthroplasty.* 2014;29:1839-1841.
17. Goodfellow JW, O'Connor J, Dodd CAF, Murray DW. Unicompartmental arthroplasty with the Oxford knee. Oxford, United Kingdom: Oxford University Press; 2006: 117-128.
18. Kreuzer S, Stulber J. Predicting difficulty of femoral preparation in the direct anterior approach to the hip. Published abstract ORS 2012 Orthopaedic Proceedings. *J Bone Joint Surg Br.* 2011;93B(Supp IV):419.
19. Matsuura M, Ohashi H, Okamoto Y. Elevation of the femur in THA through a direct anterior approach: cadaver and clinical studies. *Clin Orthop Relat Res.* 2010;468(12):3201-3206.
20. Standard SC. Treatment of coxa brevis. *Orthop Clin North Am.* 2011;42(3):373-387.

第3章

髋关节直接前方入路手术中单一切口与多切口的运用

Soctt A. Ritterman, MD; Kristaps J. Keggi, MD, Dr Med(hc); Lee E.Rubin, MD

学习要点

- 直接前方入路(DAA)一般指位于缝匠肌与阔筋膜张肌（TFL）间的单一Smith-Peterson切口入路。但对几乎所有的髋关节植入系统来说,合理选用辅助切口有利于髋臼或股骨的准备。
- 本章将介绍5种类型的辅助切口，并对其在初次DAA手术不同情况下各自独特的辅助作用进行探讨。

历史沿革

髋部DAA手术最初由德国医生Carl Hueter在其1881年的著作*Der Grundriss der Chirurgie*(《外科手术概要》)中所描述。Hueter描述了位于髂前上棘到股骨大转子间一半距离的切口。该切口尾端平行于缝匠肌外侧缘,以便能够进入缝匠肌与阔筋膜张肌之间的平面,方便后续的钝性分离。

在这个时期,Hueter已注意到DAA方式不损伤肌肉的优势。1920—1930年麻省总医院的Marius N. Smith-Petersen在美国广泛推行DAA手术方式,在其硕果累累的职业生涯中也一直使用此入路。他着重描述了对切口的近端延长，即沿着髂嵴向后延伸,以便更好地显露髂骨翼的外表面,并可获得更好的髋关节入路、改善先天性髋关节脱位的切口开放不良情况,治疗股骨髋臼撞击综合征,还可为当时的陶瓷和合金臼杯模式的关节置换术做准备[1]。

手术技术与切口位置

当代的骨科专著对髋关节DAA手术有多种描述[2-4]。我们推荐几种在我们医院所用到的初次单一切口入路以及它衍生出的额外改良切口。每掌握一种切口,对术者来说都意味着多一种选择。对于面对不同病因的患者及其不同的关节形态，精通DAA手术的骨科医生必须明白应选用何种手术切口，何时有选择地增加辅助切口以便更好地暴露、安装假体,最终成功地完成手术。

初次DAA手术切口位于缝匠肌的外侧缘,在缝匠肌的筋膜和阔筋膜张肌之间的平面进一步扩展。目前改良的DAA皮肤切口入路继续沿用此平面,到达髋关节血管走行处。直切口(图3.1)、弯切口或斜切口(图3.2)均开口于髂前上棘远端1~3cm,外侧1~

5cm处。如同传统意义上的描述，切口可能就位于肌间/血管间平面，或者说，切口大致位于阔筋膜张肌肌腹内侧1/3的中心。在外侧切口能够避免腹股沟的皱褶以及血管翳的阻碍。这样的切口可以提供充分的髋关节暴露，保护股外侧皮神经及股骨内侧软组织结构。

也可选用其他单一直线型切口。Keggi等就运用了一种位于股骨颈中心的斜切口（图3.3），这种切口可以与后面提到的1~2种辅助切口联合使用[5]。Leuning介绍了一种叫作“比基尼切口”的反斜形切口的使用方法，有助于DAA全髋关节置换中减少皮肤瘢痕[6]。在这些切口的变种中，筋膜层的解剖几乎都是相同的，而且都是利用DAA初始皮肤切口下的血管间平面进入。请注意，当需要延长切口时，“比基尼切口”就可能有它自身内在的局限性，因为这种切口就是为了不延长而设计的。因此“比基尼切口”的最佳适应证就是经严格筛选的较瘦且软组织松软的患者。

Keggi最初使用的弯切口（图3.4）使用了较大且可延伸的Smith-Peteren入路的一部分。Keggi的DAA技术最初在1977年的美国骨科医师学会科技展中亮相[7]，而后在1980年[3]被出版推广，其最初设计的目的是在全髋关节置换中，方便股骨假体组件的安装。此入路经过多次的改良，最新版是在股骨颈中心体表投影处做一个斜行切口。切口方向与股外侧皮神经分支斜行的走向相反，它穿过缝匠肌后，继续斜行分布，因此在手术暴露中减少了股外侧皮神经的损伤风险。

完成皮肤切口后继续向下穿过皮下组织，直到阔筋膜张肌的表面筋膜层获得充分暴露，并确保股外侧皮神经未受损伤。股外侧皮神经有多种方式穿出骨盆来支配大腿后外上侧的皮肤感觉。此神经一般在腹股沟韧带下方1cm，以及在韧带远端距同侧髂前上棘1.4cm处穿出，但是有些甚至可能穿过骨盆到达髂前上棘外侧[8]。

股外侧皮神经的解剖变异，它们在距髂前上棘远端1~5cm处向外穿过阔筋膜张肌肌腹，使其可暴露在手术区域内。一般情况下，我们可以在直视下用电刀切开4~6cm的张肌筋膜，然后用手指沿着筋膜向两端钝性分离，其目的是为了进一步减少对股外侧皮神经的主干或分支的医源性损伤的风险。

临床可以见到有15%或者更多的经DAA入路

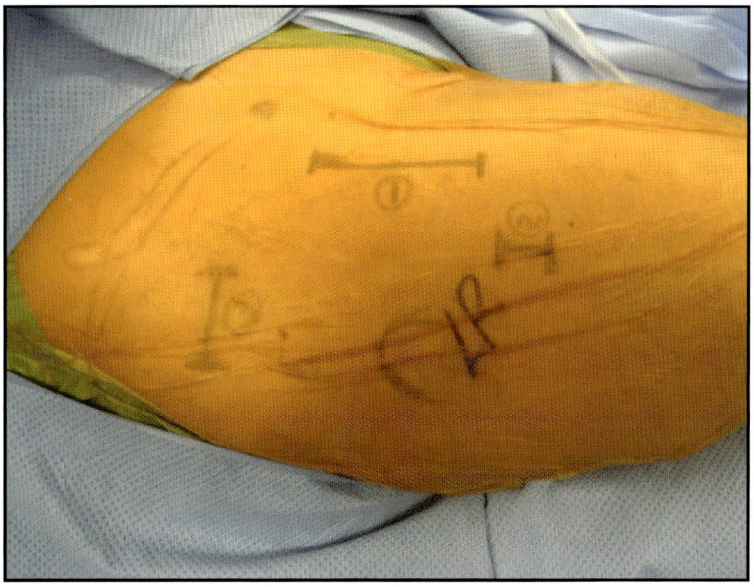

图3.1 图示行右髋DAA手术的术前准备情况。①主要的纵向切口，位于髂前上棘远端的外侧。②远端为磨钻进入髋臼准备的小切口。③为股骨暴露而准备的近端切口，该切口为沿皮肤自然纹路的横向切口，这样的走行有利于皮肤愈合。该切口依医生的操作偏好，也可设计为纵向切口。

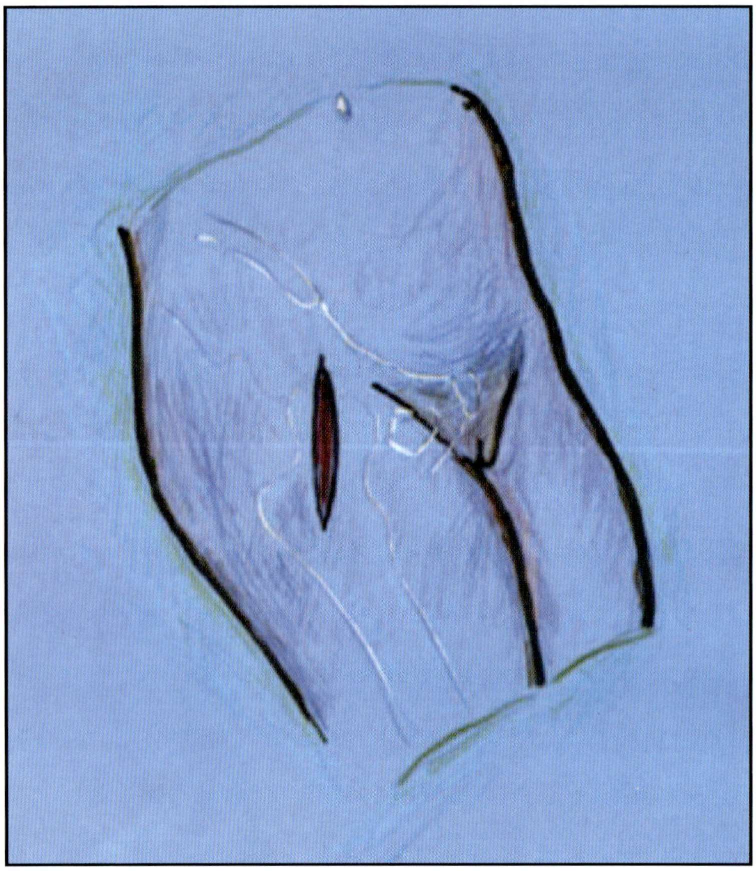

图3.2 DAA专用斜切口。

行THA的患者因股外侧皮神经损伤而导致出现皮肤麻木或感觉异常。这种情况经过一段时间后会自行恢复，但是有些会持续存在，不过对患肢运动功能没有任何影响。股外侧皮神经的麻木不会表现出患肢功能的改变[9]。依我们的经验，股外侧皮神经的最外侧分支在DAA入路THA过程中很难被辨别，因此这一部分神经受损机会很大。无意中过度牵拉或切断这些分支将不会影响神经主干，只是会导致大腿外侧的麻木，但是大腿前方整体感觉会相应代偿。对于经DAA入路进行THA的患者来说，以上这些发现将不会对手术获得满意效果产生任何不良影响。

接着我们在阔筋膜张肌上的筋膜处做一与皮肤切口平行但两端较长的切口。然后用Allis钳夹住筋膜的内侧缘，用一根手指沿此缘把阔筋膜张肌肌腹从肌筋膜中钝性分离出来。或者需要选择切开阔筋膜张肌肌腹，并在内侧留下一个小残端（约1cm宽），以保护股外侧皮神经和方便关闭切口[5]。这种切开阔筋膜张肌的技巧，一直以来为Keggi教授所推崇，因为其可以进一步减少靠近内侧的股外侧皮神经直接损伤的可能，而且对于那些肌肉发达的患者，可以更好地暴露髋关节。

在阔筋膜张肌内侧面、筋膜层切口的上方延长处，用一根手指触及股骨颈，然后将钝头的Cobra拉钩放置在关节囊外股骨颈上。此时，应格外小心通过髋关节前方的软组织，钝性分离找到并电凝旋股外侧动脉上升支，这些分支可能以不同的走行穿过手术区域。应格外小心缝扎或电凝这些动脉分支，否则可能会遇到大出血。通常情况下，可以鉴别出3条不同的血管，但是有时其中一条可能在深处或是远离其他血管，在分离过程中需要谨慎耐心，以避免出现患者早期出血的并发症。

股直肌反折头的纤维组织可以在髋关节囊的前方被识别。如果下肢没有被固定，则可将腿部抬高到牵引台上或将膝部抬高，以使髋关节适当弯曲。适当放松股直肌可以更好地分离股直肌纤维和

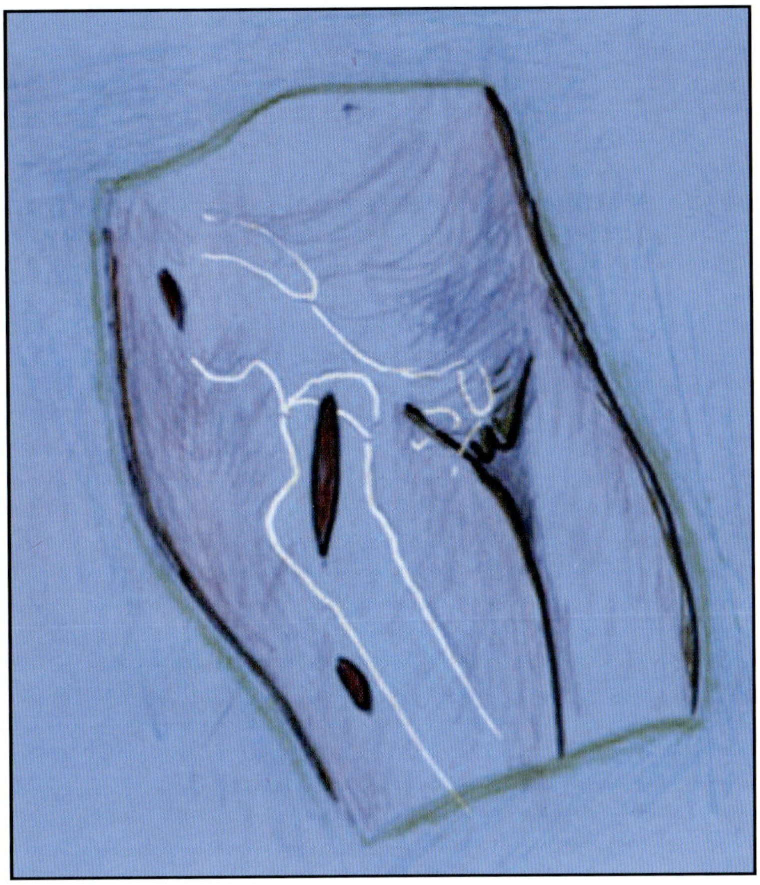

图3.3 DAA的斜切口与远、近两侧的辅助切口。

前方关节囊。可以通过上提肌肉或是用电刀将股直肌反折头的纤维在前方关节囊上剥离,适当牵开股直肌,暴露容纳一个手指的空间,然后用钝性的眼镜蛇拉钩放在股骨颈下方,以便观察股骨肌嵴到髂股韧带的骨盆附着处的部分。可以看到前方关节囊被脂肪覆盖, 可以用Cobb钳或咬骨钳进行咬除,清楚地暴露关节囊。在全髋关节DAA单一切口入路中,用一把双向反折的Hohmann拉钩沿着髋臼边缘前内侧放置, 以便提起股直肌及前方的软组织,进一步扩大术野。

然后可以用T形或L形切口切开前方关节囊,甚至直接把前方关节囊切除以获得良好视野。关节囊应通过关节盂唇在股肌嵴近端边缘切开。横向切开关节囊可以提供清晰的视野,将眼镜蛇拉钩移动到关节囊内、股骨颈周围的位置。后方保留的关节囊需要被保护。此时,整个股骨颈及股骨粗隆已完全暴露,原位的股骨颈截骨为更多人所接受,一般先切除头下的股骨颈部分,然后使股骨头处于可动状态。另外,还可在股骨颈截骨之前进行股骨近端的周围关节囊的松解,以使髋关节前方脱位,但是这种脱位步骤的运用尚无明确记载[10]。

为了进一步暴露髋臼,股骨应当向外活动。股骨内侧到小转子近端的关节囊部分必须做松解。外旋股骨,可触及关节囊内侧以及髂腰肌肌腱,然后从股骨上剥除这一部分关节囊。继续外旋大腿,使得这部分组织分离出来,以便扩大视野,在松解过程中使其保持紧张状态。在松解关节囊时我们推荐使用电刀优于组织剪, 随着内侧关节囊的打开,我们的操作容易损伤旋股内侧动脉,导致术中大量出血。为了使并发症风险降到最低,关节囊松解可以在股骨距上进行。

髋臼的暴露和准备

只要股骨近端能充分活动,就可以正确地暴露髋臼。髋臼后方应放置髋臼拉钩,以撑开阔筋膜张

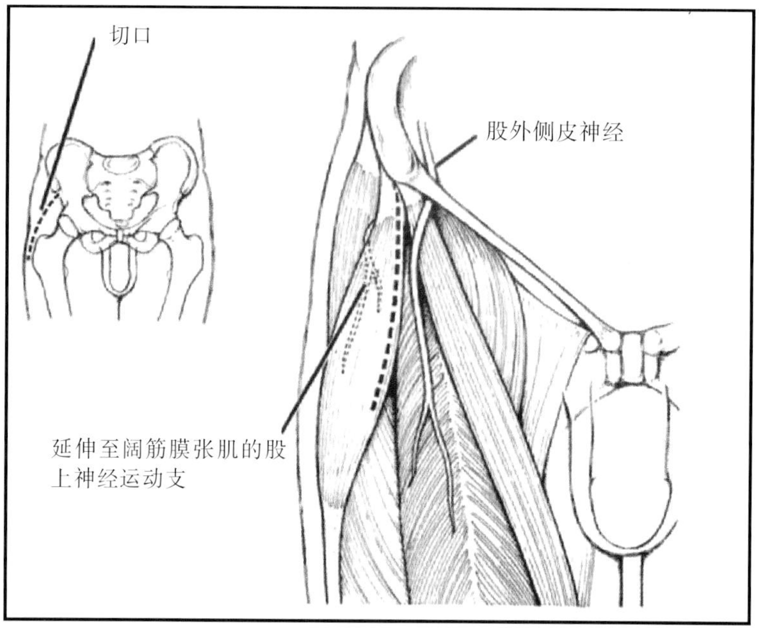

图3.4 图示1977年由Keggi医生用来做THA的原始前方弯切口，右方是该切口位于皮肤的定位。（图片来源：Reprinted with permission from Keggi KJ, Light TR. The anterior approach to total hip replacement. Clinical Exhibit Booth1477：44th Meeting of AAOS；1977. Las Vegas，NV.）

肌的肌腹，拉钩后方需垫棉纱予以保护。还需要额外的拉钩放置在髋臼前方，以便上提股直肌。如有需要，拉钩可以放在髋臼横韧带内侧。然后可依标准流程对髋臼进行后续操作。

如果髋臼位置过深或者视野受限，可以根据视野的需要向远端扩大切口。在DAA入路中，一般只需向远端延长1~2cm，就可以明显改善视野。阔筋膜张肌筋膜的切除是在皮肤的扩张切口下进行纵向钝性分离，为我们提供额外的髋臼直视暴露。这一步需要格外小心，当扩大远端切口时不要损伤股中间肌的神经血管束，因为这些股神经运动支的终末束支靠近初次DAA入路切口的近端，在这一步中，这些神经血管有受损的风险[11]。

在单切口DAA的髋臼准备和髋臼杯的植入步骤中，使用偏心距髋臼锉可以最大化减少肌肉的损伤。在一些病例中，大腿前部的大块肌肉可能导致术者使用髋臼锉及安装臼杯时过度增大前倾角；我们应对此警惕与小心，以避免此类错误。在常规DAA THA中，我们目前偏好采用单一切口入路，使用偏心磨钻和带偏心手柄的髋臼打入器，避免了增加切口以完成髋臼重建。我们需要注意，带偏心手柄的髋臼打入器可能不像传统的直手柄打入器那样能很好地传递冲击力，使用这种工具需要一定的经验积累。直接髋臼打入器可以在髋臼硬化骨上固定臼杯时应用。

此外，我们可以用一个远端辅助切口来置入直手柄的髋臼锉手柄或安放臼杯用的打入器手柄。我们一般将其设计为与理想髋臼杯位置中心发出的纵轴成45°外展角，20°前倾角。在体重较大、软组织肥厚的患者中，我们往往需要准备好垂直的髋臼锉。因为在这种情况下，粗壮的大腿前部容易使绞刀柄向前移动，导致在髋臼打磨中髋臼前缘和形态的过早丢失。

髋臼准备的第二个切口位于原切口外侧远端，长约2~3cm。患者体形越大，辅助切口应更远离原切口。垂直髋臼锉手柄从主切口置入，辅助切口穿出，接上电钻。再将锉插入到髋臼，开始打磨髋臼（图3.5）。

类似的，髋臼杯也通过此辅助切口来安放，从外到内置入打入器手柄到达原切口。然后将臼杯拧到直杆打入器上并将臼杯牢固地敲打至髋臼中（图3.6）。掌握并熟练运用辅助切口可以让手术切口越

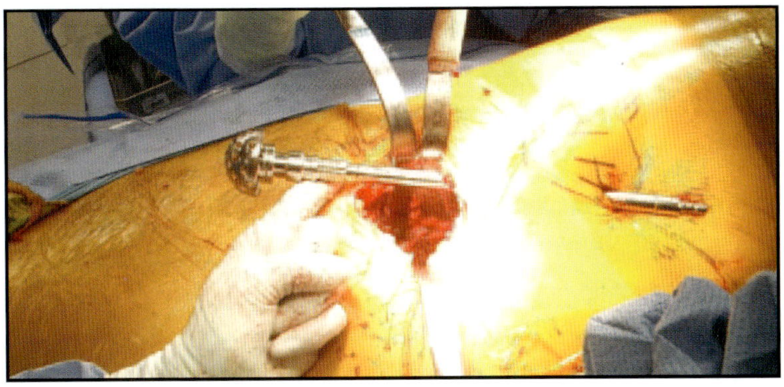

图3.5　图为使用远端/外侧辅助切口使直骨锉的杆及锉到达右髋的术中照片。

来越小，甚至可以是微创的，即使在肥胖或是肌肉非常发达的患者中行DAA手术亦可如此。最近，一本置管定位指南进一步明确了辅助切口的定位。

股骨暴露和准备

股骨扩髓准备通常被认为是髋关节置换DAA入路手术中最困难的部分[10]。在髋臼杯安装完成的时候，应充分松解股骨距内侧部分的软组织。不管是否需要依赖骨折牵引床，股骨近端始终都要通过切口位置暴露出来。为了做到这步，必须采用以下几个步骤。

股骨颈断端后方的软组织应该向股骨粗隆外侧与后方分离，只需要到达外旋短肌肌群头侧。最好在大腿完全外旋时用电刀完成这一操作。将电刀头弯曲能较好地完成股骨颈后方的软组织松解。松解时，电刀尽可能贴近骨面，以避免损伤位于髋后侧的旋股内侧动脉。

在股骨近端后外侧残留的软组织被松解后，用骨钩勾住股骨干近端外侧或者（如果用到骨折牵引床）可以使用液压撬板配合位于大转子后方的股骨转子撬板进行操作。这些工具的使用可以帮助股骨近端进一步从切口中脱出。当做单一切口入路DAA时，这一步直接方便于髋关节后外侧关节囊的打开。髋关节伸展和大腿内收对切口的暴露及后续股骨近端成形也是至关重要的。

使股骨近端移动需要广泛松解软组织，但在肥胖和肌肉发达的患者中，难以充分暴露和抬高股骨。对于这些患者，为股骨端准备的第二类辅助切口能够很好地帮助股骨扩髓和假体安放。

DAA THA中股骨隧道准备的困难，使得位于大腿外侧靠近大粗隆近端的辅助切口应运而生（图3.7）。这一切口最初是为了在髓腔中放置为骨水泥加压的骨塞，之后在复杂THA入路中，它用来放置

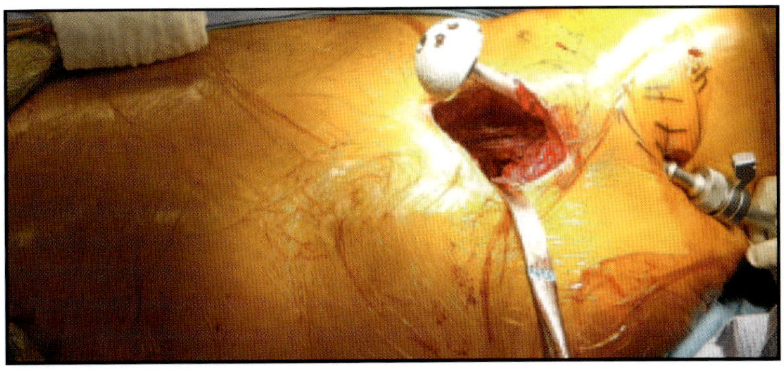

图3.6　图为通过运用右髋远端/外侧辅助切口使直螺纹击入器与最终髋臼假体到位的术中照片。

用于稳定股骨干骨水泥的塑料塞。这些骨性的和金属性的塞子，以及后来的硅胶塞，很难通过小的DAA单一切口用长、直的金属植入设备经股骨隧道置入髓腔中，因此辅助切口应运而生。再后来，这类切口逐渐用于协助股骨打磨、用直型手工扩髓器扩髓(图3.8)，以及假体的安装(图3.9)[12]。

通过手术切口抬高股骨近端经常会遇到困难，尤其是肥胖或是肌肉发达的患者的严重受限的髋关节。为股骨端准备的辅助切口使得在阔筋膜张肌后方和臀中肌前方直接与之平行进入股骨隧道成为可能(图3.10)。此切口最初在二战期间由股骨髓内钉的开拓者Gerhard Küntscher记载和使用[13]。他提倡在长骨骨折中使用髓内钉。他通过这一入路在大转子外展肌群的止点前方装钉。

为了更好地区分Dr.Küntscher切口，我们把这第二类辅助切口称作K-spot切口。我们在DAA入路的患者中常会用到这类切口，但是不应忘记最初这一切口的命名正是与Küntscher的工作相关。1961—1964年，Dr.Keggi在耶鲁大学当住院医生期间熟悉了Küntscher的置钉方法，之后对股骨入路技术加以改进，以方便我们在本章所讲述的DAA入路中股骨假体的置入，尤其是应用于体格健硕、肌肉发达、肥胖的患者。

运用K-spot辅助切口进行股骨的钻孔和扩髓的方法并不简单，甚至很难去学习或是传授。股骨假体在直杆打入器的帮助下可以通过此切口直接安装。术者运用DAA入路进行THA前，应充分了解辅助切口，选择适合的病例为其使用做好准备。随着对股骨端松解日益了解与操作程序的系统化改进，对此类辅助切口的需求也慢慢退出历史舞台。值得注意的是，在肥胖的患者中使用K-spot辅助切口做股骨端准备时，使用加长版带有反向接口的直扩髓

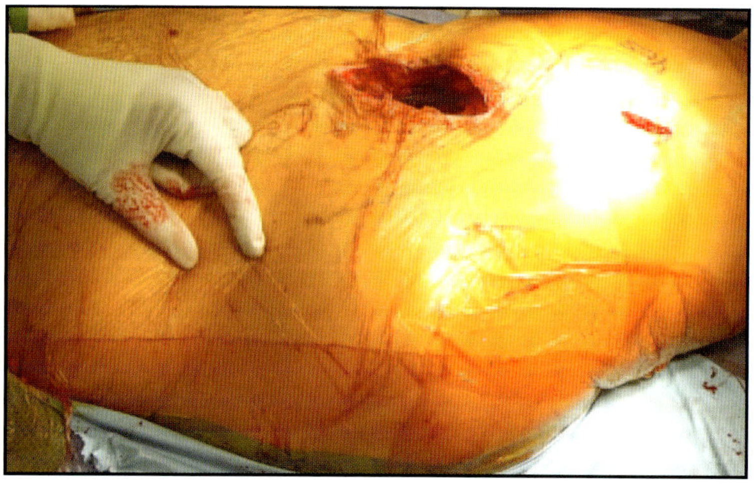

图3.7 图示右髋手术股骨暴露过程中近端辅助切口的定位。

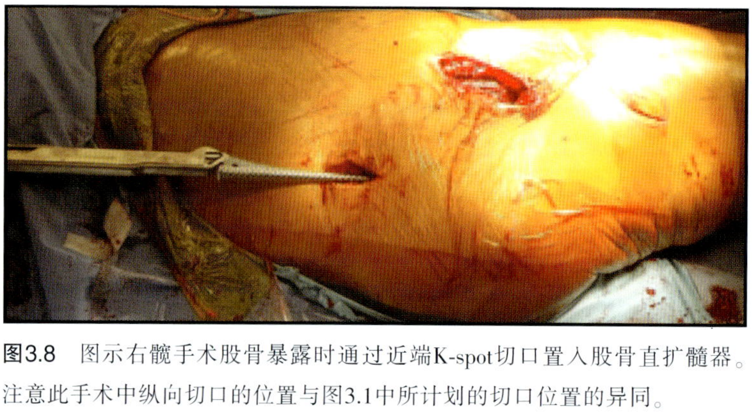

图3.8 图示右髋手术股骨暴露时通过近端K-spot切口置入股骨直扩髓器。注意此手术中纵向切口的位置与图3.1中所计划的切口位置的异同。

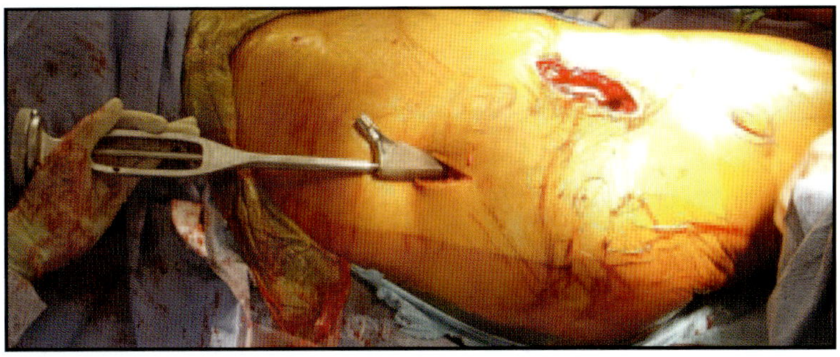

图3.9　图示通过右髋近端K-spot切口用直杆植入器手柄置入最后的股骨假体。

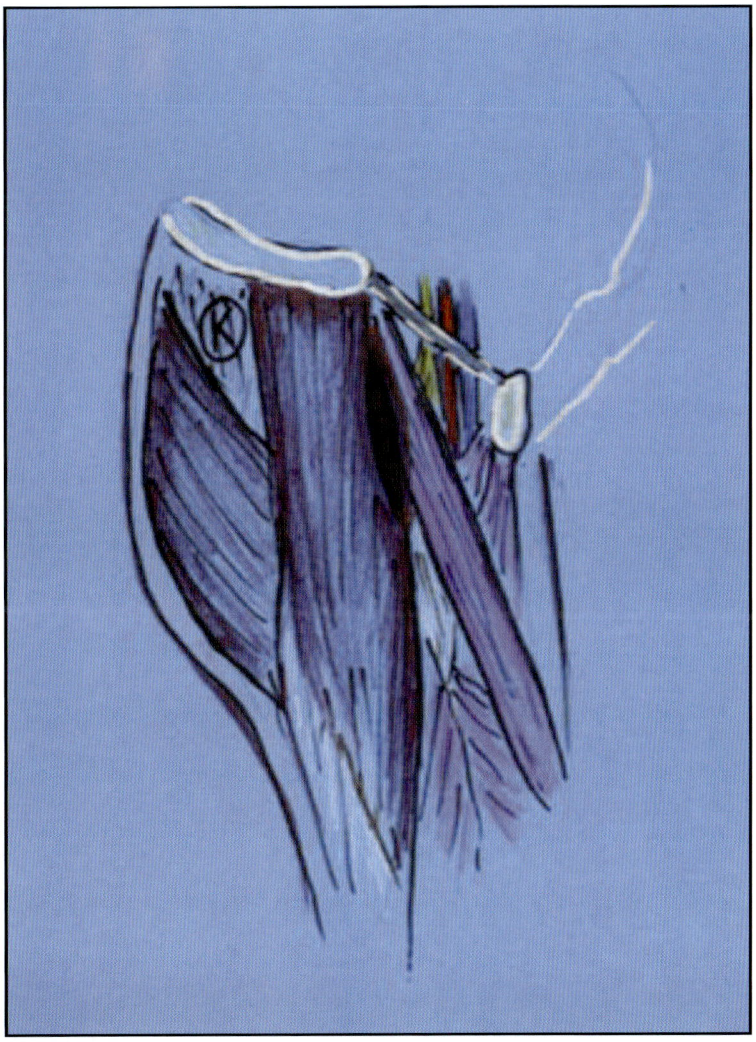

图3.10　右髋手绘图示明K-spot切口位于阔步筋膜张肌后方、臀小肌前方，其可径直进入股骨隧道。

柄会大有裨益。

需要注意的是，在2003年Richard Berger推出的双切口微创THA技术已被捷迈公司 (Zimmer Corporation)纳入专利并用作招牌[14]。世界各地的骨科医生纷纷尝试这一具有挑战性的手术切口进行髋关节置换，但骨与软组织的并发症日渐增多，因而大多数人放弃了这一手术入路，改回传统的后/外侧入路。尽管Berger的技术名声在外，但这一技术已经被证明难以传授并且不适合用于常规手术操作，在股骨端准备和假体安装中使用辅助切口也给手术增加了额外难度。如果在运用这项技术之前没有接受过充分正确的培训，术中有限的暴露及视野会让手术效果大打折扣，甚至让手术意外频发。

扩大暴露及辅助入路切口

理想状态下，初始DAA切口设计是可延长的。切口近端延伸可以向上至髂前上棘，然后向后外侧弯至髂嵴内侧。这一髂股骨的暴露与Smith Petersen最初的描述类似，可能需要进行植骨或开窗重建[5]。在阔筋膜张肌的髂棘止点，有必要时臀中肌、臀小肌均可被暴露及松解，而受神经血管干支配的臀上动脉和神经，以及到坐骨大切迹后外侧出口部分应受到小心保护。因此当需要获得整个骨盆的外侧壁到坐骨切迹之间的暴露时，经DAA入路完成完整髂股骨外侧的暴露是可行的。这一髂骨的暴露技术将会在"髋臼翻修"部分(第19章)进行详细阐述，在保留髂胫束起点髂嵴截骨术中加以实施[15]。

如果需要经髂骨下获得骨盆内暴露，可以在髂腹股沟区域上增加额外一个辅助切口(图3.12和图3.13)。这一切口位于髂棘近、外侧，利用外侧髂骨下的髂腹股沟窗口进入骨盆内面和髂窝。在一些少见的病例中，可以使"丢失的"股骨头试模组件获得快速复位，股骨头组件在试模过程中可沿着腰大肌前缘越过骨盆前壁，如果股直肌紧张，就会像弓弦般将股骨头试模组件与颈部分离。一般来说，这些股骨头停留在髂窝中的髂肌下方(或旁边)，我们可以通过辅助切口将股骨头复位。另外，盆腔内引流、关节周围积液的收集、感染或者血肿，均可通过这一外侧窗口进入并进行清理。

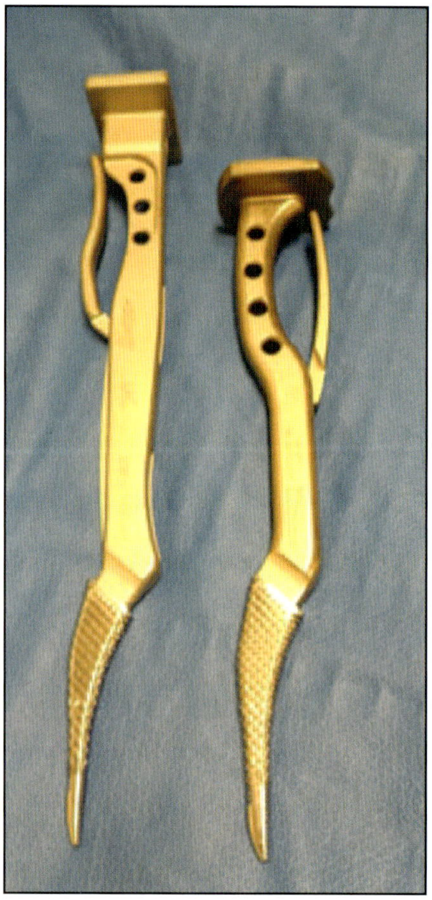

图3.11 两款直扩髓柄(Depuy Orthopaedics)。右侧是标准直柄。左侧是带有反向开关连接的加长版传统扩髓柄。这款手柄更长，特别用于为体型庞大患者做K-spot切口，它可让术者在THA术中试模的时候就能在原处把手柄分离出来。图中所示的两款手柄即为需要行手术的右髋关节所准备。左侧手柄反向开关的走行就是为术中使手柄能随时脱离与接合术区而特别设计的。

DAA入路切口远端(图3.14)可以沿着大腿外侧朝着膝关节方向延长，再回到膝关节正中矢状面，用以确定整个股骨假体的安放位置。这种基于前侧的切口也可以进一步向下达到胫骨前方、脚踝或脚的方向，为下肢广泛创伤或坏死性筋膜炎做入路准备[16]。但单纯因这些指征而行DAA入路是很少见的，医生在学习DAA时应该熟悉这些指征，以便在极端病例中做好后续计划。更多相关的细节在本书第5章及第27章有详细介绍。为了更全面地理解股骨的显露及往膝关节方向的切口延伸，术者应在临床实践前在解剖实验室进行反复练习。

在DAA手术中，因股骨钻孔及扩髓决定要进行

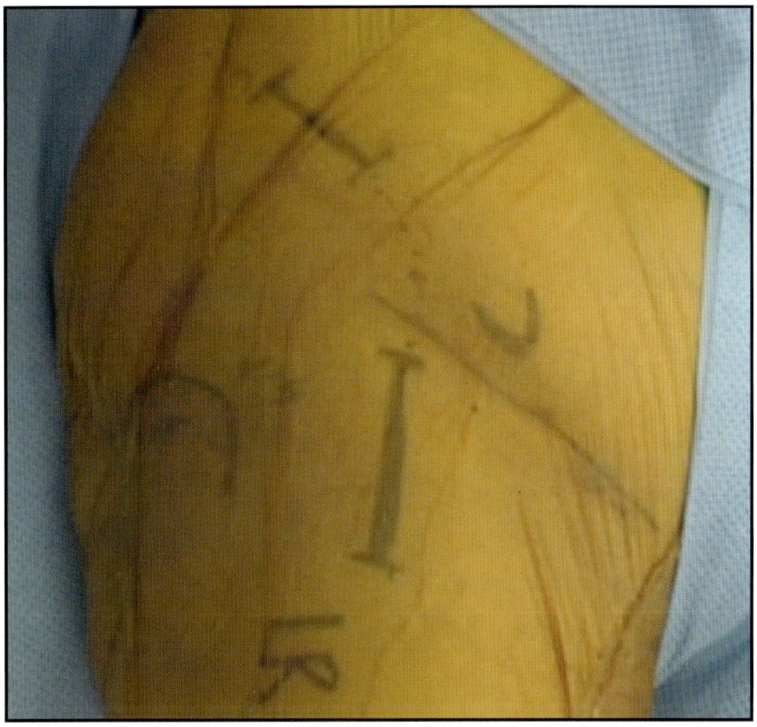

图3.12 图为右髋DAA THA的术前皮肤标识，图片展示了位于髂前上棘远端外侧的初次切口位置。近端/外侧切口所标记的方向与延长暴露的走向是平行的。此类切口只有少部分用于THA翻修手术中，通过对髂腹股沟位置开窗以到达骨盆内髂骨血肿的位置。

额外的切口时，第四类辅助切口可以用来为股骨增加一个外侧操作窗。这一类型的辅助切口常有效地迎合一些特殊的需求，例如用于外侧空心钉的取出、扩髓时股骨钻孔、截骨以取出股骨远端的骨水泥塞，或是在打入带干骺端修复的股骨柄之前围绕股骨放置环扎固定。

最后，我们可以利用第五类也是最后一类DAA辅助切口进入腹腔（图3.15）。尽管很少使用，术者应该记住DAA THA时患者取仰卧位的优势，即在术中如果不慎造成大血管损伤，我们可以立即进入腹腔进行紧急救治。当然这种情况在初次THA中是非常罕见的，但是在髋臼翻修术中，如有骨盆内的大血管损伤，可能需要这一入路。在某些紧急情况下，用于仰卧位髋部的DAA入路，是唯一可以无须重置患者体位、重新消毒铺巾，就可获得腹内术野的暴露方式。此外，这种腹腔内辅助切口对于特定患者同时行联合骨折固定术和THA未来前景良好，对老年骨盆的处理和髋臼创伤的手术可起到一定作用或主要作用。

结论

DAA入路通过缝匠肌（股神经）与阔筋膜张肌（臀上神经）之间的肌肉及神经血管平面进入，这一入路对于初始THA或是翻修术来说，都是通用的、可延伸的、安全可靠的。尽管它不是骨科医生的必备技能，但专用的手术器械、骨折牵引床和新技术的出现使医生们重新燃起对这一经典入路的兴趣，并使其更容易为人们所采用。

DAA入路最重要的原则是保留肌肉组织。它尽可能全部地保留髋关节外展肌、伸肌和后外旋肌群的功能。在假体被精确有序的安装过程中，维持髋关节动态稳定的肌肉完好无损，因而患者在术后可能不需要制动[17]。像其他髋部手术入路一样，DAA入路良好的手术效果已经公诸于众。

DAA入路知识也应该包括对单切口入路技术

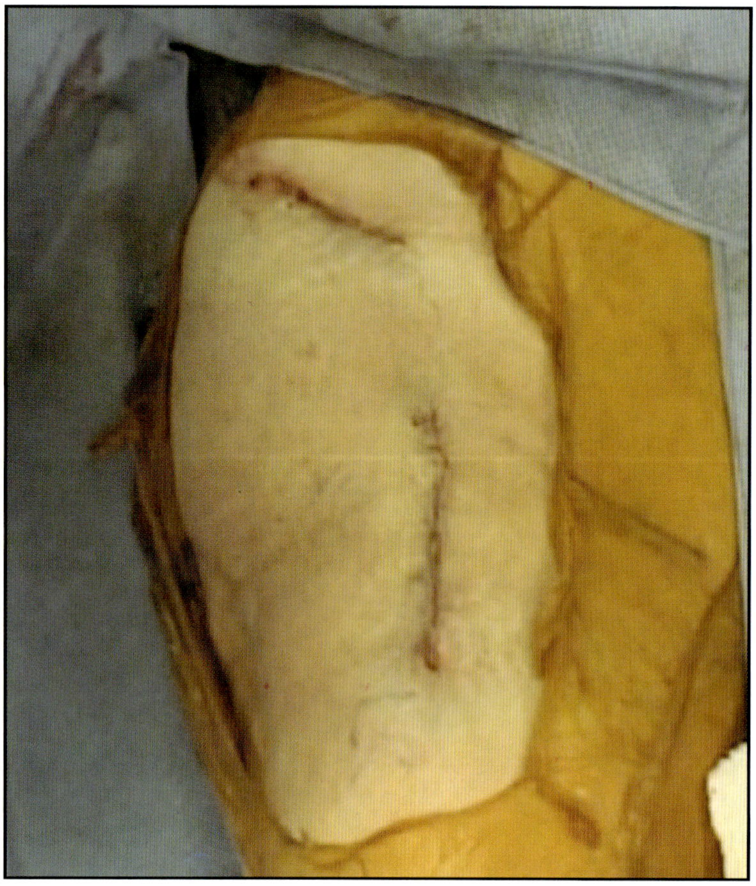

图3.13 在近端/外侧髂嵴使用髂腹股沟切口开窗后最终切口的关闭。这两个切口其实可以连接成一个延长的髂股暴露切口，但它被设计成两个手术窗，就是为了获得微创、损伤小的效果。

的实用性认识。术者应该知道什么时候如何去根据需要来扩大术野进行髋臼及股骨的显露。也应该掌握如何进行DAA入路初始切口近端及远端的延长，明白四种辅助切口能够进一步改良入路及股骨、髋臼、髂窝、外侧股骨干的暴露。

合理且熟练地利用这些辅助切口能够让DAA术者迈向专业化，更上一层楼，并且能从容面对手术中可能出现的病情变化。使用辅助切口能够帮助DAA新手初窥门径。当需要用到多切口或附加切口入路时，就体现了熟能生巧的重要性，大量的尸体解剖操作以及临床培训是确保理想手术结果的重要环节。

要点回顾

- 在DAA初始入路稍外侧进行切口可能更有利于保护股上皮神经主干，但是仍可能损伤最外侧感觉束支。患者出现大腿麻木不会影响髋关节的功能，不具有临床意义。
- 初次DAA手术中切口远端延长能够获得更好的髋臼暴露及手术视野。
- 初次DAA入路近端切口的延长在初次置换及翻修中能够有利于保证股骨上端活动度。
- 在一些特殊病例中，谨慎选取辅助切口有助于股骨和髋臼器械的进入。这两种辅助切口也对手术技巧拓展同样有用。这些切口还能够通过髂腹股沟外侧窗口入路进入骨盆内，外侧的辅助切口还可以提供有效的股骨干入路。
- 第五类辅助切口可在仰卧位DAA入路髋关节重建中提供进入腹腔的入路以便处理术中少见的大血管损伤。但在复杂DAA入路翻修手术中也可能相应增大了手术风险。

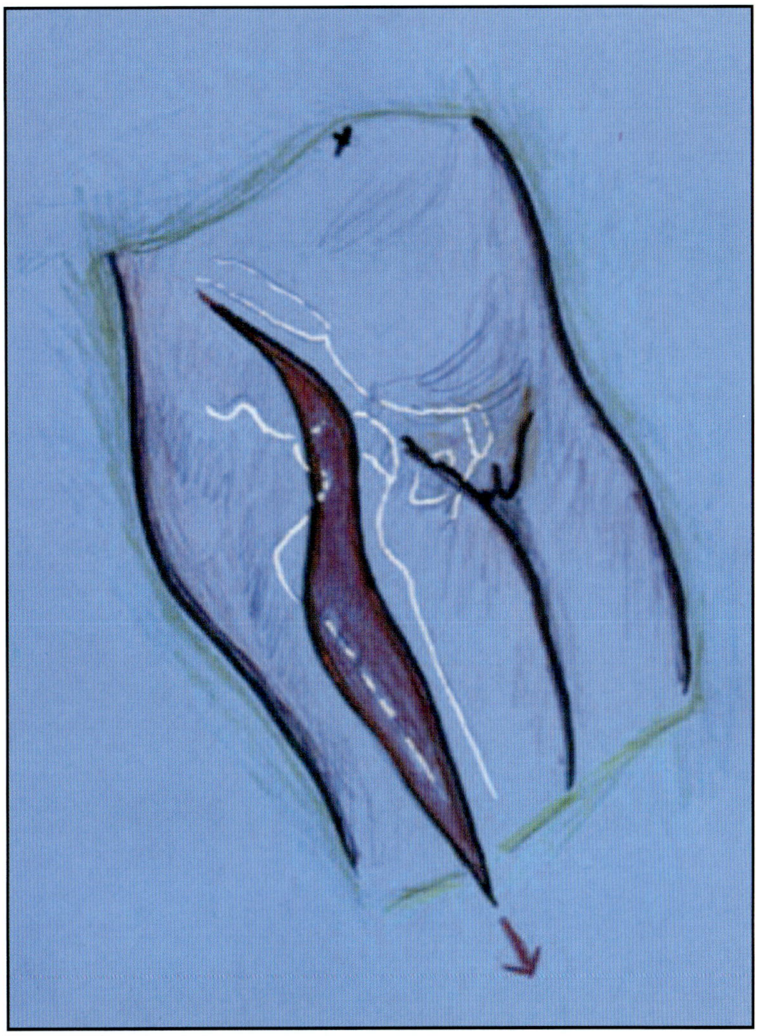

图3.14　图示右髋手术中DAA入路暴露时的远端切口延长。

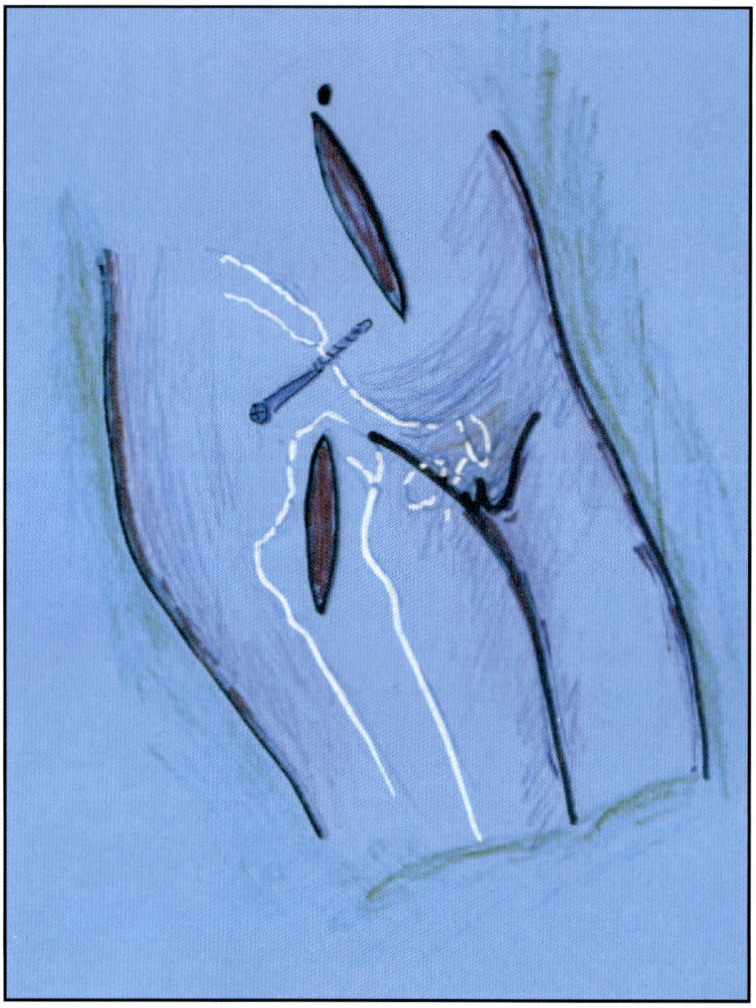

图3.15 图示因错误放置螺钉引起腹内血管损伤的情况下，使用一个辅助切口获得腹内入路，以便进行后续处理。

(牛维　卢耀鸣　译)

参考文献

1. Rachbauer F, Kain MSH, Leunig M. The history of the anterior approach to the hip. *Orthop Clin North Am*. 2009;40:311–320. doi:10.1016/j.ocl.2009.02.007.
2. Matta JM, Shahrdar C, Ferguson T. Single-incision anterior approach for total hip arthroplasty on an orthopaedic table. *Clin Orthop*. 2005;441:115–24.
3. Light TR, Keggi KJ. Anterior approach to hip arthroplasty. *Clin Orthop*. 1980;(152):255–260.
4. Post ZD, Orozco F, Diaz-Ledezma C, Hozack WJ, Ong A. Direct anterior approach for total hip arthroplasty: indications, technique, and results. *J Am Acad Orthop Surg*. 2014;22:595–603. doi:10.5435/JAAOS-22-09-595.
5. Kennon R, Keggi J, Zatorski LE, Keggi KJ. Anterior approach for total hip arthroplasty: beyond the minimally invasive technique. *J Bone Joint Surg Am*. 2004;86-A Suppl 2:91–97.
6. Leunig M, Faas M, von Knoch F, Naal FD. Skin crease "bikini" incision for anterior approach total hip arthroplasty: surgical technique and preliminary results. *Clin Orthop*. 2013;471:2245–2252. doi:10.1007/s11999-013-2806-0.
7. Keggi KJ,Light TR. The anterior approach to total hip replacement. Clinical Exhibit Booth 1477: 44th Meeting of the AAOS; 1977. Las Vegas, NV.
8. Majkrzak A, Johnston J, Kacey D, Zeller J. Variability of the lateral femoral cutaneous nerve: an anatomic basis for planning safe surgical approaches. *Clin Anat N Y N*. 2010;23:304–311. doi:10.1002/ca.20943.
9. Bhargava T, Goytia RN, Jones LC, Hungerford MW. Lateral femoral cutaneous nerve impairment after direct anterior approach for total hip arthroplasty. *Orthopedics*. 2010;33:472. doi:10.3928/01477447-20100526-05.
10. Kreuzer S, Matta, JM. Single-incision anterior approach for total hip arthroplasty: Smith-Petersen approach. In: O'Connor MJ, Griffin LY, eds. *Limited Incisions for Total Hip Arthroplasty*. Washington, DC: American Academy of Orthopaedic Surgery; 2007: 1–14.
11. Grob K, Monahan R, Gilbey, H, Yap F, Filgueira L, Kuster M. Distal extension of the direct anterior approach to the hip poses risk to neurovascular structures. *JBJS Am*. 2015;97(2):126-132.
12. Keggi KJ, Rubin LE. Total hip arthroplasty with the anterior surgical approach using one or two incisions. *Semin Arthroplasty*. 2008;19:175–179.
13. Küntscher G. The intramedullary nailing of fractures. *J Orthop Trauma*. 2014;28:S3–10. doi:10.1097/BOT.0000000000000184.
14. Berger RA. Total hip arthroplasty using the minimally invasive two-incision approach. *Clin Orthop*. 2003;(417):232–241. doi:10.1097/01.blo.0000096828.67494.95.
15. Ziran NM, Sherif SM, Matta JM. Safe surgical technique: iliac osteotomy via the anterior approach for revision hip arthroplasty. *Patient Safety in Surgery*. 2014;8:32.
16. Manrique J, Chen AF, Heller S, Hozack WJ. Direct anterior approach for revision total hip arthroplasty. *Ann Transl Med*. 2014;2(10):100. doi:10.3978/j.issn.2305-5839.2014.09.11.
17. Restrepo C, Mortazavi SMJ, Brothers J, Parvizi J, Rothman RH. Hip dislocation: are hip precautions necessary in anterior approaches? *Clin Orthop*. 2011;469(2):417–422. doi:10.1007/s11999-010-1668-y.

第 4 章

使用 Hana 手术台的初次全髋关节置换

Navid M.Ziran, MD; Joel M.Matta, MD

学习要点

- 前方入路(AA)THA是一种对深部软组织切除最少并且不损害髋关节外展功能的术式。
- 骨科专用手术台，如Hana手术台(Mizuho OSI)的使用能提高手术的成功率,但这并不是必要的。
- 在骨科手术台协助下的股骨端的暴露是该术式最具挑战性的部分。
- 术中透视的引导,可为术者提供髋臼假体前倾/倾斜度更精确的定位，以及适应对侧肢体的下肢长度/股骨偏心距。

从2003年第一例手术开展后,选择前方入路作为THA入路的潮流方兴未艾。在2003年,只有不到1%的美国外科医生选择前方入路作为THA的入路。但2014年美国髋膝外科协会年会公布的调查数据显示,26%的与会医生已经使用过前方入路方式进行手术。过去的两三年里,平均每年就有超过800位外科医生对这项新兴技术产生浓厚兴趣,并且在美国骨科医生学会、国际关节重建学会或者器械商赞助的场地下接受初次及翻修手术中前方入路技术的培训。

一些高年资外科医生当初开展前方入路是为了避免现有入路所带来的潜在问题:如后侧入路所存在的脱位风险,以及前外侧入路带来的外展肌群功能的减弱。而前方入路通过保留外展肌、外旋肌腱以及后方关节囊,规避了这些潜在的问题[1-4]。

使用骨科手术台的基本目的,就是改进股骨的入路,并可改善对髋臼的暴露[1,2]。骨科手术台还可通过术中增强影像,增强骨盆及患髋定位的精确度及稳定性[5-9]。

如今,尽管很多术者会选择在标准手术台上完成这项手术,但是绝大多数外科医生采取前方入路时仍然会使用骨科手术台或者其他能固定下肢的装置[2,3,5,10,11-16]。使用DAA技术的大部分医生采用仰卧位和骨科手术台,因其可以通过术中影像增强获得更为快速和准确的术中信息,如臼杯位置、下肢长度、偏心距等[7,8,12,15,17]。

在这一章里,作者会把1996年由高年资外科医生开展的第一台前方入路THA,以及时至今日历经改革的过程介绍给大家。大多数外科手术都是“细节决定成败”,把这些术中细节,以及前方入路THA技术的全部精髓传授给读者,正是我们当初写这本书的愿景。

术前准备

• 我们可以用标准手术台来实施前方入路THA，但是换成一张骨科专用手术台来做的话，效果无疑是立竿见影的。Hana手术台能提供对下肢肢体位置摆放的精确控制，它的股骨升降钩加强了股骨端的暴露，并为扩髓提供充分的稳定性。在使用Hana手术台做手术的时候，只需要一个助手。

• 为前方入路THA所特别设计的拉钩能大大提高手术的质量。这些拉钩有时候可由假体厂商提供。

• 术前对假体大小的设计在实际照片或电脑图像上均可进行。

• 术者应该确定好术中所需的假体部件。术中所需的器械/设备包括：①一套灵活的股骨扩髓系统；②用于修复医源性股骨骨折的全套钢板及钢丝环扎线；③为较大股前髓腔及骨质疏松患者准备的更大前后径的股骨假体。

• 术中透视能使假体定位精确，但这不是必要的。

• 在术中假体的放置上，触屏影像硬件/软件系统［Galileo Positioning System（GPS，Radlink）］可为术者在术中放置假体提供更为量化的数据。

手术技巧

患者体位及消毒铺巾

首先把患者带到手术间并进行麻醉。全身或局部麻醉均可。然后把患者转移到Hana手术台上。在患者会阴的位置放置会阴垫，并让患者会阴部抵住此垫。患者的双上肢保持在外展70°~80°，在肢体骨性突起处放置缓冲垫，确保神经不受压迫。把患者的双脚包裹在准备好的内侧衬垫里，塞入Hana手术台自带的手术靴之中。手术台的金属支柱应该保留5°~10°的伸缩空间。患者的下肢应内旋约15°以便术中对股骨颈偏心距透视清晰可见，并使得臀肌隆起在照片上可见。两侧肢体总的牵引应保持一致。术前备皮应包括大腿中部、腹股沟及腹部这些区域。消毒范围应从腹部（上界大约至剑突）到双侧髋关节，铺巾覆盖至大腿中部。对于消毒剂的选择，作者提倡使用洗必泰（BD Worldwide）消毒。患者的体位摆放见图4.1。

手术暴露

前方入路的体表标志莫过于髂前上棘（ASIS）

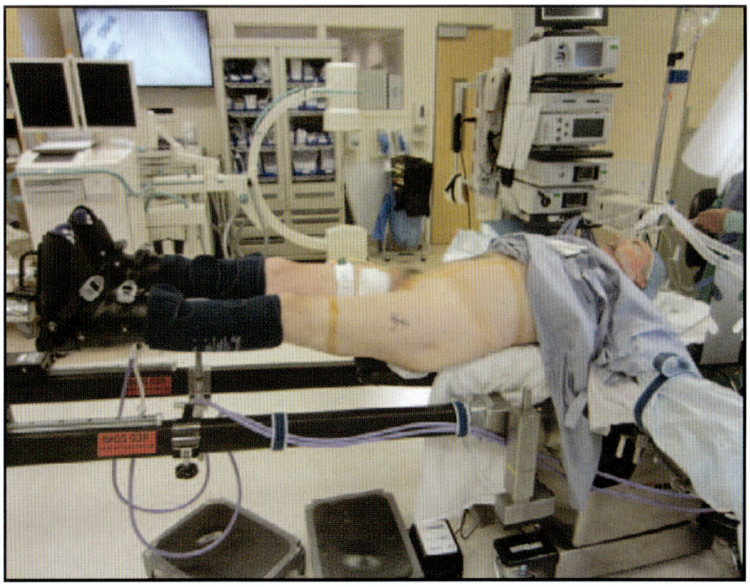

图4.1　以左THA为例，患者摆放成仰卧位并垫上会阴垫，下肢固定在安全位置。

及大转子顶点。手术切口从距髂前上棘远端1cm、外侧3cm处开始，向远端、后方斜向延伸至股骨前缘。如果患者为瘦体型，可看到臀肌隆起，特别是在患肢轻度内旋的情况下。理想切口的位置应该在阔筋膜张肌后1/3与前2/3的交界处(图4.2)。实施切口时可锐性分离，切至阔筋膜张肌筋膜。皮下组织可以用手指轻柔地向远近两端分离，但不要向前后方分离；因为对皮下组织过多的分离会为术后潜在渗血渗液的积聚提供死腔。

有几个解剖要点能确保切口到达阔筋膜张肌表面。首先，阔筋膜张肌上面覆盖的筋膜比处于更后方的髂胫束外观上显得更为透明些。其次，在阔筋膜张肌筋膜上经常有一些小的、径直穿过筋膜的穿支血管需要电凝。最后，手术切口应与阔筋膜张肌的肌纤维走行平行(图4.3)。

完成上述皮肤切口后，我们沿皮肤切口平行的方向切开阔筋膜张肌筋膜，并往切口上下两端稍作延伸。我们用一个Allis钳在筋膜的前侧夹起筋膜，然后术者用手指向内轻柔钝性分离阔筋膜张肌(TFL)，不仅肌肉近侧，远侧也要兼顾，如图4.4所示。这时内侧应有一确定平面，好像阔筋膜张肌被包在一个用筋膜做的"枕头"里面一样。此时，髂前下棘(AIIS)已经可以用手触及了。外侧股骨颈应位于髂前下棘直后方的远端。在伴有明显关节炎/磨损或股骨颈短颈的患髋中，外侧股骨颈的定位可能不尽相同(例如，更加向髂前下棘近端靠近)。此时，把一个Cobra拉钩放在股骨颈外侧、张肌及臀小肌的内侧(图4.5)。在少见情况下，拉钩放置好后，臀小肌位于Cobra拉钩的内侧。如果发生了这种情况，术者应该重新把拉钩放置在臀小肌内侧的位置。

接下来，沿股骨颈前方关节囊找到股直肌的返折头。用一个锐性Hohmann拉钩，把它的尖端放在股骨颈表面，拉钩应放于股直肌下方与股骨颈前内侧上方的位置。到此，已经完成前方关节囊的暴露。将一个Hibbs拉钩放在阔筋膜张肌远端并向外侧牵拉以暴露旋股外侧血管。图4.6展示了如何用Cobra拉钩拨开股骨颈外侧、Hohmann拉钩拨开股骨颈内侧，然后用Hibbs拉钩轻柔地拉开阔筋膜张肌远端以暴露旋股外侧血管。

在旋股外侧血管中可能会存在一些束支，可以用烧灼或者结扎的方法将其处理掉。图4.7为电凝后旋股外侧血管的横断面。随后我们用一把梅奥剪对覆盖在肌肉上面的筋膜进行松解，这能使股外侧肌得到充分的释放，更重要的是，能使阔筋膜张肌有可活动的空间。精确而有效的初始暴露是手术得以顺利进行的关键。使用前方入路获得初始暴露大

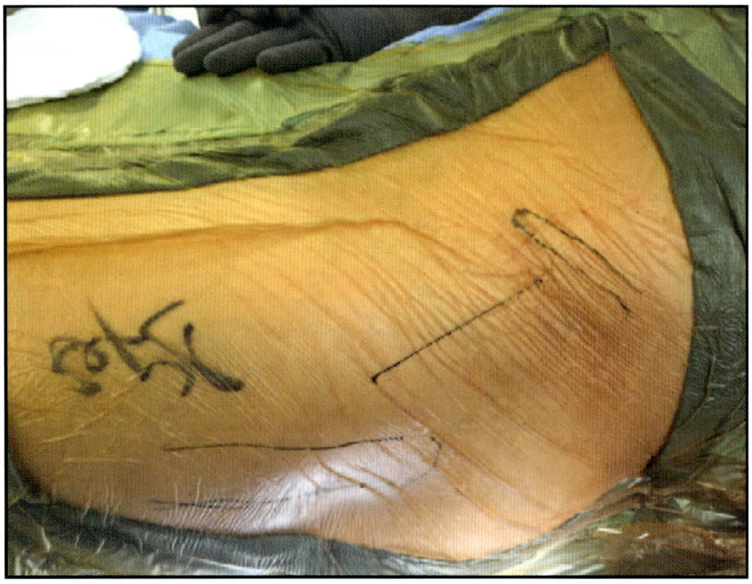

图4.2 图为前方入路THA的切口。髂前上棘与大转子作为体表标志。切口近端从距髂前上棘外3cm、远端1cm处开始斜向越过臀肌隆起直达股骨近端。

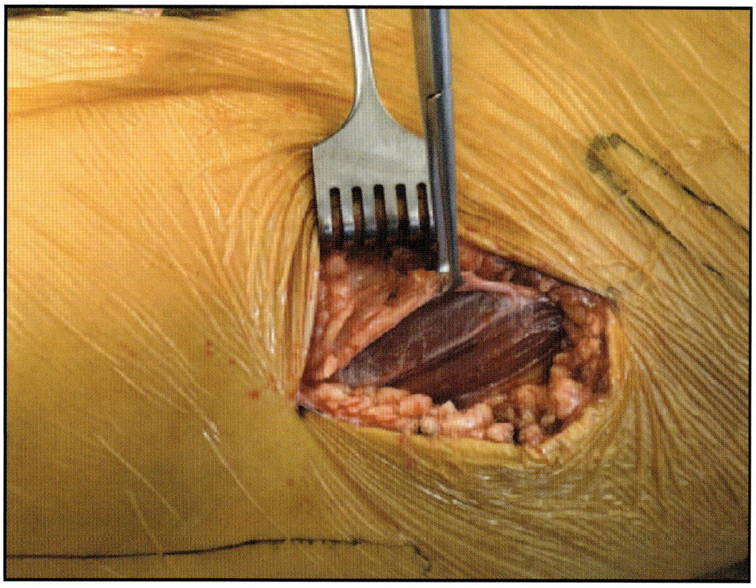

图4.3 在完成皮肤切口后,阔筋膜张肌表面的筋膜就暴露出来了。典型的筋膜一般是半透明的,伴有静脉穿透其中。髂胫束位于更后方,并且明显比阔筋膜张肌的筋膜要厚。

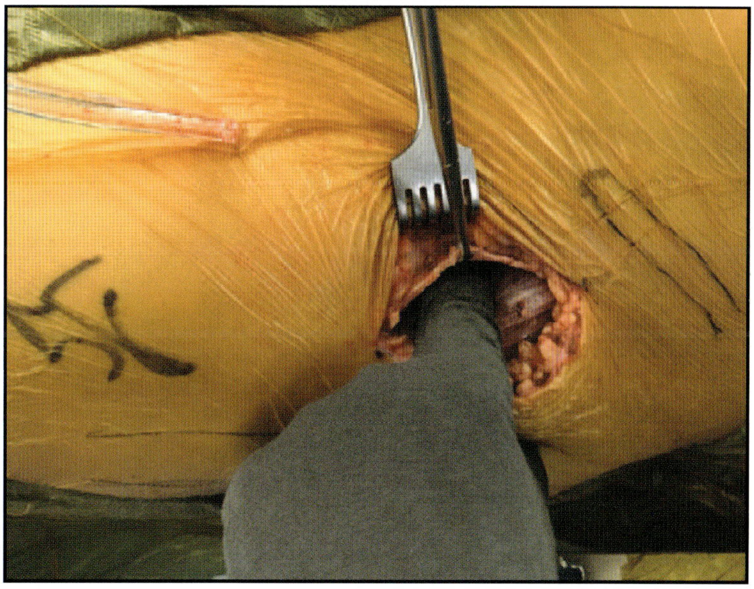

图4.4 切开阔筋膜张肌肌筋膜后,向内侧将阔筋膜张肌与其筋膜钝性分离,包括向浅表及下方分离。

概需要5~10分钟。

在初始暴露完成后,使用电刀对前方股骨颈关节囊做一"L"形切口。在近端,要保证切口到达髂前下棘外侧。在远端,要保证术者能触及股中间肌在大转子前方的突起,切口的走向应该朝着此突起的外侧面延伸。然后把切口沿股骨肌嵴内下方延伸,直到股中间肌的近端。用1号薇乔(Ethicon)缝线标记前方与外侧部分的关节囊。接着用(原来在外侧的)Cobra拉钩代替原来Hohmann拉钩所在的位置,顺着内侧股骨颈放在关节囊的内侧。原本放在股骨颈关节囊外侧的Cobra拉钩现在置于关节囊的内侧。此时整个患髋已充分暴露(图4.8)。

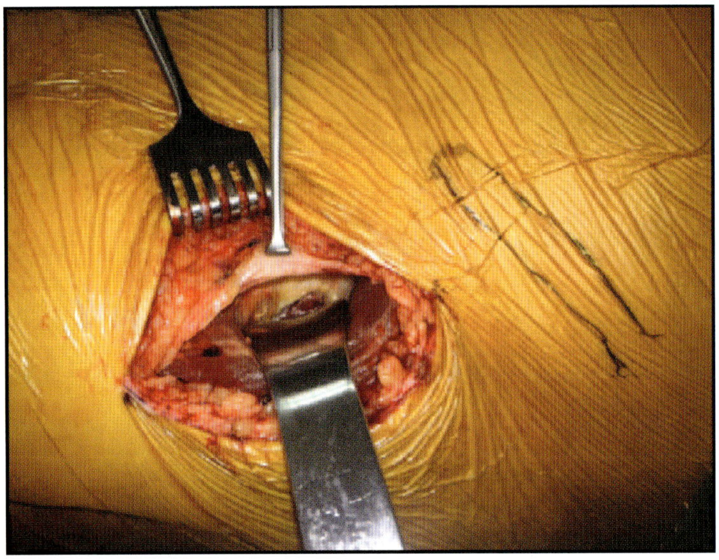

图4.5 将一个Cobra拉钩放在股骨颈外侧。拉钩置于髂前下棘外侧的远端。如果所放位置的内侧可分辨到肌肉的话，多为臀小肌。

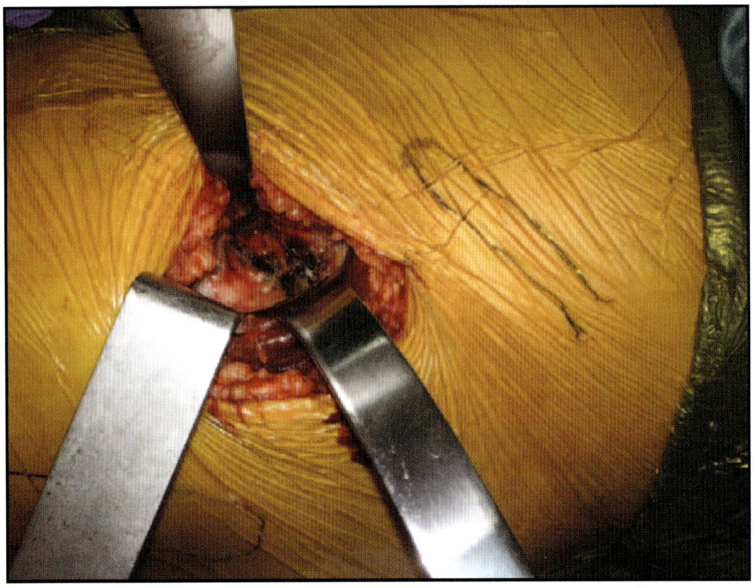

图4.6 将一个Hohmann拉钩沿股骨颈内侧置于股直肌的后方。然后用一个Hibbs拉钩放在Cobra拉钩的远端拉开阔筋膜张肌，以便术者能够看到旋股外侧血管。

股骨头脱位

将一个小的Hohmann拉钩沿髋臼前缘放在前方关节囊的下方，以便暴露骨赘和（或）骨化的盂唇。可以用一把0.5英寸（1英寸≈2.54cm）的直骨凿把这些骨赘（骨化物/骨性增生）清除掉。在完成此步骤之前，应该需要对患肢行三次牵引来打开髋关节囊。如果这么做之后依旧未能打开关节囊，术者应先确保患肢是否正确置于手术台的靴子之中，并且对侧下肢的总牵引力是否固定。（如果上述步骤顺利）将一个翘板先放在股骨头的上方（图4.9），然后把它移到股骨头的内侧。

接着把取头器插入股骨头中心。在第一次插入的过程中，取头器有可能出现成角的情况，但是它

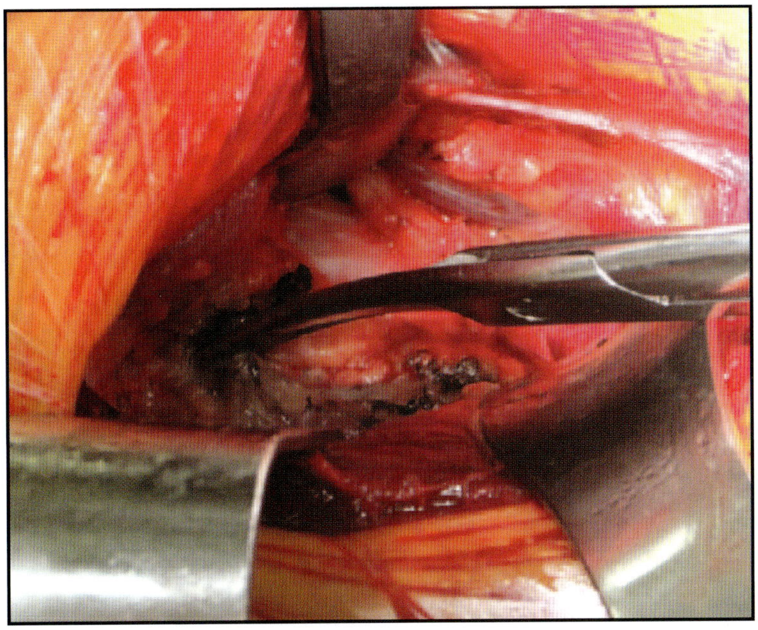

图4.7　被钳夹、烧灼或被结扎起来的旋股外侧血管。有时这些血管的一些末梢束支需要处理掉。

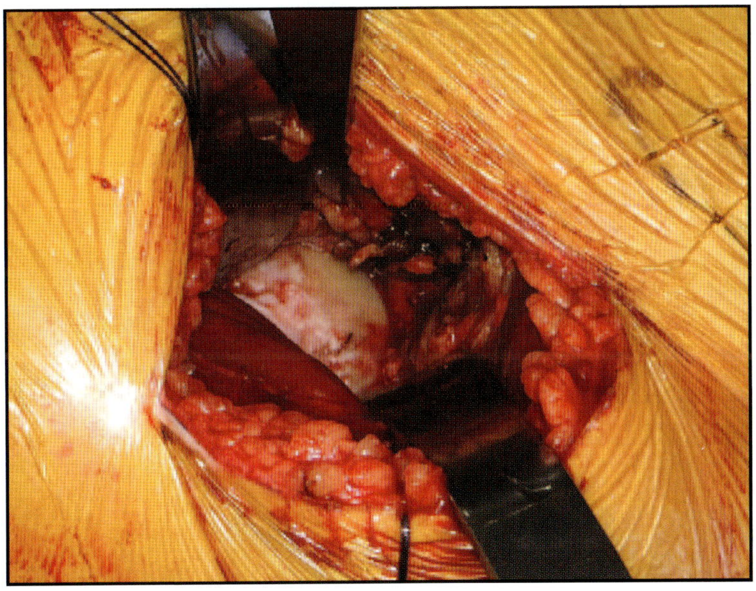

图4.8　在行“L”形关节囊切开术后髋关节已充分暴露。

最终的位置应垂直于地面(图4.10)。这个成角度数的恒定对手术过程非常重要的,因为当股骨头被脱位的同时,取头器也在外旋,保证成角固定才不会损伤阔筋膜张肌。此时可以调整患肢的旋转角度使其外旋约25°。可以通过用翘板把股骨头向外推,从而使股骨头脱位(图4.11)。重要的是,将股骨头向外向上拉出的动作要连贯。作者发现全麻相对于椎管内麻醉更能提高取头的成功率。如果这么做依旧不能使股骨头脱出,我们可以用一个0.75英寸的弯骨凿分离圆韧带。取出股骨头这一步也可能会存在特别艰难的情况。在把取头器放入股骨头中心、肌肉的松解以及用恰当的手法推动股骨头脱位(一步到位的牵拉 vs 单纯外旋脱位)这些步骤中,我们的术者必须全神贯注。除上述两种方式之外,还可在

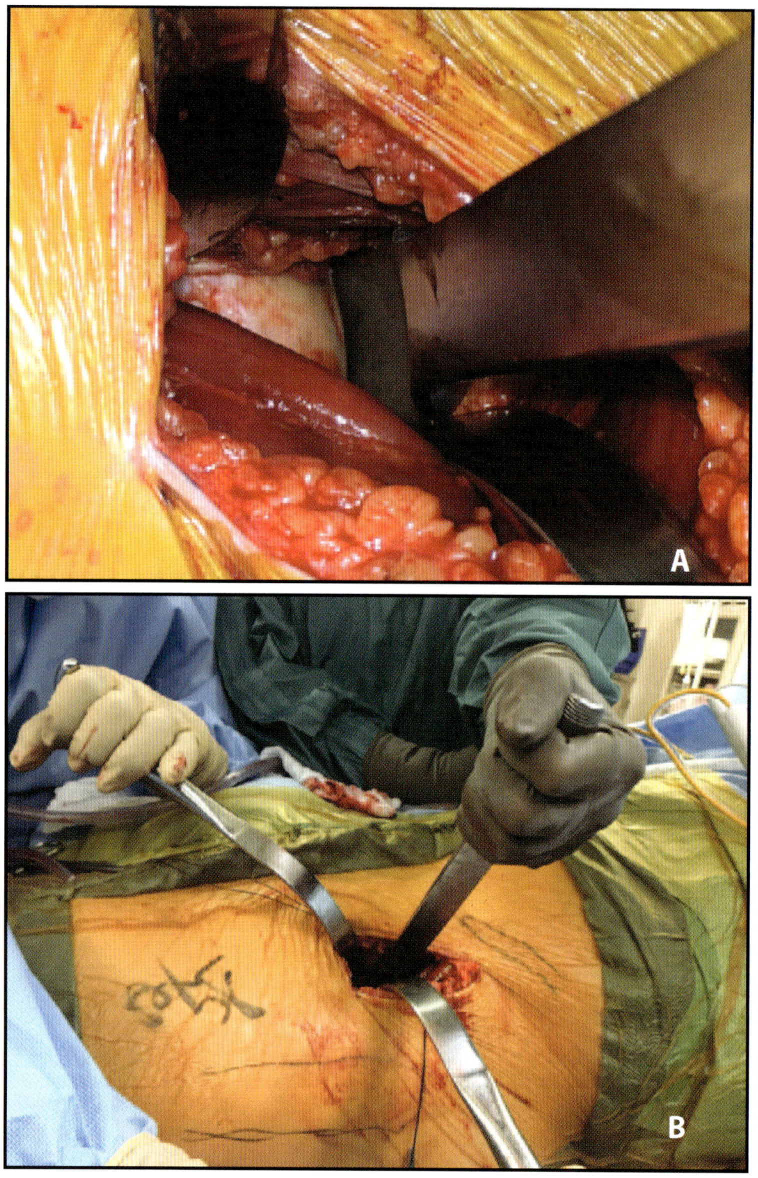

图4.9 （A）对患髋牵引约3次以后，将一个翘板放在关节间隙的前方，然后以之作为杠杆把股骨头与髋臼顶壁分离。（B）翘板应绕着股骨头的内侧面放置入髋臼窝内。

股骨头不脱位的情况下，在股骨颈原本所在位置进行截骨取头。虽然这些术式是作者的推荐，但脱位与复位之所以优先于股骨颈截骨，是因为这一步能加强股骨端的活动度并有利于股骨端的暴露。

股骨颈截骨与股骨头分离

在取头完成后，我们把患肢外旋大约90°。用一个小的Hohmann拉钩放在股骨颈关节囊的前方，顺着股骨颈内下方，并深达股外侧肌与股中间肌之间。这时，黏附在骨头上股骨颈内下方的关节囊部分需要用电刀来分离（图4.12）。分离后小转子应能被术者所看到或者触及。然后稍稍内旋患髋。把原来放在股骨颈内外侧的两个Cobra拉钩替换成Hibbs拉钩。接下来的股骨颈截骨的横断面部分即建立在这些器械所在的平面上（图4.13）。用锯子截骨时方向应稍稍朝向后内侧，以免损伤大转子。建议用一个0.5英寸的直骨凿（通过股骨颈嵴）来完成对股骨颈轴面的截骨。截骨完成后，股骨头就可以被外旋

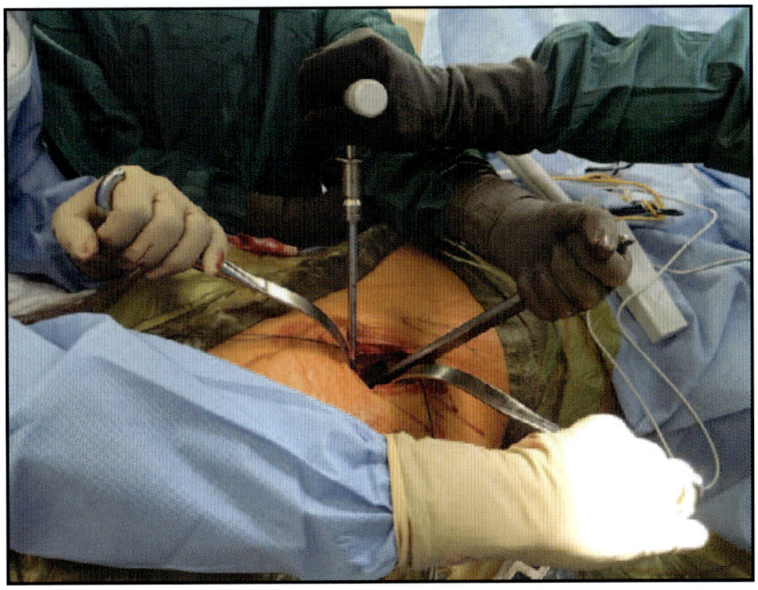

图4.10　把取头器打入股骨头并保证其垂直于地面。

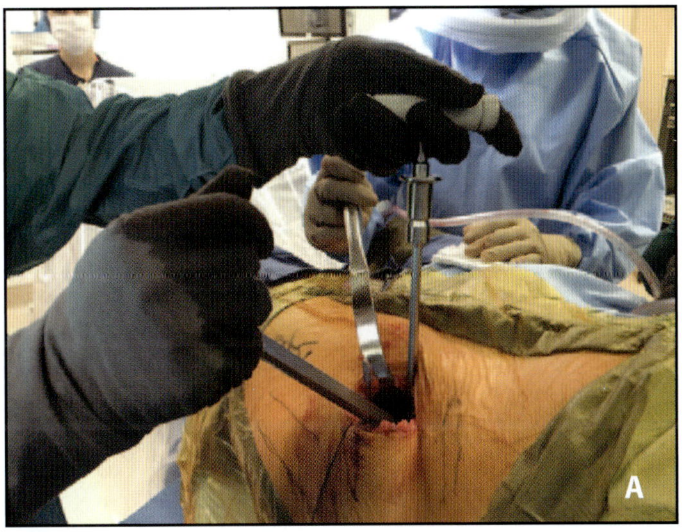

图4.11　用一步到位牵拉股骨头使股骨头脱位而非单纯用外旋来脱位。在此步操作中，翘板作为一个反杠杆推动股骨头脱出关节囊。(待续)

出来，同时需要把后方的Cobra拉钩放在适合的位置以保护阔筋膜张肌不受损伤(图4.14)。

髋臼暴露与打磨

为了暴露髋臼，我们需要用到两把拉钩，前后侧各一把。前侧用一把手柄经过90°弯曲的Hohmann拉钩，其尖端应置于髋臼前缘的末端，并且位于耻骨结节的远端。沿髋臼后缘放置一个Cobra拉钩作为后侧的拉钩，将其置于后方关节囊的内侧、髋臼盂唇的外侧。如果盂唇上伴有骨赘，也应将其都清理掉。此时下方的关节囊应沿走行方向切除。在几乎所有手术中，都使用42mm大小的骨锉进行初始操作。使用骨锉时让骨锉朝内侧打磨而不是朝近侧打磨，同时打磨时骨锉方向应该轻微从前往后倾斜，以骨锉的手柄与地面呈10°~15°角为佳。骨锉打磨的方向不应该与后面臼杯放置的方向一致，更应

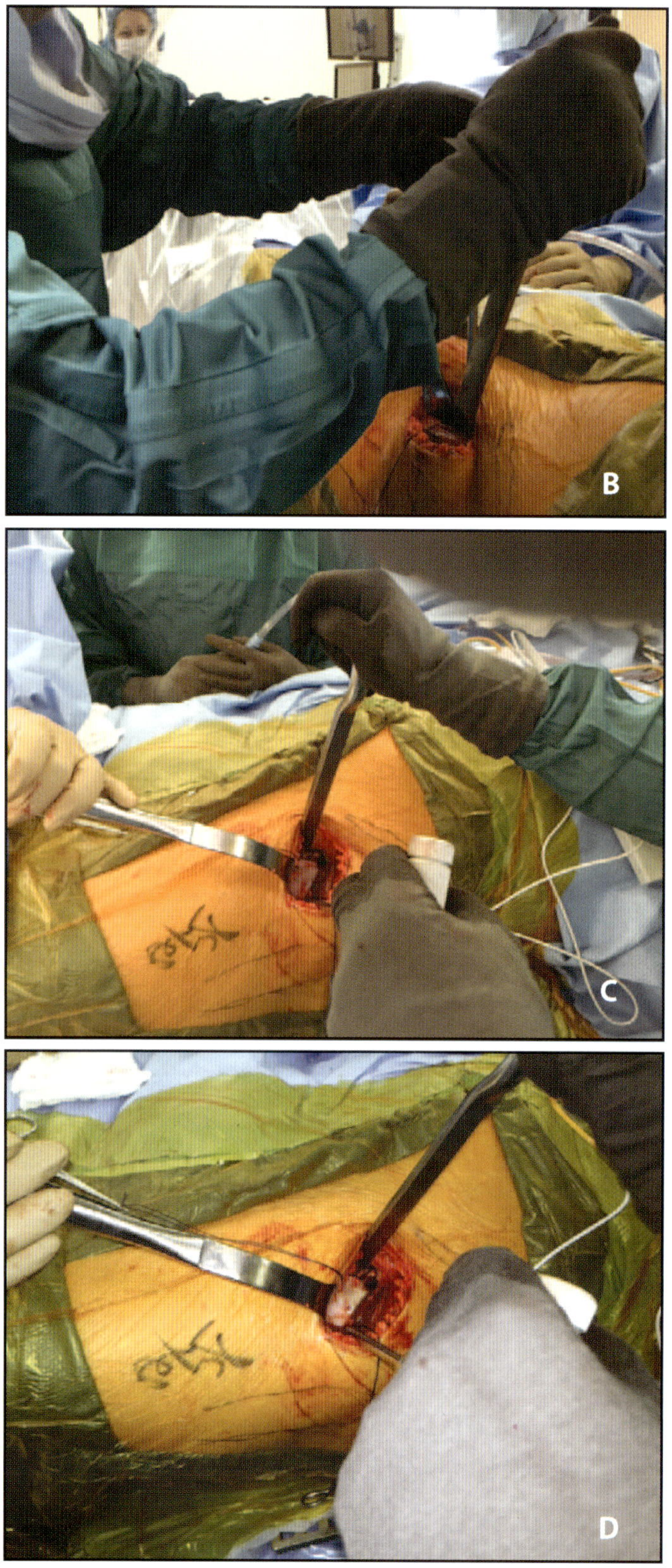

图4.11(续) 髋臼前壁无骨折风险,术者应确保此时患肢是可自由旋转的。

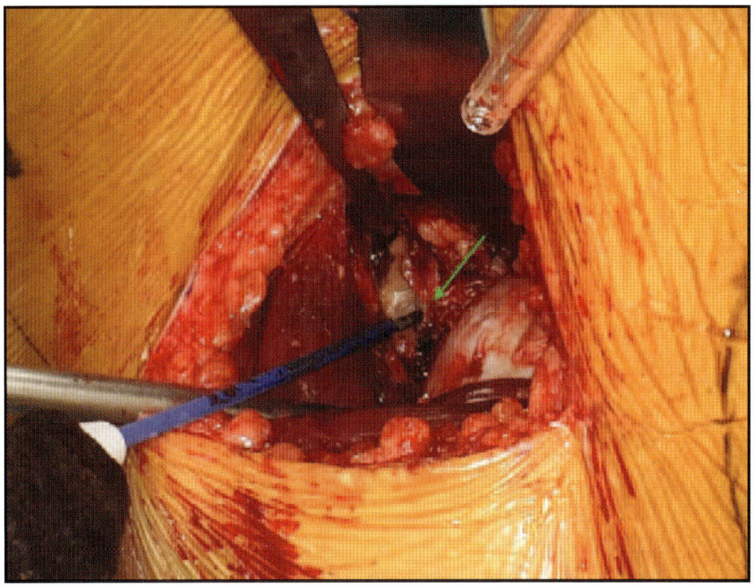

图4.12 图示股骨头已脱位，患髋外旋约90°。此时应小心避免取头器的过度旋转对阔筋膜张肌所造成的损伤。术者可以把一个小的Hohmann拉钩放在髋关节囊的内下方（绿箭头所示）与股外侧肌之间。直到术者可以看到和（或）触及小转子之后，才可以用电刀切除内下方的关节囊部分。髂腰肌肌腱不应被松解。

偏向横断面一些。然后打磨髋臼，直到其与术前计算的臼杯大小仅有1~2mm的偏差为止。

在打磨过程中，可以使用术中透视来辅助进行。术中透视的作用在于：①保证术者对内侧髋臼充分打磨；②检查骨锉与最终臼杯位置的差异；③在现有打磨位置的基础上估算出最终臼杯的尺寸。但最重要的，还是确保骨盆处于水平位置。

术中影像的投射中心应定位于骨盆，以下标志能用来保证骨盆处于水平位置。

- 尾骨应该指向耻骨联合。
- 双侧闭孔的投影（高度/形状）应该是一致的。
- 双侧髂坐线的位置与泪滴的相对位置应该是一致的。

可以根据双下肢情况适当向左或右倾斜手术台，直到这些标志都满足上述要求（图4.15）。同时C臂机也应跟着旋转调整，直到骨盆在投影上处于水平位（我们把解剖学上的横断面作为水平参考）。然后把射线投影的中心定位在髋臼上以避免之前手术步骤所产生的视差，并对上一步骨锉打磨的位置进行检查（图4.16A）。

只有当术者对骨锉打磨大小、X线上力矩的反馈、以及术中投影形态感到满意之后，方可进行实质臼杯植入的步骤。可以用导航软件（Radlink GPS）来使臼杯放置更精确。在放置髋臼假体之前，术者所需的关于髋臼倾斜度与假体位置的数值应该被输入到其导航系统的电脑核对程序之中（图4.16B）。该术式的开创者及本书作者均提倡臼杯应与水平面成40°~45°的倾斜，并前倾20°~25°。然后，我们可以通过使用导航系统，从泪滴的顶点到盆腔外缘画一条参考线。这条参考线旨在消除因图像成像旋转产生的轻微变动，导致的髋臼倾斜度计算过程中所产生的潜在误差。图4.16C，D中的椭圆，即为影像图中臼杯的理想位置。术者可通过微调倾斜度与前倾角，使术中影像图中臼杯的边缘与此椭圆相匹配。

对于刚尝试前方入路技术的外科医生来说，臼杯放置后出现倾斜度及前倾角过大的情况十分常见。究其原因，多数由于臼杯置入器的手柄与地面及患者躯干长轴是处于更加平行的状态而未达到预期角度（图4.16C）。在臼杯放置到位后，拧入消孔器（如果用的是单孔臼杯），置入聚乙烯衬垫。实际

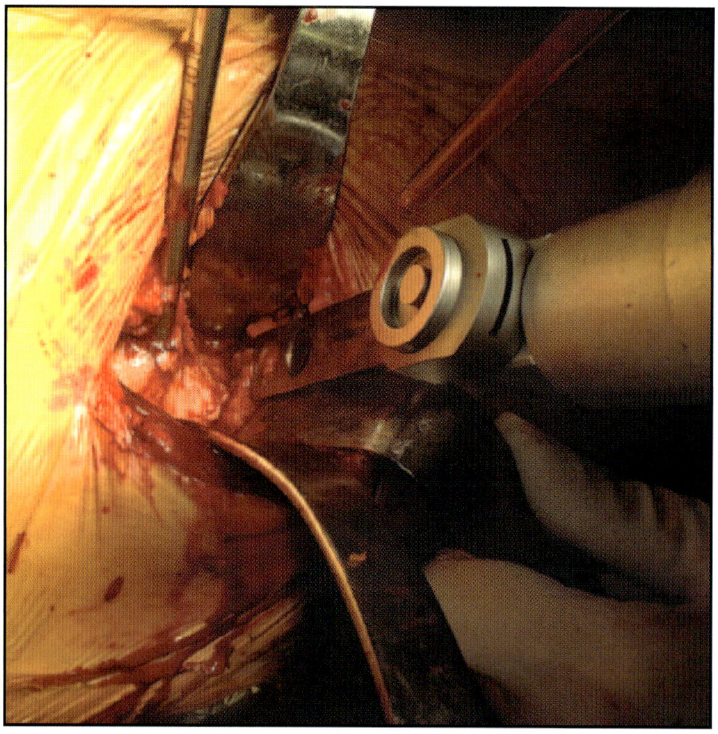

图4.13 在髋关节稍微内收的情况下，可以根据原来定位的平面对股骨颈进行截骨。锯片应朝向后内侧以避免损伤大转子，骨凿应穿过股骨颈嵴以保证截骨充分。

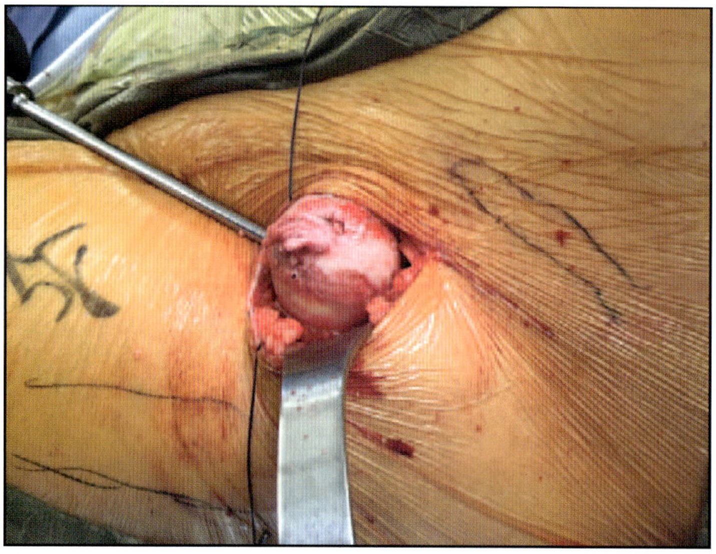

图4.14 旋转股骨头并将其从髋臼中取出。被脱出来的股骨颈锋利的残端应远离阔筋膜张肌。有些情况下仍可以看到附着在上的圆韧带，可以通过0.5英寸的弯骨凿将其从髋臼分离掉。

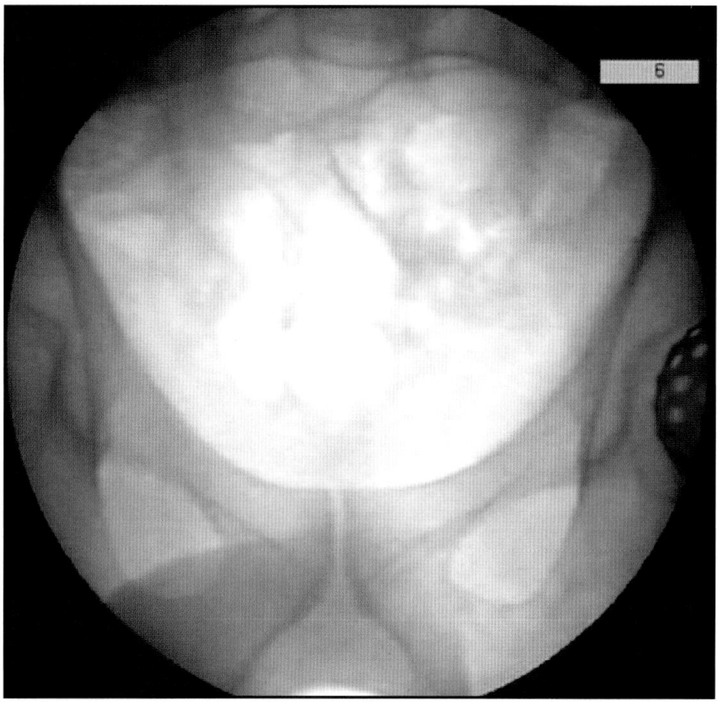

图4.15　通过使用术中透视使骨盆处于水平位置。可以通过以下所述标志来确定骨盆是否已经处于水平位置：①尾骨应指向耻骨联合；②两侧闭孔的高度/形状应保持一致；③两侧髂坐线应与泪滴的相对位置大致相同。

臼杯与打磨出来的尺寸在理论上应该鲜有偏差。已植入的臼杯与其术中照片见图4.16E，F。

在对腰椎前突更明显的年轻患者行手术时，资深作者更倾向于稍微减少髋臼的前倾角与倾斜度。因为当这些年轻患者随着年龄增长，生理性的腰椎前突及骨盆倾斜情况可能会发生变化（骨盆前倾的情况更明显），产生更加明显的“代偿性”前倾角及倾斜度。同时腰椎前突患者的骨盆在躺下与站立时的位置也有所不同，骨盆在仰卧位时外展而在站立位时前倾更明显。这种骨盆的前倾将会对前倾角产生潜在的、更有效的代偿，尽管关于这种代偿的精确数据尚不明确。

对于是否合并腰椎前突，可以从影像中闭孔的形状推断出来。腰椎前突明显的患者骨盆倾斜更明显，因此其闭孔倾斜度明显，所以在影像图中他们的闭孔上下径会显得更小。

股骨端的暴露与准备

股骨端的暴露是我们手术是否成功的关键，并且充分的暴露是必不可少的。而Hana手术台具有一个为此特殊设计的股骨端拉钩，为我们提供了一个支撑装置，并可在手术台上产生可升降的效果。

为了暴露股骨近端，需要把患肢稍内旋，以使得股骨拉钩能放在股骨近端下方的平面上。此拉钩能起到帮助“转运”股骨近端、保护张肌、并且在扩髓时为股骨提供支持的作用。

要开始这一步，我们首先要把之前对下肢的总牵引力撤掉。然后把患肢足部外旋120°，同时患侧髌骨朝外成90°夹角，保持此位置不动。在患肢得到充分屈伸、内收之前，把对患肢的总牵引力及所有之前步骤的牵引都进行适当调整是很有必要的，目的是为了避免因受力不均而产生过强的牵拉力（图4.17A），因为上述操作不当会造成患者的潜在损伤。完成上述操作后，沿股骨颈的后内侧放入一个拉钩（图4.17B）。再把一个拉钩放在大转子的后方。此时手术台的股骨拉钩应该在术前被放在一个支撑器里（下面简称“篮子”），把篮子上升到它能够对股骨近端产生充分张力为止。接着把外侧关节囊向

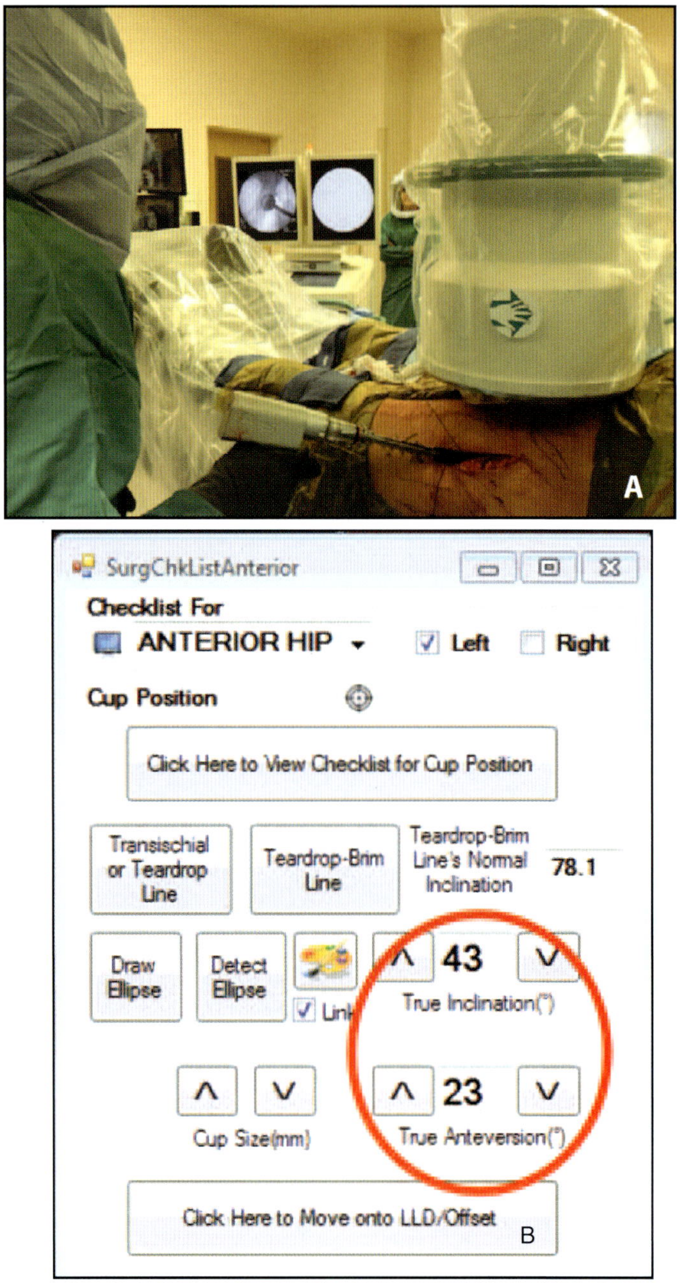

图4.16 我们通过术中透视来完成最终髋臼的打磨。(A)髋臼的位置应该定位在影像图的中心以最大限度地减少视差。在臼杯放置到位后，用术中透视加导航软件来确保获得满意的倾斜度及假体位置的定位。(B)术者可以在术前输入臼杯倾斜度及前倾角度的预期目标值。(待续)

内侧牵拉，并锐性分离大转子与臀小肌的内侧面(图4.18A)。用咬骨钳把切除股骨头后股骨颈外侧的残端稍作修整，同时用Aquamantys超声刀(Medtronic)预防性地对后方支持带血管进行电凝止血(图4.18B)。做完这一步之后，可以看到位于大转子内侧闭孔内肌与梨状肌，有时候甚至还能看到闭孔外肌的肌腱(图4.19)。若患者近端股骨活动度较差，需要切断梨状肌与闭孔内肌在大转子内侧的附着点。这样能提高股骨的活动度且术后并发功能丧失的概率较低，因为这些负责旋转功能的肌肉不

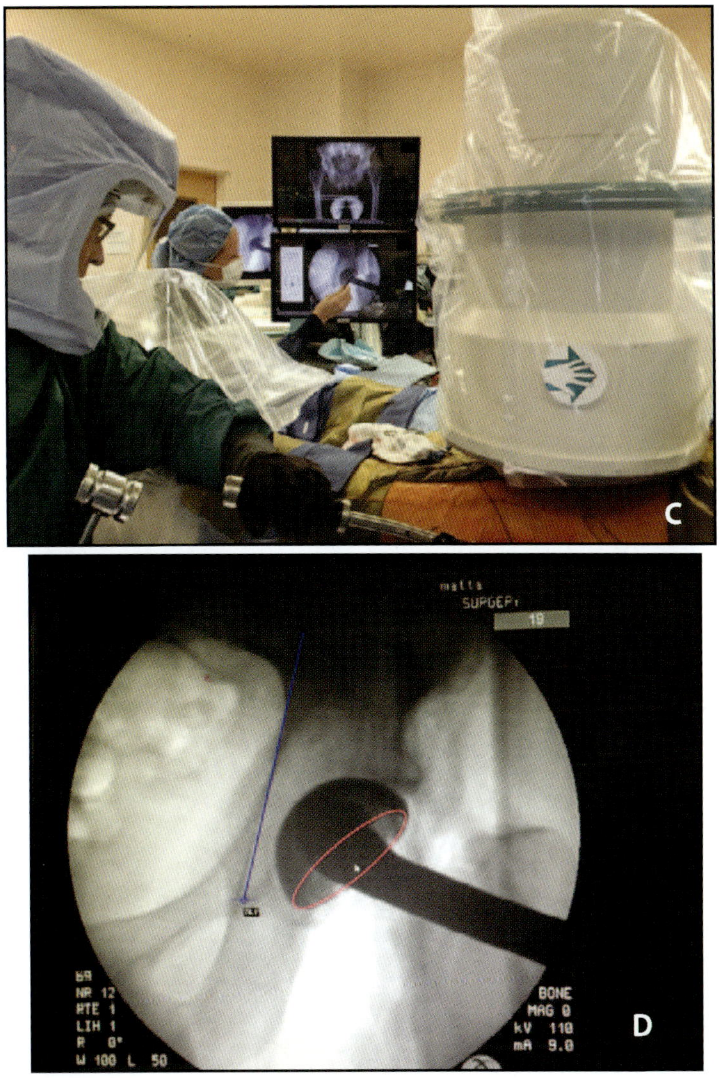

图4.16(续)　(C,D)屏幕上所标示的椭圆与所输入的数据相对应。(待续)

会由于被切断而萎缩,它们会重新调整,自行解剖复位。但是需要注意的是,要保护好闭孔外肌的肌腱。这条肌腱能给股骨近端提供一个径直向内的拉力,在防止髋关节脱位上有着很重要的作用。

扩髓与试模

开始扩髓时应该贴着股骨后方的皮质进行(图4.20A)。为了避免打穿外侧骨皮质,术者的手应朝向地面(此时患髋外翻),以保证扩髓器的骨干部分与股骨髓腔内骨隧道的走向是一致的 (图4.20B)。还可以通过术者对膝关节的触及定位来保证扩髓方向无误。作者建议,在扩髓的过程中最好保留原有的股骨颈形态。我们扩髓时不应该对骨道方向做明显的修改,以保证其与原股骨髓腔路线一致。因为对于没经验的外科医生来讲,这样会有打穿股骨干后外侧皮质的潜在危险。作者在股骨干扩髓器的选择上, 更偏爱使用非骨水泥型假体专用的扩髓器。然后进行扩髓,直到与预期尺寸相匹配。当扩髓器与骨干紧密贴合的时候,术者经常能够听到股骨干与扩髓器撞击时产生的声音的改变。在进退扩髓器时不要做任何旋转,以便以后股骨假体获得满意的骨长入。最后,我们扩髓的止点应该是使干骺端与扩髓器贴合紧密为止(图4.21)。

在扩髓的过程中,术者应该充分留意进入髓腔

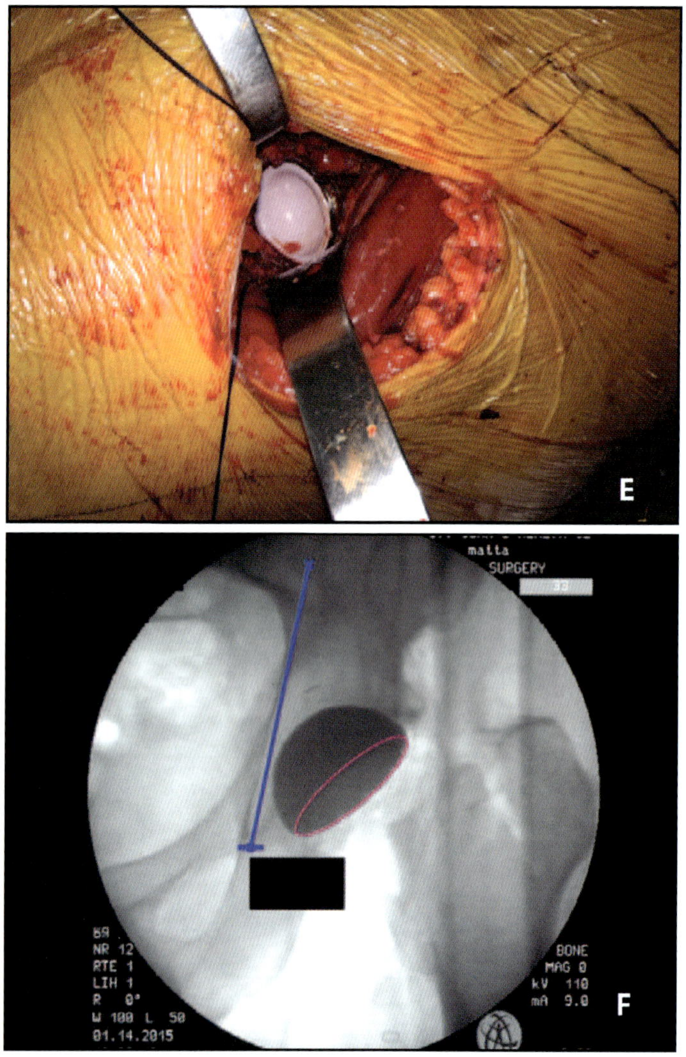

图4.16(续) (E,F)图示置入的臼杯与衬垫及其在术中影像图中的投影。

的距离,尤其是在扩髓器大小与预计假体相近的时候,要做到心中有数,避免出现任何潜在骨折的风险。当确定好扩髓深度,放置好股骨假体的试模后,就可以进行患髋复位。

此时需要再进行一次术中透视,通过之前所述的标志来检查骨盆是否仍旧处于水平位置。先透视患髋,再把透视的中心放到对侧髋关节。患髋相对于对侧股骨的旋转情况可通过这两个指标确定:①小转子的位置;②大转子内侧前后皮质的重叠情况。两侧近端股骨旋转的确定,包括小转子的位置,大转子前/后面骨皮质的重叠情况也应该与对侧相一致(图4.22)。内旋髋关节的目的,就是为了在投影上能看到被最大化的股骨颈偏心距,因此患侧的近端股骨也应稍作内旋以使股骨颈偏心距最大化。同时股骨也应根据情况做外展或内收,以使得其与对侧相一致,这一步会影响到之后对下肢长度的恢复。我们建议术者应设法消除术中透视及位置摆放的变化所带来的干扰,以保证两侧肢体的对称性。Radlink GPS软件会把两侧髋关节影像叠加起来,以使得两侧肢体长度与股骨颈偏心距的吻合(图4.23)。

重要的是,术者应了解股骨偏心距(股骨干近端解剖轴线到泪滴最低点所在平面之间的距离)与股骨头偏心距(股骨干近端解剖轴线到股骨头旋转中心之间的距离)差别的原因。在两个影像相互叠加的时候,如果发现股骨偏心距减少,那可能是由

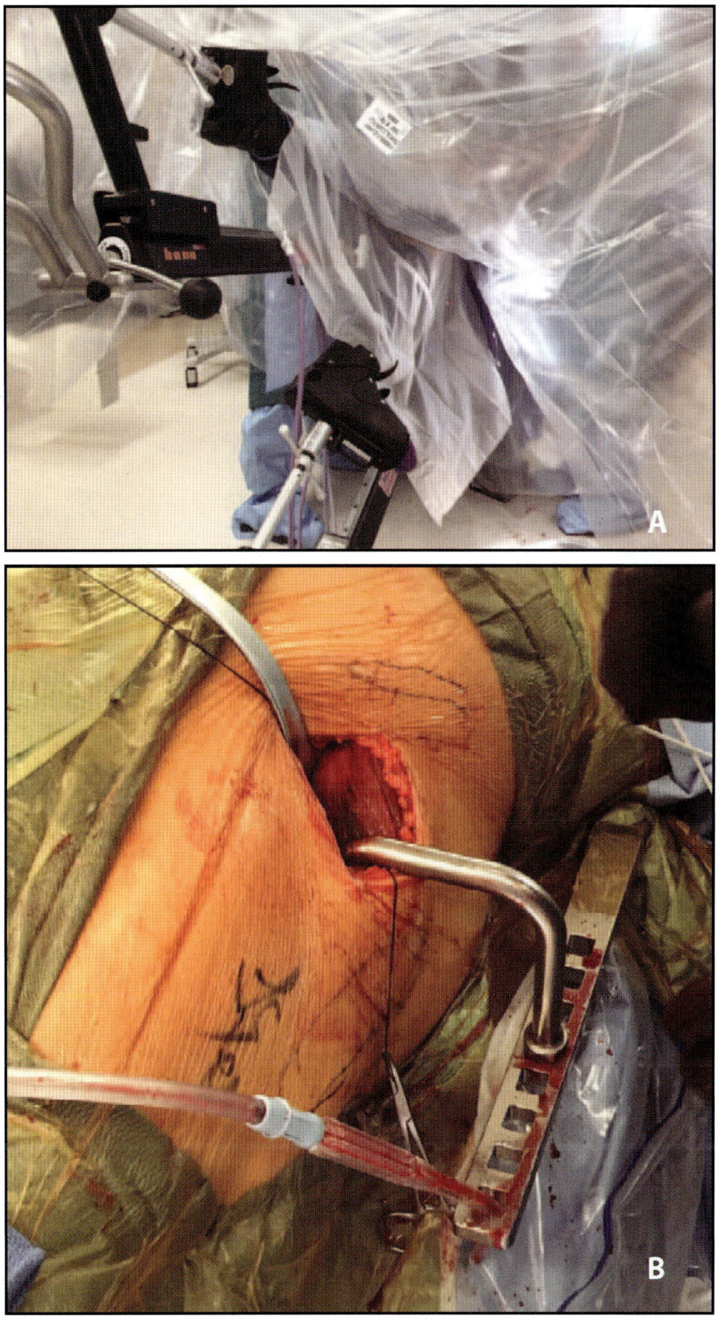

图4.17　(A)在暴露股骨时,患肢在屈伸与内收的过程中应同时外旋患髋。(B)图中展示了暴露股骨时的股骨拉钩与后内侧的牵张器。

于髋臼假体内移所致。作者认为,我们保证股骨头偏心距的吻合比股骨偏心距的吻合要来得实际。关于偏心距还有一点就是,患者双侧下肢的长度也应同时保持一致。

人工假体的植入

当两侧下肢长度与偏心距吻合,患髋处于脱位状态,股骨拉钩/牵引器放在适合的位置,扩髓深度也在我们的预料之中,这时候我们就可以把假体试模换成真正的人工关节了。轻击打入股骨假体,直到与原来扩髓的骨道相吻合为止。人工股骨头先固定在股骨假体的柄上,之后轻柔地使两者贴紧固定(图4.24)。在复位之前,先检查一下臼杯,并对之进行充分灌洗,以避免有任何软组织嵌顿或残留。随

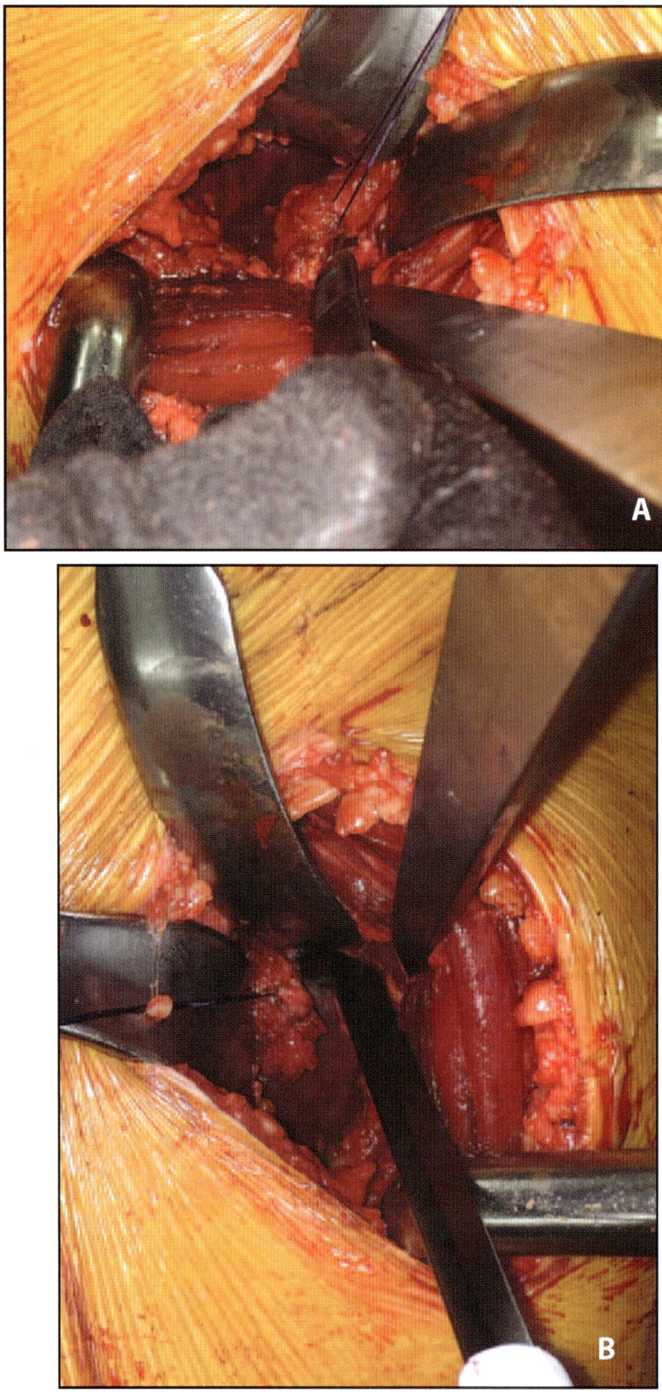

图4.18 (A)图中可见沿着臀小肌直达骨面的外侧关节囊部分已经被切除。(B)在松解完外侧关节囊后,用超声刀来电凝支持带血管。

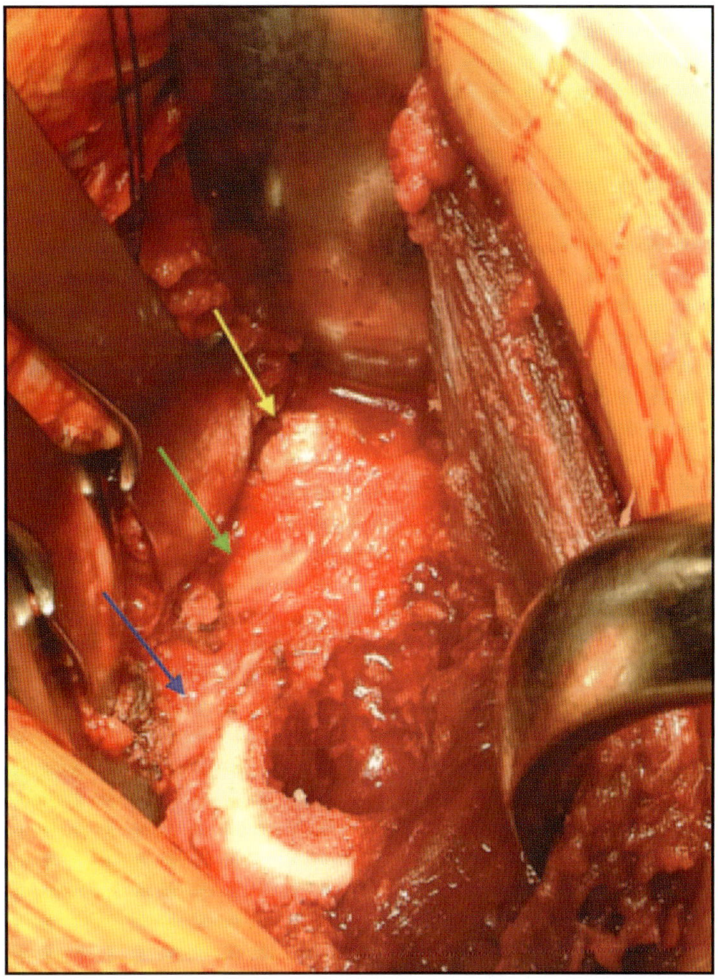

图4.19　术中所示的梨状肌（黄色箭头），闭孔内肌（绿色箭头）和闭孔外肌（蓝色箭头）。可以切断梨状肌与闭孔内肌来增加近端股骨的活动度。

后对髋关节进行复位（图4.25）并最后再行一次术中透视。完成以上步骤之后冲洗伤口。

缝合切口

在缝合切口的时候，首先把我们之前用缝线标记的两处关节囊拉紧、缝合到一起。然后用2-0薇乔缝线逐层缝合筋膜层，用一条2-0薇乔缝线、一条3-0单乔（Ethicon）皮下专用缝线缝合皮下，随后在表皮涂上Dermabond皮肤黏合剂（Ethicon；图4.26C）。最后覆盖无菌敷料。

入路的延长

当需要延长入路时，在近端可以朝着髂前上棘，向髂嵴后缘方向迂回延伸，这样做能进一步暴露阔筋膜张肌起点和（或）髂骨翼的内侧面。若想更好地暴露股骨干，可向远端延长。在延长切口时暴露在术野中的股外侧肌，可用拉钩将其提起，并结扎其中的穿支血管。这种可延长的暴露手法，为日后的翻修手术提供定位依据，相关内容在第5章详述。翻修手术所涉及的另一种截骨手术，其翻修细节及一些特殊的翻修技术不在此赘述。

术后康复

如情况允许，患者术后当天即可在能接受范围内进行负重练习，并接受相应理疗。关于理疗内容，我们可以教导患者行步态训练以及相应肌肉的舒缩训练。在可以接受的运动范围内，这种手术不会产生任何髋关节脱位的风险。但是在术后头两周，患者应

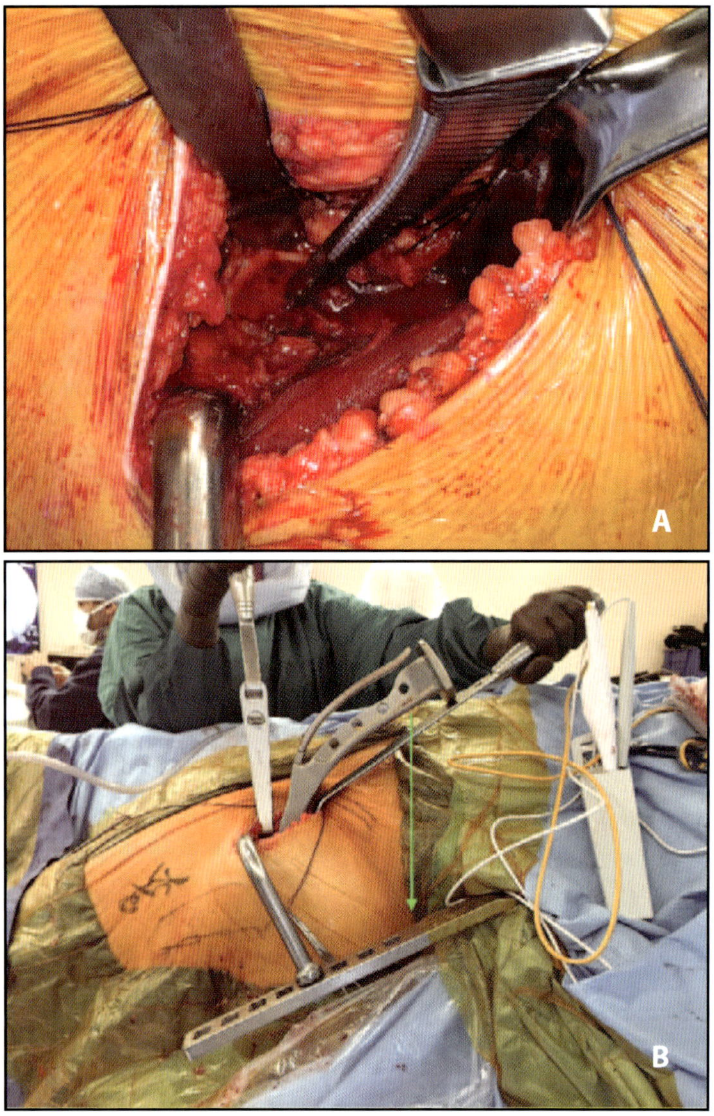

图4.20 (A)开始扩髓时扩髓器应与后方股骨皮质保持平行。(B)扩髓时术者应把扩髓器朝地面方向(绿色箭头所示)下压来避免外侧股骨皮质造成阻碍。

避免患髋的过度活动。

结果

在超过3000例随机挑选的、由高年资医生主刀的初次前方入路THA病例随访里,出现了以下并发症:有4例髋关节脱位(0.13%),2例深部感染(0.06%),1例股神经失用症(0.03%),2例坐骨神经部分麻痹(0.06%),7例大转子骨折(0.23%),还有3例踝关节骨折(0.1%)[1]。而这些并发症大多都出现在同一高年资医生的前500例手术里(1996—2004年)。

一项2006—2013年的多中心研究抽取了由5位外科医生主刀的5090例病例,均为初次手术患者,这些病例总的围术期并发症发生率为1.93%(截至本书编写过程中)。术中并发症包括41例术中股骨骨折(0.8%),其中29例(0.57%)为股骨距骨折,9例(0.18%)为大转子骨折,3例(0.06%)为股骨干骨折。术后并发症则包括15例(0.29%)表浅部位感染,5例(0.10%)深部感染,12例(0.24%)髋关节脱位,8例(0.16%)术后血肿,3例(0.06%)蜂窝织炎,7例术后股骨骨折[3例(0.06%)为大转子骨折,2例(0.04%)

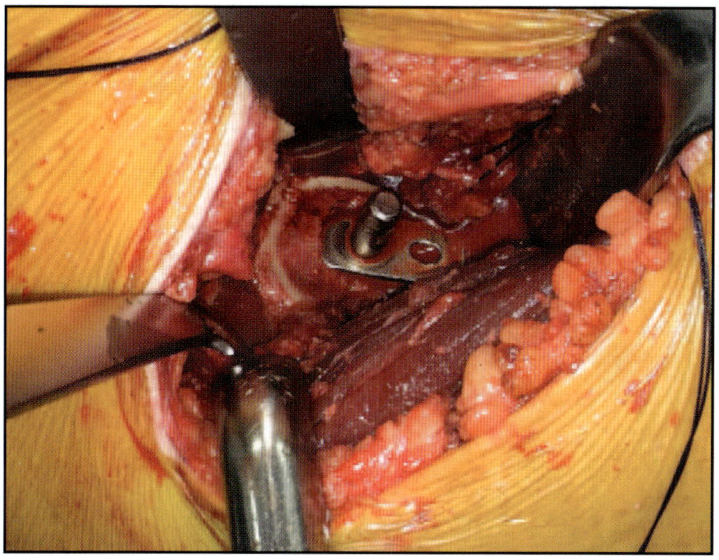

图4.21　已安放好的股骨试模。

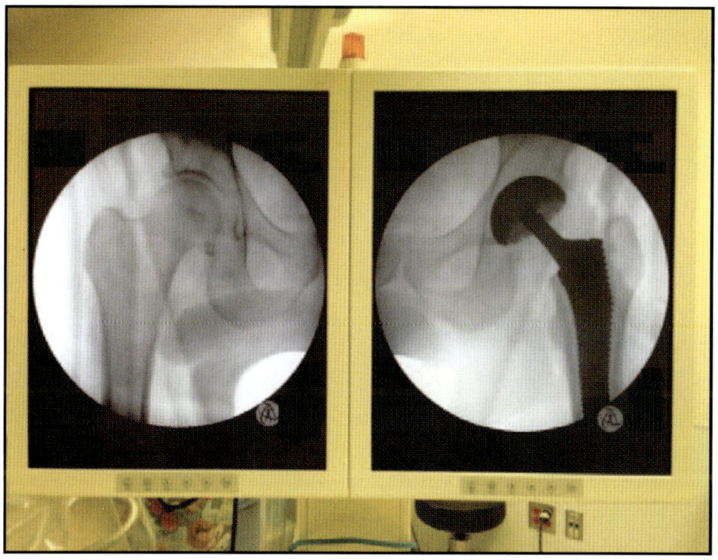

图4.22　在确保骨盆处于水平位置后，通过透视观察双侧髋关节。

为股骨距骨折，2例（0.04%）为股骨其他部位骨折］，2例（0.04%）坐骨神经麻痹，1例（0.02%）会阴神经麻痹，1例（0.02%）骨盆内出血[18]。

讨论

单在2012年，全美的部分及全髋关节置换数就达到了452 615例[19]。就像以往预期的那样，增长率还会继续上升。2005—2011年，全美医保人口中THA的年增长率已经达到了1.3%[20]。

全美国对THA日益增长的需求，也迎合了美国政府在医疗保险上进一步强调的“绩效相称”发展趋势。作者预感此术式将在未来与这种发展趋势一并深入民心，主要有以下几个原因：①臼杯定位技术的提高；②下肢长度与偏心距还原更精确；③在保留外旋肌群的同时对软组织损伤最小；④术后疼痛程度最低；⑤脱位风险低。

Hana骨科手术台的使用能为术者优化前方入

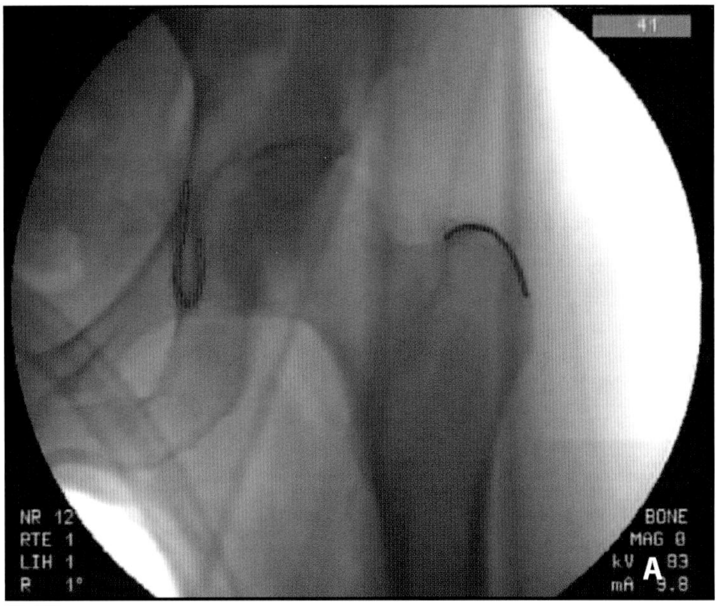

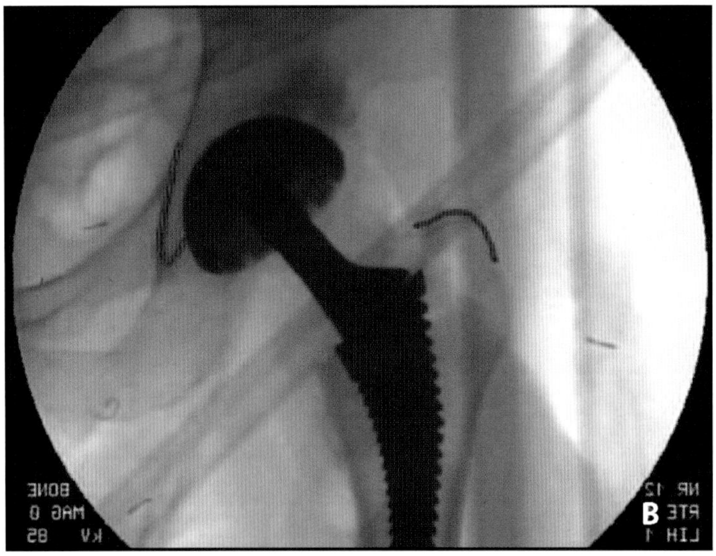

图4.23 (A,B)通过使用Radlink GPS导航软件,把双侧大转子与泪滴下方的轮廓在双侧髋的影像图上标记出来。(待续)

路THA手术过程。Radlink GPS导航系统,则为术者在假体定位的过程中提供更精确的评估。股骨近端的暴露是完美术后效果的关键一环。作者还总结了一些可优化手术步骤的要点如下:

- 对肥胖患者,可能很难准确定位手术切口。如果患者还伴有巨大的血管翳,术者应在术前准备与消毒铺巾之前使血管翳缩小(例如,通过把血管翳捆扎到手术台上)。
- 如果在入路时觉得情况有异,建议术者先暂停并重新评估患者的解剖结构。
- 对于退行性髋关节伴明显近端移位的患者,术者千万不能把股直肌直头在髂前下棘的附着点切除。因为这些患者的骨性标志与我们的认知是有出入的。
- 在术中应避免对阔筋膜张肌造成损伤,尤其是过度的牵引或者在截断股骨头的时候(股骨颈上锋利的骨性突起能对阔筋膜张肌造成损伤)。
- 如果在暴露髋臼的过程中,由于股骨颈断端过长阻止术者向前深入,术者可以外旋患肢增加暴露效果,这比继续无谓的股骨颈截骨来得简单快捷。

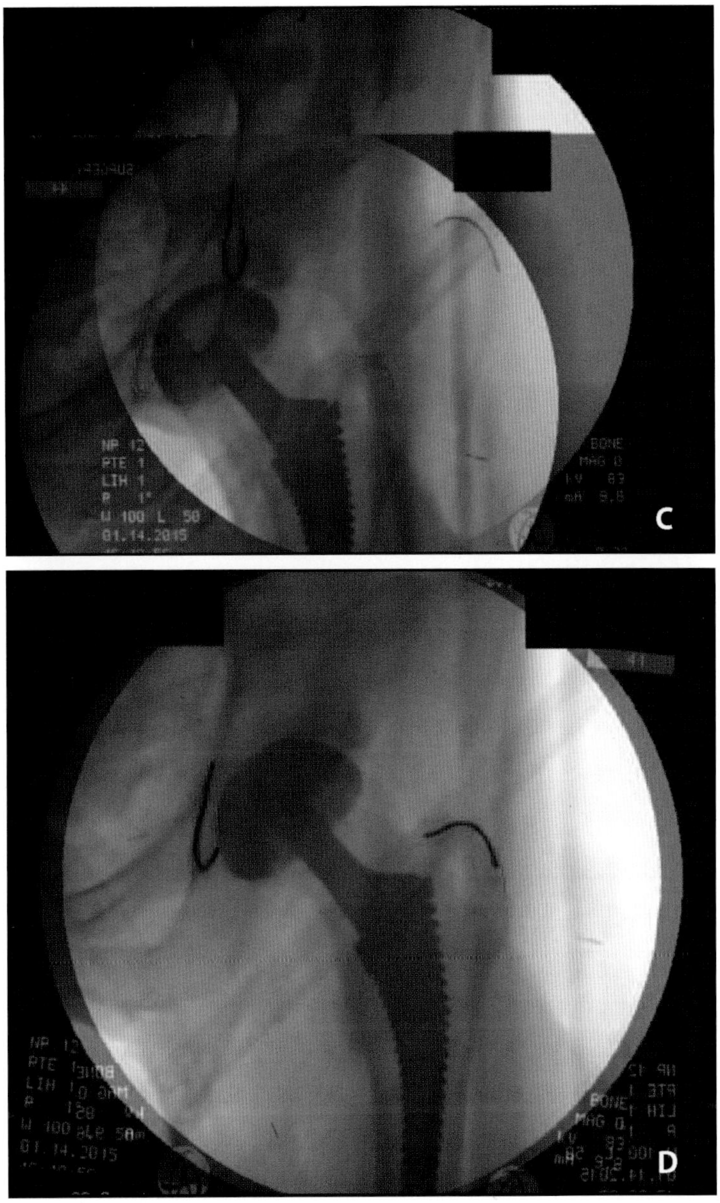

图4.23(续)　(C,D)用数字化技术把这些术中照片叠加到一起,以便检查两侧下肢长度与偏心距是否一致。

- 术中摄片时需保证每次髋臼均处于影像中心，这样可避免出现任何视差造成偏转的情况;摄片时也应进行相应旋转调整来使骨盆平面与地板平行。

- 为了提升股骨近端的暴露效果,可以对闭孔内肌与梨状肌在大转子的止点进行锐性分离。这些肌腱既不会弹性回缩,又会像“羽翼”一般保持它们原有的连续性。如果采取上述措施之后,股骨近端的暴露依旧不佳的话,可以向近端延长切口并切断一小部分阔筋膜张肌的起点。还有一种能优化暴露的方法,就是行髂骨截骨术[21]。

- 为了在扩髓时避免戳穿外侧股骨皮质,术者必须全程保持把扩髓器手柄朝地板方向下压。与此同时，扩髓器进出股骨的时候避免过度的旋转,以确保之后假体能获得良好的契合。

- 在股骨颈截骨的时候,可以通过调整摆锯的方向,使之朝后内侧推进,以避免出现术中大转子骨折。如果情况允许,我们同样建议用往复锯完成这步操作。术中大转子骨折的另一潜在原因就是来自股骨拉钩的张力过大。这种来源于软组织(臀小

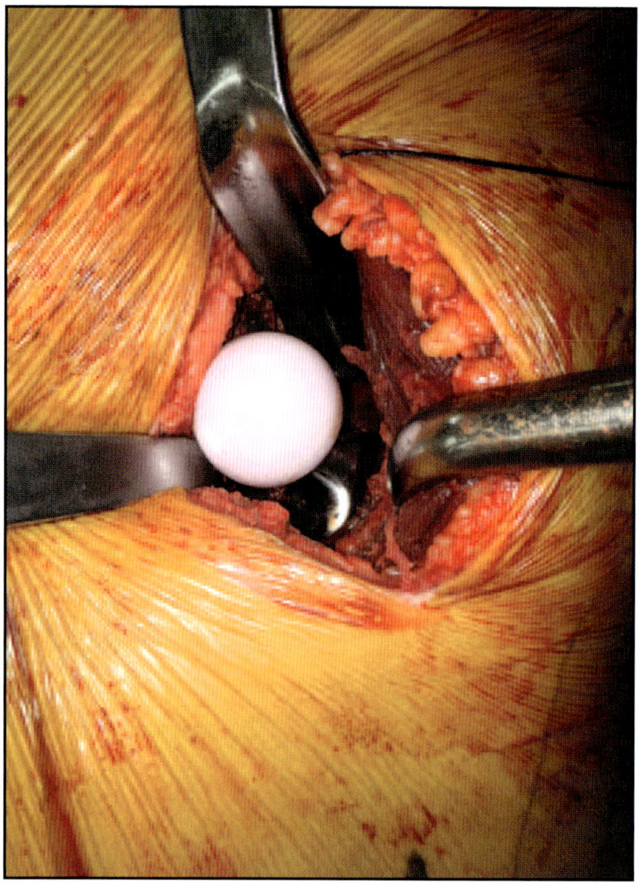

图4.24 被置入的人工股骨假体。

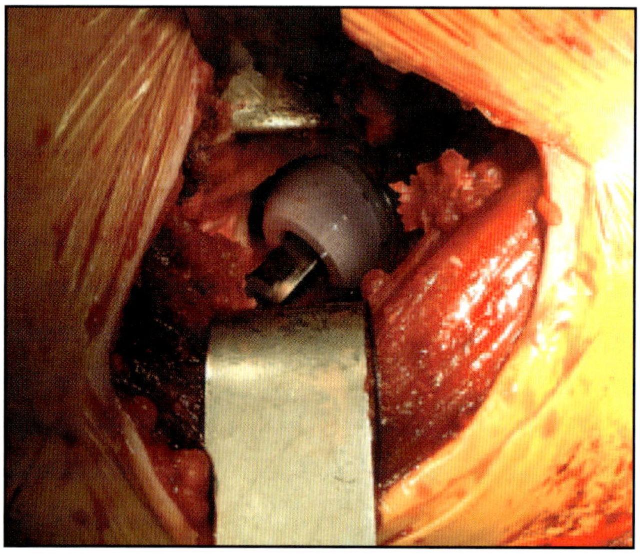

图4.25 对髋关节进行复位观察，以确保股骨假体与臼杯在同一中心。

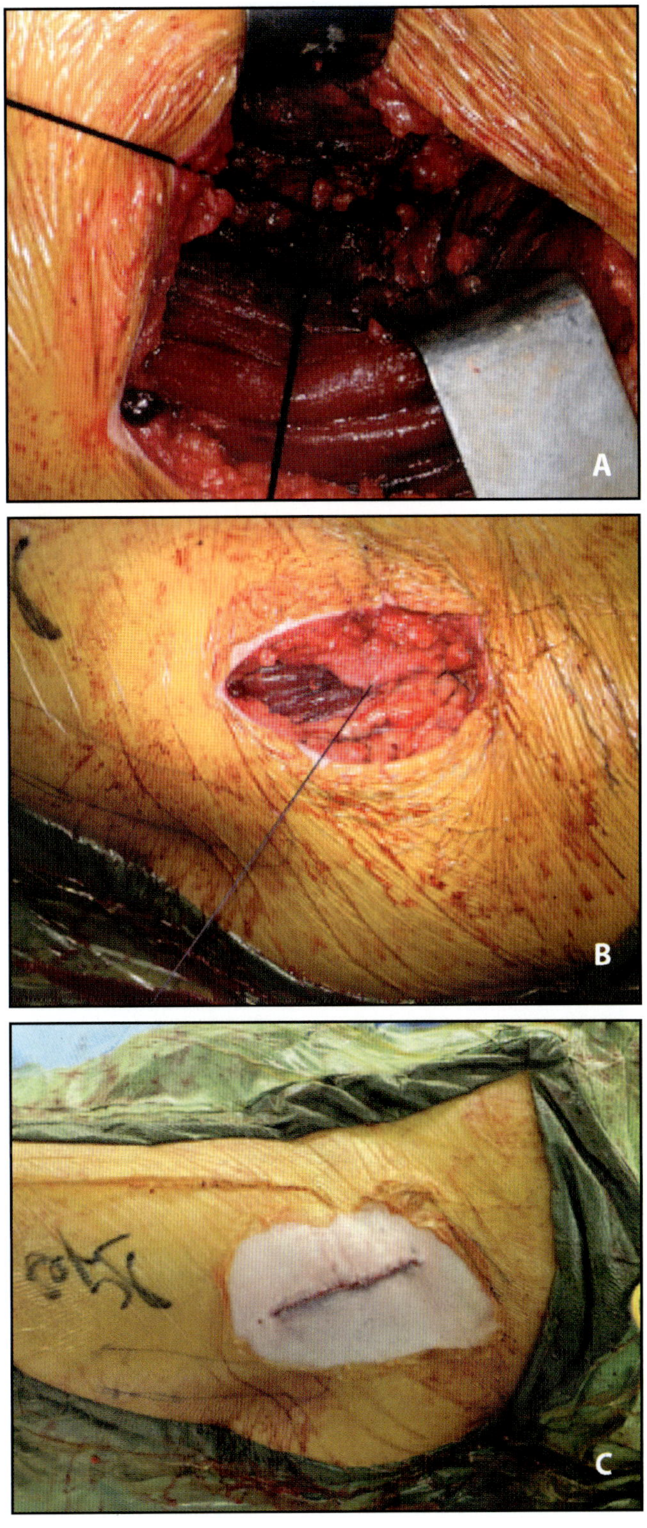

图4.26　(A)在薇乔缝线标记处缝合关节囊。(B)用1号薇乔缝线连续缝合阔筋膜张肌筋膜。(C)用3–0单乔缝线与皮肤黏合剂处理皮下及表皮。

肌、梨状肌、闭孔内肌)的过大张力极有可能撕脱大转子。

要点回顾

• 前方入路THA是一项假体定位更精确、软组织损伤程度最低的微创手术。

• 由于假体安装更精确，它的术后潜在收益包括：更早的术后康复，低脱位风险，以及假体磨损率的降低。

• 虽然特制的骨科手术床和术中透视能提高手术成功率，但都不是必需的。

• 精确又有效的初始暴露是手术顺利进行的关键。

• 与其他骨科手术操作流程一样，术中的细节处理是前方入路THA成败的关键。

致谢

感谢Lisa Hutchinson Gable与Danielle Berberian Kelley对本书编写的大力支持。

(牛维 梁桂平 译)

参考文献

1. Matta JM, Shahrdar C, Ferguson T. Single-incision anterior approach for THA on an orthopaedic table. *CORR*. 2005;441:115-124.
2. Matta JM, Ferguson TA. The anterior approach for hip replacement. *Orthopedics*. 2005;28:927-928.
3. Anterior Total Hip Arthroplasty Collaborative Investigators, Bhandari M, Matta JM, et al. Outcomes following the single-incision anterior approach to total hip arthroplasty: a multicenter observational study. *Orthop Clin of North Am*. 2009;40:329-342.
4. Mast NH, Matta JM. Simultaneous bilateral supine AA THA: evaluation of early complications and short-term rehabilitation. *Orthop Clin North Am*. 2009;40:351-356.
5. Masonis J, Thompson C, Odum S. Safe and accurate: learning the direct anterior THA. *Orthopedics*. 2008:31(12 suppl 2):pii.
6. Moskal JT. Anterior approach in THA improves outcomes: affirms. *Orthopedics*. 2011;34:e456-e458.
7. Bourne MH, Mariani EM. A comparison between direct anterior surgery of the hip and anterolateral surgical approaches to THA: postoperative outcomes. Poster presented at: American Academy of Orthopaedic Surgeons Annual Meeting; March 9-13, 2010. New Orleans, LA.
8. Masonis JL, Ruffolo M, Odum SM, Mason JB, Fehring TK. Effect of surgical approach and intra-operative imaging on acetabular component alignment in THA. Paper presented at: American Association of Hip and Knee Surgeons Annual Meeting; November 2012. Dallas, TX.
9. Vail TP, Mariani EM. Approaches to primary total hip arthroplasty. *JBJS Am*. 2009:91(suppl 5):10-12.
10. Judet R, Judet T. Technique and results with the acrylic femoral head prosthesis. *JBJS Br*. 1952;34:173-180.
11. Mast NH, Laude F. Revision total hip arthroplasty performed through the Hueter interval. *JBJS Am*. 2011;93(suppl 2):143-148.
12. Barrett WP, Turner SE, Leopold JP. Prospective randomized study of direct anterior vs postero-lateral approach for THA. *J Arthroplasty*. 2013;28(9):1634-1638.
13. Yi C, Agudelo JF, Dayton MR, Morgan SJ. Early complications of anterior supine intermuscular total hip arthroplasty. *Orthopedics*. 2013;36(3):e276-e281.
14. Torkos M, Gimesi C, Toth Z, Bajzik G, Magyar A, Szabo I. Comparative results of half year follow-up after primary total hip arthroplasty with minimally invasive anterior and direct lateral approach. *JBJS Br*. 2012;94(suppl xxxvvii):124.
15. Berend KR, Lombardi AV, Seng BE, Adams JB. Enhanced early outcomes with the anterior supine intermuscular approach in primary THA. *JBJS Am*. 2009;91(suppl 6):107-120.
16. Nakata K, Nishikawa M, Yamamoto K, Hirota S, Yoshikawa H. A clinical comparative study of the direct approach with mini-posterior approach: two consecutive series. *J Arthroplasty*. 2009;2495):698-704.
17. Wegman BM, Aleto TJ, Aggarwal A, Bal BS. Making the case for anterior total hip arthroplasty. *Semin Arthroplasty*. 2012;23(3):149-154.
18. Barnett SL, Peters DJ, Hamilton W, Ziran NM, Gorab RS, Matta JM. Is the anterior approach safe? Early complication rate associated with 5090 consecutive primary total hip arthroplasty procedures performed

using the anterior approach. *J Arthroplasty*. 2015;S0883-5403(15)00607-5. doi: 10.1016/j.arth.2015.07.008.

19. Agency for Healthcare Research and Quality. Healthcare Cost and Utilization Project (HCUP) 2012 national inpatient sample. http://hcupnet.ahrq.gov. Accessed May 2, 2016.
20. Nwachukwu BU, McCormick F, Provencher MT, Roche M, Rubash HE. A comprehensive analysis of Medicare trends in utilization and hospital economics for total knee and hip arthroplasty from 2005 to 2011. *J Arthroplasty*. 2015;30(1):15-18.
21. Ziran NM, Sherif SM, Matta JM. Safe surgical technique: iliac osteotomy via the anterior approach for revision hip arthroplasty. *Patient Saf Surg*. 2014;8:32.

第5章

前方髋关节手术的延长入路

Blake E. Peterson, MD;Brett D. Crist, MD

学习要点

• 近端延长可以通过髂股联合入路来暴露整个髋臼。

• 远端延长可以通过直接外侧入路暴露整个股骨。

• 选择性的髂前上棘和(或)髂前下棘截骨可以提升髋臼前柱的显露并可以获得骨-骨愈合。

简介

本章将指导读者通过必要的步骤将直接前方入路(DAA)的暴露向远近两端延长。外科医生应该知晓这些技术，因为在保肢手术中放置髋臼重建Cage、三翼假体、骨盆重建钢板、大转子延长截骨和肿瘤修复的假体植入非常有用。

DAA对骨盆及大腿的暴露程度见图5.1和图5.2，此二图对髋关节远近段延长的皮肤切口和肌肉间隙做了详尽图解。临床中扩大的DAA向远端可延长至膝关节。理论上,对于涉及坏死性筋膜炎的少见病例,此入路甚至可以向远端延长至足部的第二趾。

准备工作包括对延长的暴露进行术前计划。在行远近端铺巾时,应当对大腿和髂嵴进行大范围充分消毒并确保可能需要的暴露区域都在最终术野范围内。根据每个患者的情况,外科术野可能从肋弓下缘向远端延长至同侧下肢膝关节水平。这样可以保证整个半骨盆和股骨的显露。很多机构的DAA外科实践中都常规准备脚趾消毒,将整个下肢包含在消毒范围内。另外,足部的消毒可以减少下肢使用脚套可能导致的污染。可以使用骨科手术牵引床,但不是必需的[1]。透视机、各种髋关节和骨盆的拉钩以及股骨拉钩会使得手术更加便利。

近端延长

标准DAA的延长从将皮肤切口延长至髂前上棘(ASIS)开始。应该注意勿损伤在ASIS内侧走行的股外侧皮神经(LFCN)。此时DAA入路与延长的髂股入路[2]相连,此入路可以暴露髋臼前后柱。向近端延长可以行髋臼假体的翻修、骨盆不连续的钢板固定、放置结构性金属加强块以及使用髋臼重建Cage或者三翼假体等补救性假体。

笔者倾向于在髂嵴下方做皮肤切口以减少紧身内衣和腰带刺激，在图5.1中用黑色虚线标示了近端延长切口。切口在髂嵴上位于臀肌和腹肌之间的腱膜。从髂嵴上行筋膜的骨膜下剥离,同时在髂骨内侧剥离腹肌和髂肌,此时可沿四边体骨面安全地放置一把钝性Hohmann拉钩。这样可以获得整个髂骨内侧的暴露，如果需要也可以暴露骶髂关节。

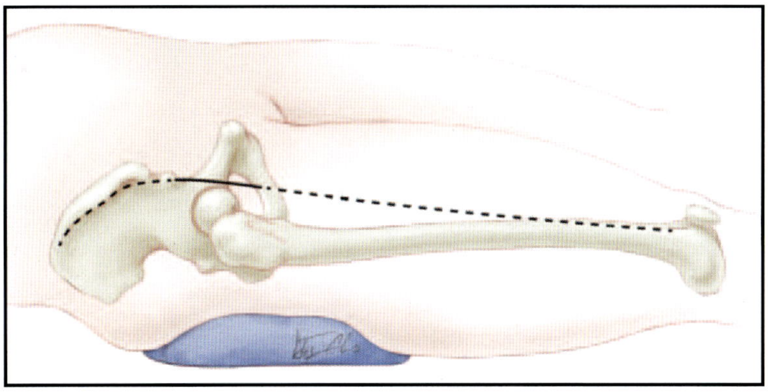

图5.1　图示直接前方入路的皮肤切口(实线)和计划的延长切口(虚线)。(图片来源:Copyright 2016 by The Curators of the University of Missouri, a public corporation. Reprinted with permission.)

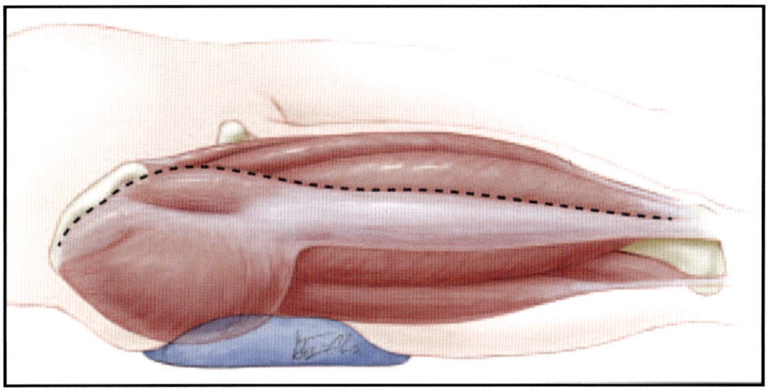

图5.2　图示延长的直接前方入路的肌肉间隙。(图片来源:Copyright 2016 by The Curators of the University of Missouri, a public corporation. Reprinted with permission.)

钝性拉钩牵拉髂腰肌可以暴露耻骨上支和髋臼前柱。关闭切口时,如果直接缝合修复外展肌和腹部筋膜有困难,可以使用多根3.5mm锚钉置入髂嵴来修复筋膜以减少肌疝风险。

为了暴露髂骨外板和髋臼后柱,需要用Cobb拉钩和电凝术将臀肌从髂骨外板抬起。目标是将软组织保留在骨膜下进而减少软组织损伤。也可以选择髂嵴截骨来实现外展肌起点的骨-骨愈合重建。软组织附着质量低的患者可以考虑行此操作。可以使用骨刀或者小摆锯来完成截骨。骨块会随着外展肌活动。采用锐性及钝性分离相结合的方式,可以暴露髋臼顶和坐骨大切迹。这样可以直视髋臼后柱和后壁。用多枚3.5mm皮质骨螺钉固定截骨,如果方向是朝着骨盆边缘的话,截骨长度可能会达到50mm或者60mm。

对于复杂髋臼骨折手术,将外展肌抬离髂骨外板后发生异位骨化(HO)的概率较高[3]。药物(如吲哚美辛)或者放疗可以有效预防异位骨化,应该考虑使用[4,5]。我们的习惯是,如果患者有异位骨化危险因素(如既往异位骨化病史),术前给予一次预防剂量(7Gy)的放疗或在术后72小时给予放疗[6]。虽然这样可能存在不愈合风险或抑制骨长入和切口愈合,但是72小时的时间窗可以最大程度减少异位骨化的担忧。预防性放疗也可以避免对于日常使用非甾体解热镇痛抗炎药(NSAID)6周以上患者的药物依从性问题。但NSAID和预防性放疗都被证实有效[7]。

不论是否进行髂前上棘(ASIS)或髂前下棘

(AIIS)截骨都可以暴露髋臼前柱。单纯通过提起髂腰肌对前柱的暴露有限。尽管如此,ASIS截骨使得缝匠肌和腹股沟韧带可向内侧移动,这样可以让肌腹返折部远离髋臼前方。截骨之前,必须将阔筋膜张肌(TFL)从ASIS外板上剥离。TFL和缝匠肌间隙远端也要打开。需要注意的是,要避免在LFCN走行部位损伤神经。该神经一般位于ASIS内侧最远1.5cm处,但神经在腹股沟韧带水平可以从ASIS稍外侧至内侧最远6cm处[8]。我们推荐在截骨前预先钻孔以便于确保之后的解剖复位和固定。通常,使用长度为50~60mm长的3.5mm皮质骨螺钉固定ASIS截骨,但是建议准备一套长至110mm的3.5mm螺钉。如果截骨前判断还需要另外的旋转稳定性,可以使用两枚2.7mm皮质骨螺钉,一枚从前向后拧入,另外一枚从ASIS进入髂骨下部向骨盆边缘拧入。螺钉可能会长达50~60mm。然而,这些螺钉导向孔通常不是预先钻孔的,而是关节成形术完成并将截骨复位后再钻孔。

ASIS截骨块长度应该在1cm以上,并且最好使用微型往复锯进行截骨。为避免损伤LFCN可以用骨刀在内侧完成截骨。完成截骨后,骨块连同缝匠肌和腹股沟韧带从股直肌浅面分离并向内牵开。使用钝性Hohmann拉钩放置在耻骨上支来暴露髋关节前方。可以确定并暴露髋臼前柱。进一步的髋关节前方暴露可以通过ASIS截骨来获得。以同样的方式进行AIIS截骨以及预钻孔。完成后可以向内侧返折股直肌连同其骨性止点,至此可以暴露整个髋臼前柱及前壁来放置结构性垫块或钢板。术中透视可以帮助确认AIIS的精准截骨及后续的固定。可以结扎股直肌直头并用缝线(通常使用5号不可吸收缝线)或带线锚钉(通常使用3.5mm或4.5mm带线锚钉)修复。单独缝合对于愈合或许并不那么可靠,因为愈合依靠的是腱-腱愈合而非骨-骨愈合。图5.3显示髋臼的延长暴露。

远端延长

DAA远端延长位于大腿稍外侧并与扩大的股骨外侧入路相连。直接前方入路切口的远端沿着TFL延长至其变为髂胫束(ITB)(见图5.1和图5.2)。整个分离解剖中,保护肌层和其深面的筋膜非常重要。术后识别并关闭这些不同层次的组织可以减少术后血肿和经筋膜肌疝的发生率。

在髂胫束深层可见股外侧肌筋膜。应尽可能避免切开而保持更多的股肌肌腹完整性。相比切开,用Cobb拉钩从后方肌间隔分离抬起肌纤维可以保留肌肉前方的神经支配。用Allis钳夹持股肌筋膜有利于肌肉和肌间隔的分离。向前方钝性牵开肌腹同时继续向后方分离直至股骨。解剖分离中可能会在

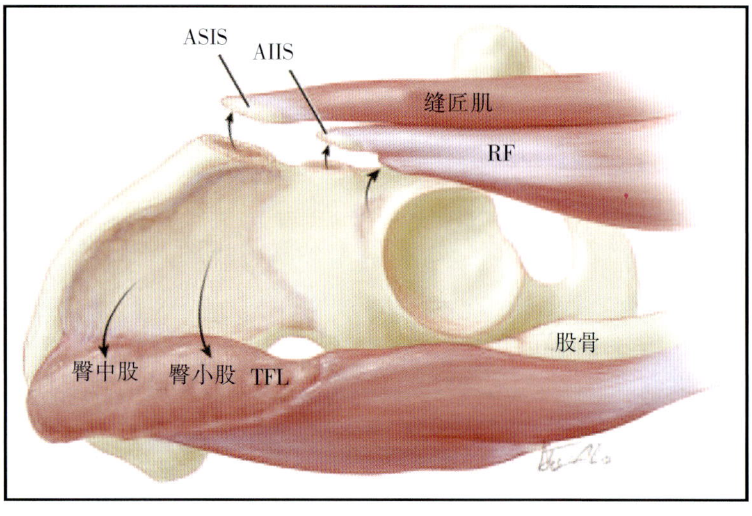

图5.3 图示DAA近端延长,通过ASIS和AIIS截骨来完全暴露髋臼和骨盆。(图片来源:Copyright 2016 by The Curators of the University of Missouri, a public corporation. Reprinted with permission.)

后方遇到大的股肌穿支血管，必须给予结扎、电凝或血管夹夹闭。可以在股骨干前方放置大的Bennett拉钩或Hohmann拉钩将股肌肌腹牵出术野。

解剖分离可以根据需要向远端延长，在股骨置换时可以延长至膝前方以暴露膝关节。这样可以获得整个股骨的直接显露。还可以根据需要继续沿整个下肢包括足部进行暴露，给坏死性筋膜炎的清创提供整个下肢的广泛入路（图5.4）。在膝关节远端移行包括小腿前外侧的可延长入路[9]和沿着第四足趾轴的可延长足踝Böhler入路[10]。至此，掌握DAA入路延长技术的外科医生已经可以完成从骨盆内板至脚趾的暴露来处理特殊外科情况。对于熟悉这项技术的医生来说，虽然这种类型的广泛暴露在实际临床中很少会用到，但只有遵守肌肉间隙分离、识别相关解剖结构和尽可能保护软组织的原则，才能发挥DAA技术在初次TKA手术中的优势。

对于良好固定股骨假体的DAA翻修手术，需要从股骨外侧抬起整个股外侧肌肌腹并行延长的大转子截骨。内旋下肢并从后向前进行截骨，保留转子截骨块上肌肉的附着，将截骨块向前牵引以暴露股骨髓腔。完成后用钢丝环扎或用粗隆钢板修复截骨。

陷阱

股神经

髋臼前方和内侧的拉钩应该放置于骨质和髂腰肌腱之间以保护股神经。股神经正位于腰肌肌腱前方和内侧。不正常的拉钩放置可能会损伤股神经，尤其在伸髋状态下，股神经更靠后方直接位于髂腰肌腱表面时更易受损[11]。可以通过将拉钩直接放置于骨膜下同时充分屈髋减少前方软组织张力来避免此项并发症。

股外侧皮神经

正如第1章所述，DAA技术有损伤LFCN分支风险。另外，沿髂嵴行切口近端延长时有损伤LFCN主干风险，因其通常正位于ASIS内侧。但LFCN的位置可变异，有时甚至位于ASIS内侧6cm处[8]。需要医生警惕和耐心地解剖这个区域来保护LFCN。

坐骨大切迹

持续的后方及近端入路延长可以暴露坐骨大

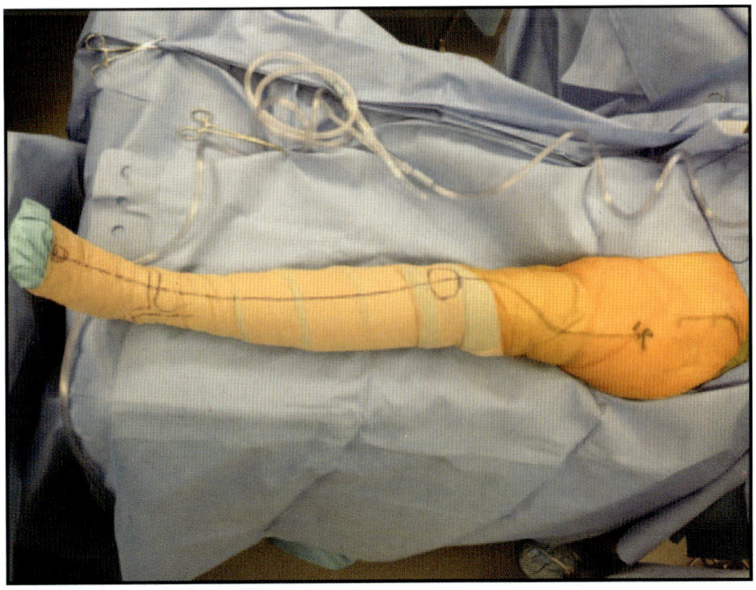

图5.4 皮肤切口，显示从髂嵴到足部的延长DAA。

切迹。谨慎放置钝性拉钩，使用牵开器，以及坐骨大切迹周围的电凝对于保护切迹内容物非常必要。坐骨大切迹内容不仅包括坐骨神经，还有臀上、臀下神经血管束，阴部内神经血管束及大腿后侧皮神经。始终要谨慎地放置大切迹拉钩，通常推荐使用钝性拉钩。如果有血管束损伤，由于其回缩至骨盆内而导致很难止血。屈髋使得坐骨神经离骨盆骨性结构更近从而增加损伤风险，所以在分离及牵拉时应避免屈髋。

结论

髋关节DAA延长入路可以直接暴露髋臼前后柱、前后壁以及整个股骨。谨慎及耐心的操作可以保护易受损解剖结构免于损伤。最重要的是，在准备本章节所述延长切口的暴露前彻底掌握相关区域解剖是非常必要的。如果需要暴露近端的髂股区域至髂骨外板，应该考虑预防异位骨化。

Manrique等描述了与本章中所述非常相似的入路作为全髋关节翻修的一个选择[12]。虽然没有特别的数据支持，笔者仍然认为这个入路可以安全有效地用于翻修手术。Nogler等报道了根据患者情况使用不同延长程度的DAA行髋关节翻修手术[13]。他们发现81%的患者1年随访结果优良。Mast和Laude报道了一组51例经有限延长DAA入路行髋关节翻修手术的回顾性分析[14]。Kennon等报道了其468例全髋关节翻修经验，并发症发生率很低并且成功处理髋臼、股骨并翻修两侧假体[15]。文中详述了经DAA延长入路行髋臼周围截骨、髋臼及股骨假体翻修的手术细节。我们的目的是展示和讨论在特定患者需要的时候行DAA手术近远端延长入路的解剖学原理和安全原则。

要点回顾

- 髋关节翻修手术可以经DAA延长入路进行，可以暴露整个髋臼和股骨。
- 近端延长入路有损伤LFCN主干的风险，需要对其进行识别并分离以避免损伤。
- 切口远端延长至外侧入路需小心将股外侧肌纤维从后方肌间隔抬离以减小损伤。
- ASIS和AIIS截骨可以充分暴露髋臼前方并提供骨-骨愈合条件。
- 对解剖结构熟练掌握，耐心、合适的外科工具和助手等条件对于本章所述DAA延长入路的开展都是必要的。当在所有外科手术中掌握这一总则，并且了解骨盆及下肢不同部位特定解剖关系后，方可安全行DAA延长手术。

（孙立　张进　译）

参考文献

1. Lovell TP. Single-incision direct anterior approach for total hip arthroplasty using a standard operating table. *J Arthroplasty.* 2008;23(7 Suppl):64-68.
2. Letournel E, Judet R. *Fractures of the Acetabulum.* Elson RA, ed. New York, NY: Springer; 1993.
3. Griffin DB, Beaulé PE, Matta JM. Safety and efficacy of the extended iliofemoral approach in the treatment of complex fractures of the acetabulum. *J Bone Joint Surg Br.* 2005;87(10):1391-1396.
4. Johnson EE, Kay RM, Dorey FJ. Heterotopic ossification prophylaxis following operative treatment of acetabular fracture. *Clin Orthop Relat Res.* 1994;(305):88-95.
5. Moed BR, Letournel E. Low-dose irradiation and indomethacin prevent heterotopic ossification after acetabular fracture surgery. *J Bone Joint Surg Br.* 1994;76(6):895-900.
6. Kölbl O, Knelles D, Barthel T, Kraus U, Flentje M, Eulert J. Randomized trial comparing early postoperative irradiation vs. the use of nonsteroidal anti-inflammatory drugs for prevention of heterotopic ossification following prosthetic total hip replacement. *Int J Radiat Oncol Biol Phys.* 1997;39(5):961-966.
7. Kölbl O, Knelles D, Barthel T, Raunecker F, Flentje M, Eulert J. Preoperative irradiation versus the use of nonsteroidal anti-inflammatory drugs for prevention of heterotopic ossification following total hip replacement: the results of a randomized trial. *Int J Radiat Oncol Biol Phys.* 1998;42(2):397-401.
8. Majkrzak A, Johnston J, Kacey D, Zeller J. Variability of the lateral femoral cutaneous nerve: an anatomic basis for planning safe surgical approaches. *Clin Anat.* 2010;23(3):304-311.
9. Rüedi TP, Buckley R, Moran CG, eds. *AO Principles of Fracture Management.* 2nd ed. New York, NY: Thieme (Stuttgart); 2007.
10. Herscovici D, Jr, Sanders RW, Infante A, DiPasquale T. Böhler incision: an extensile anterolateral approach to the foot and ankle. *J Orthop Trauma* 2000;14(6):429-432.
11. Bal BS, Crist BD. Anterior supine hip arthroplasty: primary surgical approach with extensile options. *Video J Orthopaedics*. 2013;4080. www.vjortho.com/2013/08/anterior-supine-hip-arthroplasty-primary-surgical-approach-with-extensile-options/. Published August, 2013. Accessed January 11, 2016.
12. Manrique J, Chen AF, Heller S, Hozack WJ. Direct anterior approach for revision total hip arthroplasty. *Ann Transl Med.* 2014;2(10):100.
13. Nogler M, Mayr E, Krismer M. The direct anterior approach to the hip revision. *Oper Orthop Traumatol.* 2012;24(2):153-164.
14. Mast NH, Laude F. Revision total hip arthroplasty performed through the Hueter interval. *J Bone Joint Surg Am.* 2011;93(Suppl 2):143-148.
15. Kennon R, Keggi J, Zatorski LE, Keggi KJ. Anterior approach for total hip arthroplasty: beyond the minimally invasive technique. *J Bone Joint Surg Am.* 2004;86-A(Suppl 2):91-97.

第6章

仰卧位前方肌间隙入路全髋关节置换术

Keith R. Berend, MD; Nathan J. Turnbull, MD; Robert E. Howell, MD; Adolph V. Lombardi Jr, MD, FACS

学习要点

• 直接前方入路(DAA)全髋关节置换(THA)可以在没有特殊牵引床的情况下完成股骨暴露。

• 下肢长度和髋关节稳定性可以用仰卧位前方肌间隙(ASI)技术检查。

• 我们的数据显示，用此方法可以安全地经DAA行THA并获得快速康复。

由于成功的手术效果、相对低的并发症发生率,加之美国公民的老龄化趋势,可以预期未来的THA需求会越来越大[1]。上述数据结合手术质量及更低的医疗费用,使得微创DAA技术引起了行业内的广泛兴趣。DAA是一种THA的微创技术。Carl Hueter在1881年描述了这个神经肌肉间隙，从此相关的伴随技术被不断复制和改良[2]。1917年,Smith-Petersen[3,4]描述了一种改良,设计从髂嵴上分离阔筋膜张肌(TFL)。1950年,Judet[5]描述了在牵引床上经DAA行THA。1980年,Light和Keggi[6]发表了在没有牵引床条件下运用此项技术的最早美国经验,取而代之的是骶骨下垫枕并在需要时结合辅助切口[7,8]。正是由于这些外科前辈们多方面的努力,DAA已被认为是行THA的安全有效的入路[9-27]。

21世纪初,Siguier等[25]和Matta等[19]发表文献报道使用特殊牵引床进行DAA手术,使牵引床广受欢迎。使用牵引手术床[如Hana(Mizuho OSI)]便于髋关节的后伸、外旋和内收以暴露股骨。然而,特殊手术床价格昂贵、安装及调整位置延长手术时间、难于检查髋关节活动度及稳定性、手术期间需要巡回护士调整下肢位置、并可能导致器械相关骨折[19]。因此,不需要牵引床的DAA技术逐渐发展。

本章将描述我们在仰卧位行DAA手术的技术,双腿消毒铺巾置于带有配套股骨抬升器及术中透视设备的手术床上进行。使用这种ASI技术的优势包括容易摆放体位,容易测试下肢长度,以及髋关节稳定性。2007年我们开始使用这项技术行初次THA,经多年实践已经证实,相比早期做的微创直接外侧入路(LIDL)来说,该入路为一种安全并可快速康复的入路[12]。一组258例行ASI入路的患者与一组372例行LIDL入路THA的患者相对比，更多的ASI入路患者直接出院返家（87% vs 79%,P=0.04)。术后6周随访显示,ASI入路患者平均下肢活动度更高(8.6 vs 8.0;P=0.03)。

我们用ASI技术行初次THA以及翻修手术,来处理聚乙烯衬垫磨损、金属对金属界面并发症、复发性脱位、髋臼和股骨假体的无菌性松动,以及假体周围股骨骨折等问题。2007年6月至2015年4月,我们机构有1006例患者接受了1164台髋关节翻修手术。其中12%(1164例中的140例) 经ASI入路而88%(1164例中的1021例)经直接外侧入路。只有3例患者采用了后方入路,都是曾在外院行后方入路THA手术的。

设备

ASI技术所需特殊设备见表6.1。

患者体位及铺巾

患者取仰卧位于标准术中透视手术床上[Steris 3080-R Amsco Surgical Table(Steris Corporation)],手术床足部可延长。耻骨联合正对手术床腰桥部

表6.1　ASI技术所需的特殊设备

· 微型前方仰卧位肌间隙器械(Zimmer Biomet)
股骨抬升器/燕尾拉钩(5 号拉钩)
Cobra 拉钩(6 号拉钩)
大 Hohmann 拉钩(7 号拉钩)
Mueller 髋臼拉钩(8 号拉钩)
DeWitte 拉钩(9 号拉钩)
· 1 位手术技师
· 2 位手术助手协助拉钩(手术技师或注册护士)以及操作下肢位置以暴露股骨近端(医师助理或研究生)
· 足部可延长的标准术中透视手术床[Steris 3080-R Amsco Surgical Table (Steris Corporation)]
· 无菌铺巾(Medline Industries)
2 张大单,3 张塑料 U 单,双下肢 T 单(Item:SPT-8630A),1 张不透水洞巾(Item:SPT-2455A),2 个不透水腿套,3 个棉质腿套,C 臂罩
· 2 张消毒碘附贴膜[Ioban 2 Antimicrobial Incise Drape(3M)]
· 3M 自粘膜
· 透视技师
· 2 把 90°拉钩
· 淋巴钳(Tonsil hemostat)
· 摆锯
· 螺纹斯氏针
· 无创带偏心距髋臼锉
· 可固定于手术床的股骨抬升器[Omni-Tract Femur Elevator System (Integra Life Sciences)]
· 可折叠 Mayo 柱
· 股骨开口锉[Biomet RDWO 34927 (Zimmer Biomet)]
· 单和双偏心距髓腔锉手柄-左侧和右侧
· 髋关节滑道/取头器
· 切口关闭:0 号免打结倒刺单股缝线 (Quill Monoderm, Angiotech Inc);2-0 免打结倒刺单股缝线 (Quill Monoderm, Angiotech Inc);氰基丙烯酸盐组织黏合剂[Dermabond (Ethicon Inc)]
· 关节周围注射:20mL 1.3%脂质体布比卡因;25mL 0.5%布比卡因;0.5mL 1:1000 肾上腺素;30mg 酮咯酸注射液
· 1g 粉剂稳可信

位。这样有利于股骨暴露和准备时给予合适髋关节过伸。术肢用无菌塑料U单包裹(图6.1)。术肢全部消毒准备至髂嵴近端而对侧只消毒准备至腹股沟。术肢用两张消毒U单环绕。用防水消毒腿套包裹双下肢,随后双下肢铺巾[Item:SPT-8630A(Medline Industries, Inc)]。

手术部位需要切开铺巾来暴露髂前上棘(ASIS)和大腿前方。消毒碘附贴膜于不粘面折叠后于后方封闭术侧臀部、大腿后方和腹股沟区。第二张碘附贴膜贴于前方来确保术区封闭和肢体自由活动(图6.2)。术肢套三个棉质腿套。

外科暴露

识别ASIS并以此为标志进行皮肤切口。用皮肤标记笔画一条从ASIS到髌骨中心的线。皮肤切口起于ASIS远端及外侧各2指并平行于皮肤画线向远端延长8~10cm。透视引导下沿股骨颈上缘画一条线。这条线应该平分之前标记的皮肤切口(图6.3)。

继续向深面切开皮下组织至TFL表面筋膜。TFL深面肌肉使其具有一种容易辨别的紫色,而内侧的缝匠肌筋膜是白色的(图6.4)。多条穿支血管从外侧向内侧走行进入覆盖TFL的表面筋膜,这是直接前方入路的另一特征。确定后,沿皮肤切口方向切开筋膜。夹持提起切开的内侧筋膜,同时用手指钝性分离筋膜和筋肉。

用直角拉钩将TFL向外侧牵拉,用另一直角拉钩将股直肌向内侧牵拉。术野远侧部分可见旋股血管穿深筋膜,用手指钝性分离近端筋膜(图6.5)。手指在旋股血管水平会感受到阻力。可以电凝或结扎这些血管。用电凝将其余深筋膜分离。

分开近端深筋膜后,用7号拉钩置于关节囊外股骨颈上缘。用6号拉钩将股直肌返折头从前关节囊上分离后,将拉钩滑向其深面的股骨颈下缘。用9号拉钩放置于髋臼前缘股直肌肌腱深面。这时前方关节囊已完全暴露。用骨膜剥离器移除关节囊前脂肪组织。用电刀将关节囊彻底切除,将6号和7号拉钩移至关节囊内股骨颈周围。

股骨颈截骨和股骨头取出

暴露股骨颈后,将锯片放置于计划好的股骨颈截骨平面并透视验证位置(图6.6)。确认截骨位置后,完成第一刀截骨。再于近端做第二刀截骨并用螺纹斯氏针取出其间的截骨圈。用同样技术取出股骨头。必须小心保护TFL肌腹,避免于暴露时被拉钩

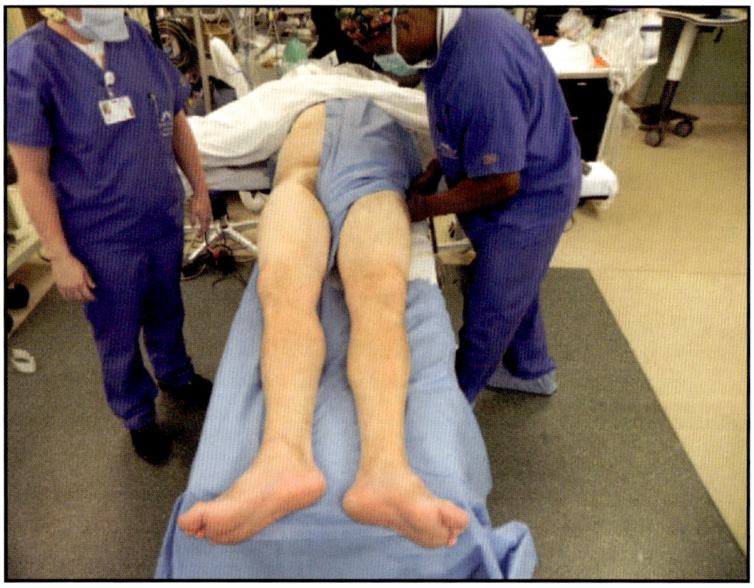

图6.1 患者仰卧位于足部可延长标准术中透视手术床,耻骨联合位于手术床腰桥部位。

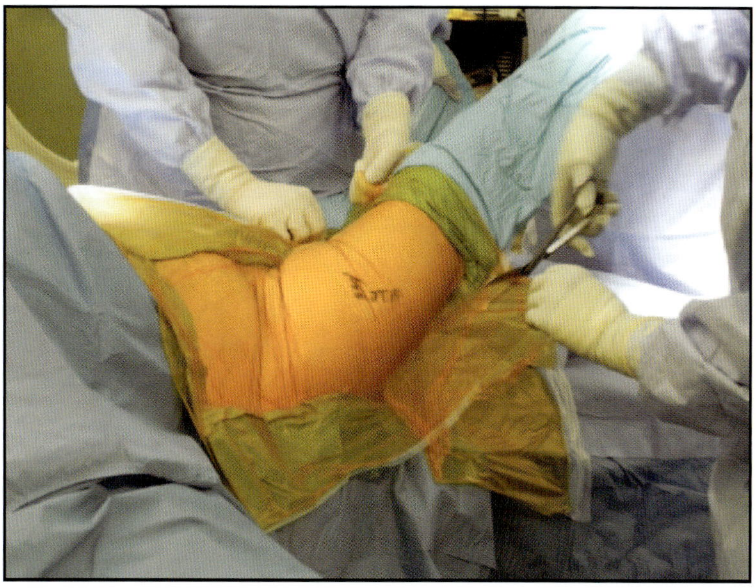

图6.2　剪开手术部位铺巾来暴露ASIS和大腿前方，在不粘面对折消毒碘附贴膜来封闭术侧后方臀部、大腿后方和腹股沟区。第二张碘附贴膜贴前方以保证术区皮肤封闭和术肢的自由活动。

牵拉以及取头时被锋利的截骨边缘损伤。

髋臼暴露

股骨头和股骨颈取出后，髋臼前壁放置6号拉钩牵拉股直肌。髂骨外上方放置7号拉钩，髋臼后壁下方放置8号拉钩。可以切开下方关节囊以加强暴露，但是需要注意勿损伤髂腰肌肌腱。所有臼唇和马蹄窝的软组织都应该锐性切除。

髋臼准备和臼杯放置

最初的锉刀要比模板测量的小一号。在透视引导下开始磨锉以确保合适的臼杯深度和位置（图6.7）。在透视引导下将合适大小臼杯打入髋臼。可以在臼杯上加螺钉来加强固定。然后嵌入最终的聚乙烯内衬。

股骨暴露

我们将手术床基座股骨抬升器连接的股骨拉钩从外侧向内侧放置于股骨周围，向近端至臀大肌。对侧下肢放置在可折叠Mayo支柱上，同时手术床的足部位置降低接近45°并摆为Trendelenburg位15°，以达到合适的髋关节过伸。

手术床摆好位置后，固定好手术床基座股骨抬升器，并连接股骨拉钩。将术肢内收并后伸以给关节囊适度张力。8号拉钩置于股骨颈截骨位置内侧，5号拉钩置于大转子前上部周围。用电凝从前上方向后方分离大转子内侧关节囊，同时将髋关节适度内收、后伸并外旋而将股骨颈暴露于切口范围内（图6.8）。松解后将术肢摆放成“4”字征体位并置于健肢下及助手的两下肢之间（图6.9）。用手术床基座股骨抬升器将股骨颈抬出切口。

股骨准备和股骨柄置入

以股骨颈外侧作为开髓点，用截骨刀打开髓腔。用铰刀确认股骨髓腔纵向轴线。然后从小到大逐渐扩髓至合适尺寸的股骨柄。当放置好股骨髓腔锉时，所有剩余的股骨颈都用股骨矩锉去除。然后从最短股骨颈试模开始测试长度。术肢从“4”字征体位收回时应去除一层污染的外层腿套。在每次术肢从“4”字征体位收回时均应进行这一操作。在股直肌深面放置滑道后内旋并牵引复位髋关节。

外旋并后伸髋关节来动态验证髋关节稳定性。

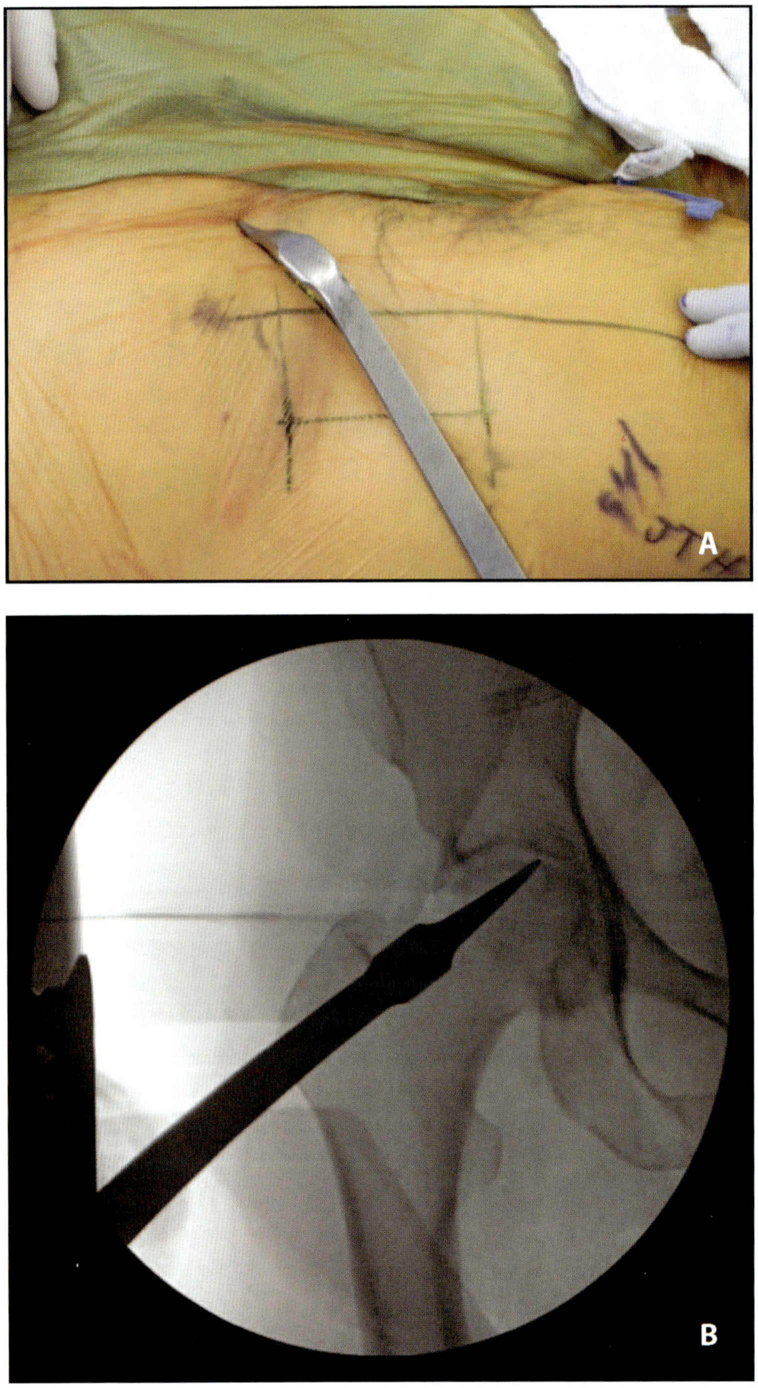

图6.3 （A）识别ASIS并作为皮肤切口的参考标志。用皮肤标记笔从ASIS到髌骨中心画一条线。皮肤切口起于ASIS向外侧及远端各2指，平行于前述画线向远端延长8~10cm。（B）用透视确定位置并顺股骨颈上缘画一条线。这条线应该平分先前标记的皮肤切口。

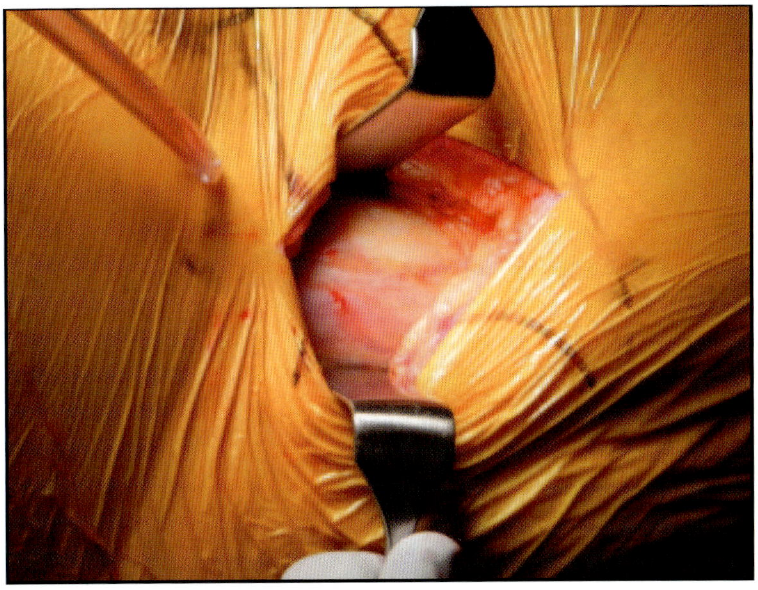

图6.4 向深面切开皮下组织暴露TFL表面筋膜，由于其深面肌肉的原因而呈现出容易辨认的紫色，而内侧缝匠肌筋膜偏白色。顺切口方向切开筋膜，用手指钝性分离肌肉和筋膜。

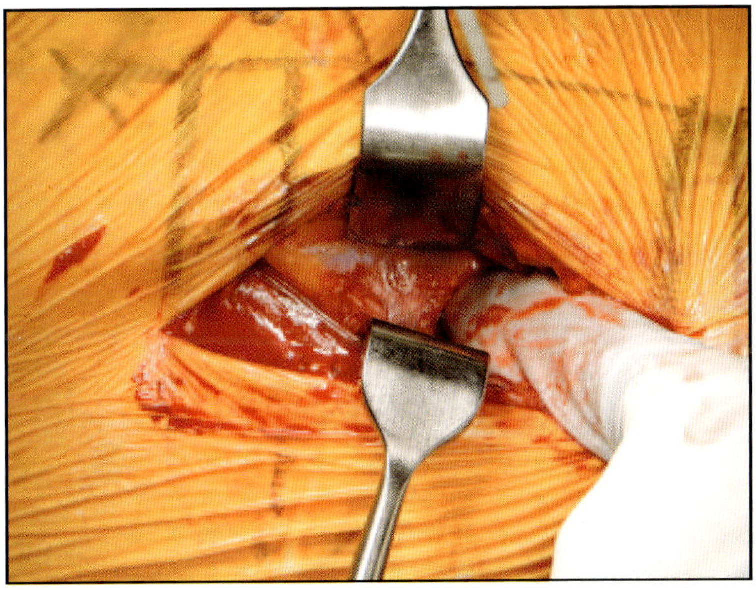

图6.5 用合适的弯拉钩将TFL牵向外侧，股直肌牵向内侧。识别向远端穿深筋膜旋股血管，用手指向近端钝性分离筋膜，直到在旋股血管水平感受到阻力。电凝或结扎血管。用电凝切开剩余深筋膜。

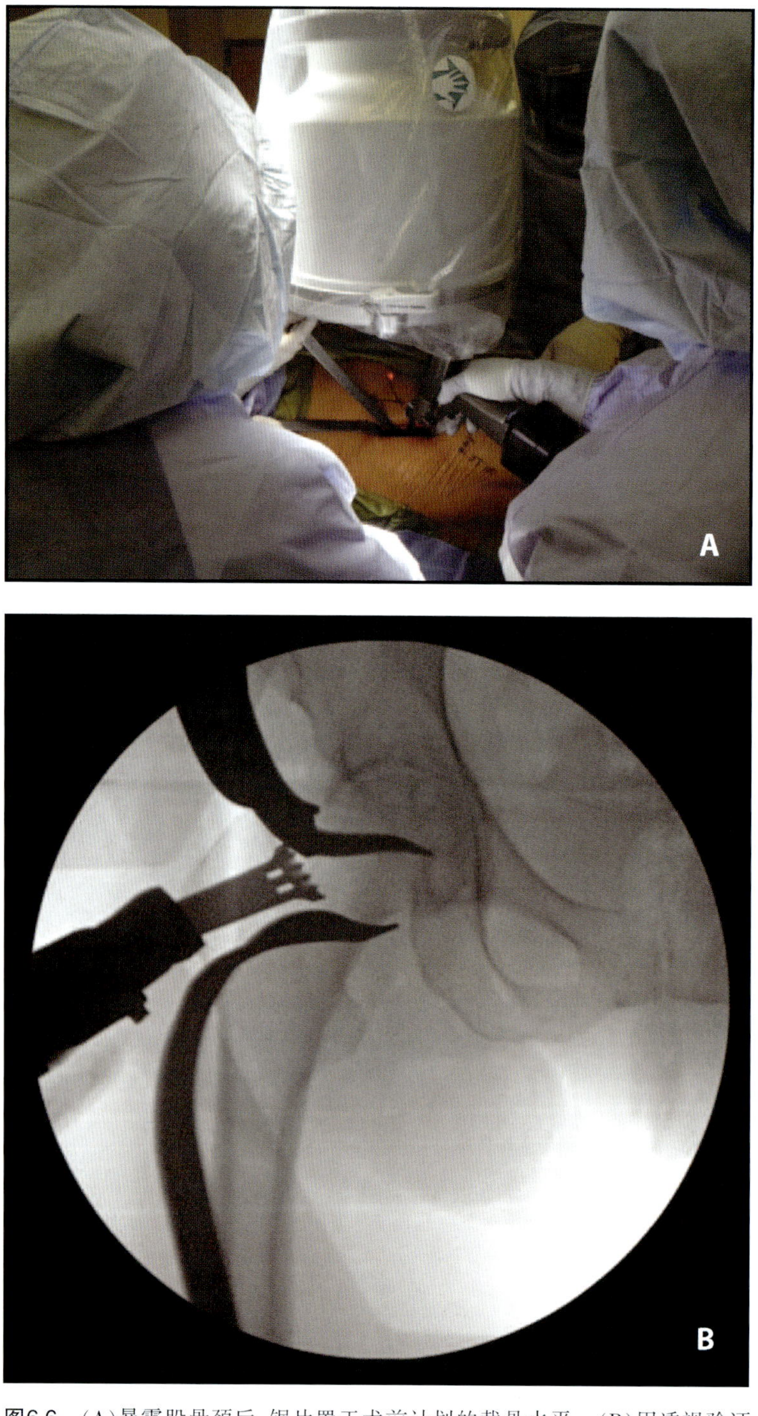

图6.6 （A）暴露股骨颈后，锯片置于术前计划的截骨水平。（B）用透视验证锯片位置。

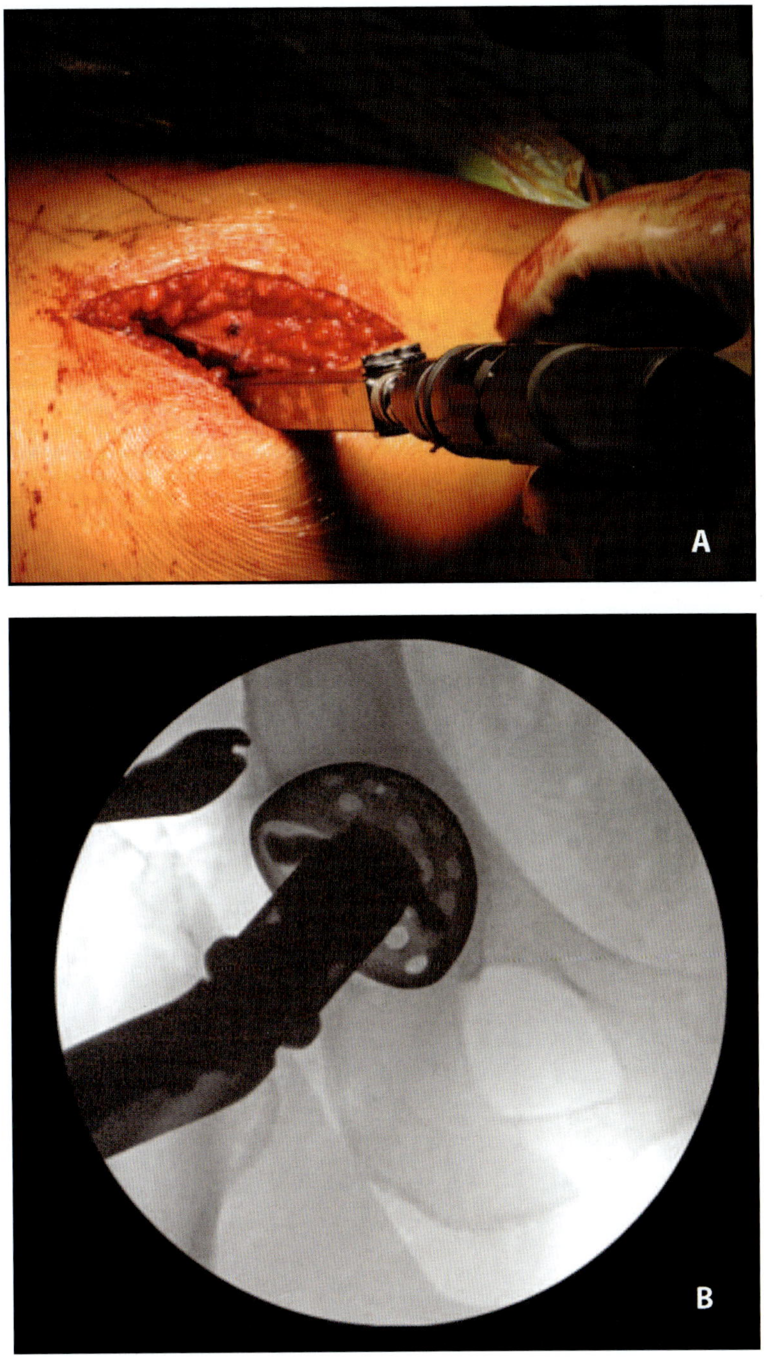

图6.7 (A)对大多数患者来说,用比术前计划小一号的髋臼锉来开始髋臼准备。(B)透视下确保髋臼磨锉的深度和角度。

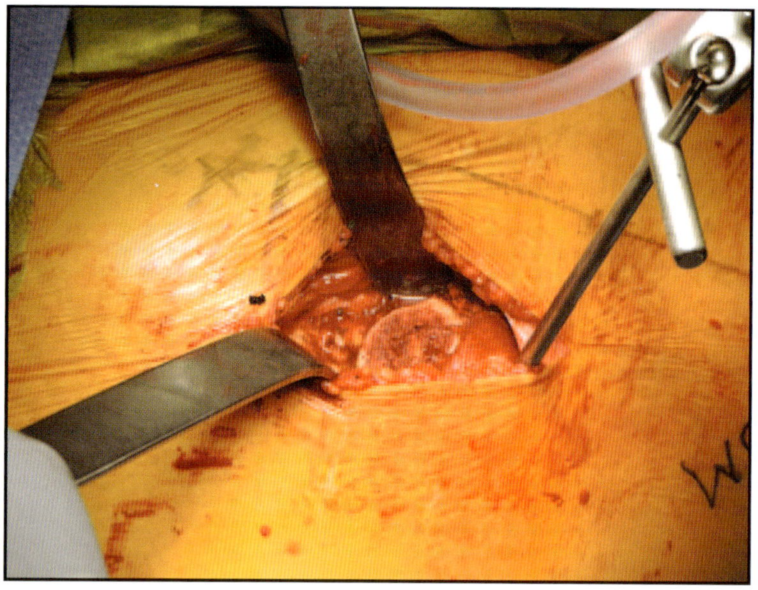

图6.8 股骨准备时手术床应重新摆放位置。股骨抬升器固定于手术床，骨钩置于股骨干周围。内收并后伸术侧髋关节以给予关节囊一定张力，再置入其他拉钩。用电凝从前上方至后方分离大转子内侧的关节囊。适度内收、后伸并外旋，将股骨颈抬出至切口范围内。

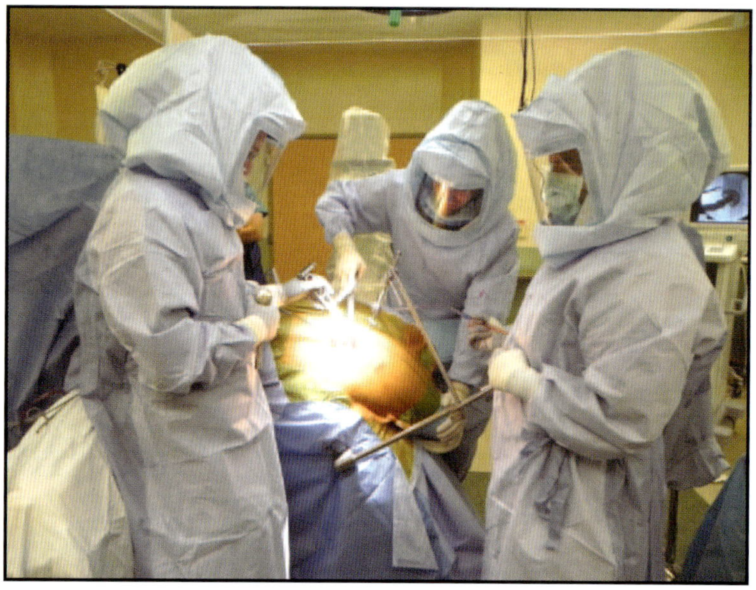

图6.9 松解关节囊后，将术肢摆放为"4"字征体位，置于健肢下方以及助手两下肢之间。用手术床为基座的股骨抬升器将股骨颈抬出至手术切口范围。

可以与健侧下肢直接对比或者通过透视来检查下肢长度(图6.10)。透视确认下肢长度时,在合适旋转的骨盆前后片上于坐骨结节放置力线杆。检查双侧小转子与力线杆之间的关系来评估下肢长度。此时,决定最终的股骨柄尺寸和股骨颈长度。

用骨钩并外旋后伸下肢来脱位髋关节。拉钩置于之前下肢“4”字征体位时的位置。取出股骨柄试模并置入最终股骨假体。此时可以置入最终股骨头假体或者再次用试模确定最终尺寸。最终假体置入后,手术床放回至全平位置。取下最后一层棉质腿套,在手术床上放置一张新的不透水的洞巾以关闭切口。

切口关闭

彻底冲洗髋关节,切口深部置入1g万古霉素。用0号免打结倒刺单股缝线缝合TFL和皮下组织。用2-0免打结倒刺单股缝线皮内缝合,结合组织黏合剂关闭皮肤切口。切口用透明黏性敷料覆盖。

术后护理及康复

完成物理治疗目标以后,患者即可从医院或者我们的门诊外科手术中心出院回家。我们使用快速康复策略[28],接近90%的患者在手术当天或第二天出院。患者可以在术后淋浴并在3~5天去除透明敷料。两周内使用助行器辅助行走,再之后的两周过渡为拐杖。1个月后可以在没有辅助措施下自行行走。

结果和结论

Bergin等[13]分别监测了经DAA和后方小切口入路THA术后的肌酸激酶水平,后方小切口入路肌酸激酶水平比DAA高5.5倍。另外,Bremer等[14]使用MRI扫描评价DAA和经臀肌入路THA术后1年外展肌的软组织损伤水平。DAA组外展肌止点损伤、部分撕裂、臀中肌和臀小肌肌腱炎、转子周围滑囊炎,以及臀中肌和臀小肌脂肪性萎缩的发生率和程度均较低。

Goebel等[15]用与我们相似的方法进行了一项回顾性研究,据报道相比更传统的入路而言,接受ASI THA的患者术后疼痛更轻、服用止痛药更少、住院时间更短、完全康复所需时间更短。Restrepo等[23]前瞻性地随机对比了在常规手术床行直接外侧入路和直接前方入路THA。他们所描述的外科技术只有在切开股直肌返折头这一点与本章所述不同。在大量常用术后评价体系中,DAA患者情况于术后6

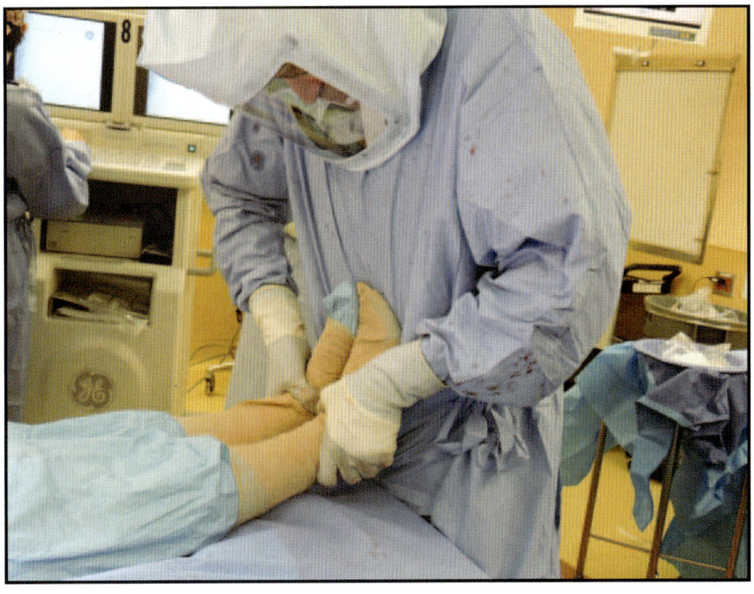

图6.10　用直接对比的方法很容易评估双下肢是否等长。

周、6个月、1年都有显著改善。术后两年的结果是相同的。最后，Barrett等[27]发表另一个前瞻性随机对照研究。他们在骨折牵引床上行DAA手术，发现相比接受后外侧入路而言，接受DAA的患者术后服用镇痛药物更少、住院时间平均少半天、在1个月、3个月随访时功能评分更高。在1年随访时两组无关节功能差异。他们也发现DAA THA组髋臼杯前倾角的角度变异更小。

我们的经验是，本章描述的经DAA行THA比之前描述的经LIDL行THA显示出了更佳的结果[12]。接受DAA的患者直接出院回家的概率更高，并且术后6周随访下肢功能活动范围更佳。另外，并发症发生率在两组中没有显著差异。在另一项包括1035例连续行ASI THA的研究中，我们的关注点是手术并发症和再手术率[29]。大部分(95.3%)为初次THA病例，另有翻修病例(4.3%)、更换垫片(0.2%)、股骨骨折切开复位内固定失败补救的病例(0.2%)。总体输血率为5%。有3例 (0.3%) 术中股骨矩骨裂和1例(0.1%)股骨髓腔穿孔，均给予了线缆环扎固定。6例(0.6%)切口并发症需要清创，4例(0.4%)股外侧皮神经麻痹在术后12个月仍未恢复，1例(0.1%)股神经麻痹。术后56个月有25例(2.4%)翻修。最常见的翻修原因是股骨的假体周围骨折，为9例(0.9%)，此外分别为金属对金属界面并发症5例(0.5%)，脱位4例(0.4%)，臼杯和股骨柄松动2例(0.2%)，单纯臼杯松动2例(0.2%)，另外还有感染、臼杯位置不良和股骨下沉各1例(0.1%)。

虽然外科医生因为学习曲线的顾虑而迟迟不能决定开展DAA THA，但我们已经发布了第一批182例ASI THA病例的相关数据[24]。这些数据包括术后6个月的37例病例，有一半以上为初次THA经ASI入路。ASI组的手术时间(99分钟 vs 69分钟，$P<0.05$)和术中出血量在6个月时也有所下降，并进入平台期。总体并发症发生率(ASI组：5.4%，LIDL组：10.4%）或临床严重并发症发生率（ASI组：2.2%，LIDL组：7.8%)情况对比，仍是ASI组较优。

要点回顾

- ASI DAA THA是一种安全的、已证明有康复优势的外科手术。
- ASI DAA需要特殊拉钩，不需要特殊牵引床。
- 股骨暴露依靠转子区近端/上方关节囊的适当的解剖分离。
- 学习曲线和并发症发生率已经详细阐述并且可以克服。
- 需要更多的研究来对比不同DAA技术并评估这些入路的长期结果。

（孙立　杨勤　译）

参考文献

1. Kurtz S, Ong K, Lau E, et al. Projections of primary and revision hip and knee arthroplasty in the United States from 2005 to 2030. *J Bone Joint Surg Am.* 2007;89:780.
2. Rachbauer F, Kain MS, Leunig M. The history of the anterior approach to the hip. *Orthop Clin North Am.* 2009;40(3):311-320.
3. Smith-Petersen MN. A new supra-articular subperiosteal approach to the hip joint. *Am J Orthop Surg.* 1917;15:593.
4. Smith-Petersen MN. Approach to and exposure of the hip joint for mold arthroplasty. *J Bone Joint Surg.* 1949;31A:40.
5. Judet J, Judet R. The use of an artificial femoral head for arthroplasty of the hip joint. *J Bone Joint Surg.* 1950;32B:166.
6. Light TR, Keggi KJ. Anterior approach to hip arthroplasty. *Clin Orthop.* 1980;152:255.
7. Kennon RE, Keggi JM, Wetmore RS, et al. Total hip arthroplasty through a minimally invasive anterior surgical approach. *J Bone Joint Surg Am.* 2003;85(Suppl 4):39-48.
8. Kennon R, Keggi JM, Zatorski LE, Keggi KJ. Anterior approach for total hip arthroplasty: beyond the minimally invasive technique. *J Bone Joint Surg Am.* 2004;86(Suppl 2):91-97.

9. Alecci V, Valente M, Crucil M, et al. Comparison of primary total hip replacements performed with a direct anterior approach versus the standard lateral approach: perioperative findings. *J Orthop Traumatol.* 2011;12(3):123-129.
10. Bhandari M, Matta JM, Dodgin D, et al. Outcomes following the single-incision anterior approach to total hip arthroplasty: a multicenter observational study. *Orthop Clin North Am.* 2009;40(3):329-342.
11. Bender B, Nogler M, Hozack WJ. Direct anterior approach for total hip arthroplasty. *Orthop Clin North Am.* 2009;40(3):321-328.
12. Berend KR, Lombardi AV Jr, Seng BE, et al. Enhanced early outcomes with the anterior supine intermuscular approach in primary total hip arthroplasty. *J Bone Joint Surg Am.* 2009;91(Suppl 6):107-120.
13. Bergin PF, Doppelt JD, Kephart CJ, et al. Comparison of minimally invasive direct anterior versus posterior total hip arthroplasty based on inflammation and muscle damage markers. *J Bone Joint Surg Am.* 2011; 93(15):1392-1398.
14. Bremer AK, Kalberer F, Pfirrmann CW, Dora C. Soft-tissue changes in hip abductor muscles and tendons after total hip replacement: comparison between the direct anterior and the transgluteal approaches. *J Bone Joint Surg Br.* 2011;93(7):886-889.
15. Goebel S, Steinert AF, Schillinger J, et al. Reduced postoperative pain in total hip arthroplasty after minimaly-invasive anterior approach. *Int Orthop.* 2012;36 (3):491-498.
16. Horne PH, Olson SA. Direct anterior approach for total hip arthroplasty using the fracture table. *Curr Rev Musculoskelet Med.* 2011; 4(3):139-145.
17. Lovell TP. Single-incision direct anterior approach for total hip arthroplasty using a standard operating table. *J Arthroplasty.* 2008;23(7):64-68.
18. Masonis J, Thompson C, Odum S. Safe and accurate: learning the direct anterior total hip arthroplasty. *Orthopedics.* 2008;31(12):pii.
19. Matta JM, Shahrdar C, Ferguson T. Single-incision anterior approach for total hip arthroplasty on an orthopaedic table. *Clin Orthop Relat Res.* 2005;441:115-124.
20. Moskal JT. Anterior approach in THA improves outcomes. Affirms. *Orthopedics.* 2011;34(9):e456-e458.
21. Nakata K, Nishikawa M, Yamamoto K, et al. A clinical comparative study of the direct anterior with mini-posterior approach: two consecutive series. *J Arthroplasty.* 2009;24(5):698-704.
22. Oinuma K, Eingartner C, Saito Y, at al. Total hip arthroplasty by a minimally invasive, direct anterior approach. *Oper Orthop Traumatol.* 2007;19(3):310-326.
23. Restrepo C, Parvizi J, Pour AE, et al. Prospective randomized study of two surgical approaches for total hip arthroplasty. *J Arthroplasty.* 2010;25(5):671-679.
24. Seng BE, Berend KR, Ajluni AF, et al. Anterior-supine minimally invasive total hip arthroplasty: defining the learning curve. *Orthop Clin North Am.* 2009;40(3):343-350.
25. Siguier T, Siguier M, Brumpt B. Mini-incision anterior approach does not increase dislocation rate: a study of 1037 total hip replacements. *Clin Orthop Relat Res.* 2004;426:164-173.
26. Yerasimides JG. Use of the Fitmore hip stem bone-preserving system for the minimally invasive anterior-supine approach in hip replacement. *Am J Orthop.* 2010;39(10):13-16.
27. Barrett WP, Turner SE, Leopold JP. Prospective randomized study of direct anterior vs postero-lateral approach for total hip arthroplasty. *J Arthroplasty.* 2013;28(9):1634-1638.
28. Berend KR, Lombardi AV Jr, Mallory TH. Rapid recovery protocol for peri-operative care of total hip and total knee arthroplasty patients. *Surg Technol Int.* 2004;13:239-247.
29. Berend KR, Kavolus JJ, Morris M, et al. Primary and revision anterior supine total hip arthroplasty: an analysis of complications and reoperations. *Instr Course Lect.* 2013;62:251-263.

第 7 章

克服直接前方入路学习曲线的要点和技巧

Benjamin Domb, MD; Timothy Jackson, MD

学习要点

- 直接前方入路（DAA）全髋关节置换术（THA）相关学习曲线与其并发症有关，应该通过详细制订术前计划并执行计划来识别并避免这些并发症。
- 暴露是DAA THA中最难的部分，成功暴露对于成功手术并避免并发症特别重要。
- 认识学习曲线的关键步骤会让外科医生安全高效地学习DAA THA。

本章的目的是总结有用的技巧，引导初学者顺利渡过DAA THA的学习曲线。DAA THA学习曲线是指外科手术学习早期并发症较高的阶段，在达到熟练掌握之前的学习曲线阶段病例量可以低至20例，也可以高至100例[1,2]。在学习曲线阶段，外科医生可能会出现手术时间更长，手术出血量更大，像股骨矩骨折、大转子骨折和皮质穿孔等并发症更多的情况[1-4]。本章将讲述一系列重要的、实用的要点和技巧来引导学习曲线，使DAA THA操作更加安全和可重复。

患者选择

体型、体重均较大的男性患者行DAA THA与偏瘦的女性患者相比，技术难度明显不同。由于术中不切断、不松解肌肉，所以整个手术都需要小心谨慎地牵拉软组织。肌肉更结实、更发达的男性患者比肌量更小的女性而言，需要更多的牵拉，但视野却更差。Frye等的研究证实，BMI增加以及男性性别，都会伴随更严重的肌肉损伤[5]。同样的，对于骨质硬化的患者来说，髋臼磨锉和臼杯安装需要花费更大力量并需谨慎判断以保证精确性[6]。最后，对于体型大并有髋关节挛缩畸形的患者来说，股骨暴露和扩髓是非常困难的，同时还增加了股骨穿孔和弓形股骨假体放置的风险。

体位和透视

合适的患者体位包括C臂和手术床的相对位置、手术床上患者的朝向、手术室工作人员的位置（图7.1）。这个概念对于任何DAA THA手术室的设备摆放都通用。手术床的摆放应该给术中操纵手术

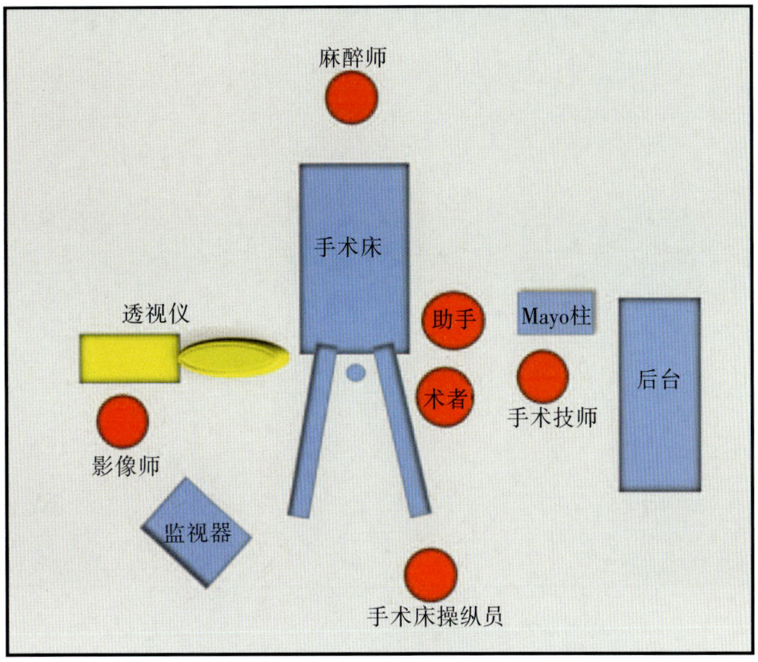

图7.1　手术室设备位置示意图。

床的人员留出足够空间。透视C臂应该垂直于手术床，这样通过C臂机简单的推进推出就能快速获得透视图像。透视机屏幕应该在患者足部方向并且在术者对侧。

患者位置摆好后，可前倾骨盆。为避免错误，手术床和(或)C臂位置可能需要调整。使用尾骨、耻骨联合、闭孔、泪滴和坐骨棘作为标志点可以验证旋转或倾斜角度(图7.2)。随着手术进行，可能需要将患者向术侧倾斜，此时手术床和(或)C臂也应相应调整。术侧上臂可以外展或者置于胸前为助手留出空间。足部应该置于中立位力线稍加内旋。

切口位置

可以通过小切口行DAA手术，尤其是对于更瘦、体型更小的患者。纵行切口起自髂前上棘(ASIS，图7.3)外侧2cm及远端1cm。精心设计的切口位置会缩短切口整体长度。髋臼扩髓时会将切口远端向远侧拉伸并向内侧压迫。股骨暴露和扩髓时切口近端张力较大。

应避免切口过于偏内。即使在体型较大患者，在股直肌和阔筋膜张肌(TFL)之间的间隙通常也能触摸得到。皮肤切口应该在这个间隙外侧2~4cm并稍斜行。可以延长切口以降低伤口张力、改善暴露或方便手术操作。深部组织微创操作比切口长度对于手术结果更为关键。

关节囊处理

保留或是切除关节囊还存在争议，对关节囊的最初保留和小心解剖分离有利于术野暴露。最初的关节囊暴露是通过在股骨颈上方（外展肌深面）和股骨颈下方(股直肌深面)放置钝性眼镜蛇拉钩来实现。可以使用锐性拉钩，但是这并不是必需的，考虑到可能损伤股动脉，所以不鼓励使用锐性拉钩。

向外上方延长后于关节囊浅面可以看到股直肌返折头。顺股直肌肌纤维纵行切开返折头肌腱以提升髋臼前方暴露，手术结束应给予修复。关节囊暴露完成后，用电凝纵行切开关节囊，再用电凝平行于髋臼唇行"H"形切开并至股骨插入点。确认松解股骨内下方关节囊，这一步骤会扩大股骨术野暴露。用缝线标记内外侧关节囊切缘。内侧切缘的标记线可以用来牵开软组织暴露髋臼，而不必每次插入髋臼锉前放置拉钩。外侧标记线也可以用作拉钩，在股骨暴露时可帮助确认关节囊和外展肌之间的平面。根据自己的习惯偏好，这些缝线可以打结

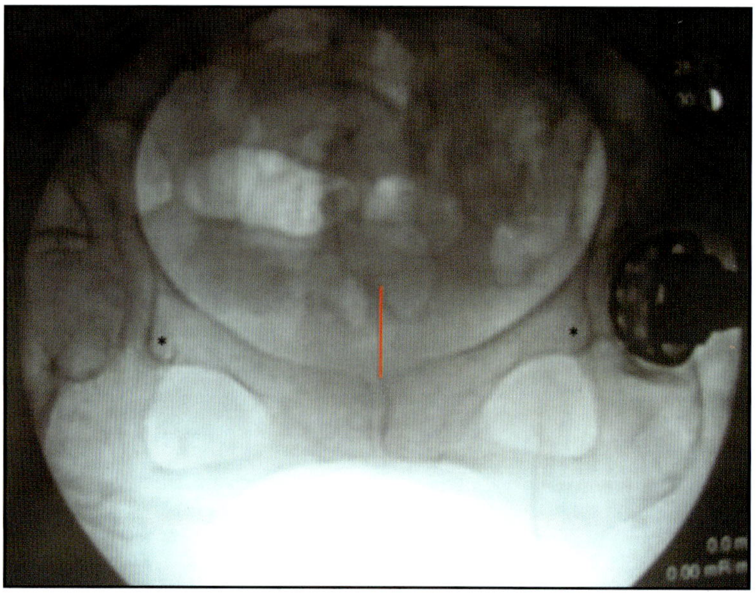

图7.2 前后位透视影像显示中立位。尾骨尖至耻骨联合连线(红线)、双侧闭孔对称、泪滴(星号)可以用来判断是否存在旋转不良及过大的倾斜角度。

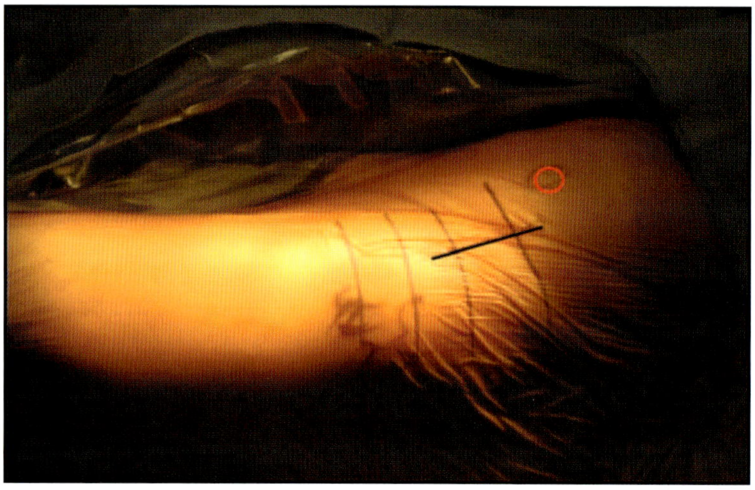

图7.3 皮肤上标记ASIS。切口起自ASIS外侧2cm、远端1cm,继续斜行向远端走行,与TFL及股直肌间隙平行但更偏外侧。对于体型较小的患者,通常来说3英寸(约7.5cm)的切口已经足够长。

以修复最初切开的关节囊,或者在选择关节囊切除的情况下与关节囊一同去除。

股骨颈截骨

股骨颈截骨可以在解剖标志引导下进行,多数外科医生偏好基于术前模板和解剖标志进行截骨。大多数手术器械有导向器,可以放在股骨近端用以计划截骨角度。股骨颈基底部截骨线通常是与股骨干解剖轴成45°。截骨线高度可以通过测量与小粗隆之间的距离来决定,小粗隆容易触摸而不易看到来直接测量距离。

许多有DAA手术经验的外科医生也支持在股骨头颈结合部股骨头下部位再做一次截骨。这样可以取出一块“餐巾环”样的股骨颈骨块,同时更加容易取出股骨头。一个常见的错误是两刀截骨太近

(头下和股骨颈基底) 而取出一块非常小的股骨颈骨环。如果使用2次截骨技术,至少要取出1cm厚的骨环以利于暴露和股骨头取出。

可以使用透视确定截骨位置(图7.4)。C臂置于合适位置后,将电凝刀头置于预计的股骨颈截骨位置,长电刀头顺着截骨线方向。通过透视动态调整截骨高度和角度。获得正确高度和角度后,用电凝标记截骨线。取出股骨头后如果插入髋臼锉存在困难,暂不插入,同时用透视再次确认截骨水平。如果有需要,再次进行股骨颈基底截骨以暴露髋臼。

髋臼暴露

取出股骨头后用2~3个拉钩暴露髋臼。以右髋为例,第1个拉钩放置在前方,拉钩尖向内侧放置于4点位置髂腰肌切迹内侧。一个锐性拉钩放置在后方9点钟位置。另一个拉钩放置在前上方以利于臼唇切除(图7.5,显示左髋)。这样暴露后,在磨锉前

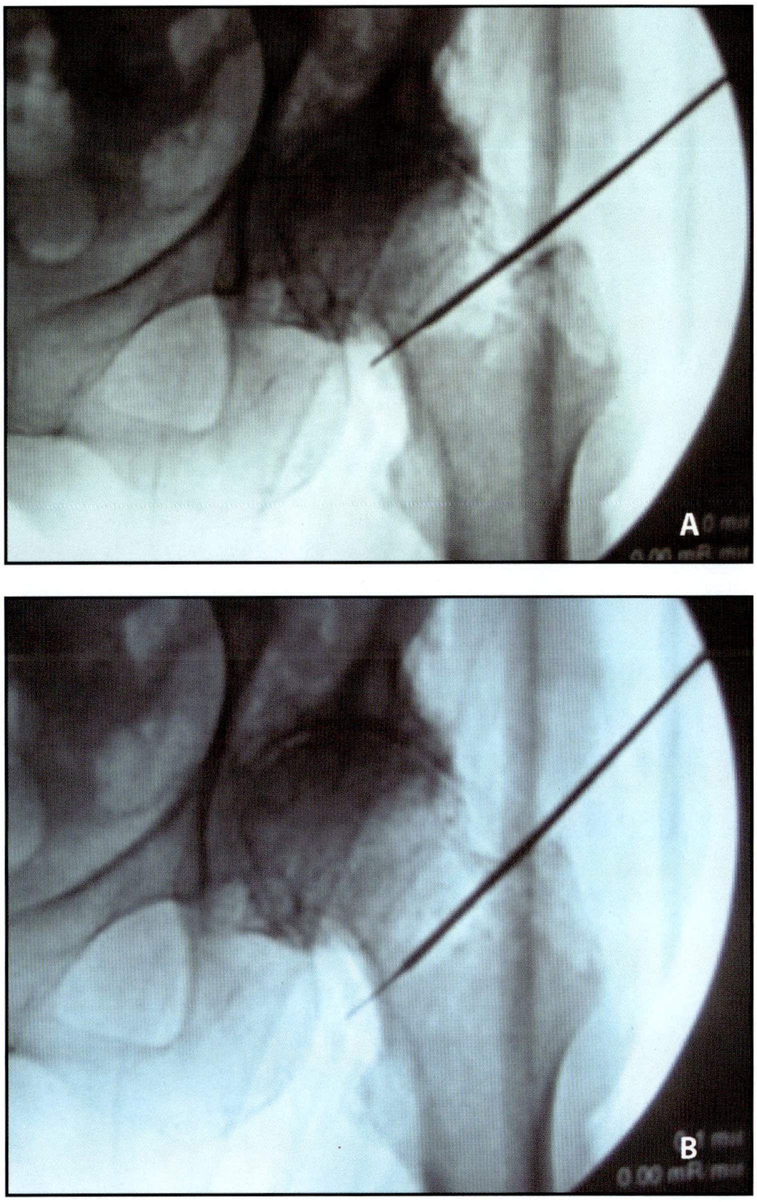

图7.4　透视下股骨颈截骨。电刀头放置于计划截骨位置并透视。(A)一例高位且角度不合适的截骨线。(B)与术前计划一致的合适截骨线。股骨颈截骨的上部延长至股骨髓腔锉插入点。

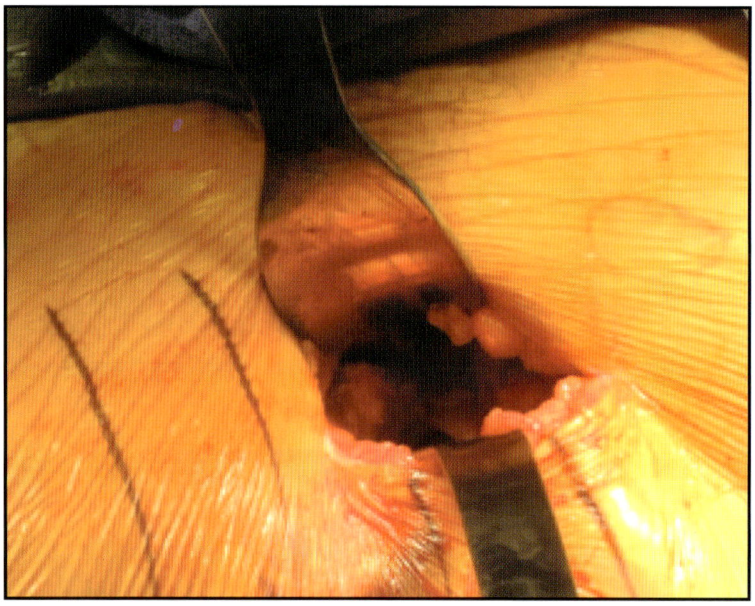

图7.5 前方髋臼缘放置锐性Cobra拉钩穿透关节囊。另一个拉钩置于臼唇后方。关节囊和臼唇之间在后方通常有间隙所以往往没有必要穿透关节囊。切口内前方(上部)拉钩深面可见臼唇。

可以切除圆韧带和剩余臼唇。暴露髋臼横韧带和马蹄窝至可直视以作为最初髋臼磨锉的参考解剖标志。

髋臼磨锉

将下肢外旋30°~40°牵引以获得最大的髋臼操作空间。下方关节囊会阻挡手术器械置入。通常简单的关节囊切除或切开可松解这些组织。多数外科医生习惯先用小髋臼锉向内下方磨锉(图7.6A)。这样可以确认髋臼内壁。插入更大的髋臼锉,确认向内侧磨锉至之前小号髋臼锉所磨深度,然后调整向上磨锉(图7.6B)。

一个容易犯的错误是没有充分向内侧磨锉而是向上方磨锉。这样会产生双腔而影响臼杯稳定性。可以通过逐渐平缓地从向内磨锉转为向上磨锉来避免这个错误。一直向上磨锉直至术前影像所见软骨下硬化线被磨锉掉而使得髋臼上方无皮质骨。双数的髋臼锉由于使用比较少所以可能会更锋利,可以用它们来穿透厚的硬化骨。另外,对于大体重患者可使用带偏心距的髋臼锉并用新电池来驱动磨锉马达更有利于髋臼准备。

臼杯放置

使用带偏心距的髋臼锉手柄、击入器手柄有助于臼杯的置放。确定髋臼中所有软组织已被清理,用前方关节囊缝线来牵拉暴露。髋臼后方放置拉钩。如果切口小,拉钩和臼杯不能同时放置,前方缝线牵拉后方用两指牵拉TFL可以暴露髋臼。臼杯置入髋臼至内壁后,保持向内侧的推力,调整手柄至合适的外展角和前倾角。在臼杯打压最终置入前,使用透视再次确认臼杯倾斜度和前倾角。

股骨近端暴露

经DAA行THA的股骨暴露可能会很困难。最大限度的外旋股骨但是要避免用力过大。助手用骨钩将股骨近端牵向外侧,或连接Hana(Mizuho OSI)手术床以提拉股骨。然后向下向后伸展髋关节并内收髋关节将术肢置于对侧肢体下方。骨钩连于抬升装置上,来维持助手已抬升的股骨高度。

第一个拉钩置于股骨颈后方皮质,将其牵向外侧。可以通过在关节囊和外展肌之间放置钝性Co-

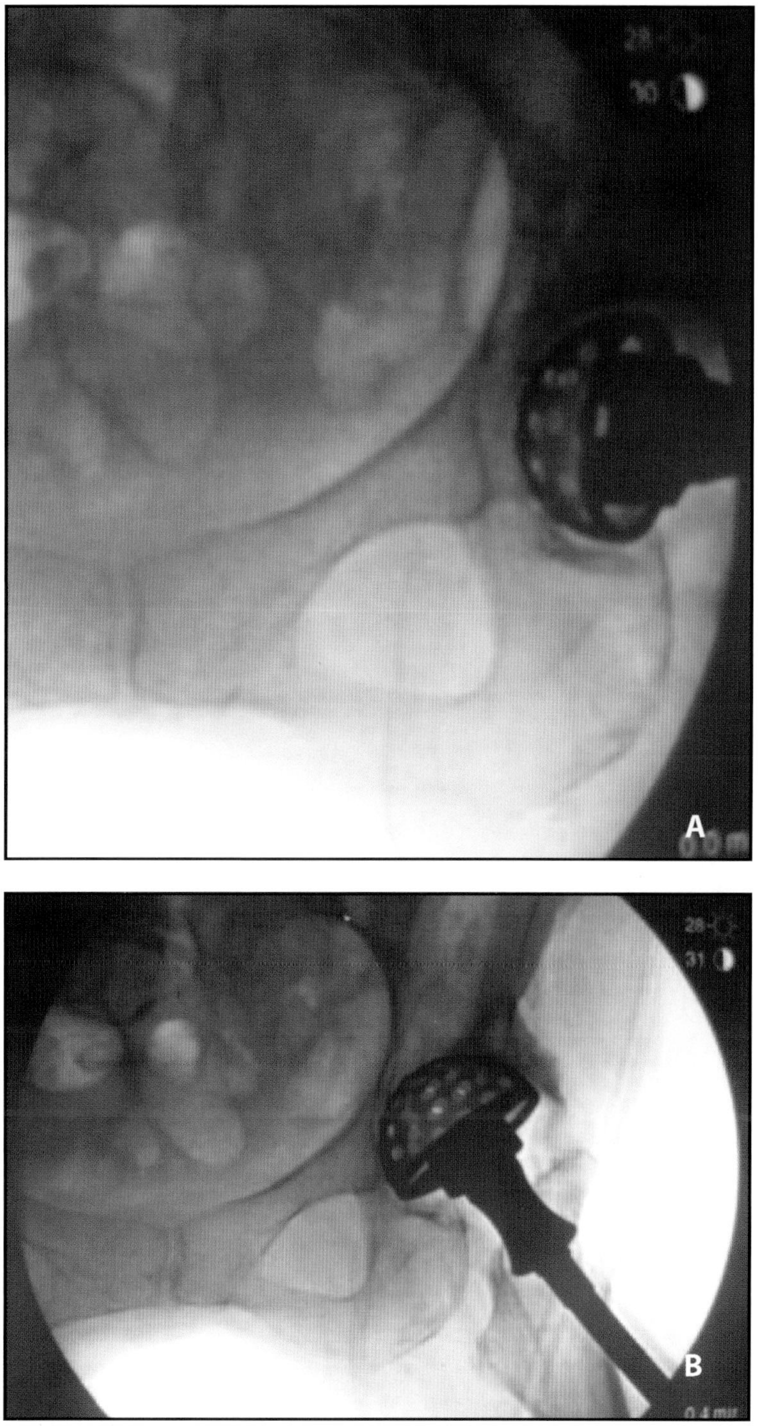

图7.6　髋臼磨锉。(A)小直径髋臼锉置于髋臼内且最初朝向内侧。在这个角度磨锉以确认臼杯深度如术前计划。(B)逐渐换用大号髋臼锉沿最终臼杯放置方向进行磨锉。透视下观察并调整臼杯外展角和前倾角。

bra拉钩进一步暴露并松解后方关节囊。保持标记线的牵拉力量，同时用电凝再松解髋臼和股骨近端后方的关节囊。有时能用手感知松解效果。彻底清除股骨入点软组织同时充分松解后方关节囊，取出Cobra拉钩并于大转子外侧置入长单头锐性拉钩。此时转子朝向后方。这把拉钩用于刺穿外展肌/肌腱，因此需要锐性拉钩。给予拉钩适当、稳定的力量即可抬升股骨入点至扩髓所需的足够高度。始终保持入点和股骨近端向外，以防止假体柄内翻置入（图7.7）。

复位髋关节

在假体植入后，由助手协助操作Hana手术床来复位髋关节。如果已使用手术床基座器械来抬升股骨，先降低并松开骨钩。通过操作手术床使髋关节

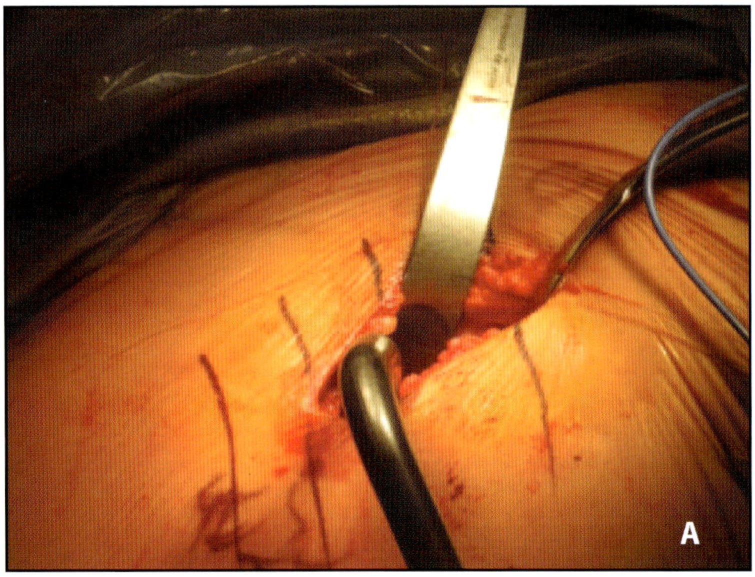

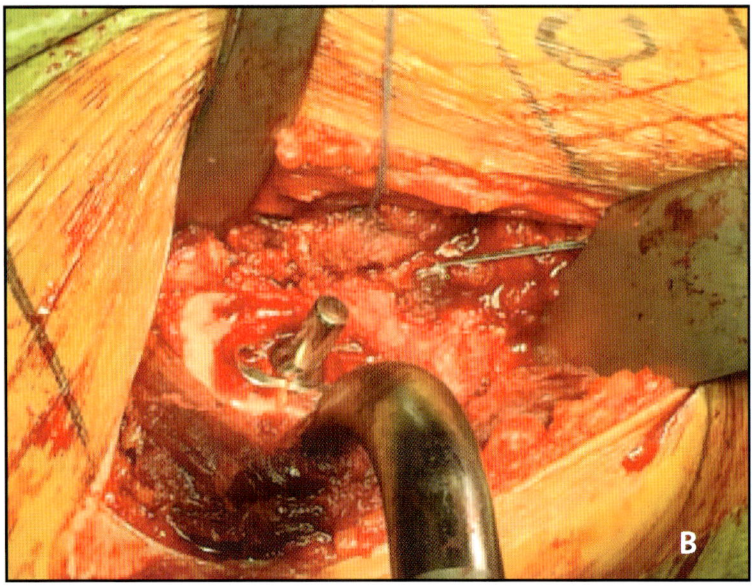

图7.7 在外旋和后伸髋关节前将腿置于中立位，用股骨近端抬升拉钩置于股骨近端。然后外旋下肢接近120°，后伸并内收。（A）用拉钩抬升股骨并连于手术床，然后将Mueller拉钩小心置于后方皮质。（B）使用一把长单头锐性拉钩置于朝向后方的大转子外侧。

从后伸、外旋、内收位转为保持外旋的中立位。在推头器引导下，通过操作手术床给予牵拉力并内旋来复位髋关节。如果复位困难，勿暴力复位。如果不能复位，避免在无牵引的情况下继续内旋髋关节，这样会使股骨头试模掉入骨盆。用骨钩牵拉股骨颈试模同时助手牵引并外旋以脱位。

结论

尽管DAA THA有相关学习曲线，外科医生可以掌握上述要点来建立信心。提供这些要点是希望使得手术更安全、更标准化。最重要的是在学习曲线初期避免选择肥胖和肌肉发达的患者，这类患者的外科暴露和松解本身就很困难。

要点回顾

- DAA THA的学习曲线阶段可能会出现出血量更大、手术时间更长、并发症发生率更高等问题。注意暴露步骤有助于降低学习曲线期间并发症的发生率。
- 在活体手术前，先进行尸体解剖练习积累经验，并向外科导师寻求专科训练。
- 有多种因素会影响DAA THA的操作，比如患者体位、透视、关节囊处理和髋臼股骨暴露。
- 股骨暴露需要从股骨上松解后外侧关节囊。关节囊松解时给予足够张力能获得可视、可触及的充分松解。在充分暴露前不要开始股骨扩髓。
- 从瘦体型、活动度好的患者开始开展手术可以使得髋臼和股骨暴露更容易。

（孙立　译）

参考文献

1. Goytia RN, Jones LC, Hungerford MW. Learning curve for the anterior approach total hip arthroplasty. *J Surg Orthop Adv.* 2012;21(2):78-83.
2. Masonis J, Thompson C, Odum S. Safe and accurate: learning the direct anterior total hip arthroplasty. *Orthopedics.* 2008;31(12 Suppl 2):pii.
3. Lee G-C, Marconi D. Complications following direct anterior hip procedures: costs to both patients and surgeons. *Arthroplasty.* 2015;30(98):98-107
4. Barnett SL, Peters DJ, Hamilton WB, Ziran NM, Gorab RS, Matta JM. Is the anterior approach safe? Early complication rate associated with 5090 consecutive primary total hip arthroplasty procedures performed using the anterior approach. *Arthroplasty* www.sciencedirect.com/science/article/pii/S0883540315006075. Published July 11, 2015. Accessed February 29, 2016.
5. Frye BM, Berend KR, Lombardi AV, Jr, Morris MJ, Adams JB. Do sex and BMI predict or does stem design prevent muscle damage in anterior supine minimally invasive THA? *Clin Orthop Relat Res.* 2015;473(2):632-638.
6. Hallert O, Li Y, Brismar H, Lindgren U. The direct anterior approach: initial experience of a minimally invasive technique for total hip arthroplasty. *J Orthop Surg Res.* 2012;7:17.

第二部分

间隙直接前方入路技术

第 8 章

新技术的风险评估

B.Sonny Bal, *MD*, *JD*,*MBA*; *Lawrence Brenner*, *JD*

学习要点

• 了解新技术,特别是新外科技术的学习和应用相关的专业风险。

• 了解外科医生的创新行为,因为它涉及新技术的学习,也通过法律原则与司法推理来影响医院的行政执行力。

• 了解可以在职业层面和企业层面上执行的策略,以减少和缓解与引进新技术(如DAA THA)相关的法律风险。

在2013年《新英格兰医学杂志》(*New England Journal of Medicine*)中的一篇文章中,作者Birkmeyer等[1]研究了肥胖外科医生,了解他们的技能熟练程度与临床结果之间是否有关系。20名肥胖外科医生参加了这项研究。每个外科医生都进行了腹腔镜下胃转流手术视频录像。随后对视频进行了独立双盲的同行评议,并通过标准化量表对外科医生的手术技术评分。之后,作者通过一个包括10 000多名患者的前瞻性临床结果注册表来寻找外科医生手术技术与并发症发生率之间的关系。不出意外,与此研究中手术技术得分居前1/4的医生相比,评分居末1/4的外科医生的手术时间更长、存在更多的并发症、患者再手术率与再住院率更高、同时患者的死亡率增加。

虽然手术技术的行业评价或许能量化外科医生业务的精通程度,但是将一个新的技术(如DAA THA)介绍给外科医生时,新的问题又产生了。一项新的外科技术被广泛接受的标准是其可重复性(例如,在练习中其他外科医生具备学习以及安全地再次进行该手术的能力)。在这个标准中,合理的假设就是,尽管学习速度不一样,但全部有学习愿望的外科医生都能掌握这个新技术。随着髋关节外科变得更加专业化,微创技术也得以推动。外科医生自我审查的要素之一在于公正地评估其掌握新技术的能力,即其学习新技术带来的好处是否大于所带来的风险。这种评估可以通过让医生理解其行为需要担负的法律责任得到促进。

医生行为的医院责任

在引入一项新兴技术时,不仅要考虑医生个人的医疗过失风险,医院的企业风险也应当被考虑在内。在医学、信息技术和消费者权益等透明度空前增加的当今时代,要求医疗从业者提供更多的实践数据。医疗保险的出资方关心的重点是结果、质量和成本核算。根据Birkmeyer等的研究结果[1],手术质量差异取决于外科医生的手术技术,那么医院需要对本院外科医生不同的技术加以鉴别并采取相应的措施吗?如果一名外科医生有做DAA手术产生并发症的行医史，并且行DAA手术的并发症发生率比其他标准化THA术式更高，那么医院需要为这些并发症负责吗？

这是一个难以回避的难题，在新的卫生保健领域，它关注的重点是结果、质量和安全。要回答这个问题，我们将首先审查因医务人员行为而造成医院责任的法律基础。尤其是在把医生当作医院或者公司员工这种实践模式下显得非常重要[2]。

"雇主责任制"的法律原则要求雇主对其雇员的过失行为负法律责任。这种普通法原则建立于17世纪的英国，并被美国作为代理法的固定分支。代理法有助于界定雇主与雇员之间的法律关系。它为受害群体恢复健康提供更好的机会，因为在"雇主责任制"法律基础下，雇主需要对其雇佣关系范围内的员工所造成的伤害负法律责任。

因此，如果一名外科医生在工作范围之内实施DAA过程中对患者造成了损害，则应用"雇主责任制"法律原则是相对明确的。而对产生于雇佣范围内医师行为之外的损害，法庭则几乎不会要求医院（即雇主）负法律责任。然而，"雇主责任制"却没有涉及那些独立的外科医生（即非医院员工）行为。他们在医院享有特权且并不产生或意味着与医院的雇主与员工关系。独立的外科医生必须正式申请特权，医院必须清楚划定独立外科医生的医院服务范围。获得证书体现了其申请和被医院接收为医疗员工的过程。特权（或者说对特权的描述），即该医生在医院执业的许可范围。对于这些非医院雇员的医疗人员，法律系统如何划定医院责任呢？

DARLING V. CHARLESTON 社区纪念医院事件案

1965年，在伊利诺伊州的一起叫作"Darling V. Charleston社区纪念医院事件"的案件中，法律判决为因医生的过失行为导致了医院的责任[3]。从Darling案之后，美国法院已经承认并强制执行了一项名为"医院责任制"的法律原则，该原则规定医院有确保其医疗人员岗位胜任能力的直接责任，以及医院对医务人员特权的适当限制。

在Darling案中，一名18岁的男孩在一场足球比赛中摔断了腿。他来到急救室，值班医生给患腿打了石膏。紧接着他发生了骨筋膜室综合症，并且一直到该患者在另一家医院施行了膝以下截肢手术才被发现。原告提出了一种新的法律理论，即医院负责确保患者被有能力的医生救治。法院同意这一原则，并表示案件证据显示，"医院没有审查过Alexander医生的工作，对于医院应视为过失行为。在证据面前，陪审团可以合理地发现医院存在过失"[3]。医院的辩护则为，"医院不治疗患者，也不通过医生和护士采取行动，相反只是让他们按照自己的责任行事"，该辩护被法院彻底驳回。

医院责任制的演变

在Darling案判决之后的几年里，其他法律案件也支持了医院责任制原则。在Elam V. College Park医院[4]，一名足病医生在手术中发生过错。人们发现，医院的同行评审委员会早已对该足病医生的无能和缺乏资质表示担忧，但这却从未引起过医院管理层的警觉。法院认为，在医院责任制原则下，"该医院未能履行其负有的一般责任，即确保其医疗人员的岗位胜任能力以及评估对患者施行的医疗服务的质量"[4]。

最近的诉讼扩大了医院检查执业权限授予的责任，特别是当他们涉及像DAA这样的新的外科手术时。在这方面，腹腔镜下胆囊切除术的引进具有指导意义。有经验的普外科医生如果想要学习这一操作，则需在周末在猪尸体上演练。该学习曲线陡峭；习惯于直接视觉化的外科医生需要学习新的技能，适应通过内镜产生的非直接视觉效果，以及内镜使用中的不同触觉感受。在发生医源性胆管损伤的大量诉讼案件中，医院无一例外被列为被告。这一论点援引了在Darling案中建立的法律原则（即医院应该承担责任，因为他们允许外科医生施行腹腔镜下胆囊切除术，但没能确保外科医生有能力、合格并且熟练地实施该手术）。

医院责任制下的医生责任风险

虽然Darling案的裁决可能合乎情理,但它有一个不可取的一面,它增加了少数外科医生的风险。例如,在一个竞争激烈的医疗市场中,缺乏经济或者政治影响力的外科医生可能会不公正地丢掉医务人员的资格或者被其竞争者限制其基本权利。这样的竞争者可能会声称,解雇一名骨科医生是在医院责任制原则下医院的法律责任。但实际上其动机可能是经济利益而不是为了提高医疗质量。因此,对于医院来说有一点很重要,即在正当的程序之内,甚至之外,需要有独立的评估者来保护医疗人员的利益,因为他们可能是医院系统内其他拥有更大的政治或者经济影响力的外科医生的竞争目标。

Darling案赋予了医院监督其医疗雇员的责任,如不履行则法院将认为这是医院对医疗服务标准的违背[3]。这个标准现在已延伸到医院的同行委员会,他们的成员可能会不公平地攻击一个同事来限制其特权。当一名外科医生在学习一种新技术(如DAA)并且发生了并发症,因而促发了同行评审行动的时候,这种情况通常会发生。除了这些考虑之外,医院责任制的原则调用了知情同意程序,因为医院有责任确保外科医生正确地告诉患者关于新手术的风险和替代方案。我们将研究这些法律要求和解释所产生的复杂的、通常很难的问题。

新的药物和技术

在制药业中,新药的损伤可以产生重大的责任。例如,在2014年,美国联邦法院的陪审团裁定日本大阪的武田制药公司(Takeda Pharmaceutial Co)和印第安纳波利斯市的礼来公司(EliLilly & Co)联合支付90亿美元,作为惩罚性赔偿,因为法院发现这两个公司隐瞒了服用其生产的吡格列酮(Actos)降糖药物的致癌风险[5]。吡格列酮案是一典型的案件,由此形成一个长效机制,即针对制药公司新药造成损害进行重的经济处罚[6,7]。这些法律案件提示我们,所有所谓的医疗进步,无论是在制药还是其他方面,都可以连带产生特殊的法律责任风险。

正如医生作家 Nortin Hadler指出的那样:“在1975—1999年间被FDA批准上市的药物中有10%,随后要么因为副作用而被撤回,要么被贴上黑盒子标签以表明特殊的危险。”[8]这种类型的责任与骨科新技术同样相关,例如金属对金属的全髋关节置换,结果让几家骨科植入耗材销售商陷入了重大责任风险。

总之,新的外科技术,例如DAA,可能与更高的并发症风险相关,特别是在学习期间。这些并发症让外科医生有了直接的责任风险。另外,手术并发症可能让医院面临这样的指控,即根据Darling案判决产生的医院责任制原则,医院未能履行确保其外科医生具有相应的业务能力、熟练度、资质的责任。这种责任,区别于替代责任,它通常在医生作为医院雇员时产生,因而医生的不当行为在代理法原则下归咎于医院雇主头上。

医生能力、熟练度、资质

就医院授予证书以及赋予权利而言,对于外科业绩(surgical performance),医院有三方面必须进行监督以避免产生医院的整体责任。这三方面包括受雇外科医生的能力、熟练度和资质。恰当地实施这些监督责任,能减少医院以及医生的责任风险,同时提高患者的安全以及临床效果的质量。

一项新技术,例如DAA,通常需要不同的手术技术、资质和工具。因此需要对医生进行适当的训练以及监督,才能宣布该医生具备了相应的能力开展DAA手术。照此,当一个外科医生需要独立地面对真正的患者的时候,仅仅通过周末尸体训练课程或者观摩有经验的外科医生手术,或许并不能成为已准备充足的依据,至少对于部分外科医生而言是这样的。

一个DAA的新手即使能够按部就班地完成整个手术步骤,他也会缺乏熟练度,而这种技能需要从实践经验中获得。熟悉一种手术并不能等同于熟练程度,也不会有哪个外科医生能在实施新手术技术的早期病例中就能做到熟练和精通。外科技术的进步总会导致熟练度的不足，尽管外科医生已克服了学习曲线。但法律不会因为损害产生于新技术或新植入物使用的早期病例就免去相应的法律责任。换句话说，在法律之下没有安全的避风港可以免去在学习和掌握新手术过程中发生并发症的责任。因而，重担就落到了医院身上，医院不仅要确保他的医疗队伍能胜任新的技术，还得确保熟练操作。在医院环境中，熟练度不仅涉及骨科医生，还涉及全体手术室团队成员。

是否具备安全实施一项新手术的确切的资质很难定义，特别是在骨科。在DAA THA中，一些作者引述“学习曲线长达50~100个病例”[9,10]。虽然在外科医生尝试一项新的手术时由医院负责对其资质进行审查，但是相应的训练却是通过学习业界赞助的课程来完成的，这可能会导致质量与一致性上的差异。为了避免因采用新方法、新技术产生的错误导致法律控诉，作为医院又必须确保骨科医生是有相应能力、熟练度以及资质的。因而这项任务或许显得困难，下边的这些建议可能有所帮助。

新技术的医生训练

医院的公司责任在一起诉讼案之后被提起，该诉讼针对一例失败的腹腔镜下胆囊切除术。该普外科医生通过业界赞助的周末课程在猪身上操作来学习新手术技术[11]。接着他们就在人类患者身上施行手术，此时他们往往缺乏与此项新手术相应的能力、熟练度和资质。医院因此被起诉，在实施初次手术时医院未尽到代理人监督之责。证据表明，这些训练课程从本质上来讲是有限的，同时也表明许多普外科医生就是掌握不了做该手术所需要的二维内镜视野操作技术[11]。

当这些原则应用于DAA技术，那么一名骨科医生在进行了企业学习后是否可以在没有医院监督的情况下应用DAA？尽管这是一个未解决并且令医院管理者头疼的问题，在法律上却已经有了大量的指南。正如腹腔镜下胆囊切除诉讼案件中所展示的那样，管理者可以合理地推断出任何存在学习曲线的外科技术都可能造成医院的责任。不论什么时候，当一名骨科医生施行在其住院医生培训期间所学范围之外的操作时，对于医院来说都应进行适当的关注。相反地，如果一名外科医生在住院医生培训期间就带着问题对该手术进行了解，并且在进一步的专科培训期间学习了该手术，那么相关的因培训不足所产生的责任风险则会减轻。

该问题如果考虑到外科医生的年龄，将会变得更加复杂。例如，一名75岁的骨科医生因为业务原因想要开展DAA THA手术，另一名35岁的对DAA同样毫无经验的骨科医生因为同样的目的也想开展DAA，那么医院应该对年长的医生负有更多的监督责任吗？精明的律师很可能对此做出强有力的论证。

知情同意和医院责任

关于新技术（如DAA）的学习涉及知情同意程序。通常，一项新手术的知情同意程序也同样是对已知的风险进行例行回顾，同时对手术方式及其可被期待的获益进行描述。然而，在对新手术或新技术进行知情同意的时候，患者需要知道更多的信息。例如，患者必须要知道这项新技术所带来的风险。这可能在采用此手术方式的早期显得十分困难，因为一窝蜂的热情会驱使医生盲目地采用这种术式，尽管暂时还没有关于此手术安全性及有效性的长期随访数据。正因为如此，在20世纪70年代中期采用的人工合成的前交叉韧带重建手术最终失败了，同样的还有80年代使用的硅橡胶脚趾假体，金属对金属全髋关节假体也面临了相似的命运[12,13]。

在实施新手术时，医院可能会处于在知情同意过程中做出无根据的假设的危险之中。第一个假设是骨科医生拥有针对新技术风险的正面结果（good data）。第二个假设是所有的骨科医生可能都已具备安全实施新技术的能力。最后一个假设是医院认为他们能安全地委派这些骨科医生来进行知情同意程序。这些所有的假设，事实上却可能全都是不正确的。医院有责任告诉患者新手术技术的风险是不确定或者说不知道的。医院还有义务告知患者实施该新技术的外科医生和手术室团队成员的背景和资质信息。

在现实中，市场压力通常会使得事情正好相反。医院通常会宣传本院外科医生是第一个做某项手术的(如DAA)，或者说该院使用最新的机器人来做全膝关节置换术。和许多法律与医药中的问题一样，因新技术产生的法律责任风险往往与市场和经济效益考量相冲突。在互联网上搜索“微创DAA全髋关节”，就会发现成千上万的医院、医生以及骨科诊所在竞相吸引消费者的注意。几乎无疑的是，这种骨科手术的竞争被推动，通常是因为这样可以显示其优越性。这个目的往往通过推广新技术来吸引患者得以实现。因此，医院和医生就存在这样的经济动机，通过夸大新技术的好处来获取相对各自竞争者的市场优势。

最终，市场压力会同样地带给医院和外科医生更多的责任风险。相对于诚信可靠的知情同意程序，患者对市场推广和广告宣传有不一样的反应，其与患者相应的风险暴露的准确关系，是一个复杂的课题，这超出了本章讨论的范围。总而言之，要均衡好采用新外科技术(如DAA THA)的经济优势与带给外科医生和医院的法律风险，这的确是一项富有挑战性的任务。外科医生与医院应该共同协作来确认和制订质量控制措施，公开流程，确保安全的手术结果，并将实际情况告知患者。

要点回顾

- 医院的骨科部门应该提供对新外科术式和技术的操作定义(working definition)。这个对新的外科术式的定义应该说明该技术的掌握存在学习曲线。新的外科技术的定义应该包含的是那些真正不同的技术而非对已有技术的简单改进。
- 如果一名受聘的外科医生想要开展与前面定义相符合的新手术或新技术，应该提出新的权限申请。在赋予医生新的权限前，医院应当有清晰定义的协议(如监督最开始的10个操作步骤)和支持此操作的书面材料。
- 对于新技术和新手术，患者应该被告知此操作可能的好处和已知的风险，并且让其明白在新技术实施的早期阶段，都可能存在着不可预见的特殊的损害。
- 对接受了新外科技术的患者应该仔细地进行并发症和良好结果的监测。
- 需要对这种监测和监督过程进行模式分析(pattern analysis)，以评估新技术的好处和不可预见的并发症。

(张瑗　刘载阳　译)

参考文献

1. Birkmeyer JD, Finks JF, O'Reilly A, et al; and Michigan Bariatric Surgery Collaborative. Surgical skill and complication rates after bariatric surgery. *N Engl J Med*. 2013;(15):1434-1442.
2. Belde DM. Physician employment in an era of health reform: using shared ideals to achieve social interests. *Health Prog*. 2012;93(2):62-71.
3. *Darling v. Charleston Community Memorial Hospital*, 33 Ill.2d 326, 211 NE 2d 253, 14 ALR 3d 860 (1965).
4. *Elam v. College Park Hospital*, 132 Cal. App. 3d 332; 183 Cal Rptr. 156 (1982).
5. Feeley J, Matsuyama K. Takeda. Lilly jury awards $9 Billion over Actos risks. Bloomberg. www.bloomberg.com/news/articles/2014-04-07/takeda-actos-jury-awards-6-billion-in-punitive-damages. Published April 8, 2014. Accessed April 14, 2014.
6. Harris G, Berenson A. Lilly said to be near $1.4 billion U.S. settlement. *The New York Times*. www.nytimes.com/2009/01/15/business/15drug.html?_r=0. Published January 14, 2009. Accessed February 23, 2016.
7. Hilts P. Jury awards $6.4 million in killings tied to drug. *The New York Times*. www.nytimes.com/2001/06/08/us/jury-awards-6.4-million-in-killings-tied-to-drug.html. Published June 8, 2001. Accessed January 8, 2016.
8. Hadler N. *Worried Sick: A Prescription for Health in an Overtreated America*. Chapel Hill, NC: University of North Carolina Press; 2008.

9. Berend KR, Lombardi AV, Seng BE, Adams JB. Enhanced early outcomes with the anterior supine intermuscular approach in primary total hip arthroplasty. *J Bone Joint Surg Am.* 2009;91(Suppl 6):107-120.
10. Seng BE, Berend KR, Ajluni AF, Lombardi AV. Anterior-supine minimally invasive total hip arthroplasty: defining the learning curve. *Orthop Clin North Am.* 2009;40:343-350.
11. Southwick AF. Hospital liability. Two theories have been merged. *J Leg Med.* 1983;4:1–50.
12. US Food and Drug Administration. Recalls. www.fda.gov/MedicalDevices/ProductsandMedicalProcedures/ImplantsandProsthetics/MetalonMetalHipImplants/ucm241770.htm. Published July 2, 2014. Accessed April 21, 2015.
13. Drugwatch. Hip Replacements. www.drugwatch.com/hip-replacement/. Published 2015. Accessed April 21, 2015.

第9章

侧卧位下直接前方入路全髋关节置换

Wietse P.R. Melman, MD; Markus C.Michel, MD; Cees C.P.M Verheyen, MD, PhD

学习要点

- 侧卧位下行直接前方入路(DAA)可以提供极好的股骨侧和髋臼侧的视野暴露。
- 采用侧卧位方式不需要特别的培训或教育。
- 采用此方式时推荐使用窄领股骨假体或解剖型股骨柄假体。

DAA THA在术后快速康复方面具有优势,它出血更少,臼杯的位置安放更准确,肌肉损伤更少,脱位风险更低[1–6]。缺点是可能会损伤股外侧皮神经,手术时间更长,并发症发生率较高,特别是在那些处于此方式学习曲线早期的术者身上。许多被报道的股骨侧并发症都可归因于股骨侧暴露的困难,它可引起股骨骨折和髓腔穿孔并发症[7–15]。

在大多数的描述DAA THA的研究中,患者都采用了仰卧位,伴或不伴患肢牵引[1,8–20]。但实际上这个手术在侧卧位同样可以实施[21]。理论上讲,采用侧卧位在暴露股骨时更加省力,在手术时只需要简单地将患肢处于过伸、内收、外旋位置即可。相比于仰卧位,该体位更方便进入股骨髓腔,并且完全避免了因患肢牵引导致的任何医源性并发症。

设备

侧卧位DAA可以在任何标准手术床上进行,同时使用标准全髋关节置换工具。可以使用Stulberg定位器(Innomed)来防止骨盆倾斜。特殊成角的髋臼锉和打入器在肥胖和强壮患者身上可能会有帮助。我们在股骨侧使用直柄髓腔锉。建议使用钝头的牵开器,如Subtilis牵开器(Accuratus)。

手术技术

将患者摆放在侧卧位,去除手术床的足部延长部分,建议使用可拆分手术床以满足此手术步骤。为防止骨盆倾斜,在患者后背部需要强有力的支撑。术者站在患者的正前方(图9.1)。从大转子前界中点向髂前上棘画一条线(通常为8~10cm)。事实上切口的确切长度并不重要(图9.2)。

切开皮下组织直到筋膜层。此时可看到髂胫束(ITB)的界限,切口不是恰好做在髂胫束边界上,而是在其边界外侧2~3cm,因此是在髂胫束之内。这样做有两个原因。第一,在手术结束时缝合髂胫束边

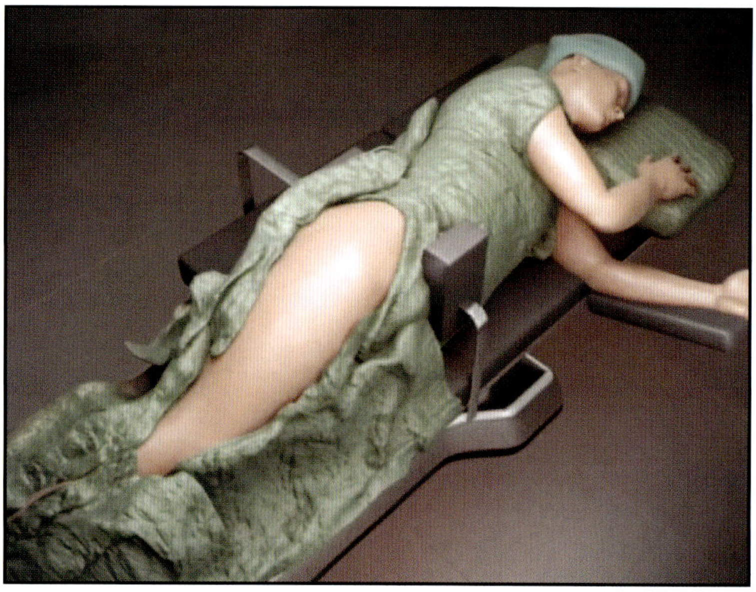

图9.1 患者处于侧卧位，强有力的后方支撑对于防止骨盆倾斜非常重要。

界比缝合保护完好的阔筋膜张肌的筋膜更容易。第二，通过在筋膜下钝性分离阔筋膜张肌可以避开大腿的股外侧皮神经浅支。尽管股外侧皮神经可能离得近，但是它总是从筋膜的浅面穿行。

第一把钝性拉钩放在股骨颈外侧关节囊上，牵开所有外侧肌肉组织，这样就能很好地操作股骨颈。接着用另一把钝性拉钩将缝匠肌和股直肌牵到内侧，将阔筋膜张肌和外展肌牵到外侧。股骨颈前方关节囊被一个薄的双层筋膜所覆盖，其中有黄色的脂肪垫，将其切除。纵行切开浅层筋膜后，钝性切开该黄色脂肪垫，并将其和股直肌反折头一起移到内侧。重新调整第二把拉钩的位置以牵开这些组织。

如此，我们就获得了神经肌肉平面，该平面外侧是阔筋膜张肌和臀中肌，内侧是缝匠肌和股直肌。将关节囊T形切开，纵向切口靠近股直肌反折头止点外侧，远端切口沿着转子间线(图9.3)。建议在切开转子间线的关节囊时采用由内向外的方法，以避免在后方伤及旋股内侧动脉的主要分支。在暴露关节囊之前，需要将旋股外侧动脉的返支和升支电凝或结扎，该动脉走行于阔筋膜张肌的深面。

接着将钝性拉钩置于关节囊内股骨颈周围进行原位股骨颈截骨。使用双螺纹锥方法（double-corkscrew technique)脱位并取出股骨头。首先将螺纹锥由前往后在股骨颈外侧插入，并用它将股骨颈撬向术者。接着，将螺纹锥取出沿着股骨颈截骨面纵轴插向股骨头，将其绕着纵轴旋转几圈，直到彻底松解为止，此时就可以取出股骨头了。有时候，在遇到特别紧的或强直的髋关节时，将股骨颈再截取1cm的薄片，有利于取出股骨头。

取出股骨头之后即可获得髋臼360°的极好的视野，而且当把第三把双弯Hohmann拉钩放置在髋臼横韧带(TAL)外侧附着点之后，视野暴露得到进一步加强，该拉钩用于将股骨移向远端同时保护股骨颈截骨面。髋臼横韧带是控制臼杯前倾角的重要局部标志，无论什么时候都应该尽可能的找到并保护好它。在植入髋臼假体时，手术医生需知道，在侧卧位上骨盆倾向于内收(这其中有便于术中透视的体位因素），意味着手术医生在手术操作时外展角目标为35°，这样在术后前后位影像上可获得45°的外展角。

在准备做股骨操作时，先将一把钝性拉钩放在大转子尖上方，接着将患肢向后拉并套入无菌袋子中(图9.4)。通过这把拉钩，阔筋膜张肌被翻转过大转子，并且大转子被拉钩尖部推向内侧，以防止股骨与髋臼外侧缘撞击。在大多数的髋关节中(接近95%)，此时不需要做额外的松解。在极度限制性髋关节中，可按顺序进行以下三个松解：

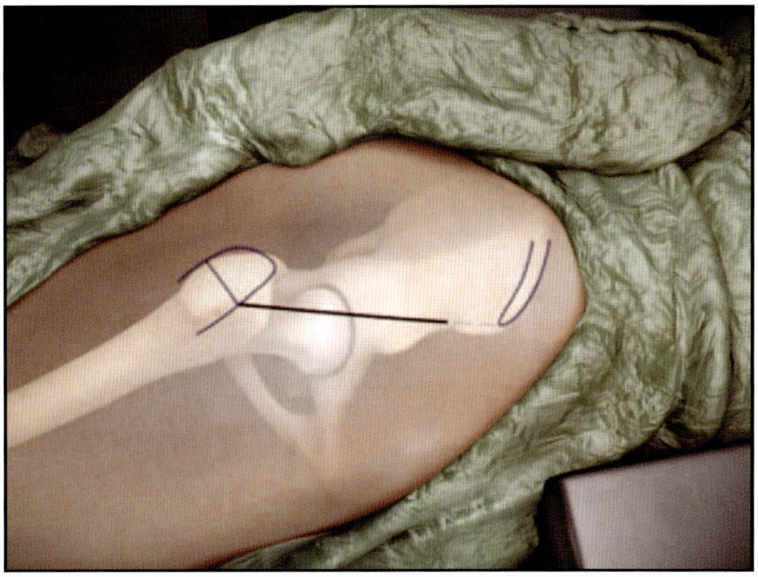

图9.2　用以确定切口的体表标志:股骨大转子的前缘和髂前上棘的前缘。

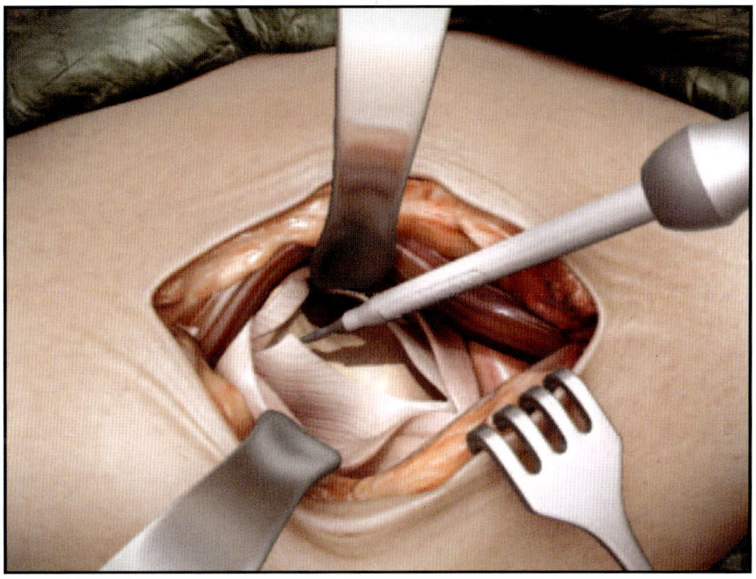

图9.3　在股直肌反折头的外侧“T”形切开关节囊。

- 松解大转子上的外侧/后侧关节囊。
- 松解梨状肌肌腱。
- 部分松解阔筋膜张肌的髂嵴前方起点(肌间纤维)。

在髓腔开孔前，需要获得良好的股骨操作空间，这样才能探明对特定的假体来说正确的进髓点。最常见的错误是开髓时太靠内以至于扩髓时会内翻,这会增加发生假体偏小、股骨距骨折以及股骨柄内翻的风险。在所有部件植入之后,将关节囊用间断缝合关闭。连续缝合筋膜层和皮肤。术后早期活动在术后第一天就可开始,或者更好的情况是在理疗师配合下手术当日下午即开始活动。

结果

每一种新的操作程序,都有一个学习曲线。并发症发生率在DAA THA手术开展的早期会更高一些[22]。进行专门的培训和教育也是有必要的,既保

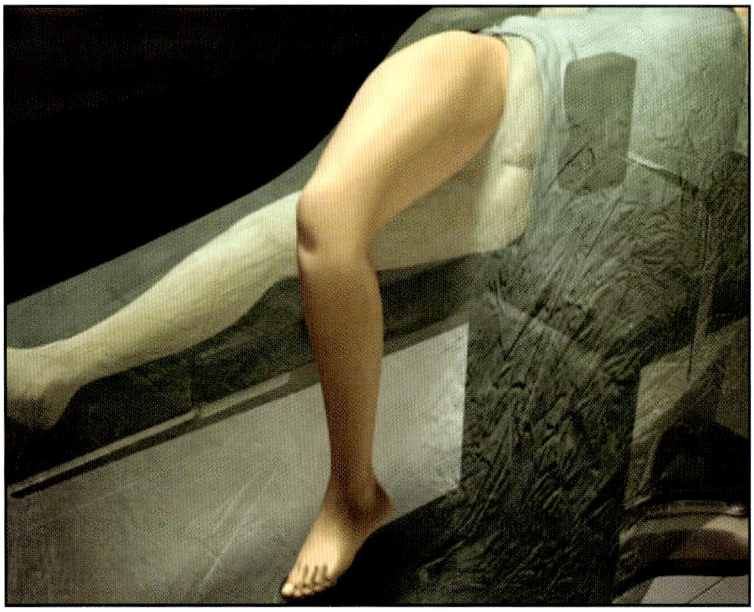

图9.4　患者位于分腿手术床上，一侧肢体交叉以利于股骨显露。

护医生也保护患者。在住院医生或骨科专科医生阶段即系统性地学习DAA或许能避免初期高并发症发生率，这一理论同样适用于所有其他髋关节入路的学习[15]。

不使用牵引床行此种特殊入路时转子骨折的发生率似乎少了。在使用窄领型股骨柄或解剖型股骨柄时，其总的并发症（如感染和早期翻修手术）发生率与其他髋关节入路无显著差异[22,23]。我们研究了一名外科医生的前182例手术，并将这182例手术按时间先后顺序三等分进行比较。我们发现，三组前后相比，技术性并发症发生率和手术时间均得到显著的改善。初期并发症发生率较高但是随后就明显下降，而且在研究队列第三组中的并发症发生率已完全可以接受。

在早期，我们使用过直型非折线领非骨水泥股骨柄，这种非解剖型设计不利于DAA THA手术开展，因而仅做了7例尝试之后，笔者就放弃了使用。这7例手术术后1年的总感染率为0.5%，总生存率为98.4%[22]。总脱位率似乎很低，在一项包含216例病例的序贯研究中，5年脱位率也较低，为0.4%[23]。

结论

在侧卧位下行DAA THA手术，优点在于对大多数髋关节手术医生来说这样的体位更加熟悉，股骨暴露更加容易，而且不需要牵引床。因为骨盆的方向保持在手术医生所熟悉的侧卧位，臼杯和股骨柄的安放更加容易，并且安放位置更加准确。尽管有这些优点，但目前侧卧位行DAA THA手术的数据仍有限，需要更多的对照性研究来让这一理论在将来进行扩展。目前阶段，还没有关于侧位卧与仰卧位DAA THA手术的比较研究数据。尽管如此，DAA THA手术相比其他标准入路仍有其自身的优势，因为它能保护好肌肉并且采用了神经间平面进入髋关节，能改善患者的术后康复[23]。

要点回顾

- DAA THA手术需要进行专门的培训和教育，以使并发症发生的风险最低。
- 侧卧位DAA THA手术时股骨侧暴露更容易，下肢只需要简单地处于过伸、内收、外旋位置即可。与平卧位DAA相比，该体位进行股骨髓腔操作更方便，并且不需要牵引床。
- 使用为DAA THA专门优化设计的股骨植入物更佳（如窄领或解剖型股骨柄设计），以使转子骨折和假体位置不良的风险最小化。
- 目前虽暂无证据表明侧卧位比仰卧位DAA

THA更佳，但基于笔者使用该技术的有效经验，未来的研究将可能证实这一点。

（张瑗　张珺　译）

参考文献

1. Rodriguez JA, Deshmukh AJ, Rathod PA, et al. Does the direct anterior approach in THA offer faster rehabilitation and comparable safety to the posterior approach? *Clin Orthop Relat Res.* 2014;472(2):455-463.
2. Schweppe ML, Seyler TM, Plate JF, Swenson RD, Lang JE. Does surgical approach in total hip arthroplasty affect rehabilitation, discharge disposition, and readmission rate? *Surg Technol Int.* 2013;23:219-227.
3. Barrett WP, Turner SE, Leopold JP. Prospective randomized study of direct anterior vs postero-lateral approach for total hip arthroplasty. *J Arthroplasty.* 2013;28(9):1634-1638.
4. Bergin PF, Doppelt JD, Kephart CJ, et al. Comparison of minimally invasive direct anterior versus posterior total hip arthroplasty based on inflammation and muscle damage markers. *J Bone Joint Surg Am.* 2011;93(15):1392-1398.
5. Alecci V, Valente M, Crucil M, Minerva M, Pellegrino CM, Sabbadini DD. Comparison of primary total hip replacements performed with a direct anterior approach versus the standard lateral approach: perioperative findings. *J Orthop Traumatol.* 2011;12(3):123-129.
6. Moskal JT, Capps SG, Scanelli JA. Anterior muscle sparing approach for total hip arthroplasty. *World J Orthod.* 2013;4(1):12-18.
7. Bender B, Nogler M, Hozack WJ. Direct anterior approach for total hip arthroplasty. *Orthop Clin North Am.* 2009;40(3):321-328.
8. Goulding K, Beaulé PE, Kim PR, Fazekas A. Incidence of lateral femoral cutaneous nerve neuropraxia after anterior approach hip arthroplasty. *Clin Orthop Relat Res.* 2010;468(9):2397-2404.
9. Light TR, Keggi KJ. Anterior approach to hip arthroplasty. *Clin Orthop Relat Res.* 1980;(152):255-260.
10. Oinuma K, Eingartner C, Saito Y, Shiratsuchi H. Total hip arthroplasty by a minimally invasive, direct anterior approach. *Oper Orthop Traumatol.* 2007;19(3):310-326.
11. Siguier T, Siguier M, Brumpt B. Mini-incision anterior approach does not increase dislocation rate: a study of 1037 total hip replacements. *Clin Orthop Relat Res.* 2004;426:164-173.
12. De Geest T, Vansintjan P, De Loore G. Direct anterior total hip arthroplasty: complications and early outcome in a series of 300 cases. *Acta Orthop Belg.* 2013;79(2):166-173.
13. Spaans AJ, van den Hout JA, Bolder SB. High complication rate in the early experience of minimally invasive total hip arthroplasty by the direct anterior approach. *Acta Orthop.* 2012;83(4):342-346.
14. Jewett BA, Collis DK. High complication rate with anterior total hip arthroplasties on a fracture table. *Clin Orthop Relat Res.* 2011;469(2):503-507.
15. Müller DA, Zingg PO, Dora C. Anterior minimally invasive approach for total hip replacement: five-year survivorship and learning curve. *Hip Int.* 2014;24(3):277-283.
16. Rachbauer F, Krismer M. Minimally invasive total hip arthroplasty via direct anterior approach. *Oper Orthop Traumatol.* 2008;20(3):239-251.
17. Berend KR, Lombardi AV Jr, Seng BE, Adams JB. Enhanced early outcomes with the anterior supine intermuscular approach in primary total hip arthroplasty. *J Bone Joint Surg Am.* 2009;91(Suppl 6):107-120.
18. Laude F. Total hip arthroplasty through an anterior Hueter minimally invasive approach. *Interact Surg.* 2006;1(1-4):5-11.
19. Nam D, Sculco PK, Su EP, Alexiades MM, Figgie MP, Mayman DJ. Acetabular component positioning in primary THA via an anterior, posterolateral, or posterolateral-navigated surgical technique. *Orthopedics.* 2013;36(12):e1482-e1487.
20. Lovell TP. Single-incision direct anterior approach for total hip arthroplasty using a standard operating table. *J Arthroplasty.* 2008;23(7)(Suppl):64-68.
21. Michel MC, Witschger P. MicroHip: a minimally invasive procedure for total hip replacement surgery using a modified Smith-Petersen approach. *Ortop Traumatol Rehabil.* 2007;9(1):46-51.
22. Melman WP, Mollen BP, Kollen BJ, Verheyen CC. First experiences with the direct anterior approach in lateral decubitus position: learning curve and 1 year complication rate. *Hip Int.* 2015;25(3):191-292. doi: 10.5301/hipint.5000221.
23. Michel MC, Pierre W. THR by direct anterior approach (DAA): five year results including gate analysis. *J Bone Joint Surg Br.* 2011;93-B(Suppl II): 153.

第 10 章

肢体定位系统和透视技术在直接前方入路全髋关节置换术中的应用

Adam M. Freedhand, MD; Preetesh D. Patel, MD; Eric M. Slotkin, DO

学习要点

- 如何在直接前方入路全髋关节置换术(DAA THA) 中合适地摆放ARCH手术台 (Innovative Orthopaedic Technologies)。
- 如何使用ARCH手术台的各种功能。
- 如何将ARCH手术台的功能延伸应用到DAA THA合适的步骤中。
- 如何在DAA THA中使用透视技术。
- 如何准确地理解和认识术中透视图像。

髋关节直接前方入路(DAA)是一种经典的外科手术入路，虽然曾在一个世纪之前就被Carl Hueter提出，但过去只是偶尔被大家用于全髋关节置换手术中[1,2]。近期,在全髋关节置换术中,直接前方入路入路逐渐成为一个热门,因为它更微创的肌肉组织间隙入路[3]以及仰卧体位更容易让术者评估骨盆的位置。同时,仰卧位能更好地通过透视技术来评估假体的大小和位置。使用特殊手术床或肢体定位系统可让手术更方便并减少助手协助。ARCH肢体定位系统(Innovative Orthopaedic Technologies)是一种在直接前方入路手术中可以应用于标准手术床来实现体位摆放的设备。

在全髋关节置换手术中,假体的位置会影响其使用寿命和性能[4]。假体位置异常和软组织不平衡会导致关节脱位、撞击、聚乙烯内衬的磨损加快,以及早期翻修手术[5,6]。很多研究已经提出了理想的髋臼杯摆放位置，但少有文章提及对每个患者而言,骨盆的实际位置有不同的动力学变化[7-10]。术中患者的体位摆放会影响术者评估骨盆倾斜和旋转的准确性。大量技术被应用来改善假体的摆放位置和手术结果,比如机器人技术、导航技术和术中透视技术[10]。特别是对于术前即发现骨盆有倾斜或轻微旋转的患者,在术中使用透视技术就能提高假体摆放的准确性[11-13]。除此之外,术中透视技术还可以用来判断术中操作的准确性、减少术中的不确定性、减少并发症,特别是对于初学者而言。

设备

ARCH系统(图10.1)是用于DAA THA肢体摆放的一套独立的附带装置,可直接用于普通标准手术床上,同样也可用于骨科其他手术(如髋关节镜、髋部骨折、股骨颈骨折切开复位内固定术)。该设备被悬挂于无菌区之外并能够通过助手来操控(图10.2)。该系统延伸部分可控制下肢进行旋转、屈伸、内收和外展。下肢的各种运动能以"毫米"(mm)或"度"(°)为单位准确定位,并且能够在术中反复多次操作。该系统延伸部分的设计也允许术中便利地操作C臂机透视(图10.3)。

手术技术

安全使用ARCH延伸系统的特别步骤如下。

- 患者体位和铺巾:患者仰卧于标准手术床上,患肢确保放于ARCH设备中,对侧肢体放在另一个支撑台上。ARCH应该放置在离髋关节旋转中心约52英寸(约1.3m)位置(与之半径相适应),减少术中变换肢体位置时对髋关节产生的牵引力及压力,患肢应该放在解剖中立位。
- 术野暴露:在解剖分离暴露髋关节时,患肢需处于无牵引力的中立位。暴露关节囊,从股骨距上松解内侧关节囊能更好地外旋术肢,从而使得小转子转向术者。具体的关节囊松解范围取决于术者的习惯。然而,通过过多地松解关节囊让ARCH设备作用最大化是不必要的。
- 股骨颈截骨和股骨头的取出:在进行股骨颈截骨时患肢处于中立位,垂直于股骨颈用一刀法或两刀法截骨。截骨完成后,通过牵引约40mm距离并外旋40°(40/40位置)可分离截骨面,暴露股骨头。用取头器取出股骨头,取头过程中需保护周围肌肉组

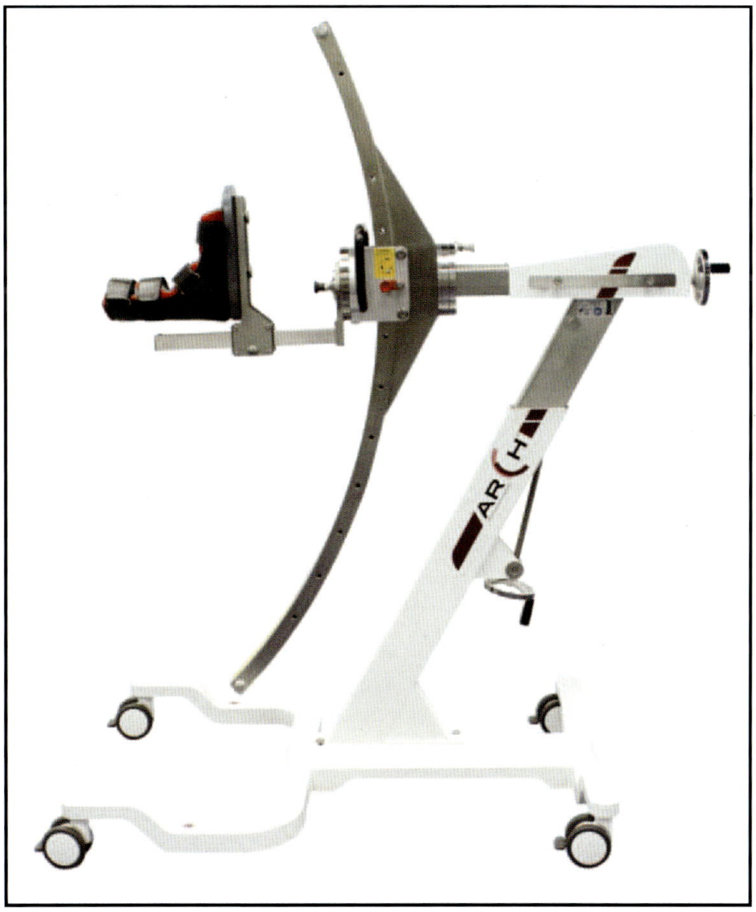

图10.1　ARCH装置。

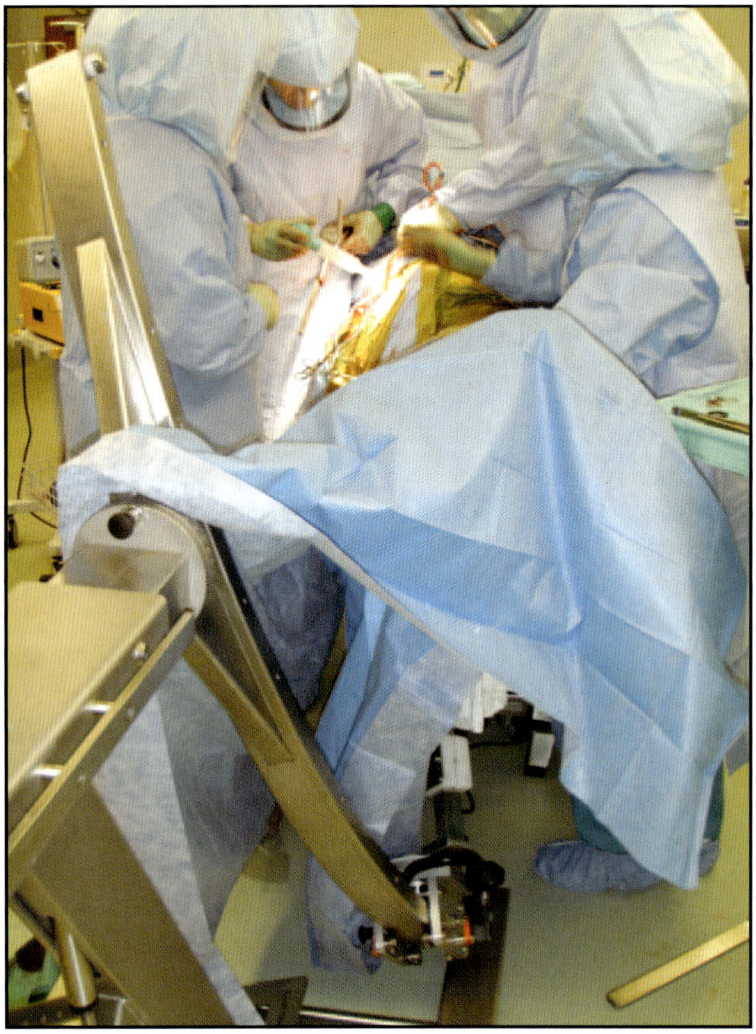

图10.2 术中使用ARCH下肢固定装置。

织免受尖锐的骨断面划伤。

- 髋臼侧的暴露：通过ARCH装置保持40/40位置，深部牵开器放置于髋臼的边缘即可暴露髋臼。可适当增加牵引能更好地暴露髋臼操作时的术野。在髋臼准备完毕并植入臼杯后，松开牵引，使术肢重新回到中立位。

- 股骨侧的暴露：术肢中立位，无牵引力时松解关节囊，股骨侧操作前需充分显露髋臼外缘及大转子。通过后伸、外旋和内收来暴露出股骨近端。在放置股骨柄之前，按顺序适当地松解关节囊从而减少股骨近端的应力。这些步骤会在本文的别处提到。

- 股骨侧的准备：ARCH设备将术肢处于外旋、后伸、内收位以暴露出股骨。最常用的体位是外旋90°，后伸30°，内收30°。当然，这些都取决于术者的习惯。

- 复位测试：复位需先让术肢解除内收，将肢体还原于平行于地面的位置，再将肢体置于外旋50°的位置。复位时助手需告知ARCH设备屏幕上显示的肢体位置及牵引力的变化，术者通过直接用手压或者用推头器来进行复位，同时需留意复位时所需的牵引力。软组织的张力和复位所需的牵引力能帮助术者判断肢体长度和偏心距的重建情况。

- 假体配件的位置和稳定性测试：术肢脱位前最好先外旋90°。合适的假体位置不会使股骨颈试模与髋臼假体发生撞击。使用骨钩向前外侧牵拉股骨颈试模，使关节脱位需要的分离距离及牵引力可以帮助评估重建关节的稳定性。从牵引设备上移动

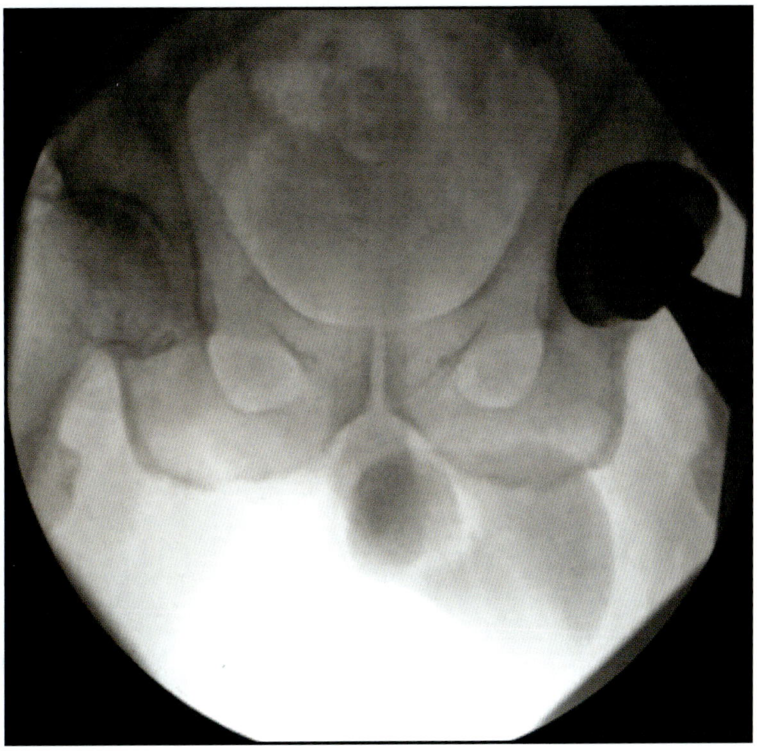

图10.3　术中骨盆正位透视。

足部，可以帮助术者动态地评估后方的稳定性，但大部分医生行DAA THA手术时会省略这步操作。肢体的长度和股骨的偏心距的复原可以通过透视技术来进一步确定，这一点将在下一节部分叙述。

- 股骨柄的植入：在试模脱位后，术肢应该放回最终假体柄植入前扩髓的位置。在柄的圆锥顶端植入股骨头或用试模再次测试可以在此刻进行。
- 切口的闭合：在缝合筋膜和切口时术肢应放置于中立位并且无牵引、关节已复位的位置。

透视的技术要点

影像增强装置可以用于DAA THA以确认或改进手术步骤，无论术中是否使用特殊的手术台或附带装置。在术中使用透视技术可以参照以下步骤。

- 术前骨盆方位的评估：
- ◆ 对于骨盆旋转，通过评估两侧对称的闭孔和坐骨棘，以及耻骨联合与尾骨的对线将骨盆调整至中立位。可以通过手动调整骨盆位置或调整透视光线的方向来完成。
- ◆ 功能性的髋臼假体安放需考虑术前骨盆倾斜的情况。目标是为了当患者仰卧在手术台时，能重现其术前骨盆在标准前后位影像上的倾斜。重点在于弄清术前标准片上尾骨与耻骨联合的相对关系，以及两侧闭孔的形态。可以向头侧或尾侧移动透视设备，调整角度以重现影像。
- 术前肢体长度差别的评估(图10.4)：
- ◆ 将不透光的金属棒(笔者使用的是膝关节置换中的定位杆)置于骨盆下缘透视，观察金属棒与骨盆、股骨的交点，术者能够确定肢体的长度和偏心距。还原这些参数有助于正常髋关节生物力学的复原。
- 确认股骨颈截骨的长度(图10.5)：
- ◆ 根据术前的模板测量，在术中能够确定股骨颈截骨的程度。一般情况下容易出现截骨偏差，在股骨的前方残留较多的股骨颈，从而增加髋臼侧的操作难度。术中透视同样也能够帮助预估和确定最终髋臼假体的位置(图10.6)。
- 假体的组合，偏心距和肢体长度(图10.7)：
- ◆ 假体安放后的透视可用于分析假体位置的

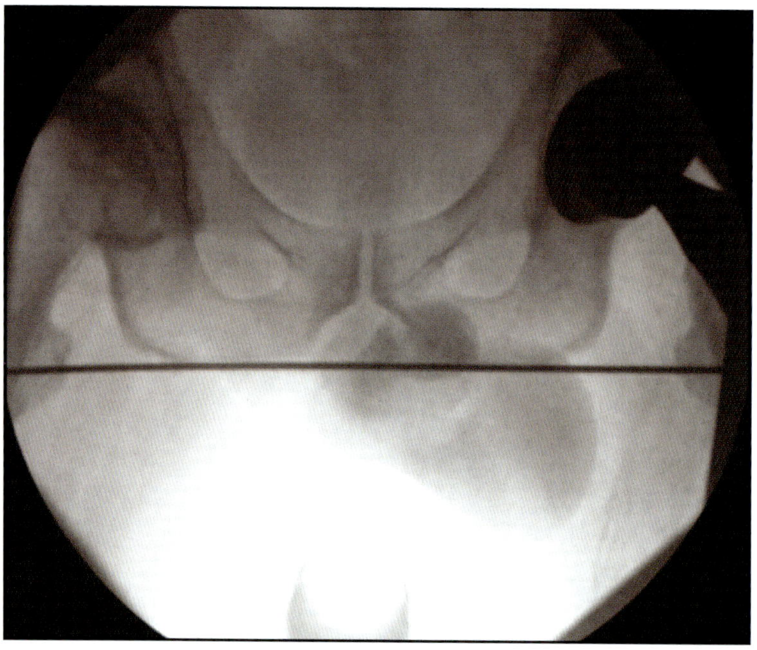

图10.4 术前肢体长度评估。

准确性，实现术前计划和重建髋关节生物力学。据报道，83.9%的患者骨盆会出现后倾10°至前倾10°的变化，15%的患者有极度的前倾或后倾，如果认识不够的话就会影响臼杯的位置[14,15]。此外，在术中骨盆的旋转是可改变的，由此会使术中透视影像变得复杂化，手术时对骨盆旋转的认识不到位会导致位置上的偏差。术中可将透视线向手术侧旋转，以得到标准正位的透视图像。图10.8和图10.9说明了图片中髋臼位置的细微变化是由于术中调整了骨盆透视方位所致。

视差是另一个可导致偏差的原因。它的发生是由于C臂的投照中心位置变化导致射线投照方向的变化，从而造成术中图像的差别。例如在图10.10中，注意向头侧或尾侧移动C臂的位置会影响术者对骨盆真正位置的认识。为了保持术中图像的一致，术者需意识到C臂透视位置的影响因素，并有意识地在手术中保持同一位置摄片。

结果

既往两篇文献报道了对侧卧位患者采用不同的手术入路安置假体的准确性研究[16,17]。第一项研究表明，髋臼假体的安全位置为外展30°~45°和前倾5°~25°，但仅有47%的病例达到此标准[16]。第二项研究表明，仅有38%的髋臼组件能满足上述标准[17]。在这些病例中，术者植入假体的方式是采用传统解剖定位。

另一项研究比较了使用透视辅助的DAA THA手术和未使用透视技术引导的后入路THA手术[18]。研究者总结，术中使用透视能减少髋臼位置放置的差异，但他们不能确定这种差异的减少是因为手术入路的学习曲线所致，还是使用透视技术的原因。

一项回顾性研究报道了780例使用透视技术辅助的初次DAA THA手术，评估术中透视的有效性，并将学习曲线因素考虑进去[19]。在这项研究中，718例(92.1%)髋臼外展角置入在安全范围，723例(93%)髋臼前倾角置入在安全范围，698例(89.5%)同时满足上述两个标准。在大约4年的研究周期中，随着时间延长，医生每一年安置髋臼假体的准确性均有提高，可同时满足外展及前倾的安全范围（医生A：2010年，68.1%；2011年，78.9%；2012年，91.4%；2013年97.4%；医生B：2011年，80.8%；2012年，89.6%；2013年，94.1%）。这些数据表明，对透视技术的理解和DAA THA本身的实施都存在学习曲线。

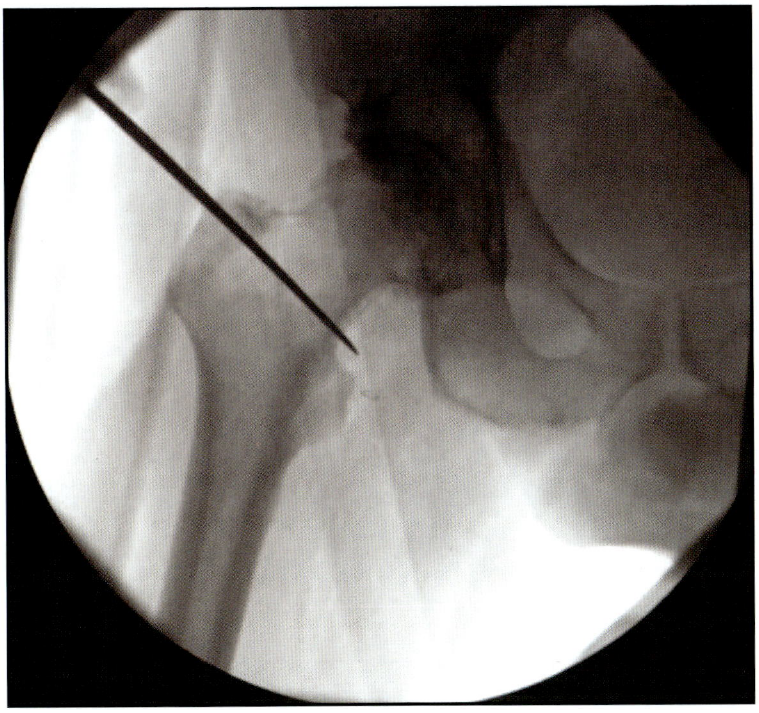

图10.5　股骨颈截骨。

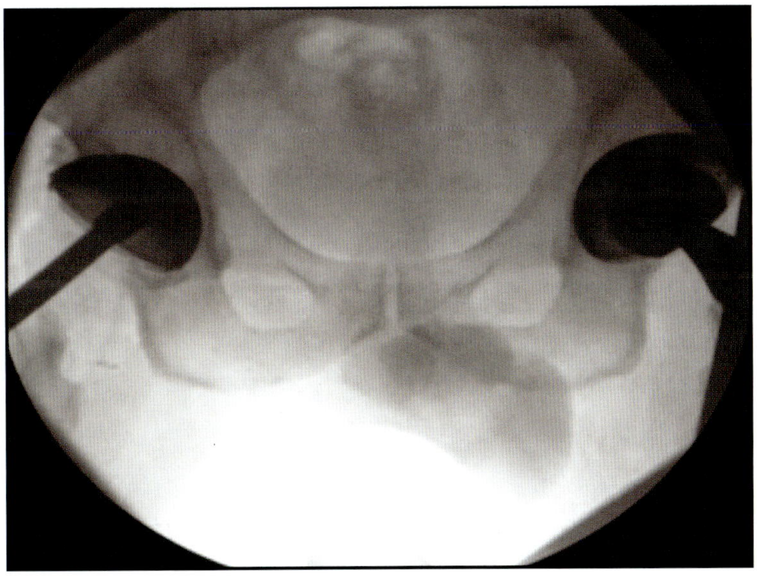

图10.6　术中评估髋臼假体最终置入位置。

结论

DAA THA的一个优势在于患者可采取仰卧位，可使用延伸装置和透视技术来减少错误发生，提高假体安置的准确性。我们的经验显而易见，使用ARCH装置在术中能够可靠、重复调整肢体位置。透视技术能帮助模拟术前骨盆倾斜程度并纠正其旋转，在手术过程中也能提供实时的关键步骤的图像。精确的透视图像数据来源术者于对患者体位和C臂机位置的理解，这些因素会影响透视图像的意义。研究表明，学习曲线不仅存在于DAA THA技术

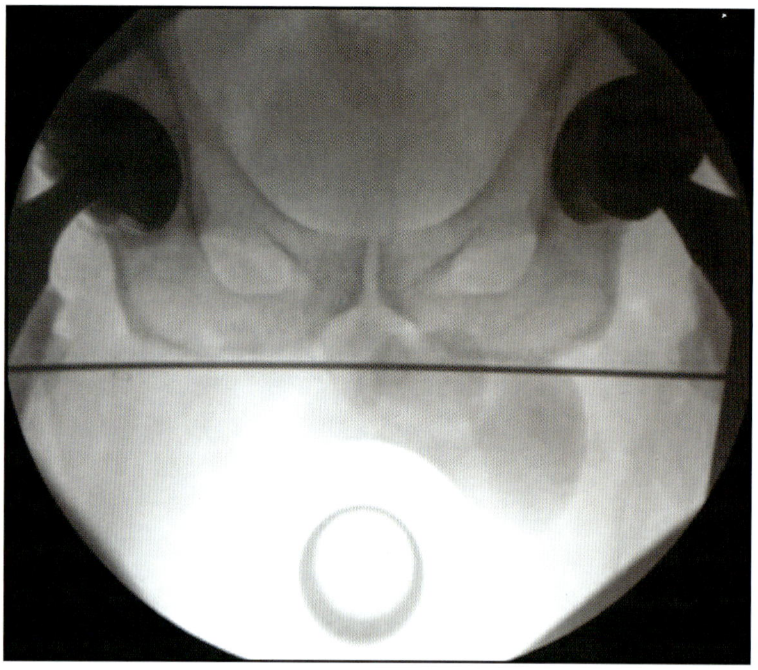

图10.7 术中评估假体对位、偏心距、肢长。

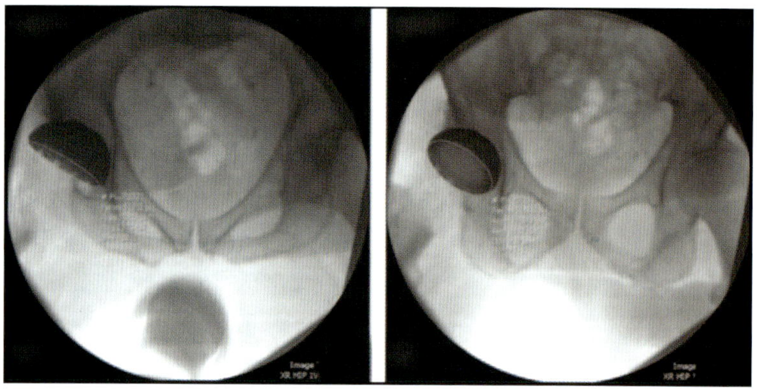

图10.8 骨盆入口位及出口位时髋臼假体在图像上的变化。

中,也存在于对术中透视技术的掌握中。

要点回顾

- ARCH肢体调节装置能让术肢进行旋转,屈曲或伸直,内收或外展。
- ARCH肢体调节装置的所有功能的可被校准,以确保术肢在DAA手术中的定位,由此更好地在手术步骤中实现反复调整。
- 对骨盆的C臂投射与患者的体位、骨盆的旋转和倾斜相关。对位置变化的认识不足,会导致在术中对影像含义认识错误。
- 当C臂摆放在不同的位置时,透视时会出现视差。这将影响术者对术中透视图像的准确理解,需要警惕这种错误。
- 假体位置安放不正确会导致THA手术早期失败,透视技术简单易行,能够帮助优化假体位置放置,特别适用于在DAA技术学习阶段中的医生。

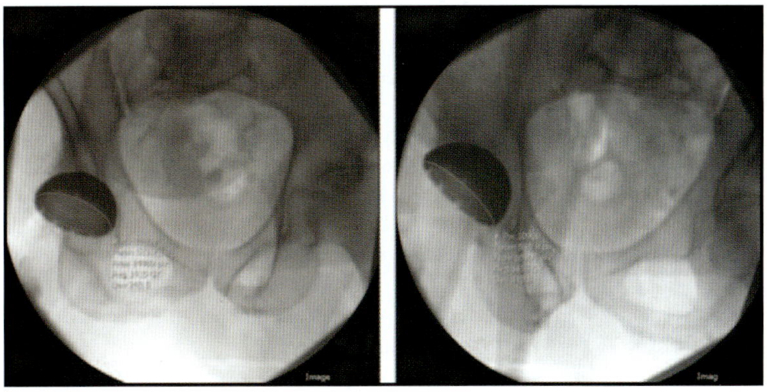

图10.9 髂骨斜位和坐骨斜位时髋臼假体在图像上的变化。

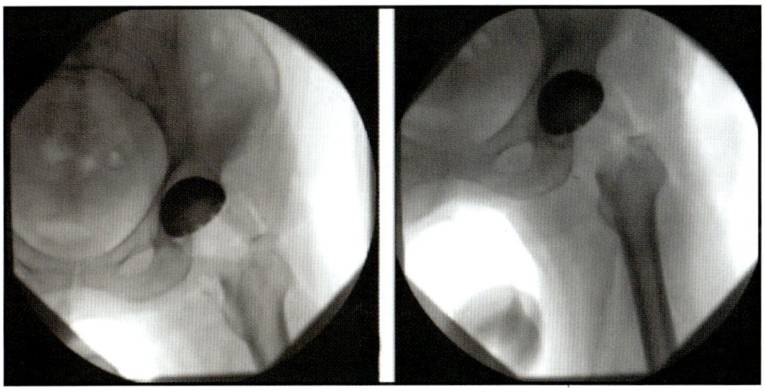

图10.10 C臂投照中心不同时图像上髋臼位置的变化。投照中心偏头侧时，臼杯看起来更前倾；投照中心偏足侧时，臼杯看起来前倾不足。

（张健 赵沛 译）

参考文献

1. Smith-Petersen, MN. Arthroplasty of the hip. *J Bone Joint Surg Am.* 1939;21(2):269-288.
2. Light, TR, Keggi KJ. Anterior approach to hip arthroplasty. *Clin Orthop Relat Res.* 1980;152:255-260.
3. Bergin PF, Doppelt JD, Kephart CJ, et al. Comparison of minimally invasive direct anterior versus posterior total hip arthroplasty based on inflammation and muscle damage markers. *J Bone Joint Surg Am.* 2011;93(15):1392-1398.
4. Wan Z, Boutary M, Dorr LD. The influence of acetabular component position on wear in total hip arthroplasty. *J Arthroplasty.* 2008;23:51-56.
5. D'Lima DD, Urquhar AG, Buehler KO, et al. The effect of the orientation of the acetabular and femoral components on the range of motion of the hip at different head-neck ratios. *J Bone Joint Surg Am.* 2000;82:315-321.
6. Dorr LD, Wan Z. Causes of and treatment protocol for instability of total hip replacement. *Clin Orthop Relat Res.* 1998;355:144-151.
7. Lewinnek GE, Lewis JL, Tarr R, et al. Dislocation after total hip replacement arthroplasties. *J Bone Joint Surg Am.* 1978;60:217-20.
8. Harris WJ. Advances in surgical technique for total hip replacement: without and with osteotomy of the greater trochanter. *Orthop Clin North Am.* 1980;146:188.
9. Woo RY, Morrey BF. Dislocations after total hip arthroplasty. *J Bone Joint Surg Am.* 1982;64(9);1295-1306.
10. McCollum DE, Gray WJ. Dislocation after total hip arthroplasty: causes and prevention. *Clin Orthop.* 1990;260:159-170.
11. Anda S, Svenningsen S, Grontvedt T, et al. Pelvic inclination and spatial orientation of the acetabulum: a radiographic, computed tomographic and clinical investigation. *Acta Radiol.* 1990;31:389-394.

12. DiGiola AM, Jaramaz B, Blackwell M, et al. The Otto Aufranc Award. Image guided navigation system to measure intraoperative acetabular implant alignment. *Clin Orthop Relat Res*. 1998;355:8-22.
13. Lembeck B, Mueller O, Reize P, et al. Pelvic tilt makes acetabular cup navigation inaccurate. *Acta Orthopaedica*. 2005;76(4):517-523.
14. Siebenrock KA, Kalbermatten DF, Ganz R. Effect of pelvic tilt on acetabular retroversion: a study of pelves from cadavers. *Clin Orthop Relat Res*. 2003;407:241-248.
15. Zhu J, Wan Z, Dorr LD. Quantification of pelvic tilt in total hip arthroplasty. *Clin Orthop Relat Res*. 2010;468:571-575.
16. Callanan MC, Jarrett BS, Bragdon CR, et al. Risk factors for cup malpositioning. *Clin Orthop Relat Res*. 2011;469;319-329.
17. Barrack RL, Krempec JA, Clohisy JC, et al. Accuracy of acetabular component position in hip arthroplasty. *J Bone Joint Surg Am*. 2013;95:1760-1768.
18. Rathod PV, Bhalla S, Deshmukh AJ, et al. Does fluoroscopy with anterior hip arthroplasty decrease acetabular cup variability compared with a nonguided posterior approach? *Clin Ortho Relat Res*. 2014;472:1877-1885.
19. Slotkin EM, Patel PD, Suarez JC. Accuracy of fluoroscopic guided acetabular component positioning during direct anterior total hip arthroplasty. *J Arthroplasty*. 2015;30(9 Suppl):102-106.

第11章

计算机导航和机器人在前方入路髋关节重建的运用

David Dodgin, MD; E. Matthew Heinrich, MD; Joseph T. Moskal, MD, FACS

学习要点

- 在过去的20年中，提高髋关节假体安放位置精确性的辅助技术发展迅速。
- 大量学者认为，计算机导航技术可提高DAA THA髋臼假体安放位置和肢长调节的准确性和精准度。
- 计算机导航下DAA THA的临床结果表明，术中透视技术已不需作为常规的术中参考。
- 无论是对于外科医生或者患者，计算机导航(NAV)技术和机器人辅助技术进行全髋关节置换手术均有相应的优点和缺点，每种技术的使用需要外科医生在术前仔细评估。

术中透视导航在提高DAA THA的准确性和精准性方面被一些医生推崇，但多数用侧卧位行全髋关节置换术的医生并不熟悉这项技术。2005年，Depuy/Brain Lab编写的一些早期计算机软件辅助全髋关节置换术，提出了术中透视的一些可选用的技术。这些技术随后被DAA THA采用，因为这些透视技术可保证髋关节置换的准确性，且并不增加手术时间。

计算机导航系统经常将骨盆前平面作为前倾的参考，将髂前上棘(ASIS)作为外展的参考。现在这项技术正慢慢地被髋关节重建医生运用，特别是运用于侧卧位的全髋关节置换手术。计算机导航技术在仰卧位的全髋关节置换术中运用更简单，有报道指出，相比于普通的术中透视导航下行DAA THA手术，计算机导航技术所需的手术时间更短[1]。因为骨盆平面在站立位、仰卧位以及坐位的X线上均有一些变化，有些研究对于以骨盆前平面为臼杯安放参考位置的有效性提出了质疑[2]。另一些研究则表示，无论在哪种体位下应用计算机导航技术，骨盆位置的变异率低，可更准确地确定臼杯的前倾角与外展角，提高术中定位的准确性和精准性[3-5]。

我们同时用术中透视技术和计算机导航技术来评估发现，在不考虑前倾角的情况下，两种技术对于臼杯的外展角和肢长的判断具有相同的准确性和一致性。对于肥胖患者，术中准确地找到耻骨联合和髂前上棘作为参考来评估髋臼的前倾比较困难，所以对于这些患者需要用多种参考，比如髋臼横韧带(TAL)。髋臼横韧带已经被证明是用来判断臼杯前倾的一个很好的参照物。无论是直视下或者计算机导航中，将髋臼横韧带作为参照物，判断髋臼的前倾角和外展角都有很高的准确性[6]。

我们从2005年起应用计算机导航技术进行DAA THA换术，早期的数据总结见表11.1。后来，髋臼横韧带平面可以进行数字模拟作为前倾参照，我们便用计算机导航技术完全取代传统透视法来定位髋臼假体安置。

我们的数据显示，使用计算机导航技术，不仅可缩短手术时间，而且臼杯的平均倾角和标准差与传统透视技术组相比均更为精确[1]。根据这些数据，我们认为计算机导航技术可以很好地应用于DAA THA，而且不需要术中透视技术的辅助。使用DAA技术的医生可在计算机导航技术下提高手术效率，避免穿戴铅衣，且不需要准备特殊的手术台。

数据回顾

全髋关节置换术中髋臼假体的安置可被以下因素影响：关节窝和周围解剖结构的暴露较差，患者BMI较高，体外力线的定位不准确，以及术中无法维持准确一致的体位[7]。使用DAA技术并结合无图像的计算机导航技术可以通过控制这些变量来达到更准确的髋关节假体安置。

微创入路全髋关节置换术(MIS THA)的拥护者表示，通过真正的神经-肌肉间隙入路，具有减少疼痛、减少失血、减少住院日，以及功能恢复更快等优点[8-10]。MIS THA的反对者则担心由于对髋关节及其周围软组织的视野暴露差，可能会增加血栓、感染、神经血管损伤、股骨骨折以及假体位置不良等风险[11-13]。MIS THA结合计算机导航技术的辅助，可以有效地克服因视野不佳所带来的风险，并能更好地安置假体[1,4-6,14,15]。

一项随机对照研究的Meta分析发现，计算机导航技术可以通过降低髋臼假体位置异常值的数量(计算机导航10.7% vs 徒手41.8%[14])提高髋臼假体安置的精准性。虽然计算机导航技术和传统方法对髋臼假体安置位置影响的数据没有统计学差异，但臼杯位置出现异常值的概率较传统方法有所降低(计算机导航19.25%vs传统方法37.66%)，且术后假体脱位率也显著降低(计算机导航1.03% vs 传统方法2.49%)[6]。

许多作者也报道了计算机导航辅助下DAA手术优异的临床结果。Kruzer等认为，由于平卧位和手术时间的缩短，DAA让MIS THA手术更加简单便利[1]。Nogler等发现，计算机导航技术和DAA技术分别单独应用和两者联合运用，均可降低臼杯安置的变异性[4,5]。

技术

术前计划

刚开展计算机导航技术的外科医生需了解很多信息。医生需要充分了解下肢的初始情况，并有一个明确的重建目标。以图11.1中的患者为例，我们在术前就从X线片判断出术肢有短缩。如果这和患者的主观感受及体外测量一致，术前计划应在重建时适当增加患侧肢长。

信息登记

如图11.2所示，根据医生的习惯将定位针放在同侧或对侧髂嵴。我们发现放在同侧更易于计算机识别，并可避免在股骨扩髓时出现阵列干扰。在股骨远端钻另一个孔，作为测量肢长的参考点(图11.3)。髂前上棘和耻骨联合的标记用于建立骨盆

表11.1 臼杯假体安置：透视技术vs计算机导航技术

透视技术辅助 DAA THA(N=260)			
平均外展角：42°	SD：4	范围：34~50	手术时间：86 分钟
计算机导航技术辅助 DAA THA(N=160)			
平均外展角：39°	SD：3	范围：33~46	手术时间：75 分钟
SD：标准差			

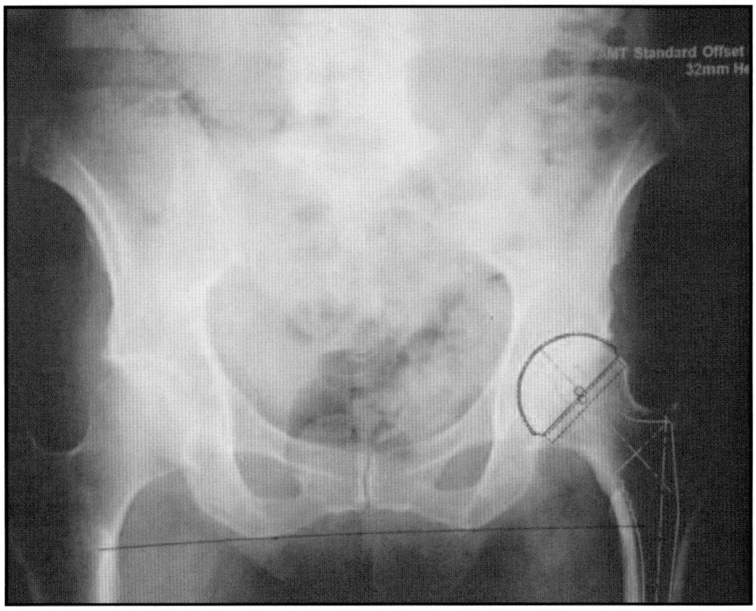

图11.1　术前影像学模版和计划,用以决定假体柄的偏心距、股骨颈截骨线以及肢长的调节。对于需要在术中调节肢长的病例,这个计划尤其重要。通常来说,计算机导航时肢长增加相对误差较小,本病例在临床检查时患者单侧肢体看起来短,肢长增加3~5mm是可接受的。如果股骨假体不准备在导航下安放,术前确定偏心距对选择合适的股骨柄和头来说就至关重要。在这个病例中,模版测量时臼杯没有完全靠近髋臼内壁,如果手术中臼杯完全靠近髋臼内壁,就需要增加柄的偏心距。

前平面(图11.4和图11.5)。

髋臼安放位置和髋臼横韧带的信息登记

完成髋臼的计算机信息登记后,就可以准备置入髋臼假体,在导航下将臼杯放入合适的位置。在放置过程中,髋臼横韧带常常可见,并且臼杯的表面要和它平行。或者,也可以在放臼杯之前将髋臼横韧带平面数字化,保存在计算机中,然后导航根据前倾数据引导放置臼杯(图11.6至图11.8)。

肢长的确定

在试模安置完毕并复位髋关节后,判断术肢相对于手术开始时的肢长差异。比如,计算机会显示肢长负值(短缩),0mm(等长)或者肢长正值(过长)。在图11.9中,如术前所计划的,重建后肢长较术前增加了3mm,弥补了术前肢体不等长的不足(图11.9和图11.10)。

最终评估

在这例病例的最后,我们可以将一X线接收板放于手术床下方,通过X线机器透视。我们也可以用术中透视机器进行1~2秒的术中透视,来确定和校准计算机数据,确保术后效果(图11.11至图11.13)。对于初学者来说计算机导航非常重要,因为可以将数据和所看到的X线联系起来,为医生手术带来自信。如果这个病例没有在柄的安置上用导航的话,透视可以同时观察到柄的定位以及偏心距。

柄的定位和偏心距的导航

通过在计算机系统上增加工作流程和提供更多的登记信息,我们可以将柄的导航添加到计算机导航过程中。典型的导航序列必须被固定在股骨远端和(或)在柄上连接额外的追踪装置,以测量柄的定位和偏心距。有些系统可以通过股骨近端和远端数字定位来测量股骨偏心距信息,以此相对有效地

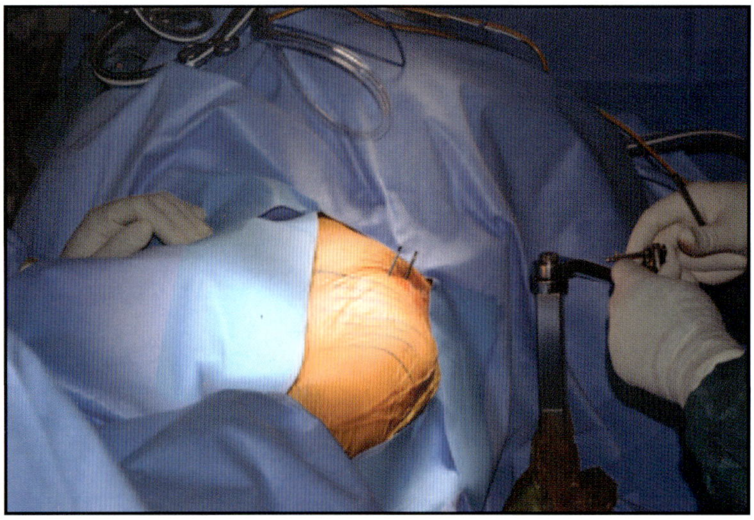

图11.2 两枚螺纹针置于髂嵴，将骨盆-回肠序列固定。对于疏松的骨质，需要检查导航程序中的序列来确认是否用大一号的标记针。这个病例中，标记被放在患侧。也可以将标记放在对侧，但笔者更倾向于将所有标记置于患侧，且已经习惯在准备股骨时避免碰到它们。

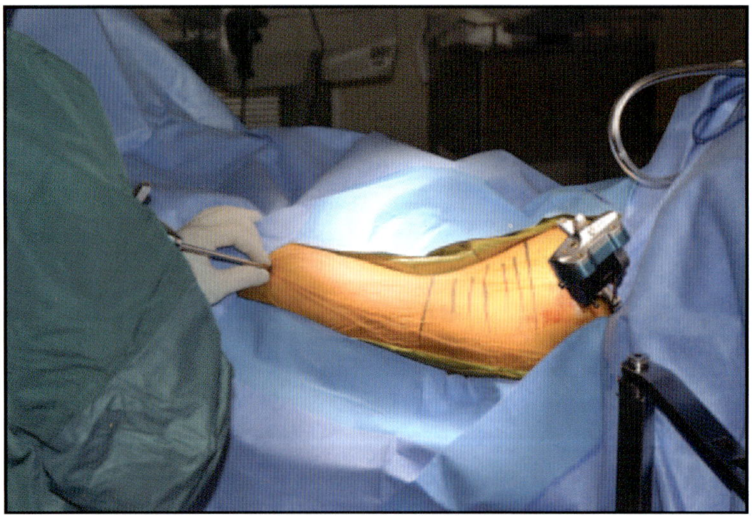

图11.3 定位针在股骨远端钻一个单独的孔。这个孔可以作为术中参照肢长的固定骨性标志物。这个操作在过去10年的运用中几乎没有报道过相关并发症的发生。在个别病历中报道，术后偶尔发生轻度的挫伤，术后1~2周的轻度疼痛则更少。在笔者的实践中还没有出现过标记处骨折的情况。

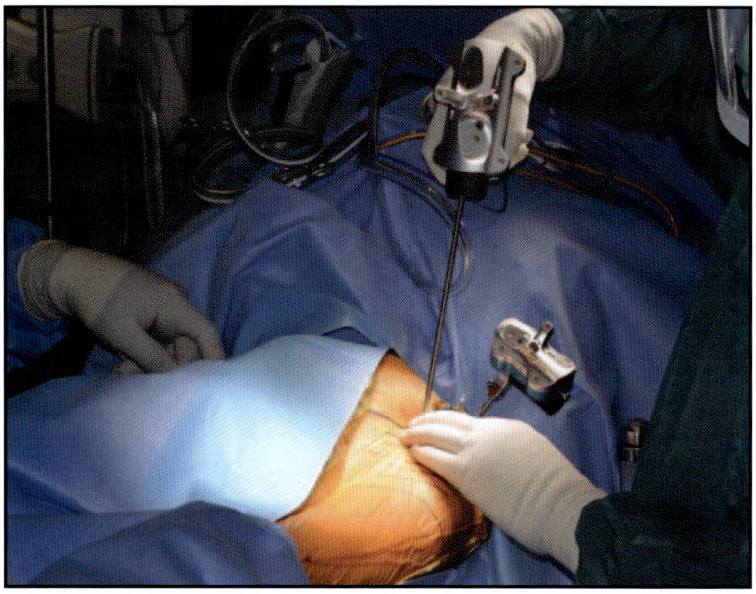

图11.4 正在实施的是左侧髂前上棘的信息登记。这个标志有时在肥胖患者中不容易定位。如果这个解剖点的信息登记得不准确,你会发现臼杯的外展角不准确。这个操作对于大部分患者并不困难,并且用时短。

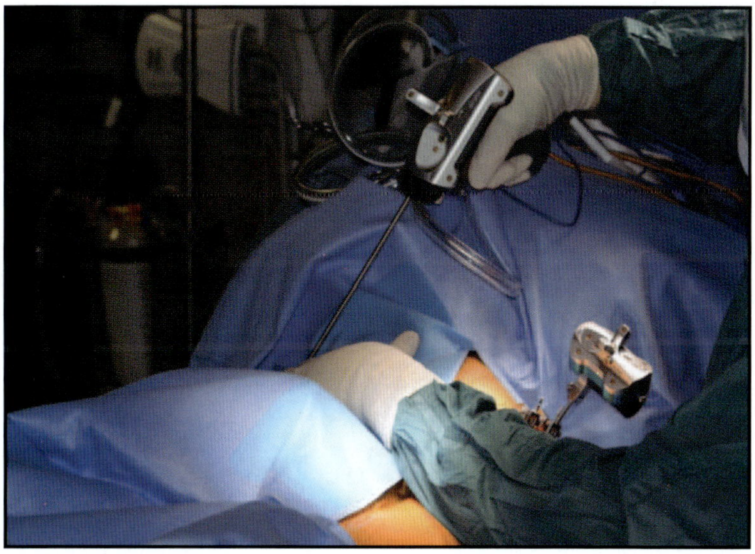

图11.5 登记右侧髂前上棘的信息用于左侧的置换。在这个系统中,无论进行哪侧的置换,左侧髂前上棘都应先进行登记。即便穿过一些皮肤皱褶,髂前上棘也可以很容易被定位。

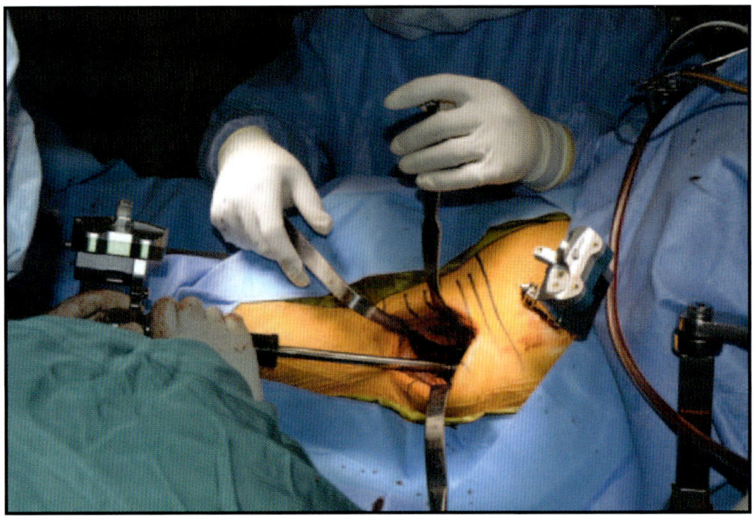

图11.6 完成信息登记后，可以进行切口入路操作。在截骨以及取头完成后，进行髋臼内信息的登记，然后磨削髋臼和臼杯的安放就可以开始。在笔者的实践中，我们认为磨削髋臼这步不需要导航，所以将其从工作流程中移除了。导航的工作流程可以自己定制，可以根据需要增加或减少。因为髋臼窝的解剖结构可以在前方入路很好地暴露，所以我们认为磨削髋臼不需要导航。

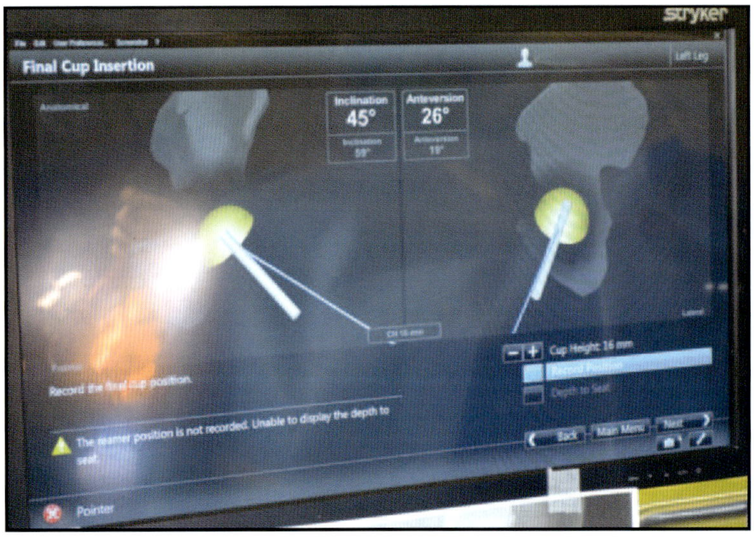

图11.7 基本上每种系统的臼杯安放导航画面都和图示的差不多。外展角和骨盆前平面的前倾角会显示出来。如有需要，臼杯深度可以被导航出来，但我们认为没有必要导航这一步。如果是无孔的臼杯，可以考虑导航臼杯深度，至少需要将最后磨削髋臼的深度进行信息登记。这个步骤实际上不需要花费多少时间，并且对无孔臼杯的安放很有帮助。

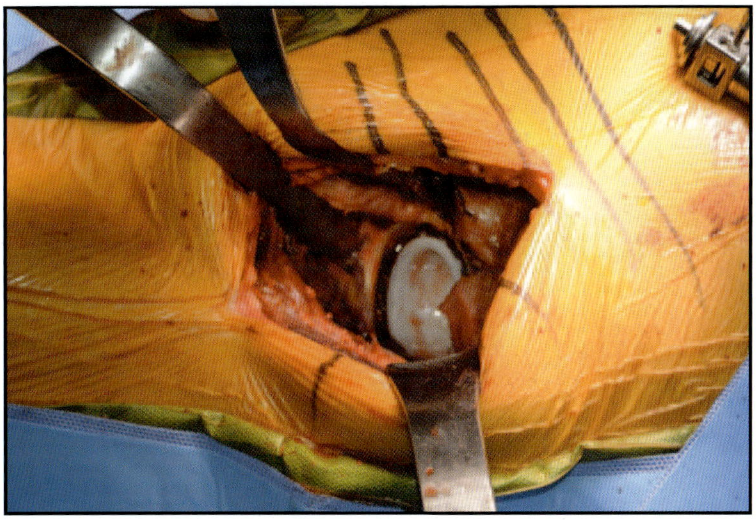

图11.8　最终髋臼前缘很好地覆盖了臼杯，并且杯面与髋臼横韧带平行。这是在常规病例中确定臼杯前倾角的推荐方法。在一些特殊的病例中（如髋臼发育不良），笔者使用已登记信息的骨盆前平面来确定和导航前倾角（如图11.7）。

计算股骨偏心距（仅提供偏心距，不能提供柄的导航）。为了在导航中判断柄的内外翻，我们必须在柄上添加一个追踪器或者在软件中添加柄的尺寸作为参考。

以我们的经验，在骨科专用手术床上行DAA THA手术，使用X线或者单纯的数据记录，也可同样地评估股骨定位和偏心距。相比之下，使用更为复杂的追踪器需要的术前练习时间更长。运用专业骨科手术床可以在术中方便地使用X线或术中透视技术，在透视影像上同另一侧肢体对比，可更有效率地定位柄的位置和偏心距。当然，我们发现臼杯的位置和肢长调整在计算机导航下非常准确。在传统的手术台，术中X线的安放会显得很笨重，在这种情况下，运用计算机导航来定位柄和偏心距可能会有更多优势。

结论

DAA THA术中应用计算机导航技术有一些争议，这主要与不熟悉、费用高等因素有关。相对来说，术中透视技术导航下的DAA THA仍更为流行。尽管术中透视技术导航在某种程度上没有计算机导航效率高，但熟练的医生仍可以将术中透视导航运用得与计算机导航一样精确。

机器人辅助DAA THA也许在未来会越来越多，但这个技术比计算机导航更昂贵。从机制上讲，机器人是通过一个基础的系列图像处理技术来提高准确性。我们预测这项技术以后会花费更少、软件更精确、更容易操作，届时会有越来越多的医生使用它。现在，机器人技术比较耗时，但有经验的医生配合专业骨科手术台仍可以高效率地完成。

当使用骨科牵引手术台时，术侧足由于被牵引固定，往往不容易用来比较肢长，因此需要用骨盆来进行判断。所以，用计算机导航确定臼杯和肢长，结合X线或术中透视技术来确认股骨柄的偏心距和股骨力线，两者的结合是一个准确且高效率的方法。在传统手术台实施DAA THA手术时，双下肢可以直接靠医生用手来比较肢长。虽然如此，我们相信计算机导航下肢长的确定会比目测要更精确，所以我们支持将计算机导航技术运用于所有的DAA THA手术中，无论是使用哪种手术台。

要点回顾

- 计算机导航是一个可以提高效率且精确度高的工具，无论是在普通手术台还是骨科手术台，

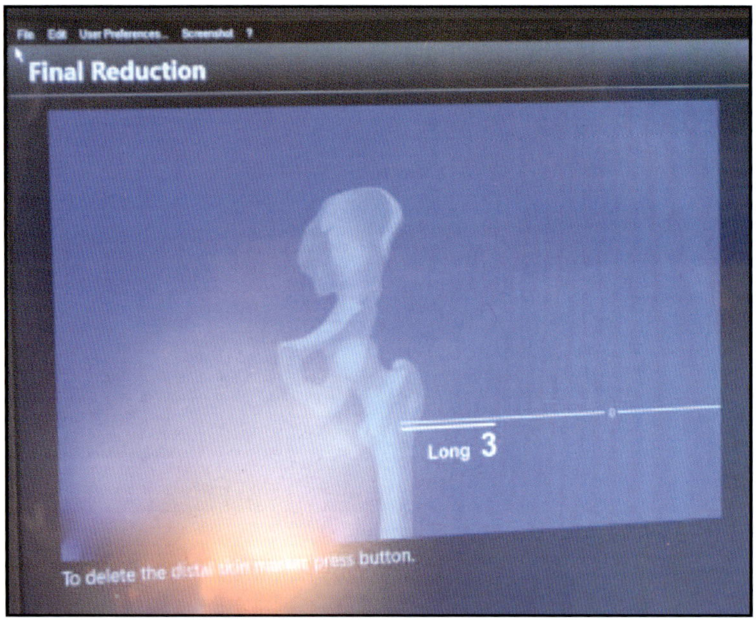

图11.9 在这个病例中，术前测量需要增加肢长3mm，这是术前计划中的一项。如果股骨头没有撞击就很轻松地脱位出来，而术前的偏心距已经恢复，那么相较于术前计划，我们需要增加患肢的长度更长。当然，常规的假体稳定性评估需要通过髋关节的正常活动范围来测试并在必要时做相应调整。这时股骨偏心距一般通过正位X线片或快速术中透视来确认。医生也可以通过导航来得到这个信息。

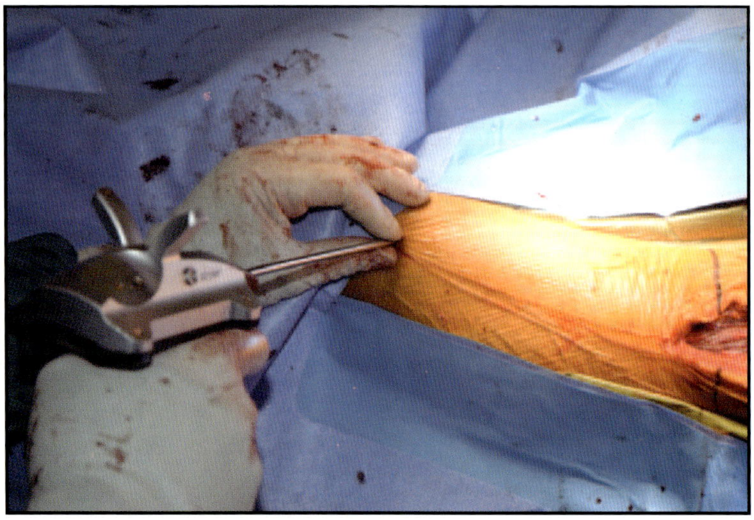

图11.10 股骨侧操作完毕后，笔者将通过之前预钻的股骨远端皮质孔，插入导针并将指示器放于针顶部，以此检查肢长。电脑会找到导针尖端的位置。这时导针和股骨需保持相对垂直，不过不需要绝对保持精确的垂直角度，因为肢长的调节在临床上不需要绝对精确。

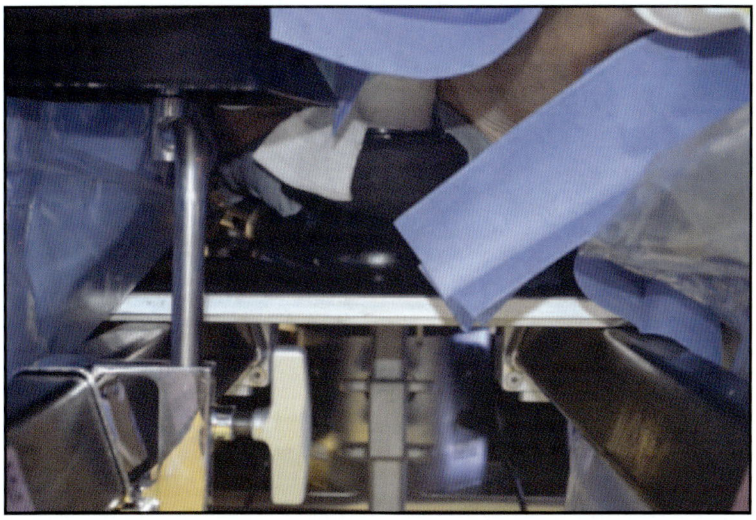

图11.11　这个场景中，X线的装置可以很方便地放在专业骨科手术台下方，来透视骨盆的位置。

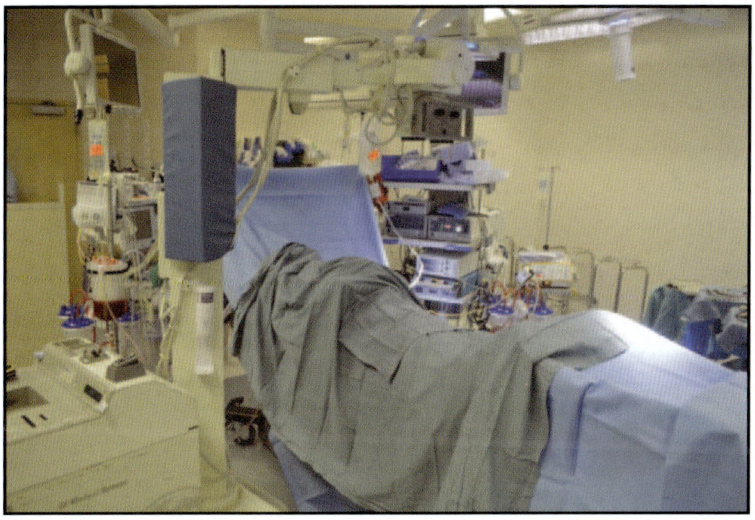

图11.12　在无菌单的临时保护下，一张标准的X线片透视成功。调低术床，可获得更大的放大倍数。

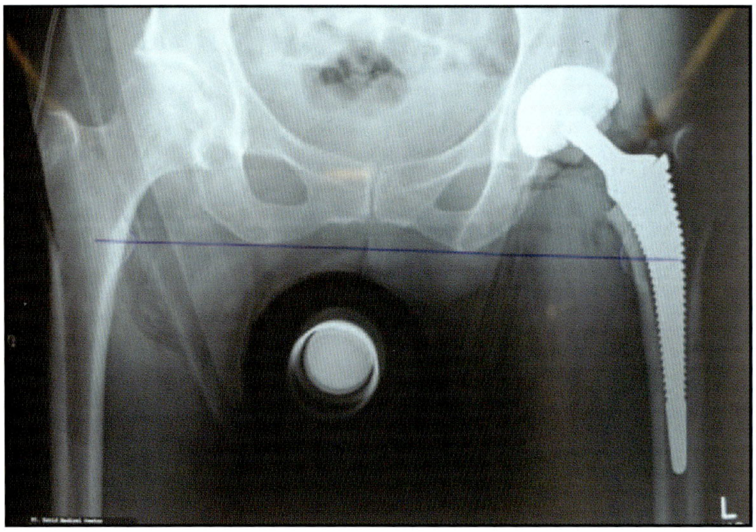

图11.13 图示X线透视图像。臼杯的位置与髋臼内侧壁的位置就如术前模板一样，偏心距也在可接受的范内。片中肢长在导航下增加3mm。最后，假体稳定性和肢长再次被确认。

对于DAA THA手术中髋臼假体的外展角、股骨的力线、偏心距及肢长等都可以精确地导航。

- 计算机导航对臼杯前倾角的判断并不是绝对准确的(取决于定位点确定)。所以，如果骨盆前平面的计算信息精确度有问题，则需考虑通过解剖结构(如髋臼横韧平面)带来定位髋臼前倾角的方法。

- 对于臼杯的外展角和前倾角来说，机器人辅助THA在理论上比计算机导航更精确。因为机器人是基于有图像的技术，而计算机导航是基于无图像的技术。

- 机器人辅助THA手术需要术前CT数据，并且相比计算机导航，学习曲线更长。但现有的机器人技术对肢长判断的精确度还无法达到计算机导航的精确度。

- 随着一些大公司对导航的兴趣越来越高，我们预测，无论是否基于图像技术，术中导航技术将会持续进展，计算机导航和(或)机器人技术在未来会更受欢迎。

(张健　赵沛　译)

参考文献

1. Kreuzer S, Leffers K. Direct anterior approach to total hip arthroplasty using computer navigation. *Bull NYU Hosp Jt Dis*. 2011;69(Suppl 1):S52-S55.
2. Pinoit Y, May O, Girard J, Laffargue P, Ala Eddine T, Migaud H. Low accuracy of the anterior pelvic plane to guide the position of the cup with imageless computer assistance: variation of position in 106 patients. *Rev Chir Orthop Reparatrice Appar Mot*. 2007;93(5):455-460.
3. Mayr E, Kessler O, Prassl A, Rachbauer F, Krismer M, Nogler M. The frontal pelvic plane provides a valid reference system for implantation of the acetabular cup: spatial orientation of the pelvis in different positions. *Acta Orthop*. 2005;76(6):848-853.
4. Nogler M, Mayr E, Krismer M, Thaler M. Reduced variability in cup positioning: the direct anterior surgical approach using navigation. *Acta Orthop*. 2008;79(6):789-793.
5. Nogler M, Kessler O, Prassl A, et al. Reduced variability of acetabular cup positioning with use of an imageless navigation system. *Clin Orthop Relat Res*. 2004;(426):159-163.
6. Moskal JT, Capps SG. Acetabular component positioning in total hip arthroplasty: an evidence-based analysis. *J Arthroplasty*. 2011;26(8):1432-1437.
7. DiGioia AM, Jaramaz B, Blackwell M, et al. The Otto Aufranc Award. Image guided navigation system to measure intraoperative acetabular implant alignment. *Clin Orthop Relat Res*. 1998;(355):8-22.
8. Chimento GF, Pavone V, Sharrock N, Kahn B, Cahill J, Sculco TP. Minimally invasive total hip arthroplasty. *J Arthroplasty*. 2005;20(2):139-144.
9. Rachbauer F, Krismer M. Minimally invasive total hip arthroplasty via direct anterior approach. *Oper Orthop Traumatol*. 2008;20(3):239-251.
10. Reininga IH, Zijlstra W, Wagenmakers R, et al. Minimally invasive and computer-navigated total hip arthroplasty: a qualitative and systematic review of the literature. *BMC Musculoskelet Disord*. 2010;11:92.
11. Berry DJ, Berger RA, Callaghan JJ, et al. Minimally invasive total hip arthroplasty. Development, early results, and a critical analysis. Presented at the annual meeting of the American Orthopaedic Association, Charleston, SC, June 14, 2003. *J Bone Joint Surg Am*. 2003;85-A(11): 2235-2246.
12. Pagnano MW, Leone J, Lewallen DG, Hanssen AD. Two-incision THA had modest outcomes and some substantial complications. *Clin Orthop Relat Res*. 2005;(441):86-90.
13. Woolson ST, Mow CS, Syquia JF, Lannin JV, Schurman DJ. Comparison of primary total hip replacements performed with a standard incision or a mini-incision. *J Bone Joint Surg Am*. 2004;86-A(7):1353-1358.
14. Gandhi R, Marchie A, Farrokhyar F, Mahomed N. Computer navigation in total hip replacement: a meta-analysis. *Int Orthop*. 2009;33(3):593-597.
15. Kalteis T, Handel M, Herold T, Perlick L, Baethis H, Grifka J. Greater accuracy in positioning of the acetabular cup by using an image-free navigation system. *Int Orthop*. 2005;29(5):272-276.

第 12 章

直接前方入路全髋关节置换术的改良

Blake E. Peterson, MD; Joseph Morgan, MD; B. Sonny Bal, MD, JD, MBA

学习要点

- 在全髋关节置换手术中，绝大部分关节外科医生更熟悉直接入路而非间接入路的术野情况。
- 改良直接前方入路可以快速、直接暴露每一步术野的解剖结构，让手术更为安全，也能让熟悉其他标准入路的医生快速掌握该入路。
- 作者提供了一种分步、合理的方法进行DAA THA手术，这种方法只需使用常规的手术器械，并且可完全避免术中透视。

历史观点

双切口的全髋关节置换手术技术已经发展和改进成了一种微创、疼痛更少、患者出院更快的手术方法[1-3]。然而，这种技术难度高而且术野显露不充分的缺点易导致并发症，被大多数外科医生弃用[4-6]。如今，只有很少一部分外科医生仍使用由Berger提出的双切口全髋关节置换手术技术[1]。

除去零星的优良结果的报道，导致双切口的全髋关节置换手术早期并发症的一大原因是关节外科医生缺乏专业训练。传统全髋关节置换术的入路强调开放、可延长的切口暴露，相关解剖结构在术野中直接显示并可触及。例如，髋关节脱位是绝大多数标准侧卧位入路全髋关节置换手术的一步，可以为其他操作步骤(例如，髋臼磨锉和股骨侧准备)提供清晰、直接的术野。触碰组织、钻孔、试模插入的手感以及相关生物力学测试等都可以指导初学的外科医生，之后这些操作变成经验、肌肉记忆，确保医生进行安全、可预测的全髋关节置换手术。

双切口的全髋关节置换手术技术需要透视，与标准全髋关节置换术相比术野不够清晰直接，并缺乏触感。掌握双切口全髋关节置换手术技术需要经历漫长且艰辛的学习曲线，面对无数的并发症[7]。就作者的经验来说，在克服学习曲线后，连续超过250例双切口的初次全髋关节置换手术展示出可预测的手术结果，患者满意度高、并发症发生率低、假体位置接近传统的开放手术入路[8]。

双切口的全髋关节置换术中的一个陷阱是对术中透视结果的误读。例如，术中骨盆位置的微小改变可以改变髋臼及磨钻的透视影像。同样，对于习惯了传统入路的关节外科医生来说，行双切口全髋关节置换术时，在透视引导下进行股骨侧准备和股骨干假体型号估计也可能存在误判。相对而言，创伤骨科医生在骨盆手术中行常规透视，可能更容易适应这种情况。在我们双切口全髋关节置换手术的早期经验中，术中满意的透视结果有时与术后X线片相反，这一差异与不熟悉骨盆位置改变对透视影像的影响有关。

我们对双切口的全髋关节置换技术的改进是在Berger手术基础上增大了术野，不再依赖术中透视，更接近Keggi等[9]所描述的DAA技术步骤。Lewinnek等[10]报道，这一改进使髋臼窝及髋臼周围的解剖结构可直接显示，确保臼杯安放在安全区。此外，股骨近端的显露降低了股骨干假体位置不正、股骨近端骨折及假体型号不匹配的风险[8]。

DAA THA的改良

行DAA THA手术的第一步是获得有经验的导师的认可，同时建议现场参观至少4~5次全髋关节置换术的暴露操作。我们偏好使用Hana骨折手术床(Mizuho OSI)，这要求通过培训掌握其技术及操作，特别是学习如何上提和暴露股骨近端，熟练操作股骨拄钩系统。学习手术床操作之前，参加DAA手术课程及解剖训练，获得对于大腿解剖结构的彻底了解也是必需的。一些实用的可保护患者安全、增加手术的可靠性和一致性的操作步骤将在下文描述。

患者体位

我们偏好使用Hana骨折手术台进行DAA THA手术，因为这一装置像牵引器一样帮助暴露并减少人力拉钩的需要。手术团队必须十分熟悉这一手术台的控制以保证患者安全及体位合道。手术室人员和(或)假体厂商代表应该接受训练，确保术中患者体位安全及操作无误。适当的垫脚来保证患者安全也非常重要。就我们的经验来说，在Hana骨折手术台上摆体位较传统侧卧位更快也更简单。

大腿消毒完毕，使用浸碘的自粘性大塑料隔离薄膜(通常用于髋部骨折固定)一步完成术区分离(图12.1)。这种薄膜非常大，可以确保患者整体被无菌单覆盖。在其之上我们用一张洞巾覆盖，仅暴露大腿，薄膜上的小袋从洞巾中拉出。铺巾完成。如果需要，可用小巾盖住上肢。

上肢放在身体两边或放在胸口并予以保护，任何固定腹部的带子必须严格固定并且不影响术区。习惯了侧卧位复杂铺巾的外科医生会欣赏这种简化的DAA铺巾方式。对于双侧手术，我们可以完成一侧手术后再行另一侧铺巾，或者同时完成两侧铺巾。

准备步骤

铺巾前，助手需要摆放好大腿位置，保证足部的安全并可以自由移动术侧下肢。确保双侧大腿在可以相互对比的位置，稍微屈髋5°可使后续牵引更轻松。触诊双侧髌骨位置以估计腿长，打开手术台上的自动悬挂杆确保它们能正常工作。

DAA THA手术合适的切口位置已经被很多作者[11-13]讨论过。我们发现，切口越过腹股沟皱褶会出现更多的切口愈合问题，可以通过向外侧弯曲近端切口部分避免这一问题(图12.2)。通过触诊确定髂前上棘位置，切口近端应在此解剖标志点外侧2~3cm处并向远端延伸，至少10~15cm长以便直接观察。DAA THA术后康复情况与切口长度无关，对于习惯了直接观察术区而不用透视的外科医生来说，至少在学习的早期使用长切口更安全。

浅层分离

筋膜的分离必须在阔筋膜张肌肌腹上完成，最简单的方法是牵引起皮下组织并通过薄而透明的筋膜分辨出阔筋膜张肌肌腹。当有一位助手站在主

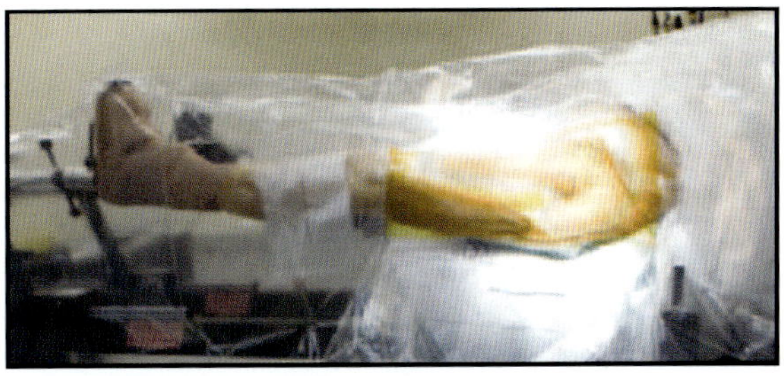

图12.1　用髋关节骨折贴膜简化铺巾。

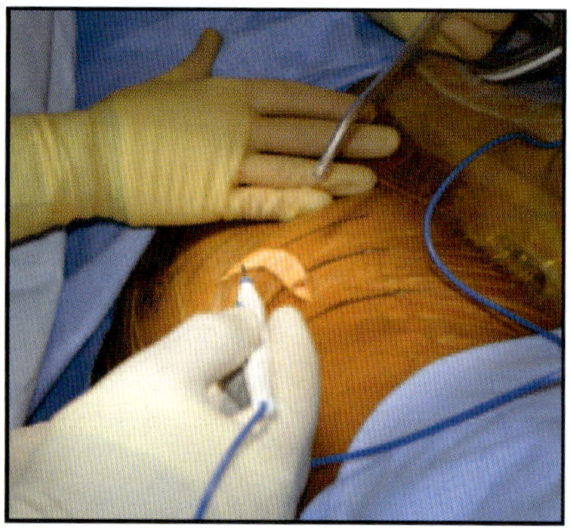

图12.2 （右髋）弧形切口可以避免切口穿过腹股沟皱褶从而引起切口愈合问题。

刀对面同时另一位助手站在主刀身旁（患者头侧）时牵引会更方便。如果是有经验的助手，一位就可以。如果筋膜层看起来白而坚韧，分离一定太偏外同时暴露会变困难。在这种情况下，最好在用Cobra拉钩向外牵开阔筋膜张肌前，确定合适的定位点，并偏内侧切开筋膜。

有时候可能因为疏忽偏向内侧而伤及缝匠肌，接近包绕股动脉和神经的神经血管束。如果发生这种情况，随后的外侧牵引会更困难，同时股神经麻痹的风险增高，因此手术时要花费时间仔细确认最初的切口在合适的位置。如果怀疑切口不准确，可以使用一个技巧进行验证，向远端延长切口，观察缝匠肌走行，因其已经从阔筋膜张肌分离出来。另一个技巧是把阔筋膜张肌牵拉至髋关节囊外侧如果非常轻松，并显示出正常的解剖位置则没有问题；如果牵拉困难，则提示牵开器置入了缝匠肌内，这一错误必须纠正。

深部分离

从髋关节囊上提起股直肌并向内侧牵引，在手术早期为了更好地显示髋臼盂唇，分离起源于关节囊及髋臼缘的股直肌反折头是最简单的做法。使用标记线标记股直肌肌腱并于手术后期缝合在外侧关节囊上被认为是必要的，但在我们的经验中，分离股直肌反折头对于手术预后没有明显的影响。

一些外科医生发现，与其他手术入路相比DAA THA患者失血量更多[14]。即使是经验丰富的医生也会偶尔遇到出血量超过预期的情况，这种现象可能与旋股外侧动脉升支结扎不充分有关。首先，这组血管必须在进一步分离前分辨出来（图12.3）；其次，在术者对血管电凝结果满意的时候最好再电凝一遍，因为这些血管通常比分离出来的部分更大且数量更多。不完全的电凝(作者认为结扎血管没有必要)、过早地分离血管、对附近肌肉组织进行牵拉都可能导致持续的渗血，造成暴露困难及失血量增加。

即使在止血后，仍应警惕切口渗血，其源头一般是旋股外侧动脉。如果持续流血，提起相应肌肉肌腹并找到出血点，再次电凝止血。另外，挛缩的血管可采取缝扎止血。这种时候保持耐心能提高手术剩余部分效率，避免后期视野中反复渗血。术毕关闭切口时再次检查同样十分必要，这些措施会保证术后不会有活动性出血。

接着分离关节囊，暴露股骨头及股骨颈，让助手旋转大腿几次以明确解剖结构。进一步分离往往需要切除一部分增厚和纤维化的髋关节囊，接受过髋关节镜手术的患者关节囊分离会更困难。为了安全的暴露，可以尽可能多地切除关节囊。关节囊修复对DAA THA术后患者髋关节稳定性的作用尚不明确。直接前方入路手术中，使用更大的股骨头(32mm，36mm)、采用合适的解剖位置放置假体使术后发生脱位的风险极低。就我们的经验来说，DAA THA手术后髋关节前脱位的发生率大约为1/500。

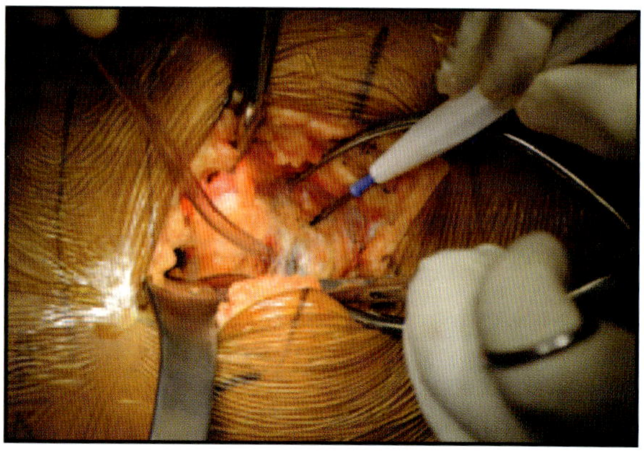

图12.3 找到并电凝旋股血管，电刀尖处为血管(右髋)。这些血管的最初止血失败可导致出血量增加。

一旦髋关节完全暴露，让助手外旋大腿，这能减小组织压力，使进一步分离更轻松，并让髋关节暴露更充分。同时，股骨头、颈的活动能让术者更清楚髋关节的解剖。我们通常在此时切除外上方髋臼缘3~5mm，因为很多患者的这部分为骨赘增生或者是潜在的髋臼撞击的解剖基础。钙化的盂唇附着在髋臼缘，清除髋臼缘对下一步操作有益（比如从前方脱位股骨头）。

骨的分离

确保股骨头上方的关节囊充分松解，手术刀或者电刀有利于这一步操作。将取头器穿过外旋的股骨头，同时助手轻微牵拉肢体，可轻松将它提起并向前方脱出。股骨头脱位是熟悉其他入路的关节外科医生熟悉的步骤，而我们的医生更偏好在术野清晰后进行脱位操作。除了让术野显示更清晰外，我们发现股骨头前脱位能部分剥离后方关节囊，从而使随后的股骨暴露更轻松。

许多医生依据小转子位置切断股骨颈，因此，充分松解内侧关节囊暴露小转子作为参照非常必要，也可更好地暴露股骨近端为安全置入股骨柄准备。小转子确认后，可以用一把尺子确定股骨颈截骨的水平（图12.4）。我们使用摆锯从股骨颈内侧开始截骨，摆锯向上成角向外截骨，并在大转子内侧垂直地锯下。在DAA THA学习早期阶段进行直视下操作，对于习惯于其他入路方式的医生来说是一种安全和放心的方法。

髋臼侧的准备

髋臼侧的准备从在髋臼周围放置尖头拉钩开始，术者需要获得并保持髋臼周围的术野以保证安全。充分练习后，将一对Gelpi拉钩摆成相互成90°拉开，并用其中一个尖端放置在股骨颈的牵开器拉开股骨进行术区暴露。

辅助切口可以用于方便髋臼磨锉操作，骨科器材商（如Microport）有专门的工具完成这项操作。这些工具可使一个半球形的导向器放置在髋臼里，可在股骨前方定位辅助切口位置。皮肤切口可以放进

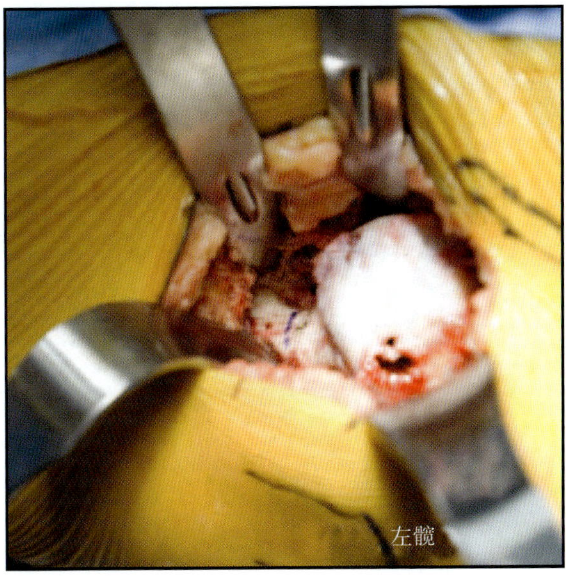

图12.4　找到（左髋）小转子以帮助准确的股骨颈截骨，并为后面的操作提供一个参照物。图中，小转子上截骨线被测量并用笔标记。股骨头使用一个取头器脱位。

一个特殊的工作套管，并将直的髋臼锉放进髋臼中。这样可以在直接观察下进行磨锉，而不对前侧大腿组织产生挤压，同时不存在前方髋臼壁磨穿的风险（图12.5）。

推荐使用先前提过的步骤以提高患者安全、减小术者工作量，同时避免使用偏心髋臼锉和带偏心手柄的髋臼打入器，因此类工具与直柄器械的手感不同，因而会造成的大多数医生手感上的不适。用我们的方法完成磨锉后，放入髋臼假体，同时通过套管用直柄打入器压实，用同样的方法安装聚乙烯内衬。取出套管后只在皮肤上留下一个很小的切口，只需缝合几针甚至不予处理。

为了保证直视操作下的髋臼位置合适，我们找到、保留髋臼横韧带，并将它作为髋臼杯前倾的解剖标志[15,16]。其次，髋臼窝的圆周结构能够指导合适的髋臼杯位置，避免出现解剖异常。第三，连接着直柄打入器的外支架能够指导手术医生以外展45°前倾15°的角度打入臼杯。打入的臼杯再用击杯器和骨锤夯实后会与髋臼良好地接触。髋臼杯相距髋臼顶的深度能够通过髋臼杯的中心孔直接触及，如果需要的话可以多次夯实。

现在使用的压配固定型臼杯，基本没有必要安置髋臼螺钉，特别是错误植入髋臼螺钉的风险很

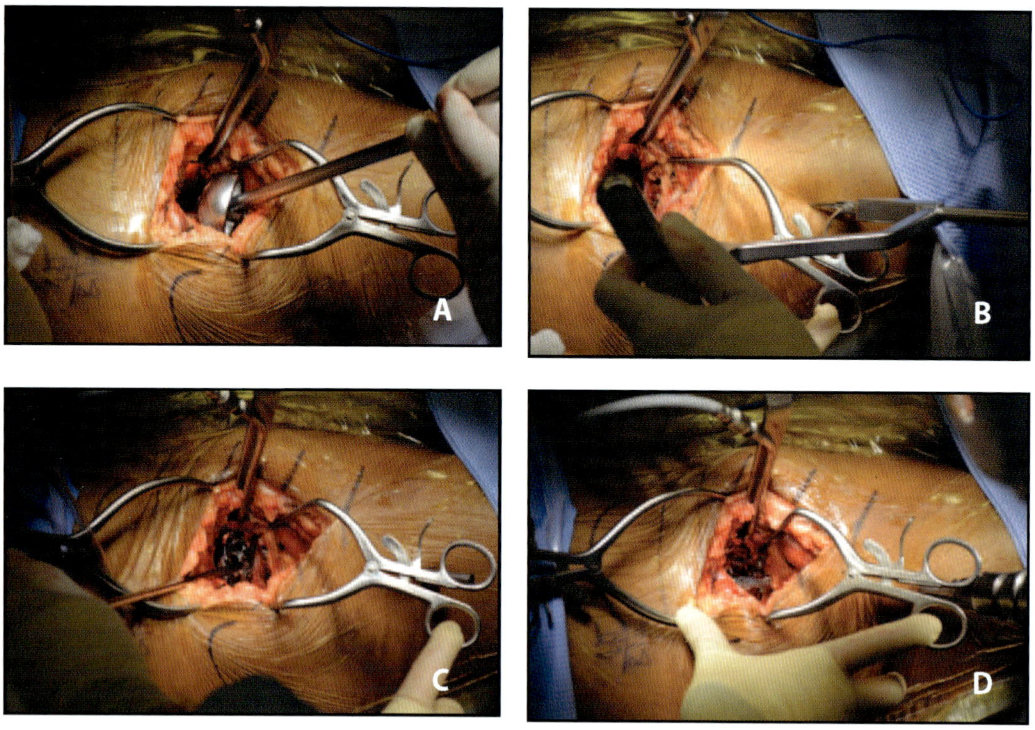

图12.5 将一个半球形的导向器放置在臼窝内可正确地定位大腿前方切口位置，通过这个通道可以准确地放入髋臼锉(右髋)。

大[17]，上文介绍的臼杯放置方法有助于初学DAA THA技术的医生更加容易掌握，并且不需要透视辅助。

股骨侧准备

最大程度地内旋股骨并适当滑动股骨侧的股骨挂钩，邻近股肌近端止点，然后最大程度外旋股骨让挂钩抓住股骨近端。确保挂钩被升降机固定，然后上升升降机直至组织有轻微张力。在无牵引力的情况下放低脚的位置，同时外旋股骨，将脚降低原高度的1/3。接下来在小转子周围(小转子周围的前部已在先前骨膜下暴露完毕）放置一把小的Hohmann拉钩。确保内侧关节囊充分剥离，同时保留小转子上髂腰肌的止点。将一把大的Hohmann拉钩或股骨升降机(一些器械公司为此设计了专门的工具)放在上方关节囊表面，然后轻轻地提起股骨近端。将一把骨匙放在拉钩及皮缘之间可以避免伤口问题。

从侧方开始，髋关节囊必须用长柄的电刀从股骨上剥离，必要时可以屈髋。这步松解必须从后内侧开始，直至所谓的大转子鞍部(图12.6)。助手在上述每一步中都应轻微外旋股骨，在松解关节囊的过程中可以观察到外旋逐渐增加。同时，近端股骨逐渐抬高，当最后一部分关节囊松解完成后，术区就显现出来了。就作者的经验而言，如果每一步都在直视下完成，同时每一步都足够仔细耐心，转子间骨折的风险很小。

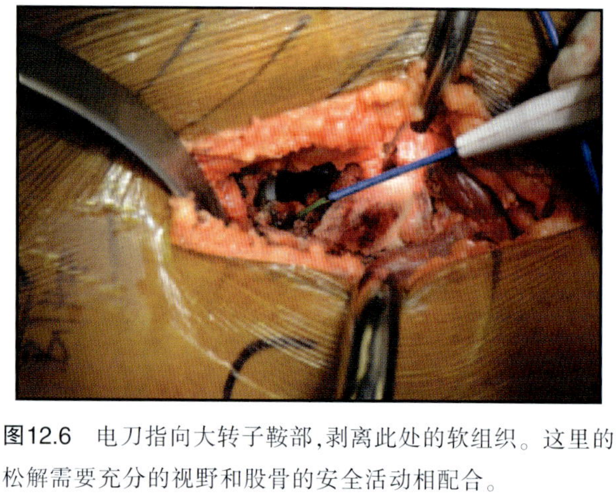

图12.6 电刀指向大转子鞍部，剥离此处的软组织。这里的松解需要充分的视野和股骨的安全活动相配合。

对于髋关节挛缩或腿部肌肉发达的患者，让助手稍微内收股骨和轻柔地推动同侧髌骨都能让股骨近端术区的显示更清楚。在股骨侧操作准备前必须获得清晰的视野。使术区显示清晰的关键是按照上述方法一步一步耐心地完成。不应使用拉钩进行强行的暴露，在DAA THA手术中，股骨近端松解时术者需要非常注意周围软组织情况。最后，在一些患者中，稍微降低股骨挂钩的位置放松组织能够允许更多的外旋，对术野暴露有很大的帮助。

一旦股骨侧充分暴露，用一把尖而弯曲的锥子确定股骨髓腔，每次扩髓应该用手来回测试，开放髓腔并应偏外侧扩髓。在直视下完成这一步能避免疏忽导致骨壁穿透的风险。我们使用短股骨柄，注意每次偏外侧扩髓，这样能夯实髓腔以获得合适的股骨柄假体位置(图12.7)。

虽然固定性的假体同样可用，但我们更偏好组配型的颈干假体(Preserve，Microport Orthopedics)，组配的股骨颈搭配更佳，肢长、偏心距也更合适(图12.8)。安装股骨头试模，移除所有拉钩，让助手在抬腿前内旋大腿5°~10°。这时，在股骨颈假体边放置一个小的骨钩，这一简单的操作能够让术者在轻微牵引和内旋下轻松控制髋关节复位。这一步时要将一个手指放在试模头上，避免头移动或掉到组织中。

通过比较双侧髌骨位置来检查肢长，最大外旋术肢检查髋关节的前方稳定性。屈髋检查髋关节后方稳定性或关节囊松弛度的意义尚不明确，因而我们不做以上操作。通过仔细的术前计划及准确的术中操作后，偏心距和肢长恢复正常，髋关节的稳定性不会有问题。通过增加肢长提高稳定性是错误的尝试并会招致患者不满。

最终测试后，再次检查创面的出血情况，然后直接关闭切口。直接前方入路的一个优点就是筋膜未被中断，因而可以避免其他入路手术后期冗长的修复工作。皮下缝合应减到最少，缝合时需避开股骨外侧皮神经线以降低大腿麻木的风险。

结果

我们最初的89例透视辅助下的双切口微创全

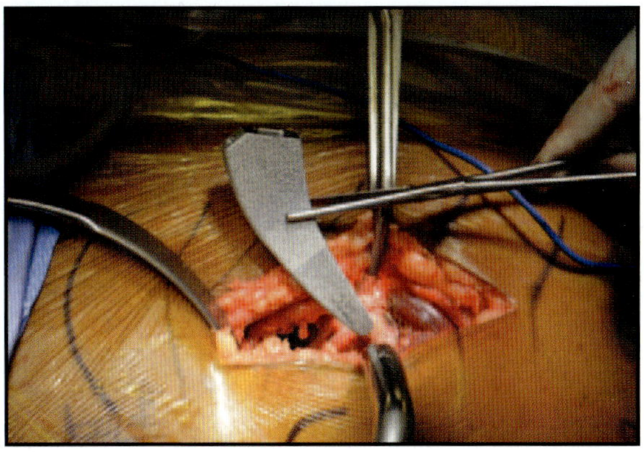

图12.7　DAA THA术中放入一个组配式短柄，这种柄很多供应商都有。

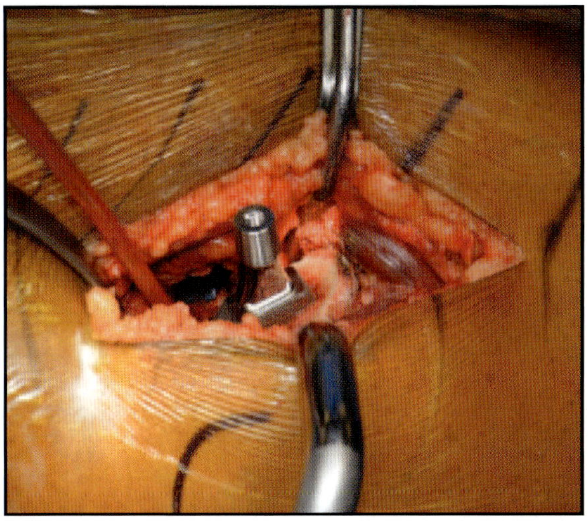

图12.8　最后插入股骨颈，可组配颈部组件能够调节肢长和偏心距，使其效果更佳。图中可清晰的看到股骨距和近端股骨(暴露充分)。

髋关节置换术经历了陡峭的学习曲线及频发的并发症[4]。我们曾将少量的一过性的大腿麻木作为并发症进行报道，但这种现象现在已经被接受并被认为是直接前方入路手术中一个不重要的副反应。随后的250例双切口微创全髋关节置换术效果非常好，在学习中我们逐步采取了以上所有步骤[8]。当时的同行评审很敏锐地要求发布并发症数据，但对双切口技术的满意结果并不上心。

当改进为单切口DAA THA术后，保证每一步暴露充分的策略可使手术获得满意的效果。最近我们对本院医生的DAA THA手术结果进行对比（一位关节外科医生采取直视下手术，一位创伤外科医生行透视辅助下手术），研究显示髋臼假体位置正确安放率相一致[18]。

要点回顾

• 使用常规手术器械、术野暴露清晰、无需术中透视的分步骤DAA THA手术较容易学习。

• 开展DAA THA手术前，你需要一位资深的导师、充分的训练、参加教学课程并了解足够的解剖知识。

• DAA THA的术后康复与切口长度无关，切口应该足够长以确保术中解剖结构暴露充分。

• 就我们的经验而言，直接观察到术中每一步操作与术中透视一样有效。

（张健　赵沛　译）

参考文献

1. Berger RA. Total hip arthroplasty using the minimally invasive two-incision approach. *Clin Orthop Relat Res.* 2003;417:232-241.
2. Berger RA, Duwelius PJ. The two-incision minimally invasive total hip arthroplasty: technique and results. *Orthop Clin North Am.* 2004;35(2):163-172.
3. Berger RA. The technique of minimally invasive total hip arthroplasty using the two-incision approach. *Instr Course Lect.* 2004;53:149-155.
4. Bal BS, Haltom D, Aleto T, Barrett M. Early complications of primary total hip replacement with a two-incision minimally invasive technique. *J Bone Joint Surg Am.* 2005;87(11):2432-2438.
5. Feinblatt JS, Berend KR, Lombardi AV Jr. Severe symptomatic heterotopic ossification and dislocation: a complication after two-incision minimally invasive total hip arthroplasty. *J Arthroplasty.* 2005;20(6):802-806.
6. Pagnano MW, Leone J, Lewallen DG, Hanssen AD. Two-incision THA had modest outcomes and some substantial complications. *Clin Orthop Relat Res.* 2005;441:86-90.
7. McMinn DJ, Daniel J, Pynsent PB, Pradhan C. Mini-incision resurfacing arthroplasty of hip through the posterior approach. *Clin Orthop Relat Res.* 2005;441:91-98.
8. Bal BS, Barrett MO, Lowe J. A modified two-incision technique for primary total hip replacement. *Seminars in Arthroplasty.* 2005;16(3):198-207.
9. Kennon R, Keggi J, Zatorski LE, Keggi KJ. Anterior approach for total hip arthroplasty: beyond the minimally invasive technique. *J Bone Joint Surg Am.* 2004;86-A(Suppl 2):91-97.
10. Lewinnek GE, Lewis JL, Tarr R, Compere CL, Zimmerman JR. Dislocations after total hip-replacement arthroplasties. *J Bone Joint Surg Am.* 1978;60(2):217–220.
11. Post ZD, Orozco F, Diaz-Ledezma C, Hozack WJ, Ong A. Direct anterior approach for total hip arthroplasty: indications, technique and results. *J Am Acad Orthop Surg.* 2014;22(9):595-603.
12. Hallert O, Li Y, Brismar H, Lindgren U. The direct anterior approach: initial experience of a minimally invasive technique for total hip arthroplasty. *J Orthop Surg Res.* 2012;7:17.
13. Lovell TP. Single-incision direct anterior approach for total hip arthroplasty using a standard operating table. *J Arthroplasty.* 2008;23(7 Suppl):64-68.
14. Spaans AJ, van den Hout JA, Bolder SB. High complication rate in the early experience of minimally invasive total hip arthroplasty by the direct anterior approach. *Acta Orthop.* 2012;83(4):342-346.
15. Fujita K, Kabata T, Maeda T, et al. The use of the transverse acetabular ligament in total hip replacement: an analysis of the orientation of the trial acetabular component using a navigation system. *Bone Joint J.* 2014;96-B(3):306-311.
16. Inoue M, Majima T, Abe S, et al. Using the transverse acetabular ligament as a landmark for acetabular anteversion: an intra-operative measurement. *J Orthop Surg* (Hong Kong). 2013;21(2):189-194.
17. Valle AG, Zoppi A, Peterson MG, Salvati EA. Clinical and radiographic results associated with a modern, cementless modular cup design in total hip arthroplasty. *J Bone Joint Surg Am.* 2004;86-A(9):1998-2004.
18. Peterson BE, Crist BD, Aleto TJ, Bal BS. The use of fluoroscopy in aiding acetabular cup position in direct anterior total hip arthroplasty. Podium presentation at: International Congress for Joint Reconstruction, 2nd Annual Pan Pacific Orthopaedic Congress; July 22-25, 2015. Kona, HI.

第13章

直接前方入路的特殊器械

Dan Gerscovich, MD; Anthony S. Unger, MD; Evan Smith, MD; Kristaps J. Keggi, MD, Dr Med(hc); Lee E. Rubin, MD

学习要点

- 行DAA THA手术时，选择一张合适的手术床对于患者体位摆放和完成手术非常重要。
- 传统全髋关节置换手术仅需少量直的髋臼锉和股骨锉，DAA THA手术所需的特殊器械由这些器械改进而来。
- DAA THA手术医生必须有该手术的基础工具才能开展手术，例如：弯的牵开器、大骨钩、股骨匙、弯剪刀。
- 几乎每个器械商提供的完整的模块化的磨削和钻孔工具都可用来辅助完成DAA THA手术。

发展历史

自Judet在20世纪50年代将髋关节前方入路描述为“最大程度避免了对肌肉和骨头的损伤”[1]的入路方式以来，人们对于尽量避免肌肉损伤的入路越来越有兴趣。髋关节前方入路最初由Hueter于1881年报道，称其为“真正的只经过肌肉间隙和神经间隙的入路”，经过被股神经和臀上神经支配的肌肉的间隙，变异入路包括Smith-Petersen延长入路和双切入路等[2]。因为直接前方入路不损伤臀部的肌肉，所以手术视野会比较小而深，由此设计出许多特殊的工具来帮助暴露手术视野。

Judet在20世纪50年代使用直的手术工具，手术切口需要做到15cm长[1]。现代的手术工具被做得更加长而细，通过有偏心距或者弯柄的设计方式来减少手术器械对周围软组织的挤压，同时减少了视野的遮挡并方便工具取出。通过早期行直接前方入路手术的外科医生的探索，Howmedica公司在1978年推出了“Keggi前方入路髋部锉磨系统”，这是一套非模块化、单一偏心距、镀铬的股骨锉。这是第一套适用于DAA THA手术的标准工具(图13.1)。

在20世纪70~80年代，带偏心距的髓腔锉已逐步进展并标准化，但股骨髓腔锉仍然太长，扩髓时可能候造成股骨凿穿。为解决这个问题，现代化的髓腔锉诞生了，随后人们发现髓腔锉的柄太圆，击入的时候很困难，于是新的打击托盘被设计出来，使假体置入和固定前倾角变得更加容易。这为股骨扩髓系统的精确性提供了保障，特别是对于压配固定型的假体。

接着，随着制造业的发展，模块化的股骨侧操作工具出现了。1982年，Richards Corporation的Bio Fit DAA髓腔锉的设计上市，促成美国宣布Mit-

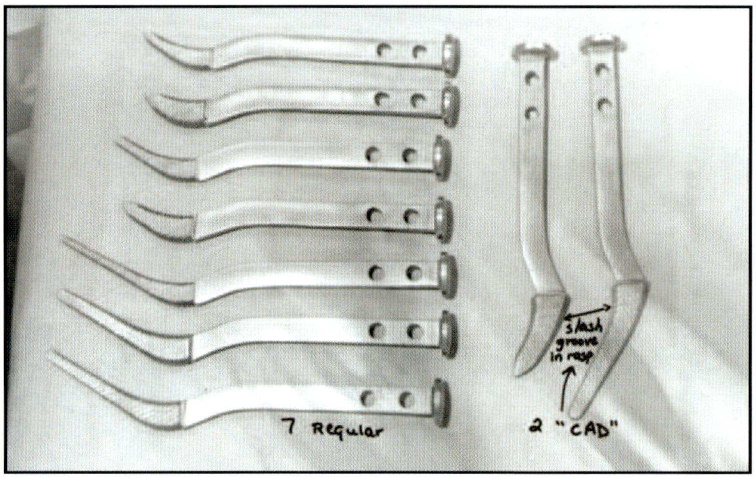

图13.1 Howmedical公司在1978年生产的Keggi前方入路髋部锉磨系统。(图片来源:Reprinted with Permission from Waterbury Hospital OR Archive.)

telmeier髋关节压配系统的出现(图13.2)。该系统用髓腔锉代替了磨削,其在扩髓系统里的使用,以更好的压实骨质为压配固定型假体固定,同时增加了型号种类。

除了在金属手术器械方面的进步,在患者体位摆放、照明、软组织保护方面也出现了相应的技术进步。这些进步改善了髋臼侧和股骨侧手术视野,使医生可以通过小切口进行DAA THA手术,使患者从真正的微创手术中获益[3]。

手术装置:手术床/体位

许多外科医生使用标准手术床,需要松解较多的软组织才能暴露股骨,为股骨侧锉磨准备。比如普通手术床、Maquet透视床(图13.3),或者普通床配下肢ARCH牵引装置(Innovative Orthopaedic Technologies)。体位的准备需要在骨盆下面垫上胶垫,胶垫远端对齐坐骨,降低脚端的床允许髋关节后伸,患者的髋部位于手术床可拆卸部分(图13.4),某些外科医生喜欢将手术床的上半身摆成屈氏体位(Trendelenburg position),下半身摆成反屈氏体位[4]。搁手板放在术肢的对侧,以便于对侧下肢的外展和术肢的内收,方便术中的股骨暴露[5]。

骨折牵引床可使股骨近端的暴露简易化和标准化,将术肢用牵引靴牵住就能在术中进行机械化操作,方便暴露近端股骨,最常用的为Hana牵引床(Mizuho OSI)。ARCH和AMIS(Medacta)体位摆放器可以配在普通床上,帮助牵引和肢体旋转,对术肢的操纵效果和牵引床差不多。

使用透视床和骨折床能帮助在术中提供局部透视、动态透视来评估手术操作、判断假体长度和置入位置是否准确。某些情况下这些床比普通床更好,但是该床更贵,也可能引起踝关节扭伤、神经麻痹等并发症[6]。新型骨折牵引床和大口径的动态透视设备较昂贵,让很多小医院难以承担。因此医生在实施DAA THA手术时,应知道如何有效地使用普通手术床来精确的、低花费地进行操作。

手术暴露

除了上述的器材,弯曲Cobra拉钩可在小切口DAA THA手术操作过程中保护软组织[4]。其他的还有勺形的拉钩,这种拉钩有一个长的柄,能够在股骨头锯下来后将其从髋臼里面轻松取出(图13.5)。这个器械很有价值,因为DAA THA术中使用常规工具容易导致周围软组织的损伤[7]。目前DAA的专用拉钩都做得长而窄,更容易触及髋臼窝,也更方便牵开。Hibbs拉钩可以用来牵拉阔筋膜张肌进而对其保护。在暴露关节囊后,使用弯曲的Cobra拉钩与双弯的Hohmann拉钩可以增宽视野。还有很多器械是根据具体使用的解剖部位来命名的,如前股骨颈拉钩、后股骨颈拉钩、前髋臼拉钩、后髋臼拉钩

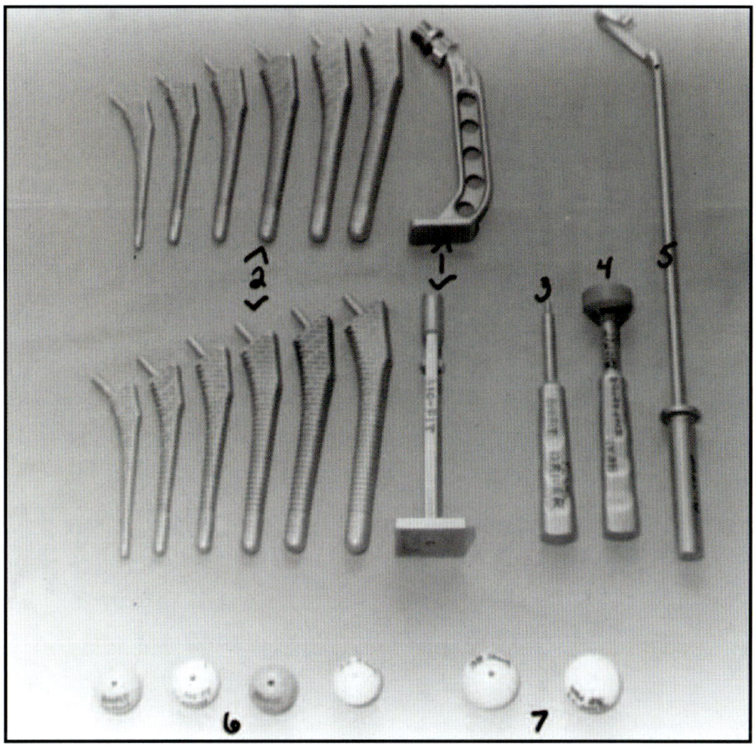

图13.2　早期的用于DAA手术的模块化单偏心距髓腔锉。由Dr.Keggi和Richards,Corporation公司研发,用于1982年提出的“Mittelmeier髋系统”。(图片来源:Reprinted with permission from Waterbury Hospital OR Archive.)

等。这些器械现在都有市售。

完整的DAA专用手术器材,比如Unger,Set(Innomed),包括宽、窄、单弯和双弯的Hohmann拉钩,鼠尾锉,Cobra拉钩,带有偏心距的拉钩以及股骨颈撬棒(图13.6)。也有单独的拉钩系统,如Surgical Phantom(TeDan)和Integra(Omnitract)。此外,医生为了能够在深部的髋臼操作,需要长的细咬骨钳和长剪子。Jorgensen型剪刀或长而弯的Mayo剪刀在取股骨头时用来剪断圆韧带非常有用(图13.7)。

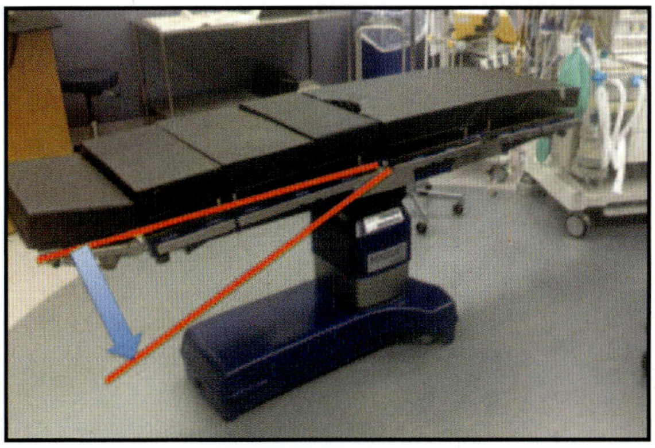

图13.3　Maquet ALPHASTAR透视床(Getinge Group),图中斜线表明其能下降用来适应髋部的活动范围。

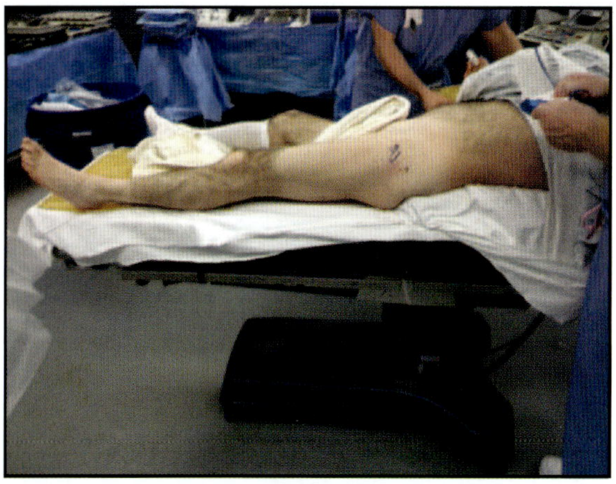

图13.4　DAA THA术前,患者在Maquet透视床上的体位。注意臀下的乳胶垫达到了坐骨位置,这样可以让臀肌组织从前方移向下方。

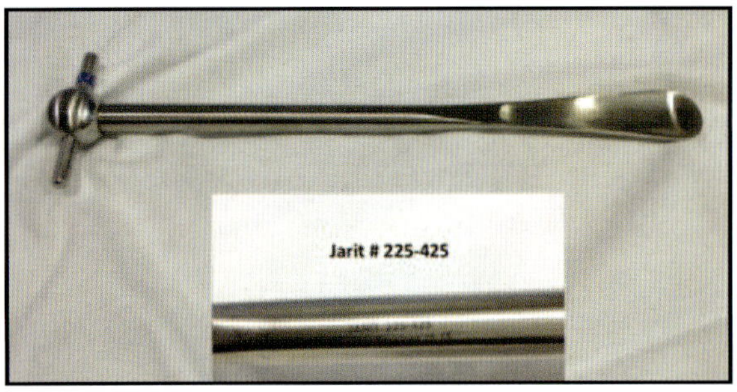

图13.5 取股骨头用的股骨匙(Jarit #225–425)。

髋臼的准备

用上述的器械将髋臼侧暴露完毕,使用偏心的髋臼锉(图13.8)和臼杯植入器(图13.9)可以避免臼杯植入时阔筋膜张肌和股外侧肌的遮挡限制。如果使用直的髋臼锉,很容易因髋部前侧的肌肉遮挡而导致髋臼前壁和前柱的过度磨锉。此外,还会造成磨锉的部位以及最后假体放置位置的上移,造成假体前倾角度的加大。使用带有偏心距的锉和植入器可以避开前侧肌肉的阻挡,使得放置的角度得到精确控制。

与直柄的器材相比,带有偏心距的器材在力量传导方面较弱[8],所以外科医生应反复练习,培养使用这些器械准确放置假体的手感和经验。无论髋臼以何种工具进行准备,臼杯都需要放置在外展40°~45°,前倾15°~20°的位置。还需考虑髋臼自身的前倾角和臼杯前方骨的覆盖程度,否则后期容易出现髂腰肌的撞击和持续疼痛。

股骨侧的准备

使用骨钩(图13.10)或骨折牵引床的牵引器对股骨侧的暴露很有帮助。内收、外旋术肢且拆掉床足部的部分,使得髋部过伸而暴露股骨近端。用长而窄的cobra拉钩或者双弯曲的Hohhmann拉钩牵拉在股骨的内侧,Hibbs拉钩牵拉外侧软组织,股骨撬棒(大转子撬棒,图13.11)带或不带延长杆都可以帮助暴露。

耻股和坐股韧带通过电刀松解,使股骨更易撬起同时保护髂腰肌。如果暴露还是困难,可以再次降低足部的床,使得髋部更加过伸并确保髋关节已经内收足够。抬高股骨有很多选择,比如两个手动

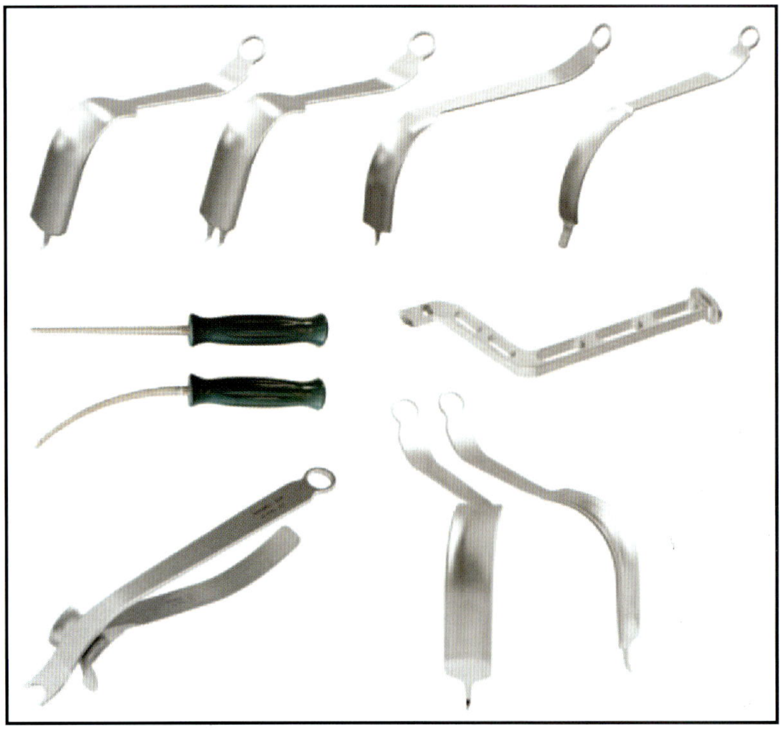

图13.6 Innomed Unger前方入路髋关节工具。

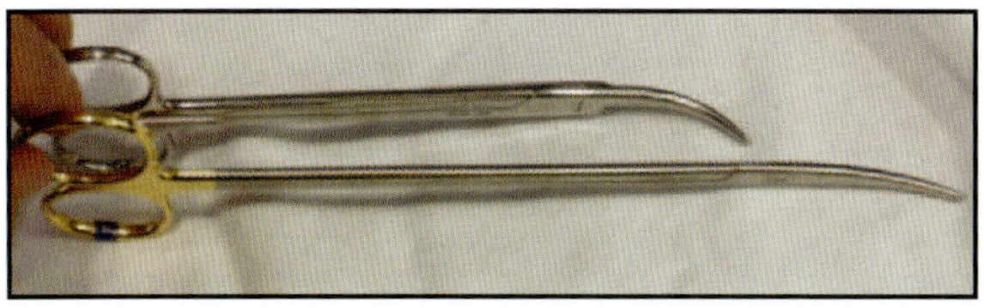

图13.7　DAA THA需用到的长弯剪。上方：弯的Colley剪(Jarit #305-120)，8¾″(222mm)；下方：长的胸科Mayo剪。

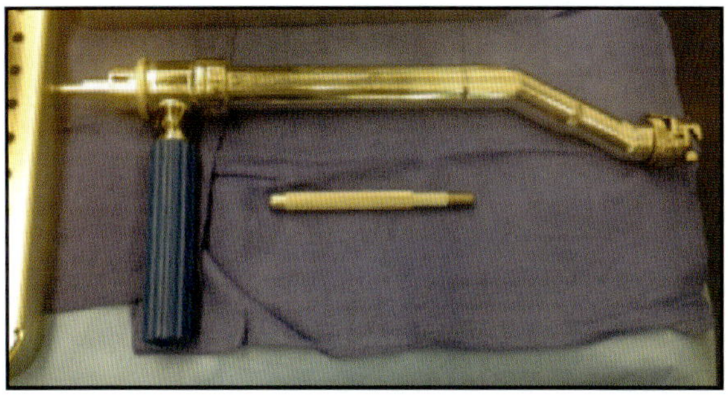

图13.8　带偏心距的髋臼锉的柄(Greatbatch Medical)。

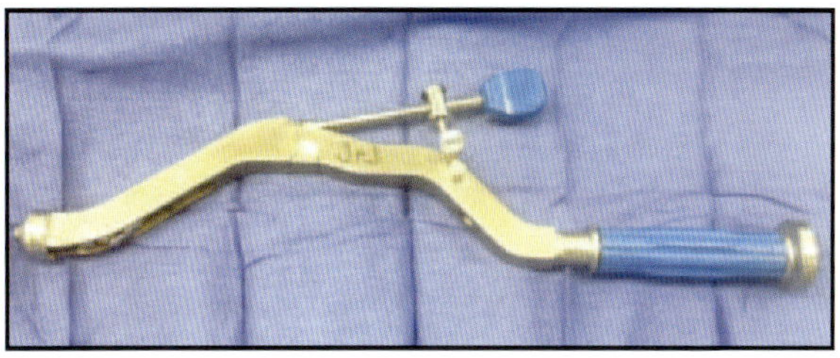

图13.9　带偏心距的臼杯植入器(Greatbatch Medical)。

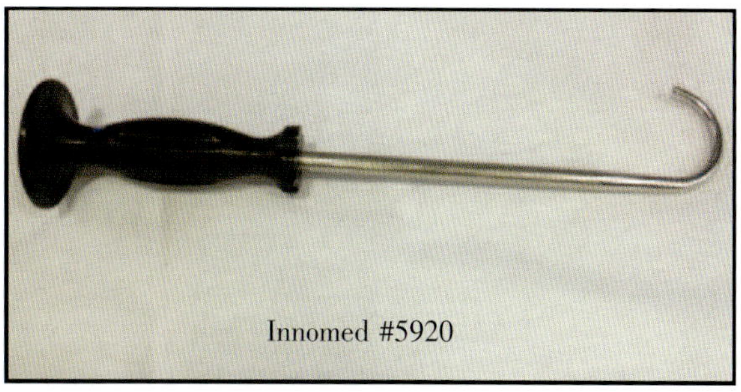

图13.10　Wixson骨钩，50mm长弯骨钩(Innomed #5920)。

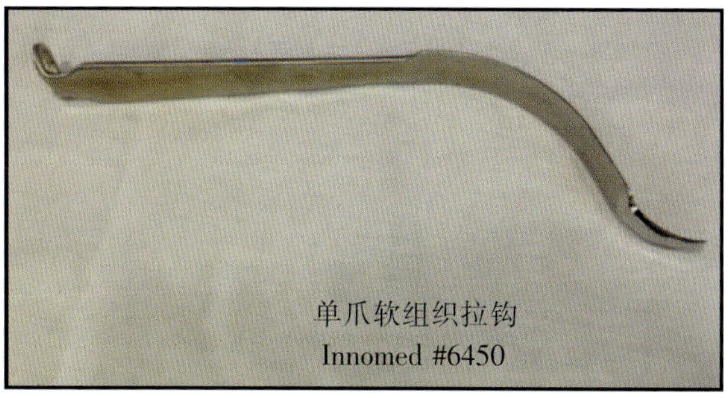

图13.11　大转子撬棒拉钩(Innomed #6450)。

拉钩或者手术床旁配套的牵引悬吊设备，这些可以是简单的牵开器也可以是复杂的支撑系统。Innomed公司配套生产了很多特殊的股骨抬高装置和骨钩。

首先用开槽器和小尖锉(如“Chili Pepper”)去掉股骨近端的松质骨，然后用鼠尾磨锉(图13.12)来安全地探查和确定髓腔。用向后向外把持的力量逐步扩髓，扩髓时尽量让锉尖向前贴近股骨弓。髓腔锉有很多选择，包括单/双偏心距的直锉，左/右持柄的偏心锉(图13.12)。也有特殊设计的托盘用来简化股骨植入操作、易控制倾斜、避免穿孔（图13.13)，例如宽的T形打击托盘很有用，可以很方便地用骨锤敲击，并且左右髋都可通用，极大简化了此步骤(图13.14)。最后，还有带角度的或直的股骨柄植入器供选择，以方便股骨假体的最终嵌入。

当遇到较狭窄的骨髓腔，比如Dorr Type A型的年轻患者，我们就需要用髓腔钻扩髓才能进一步上锉和置入假体。此时需要用到可弯曲的髓腔钻(图13.15)。在初步用开槽器和(或)磨锉完成股骨近端的扩髓之后，将一个球形尖端的导丝插入髓腔，然后髓腔钻顺着导丝钻入扩髓，以每次扩增约0.5mm的方式扩髓，直至髓腔扩大到13~14mm。移除髓腔钻和导丝，依照术前的测量模板用髓腔锉扩髓成型。向远端扩髓时需特别注意保留股骨最近端的松质骨，以此保护干骺端的骨质来控制假体柄的旋转。

灯光的选择

DAA THA术中即便使用LED灯，术中视野的光线也是不足的。使用传统的手术头灯时可以不戴头盔，现在的手术头盔都配上装电池的头灯来照亮视野[如T-5 Helmet (Stryker)]。

发光的拉钩现在也有售，发光的绳型灯可以装配在可重复使用的金属拉钩上，为术区提供了足够稳定的灯光，但这种灯本身是一次性的。Lumitex (Strong Sville) 灯带可以固定在DAA手术的标准拉钩上，来辅助视野照明。Invuity (Invuity's EIGR Saber Waveguide) 最近也生产了带有灯光的吸引器，但是这增加了患者的花费。产品多样化带来的

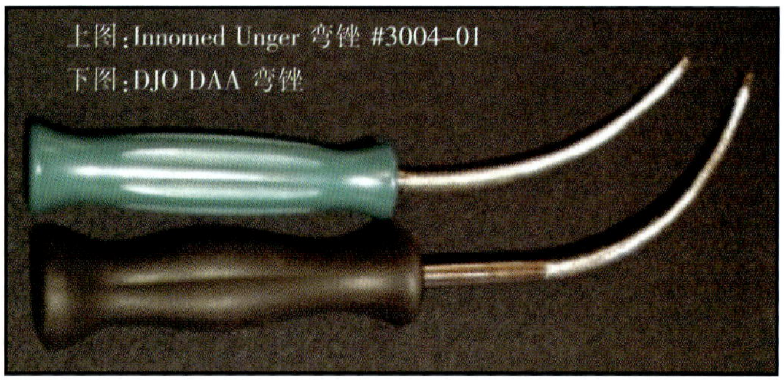

图13.12 股骨鼠尾锉。

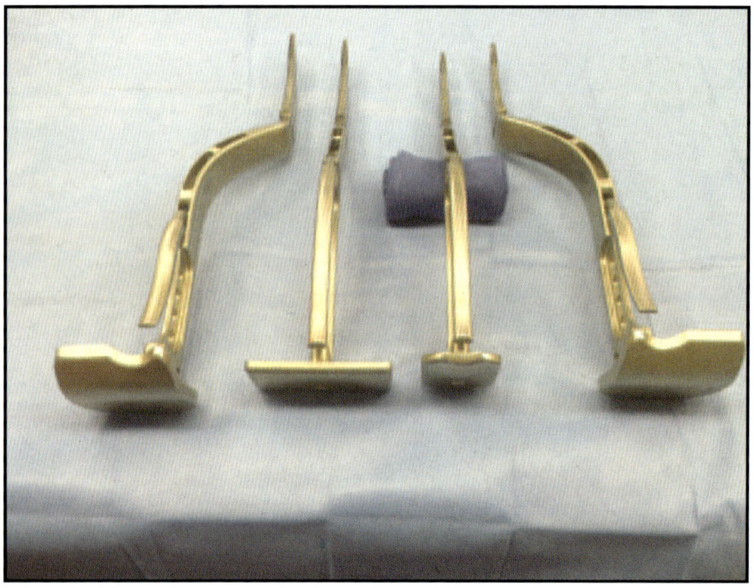

图13.13 不同的股骨植入器柄(Depuy)。从左至右:左髋双偏心距柄,单偏心距T形柄,标准单偏心距柄,右髋双偏心距柄。

竞争会压低价格,这些带灯光的特殊设备也将越来越常见。

切口闭合和结果

我们推荐使用倒刺线关闭筋膜层, 如#2-0的Quil线(Surgical Specialties Corporation)或者#0的V-Loc线(Covidien)。Monoderm Quil线或者#3-0的V-Loc线用于皮下的美容缝合。皮肤层就用皮肤钉或者胶水闭合,抗菌银离子辅料(ConvaTec)覆盖。

支持者表示DAA相对而言创伤更小[7,9],功能恢复更好[10-12],行走力量更好[13-15]。部分文章报道,DAA THA患者手术失血更少,麻醉剂量更小,住院时间更短[16]。但也有文章反映其失血更多[10],术后疼痛和住院时间与其他入路相比并没有差异[11]。手术并发症与其他入路也无差异,尤其是在初步学习完毕接近100例的手术之后[12]。如果是二次翻修的话,使用DAA入路会变得复杂,此时推荐侧卧位手术。缺乏合适的DAA手术工具被认为是该手术的一个相对禁忌,因为在早期DAA手术中,使用普通器械或者直的器械可能导致软组织损伤更严重、延长手术时间且并发症发生率更高[17-19]。最后,体型偏大、颈干角较小,以及髋臼向前突出的患者若行DAA手术,情况会更加复杂[20]。

结论

20世纪70至80年代,没有专门工具的DAA手术

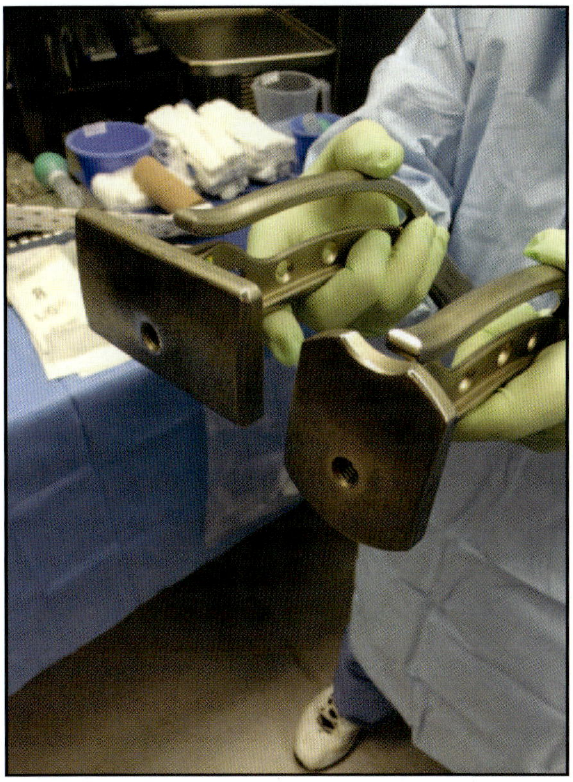

图13.14 单偏心距柄的打击托盘近观，注意托盘上有一个孔，可以用来安装滑锤。

切口会比现在长得多[4]。1993年，辅助切口应用于DAA THA翻修手术时，经前方入路的大转子双腹折叠截骨被报道[21]。随后，经后方入路的大转子双腹滑动截骨治疗髋关节前脱位的方法也被报道，并用于改良该手术方式(前方入路翻修)[22]。如今，股骨侧松解的技术进步以及更好的器械支持让DAA THA可以在小切口、几乎无肌肉损伤的情况下完成。辅助切口常常很有用，但在初次置换的时候并没有必要。

目前DAA入路的医生在手术床、牵引设备、手术器械方面有很多的选择，进步背后的发展史是非常重要的。这些进步改善了术野的暴露、髋臼磨锉、股骨侧准备和扩髓。有偏心距的装置(髋臼锉、植入器、髓腔锉等)使外科医生避免了操作受到手术切口周围软组织的卡压，同时也避免了做辅助切口[4]。

灯光的进步和组织保护方面的进步增加了视野，方便了截骨，减少了手术并发症，同时扩大了DAA入路的手术指征。最终的理念是提高外科医生的手术能力，从而使以后DAA不再受限于医院、时间、器材、假体型号和手术地点。

要点回顾

- 理解并能正确选择使用目前DAA THA的各种特殊工具。在正式手术前，需先在尸体上练习使用，熟练掌握这些工具和技术。
- 相较于以前的DAA手术，现代的工具可使DAA THA手术时软组织保护更好、暴露更充分、手术更安全可靠。

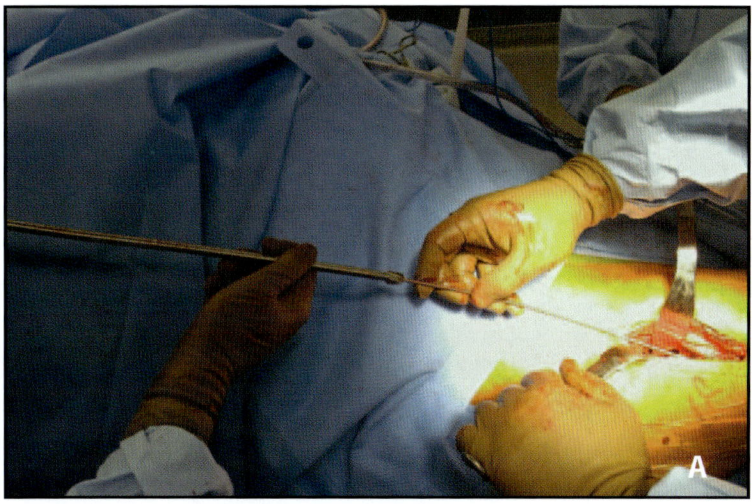

图13.15 (A) 将软的髓腔钻置入球形尖端的导丝 [Bixcut Reamer(Stryker Corporation)]中，为股骨扩髓准备。(待续)

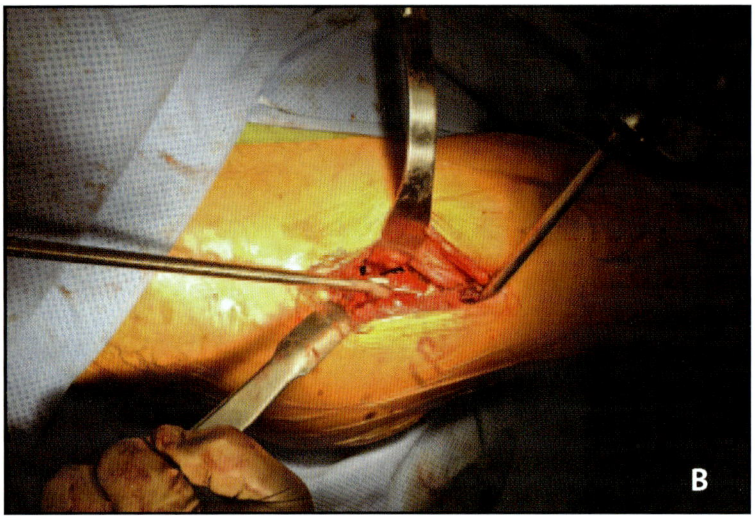

图13.15(续) (B)以DAA方式将可弯曲髓腔钻成角放入右股骨髓腔中。注意外侧的大转子撬棒拉钩、内侧的尖头Cobra拉钩和股骨近端外侧的骨钩,在这些器械的共同作用下最终暴露视野。

- 以前,缺少合适的工具可能阻碍了医生选用DAA技术。目前这种情况已不复存在,现代的工具和配套设备可以很好地保护软组织、减少并发症,使DAA THA成为一个常规手术。

(张健 赵沛 译)

参考文献

1. Judet J, Judet R. The use of an artificial femoral head for arthroplasty of the hip joint. *J Bone Joint Surg Br*. 1950;32:166-173.
2. Waldman BJ. Advancements in minimally invasive total hip arthroplasty. *Orthopaedics*. 2003;26(Suppl 8):833–836
3. Bhargava T, Goytia RN, Jones LC, Hungerford MW. Lateral femoral cutaneous nerve impairment after direct anterior approach for total hip arthroplasty. *Orthopedics*. 2010;33(7):472.
4. Keggi KJ, Huo MH, Zatorski LE. Anterior approach to total hip replacement: surgical technique and clinical results of our first one thousand cases using non-cemented prostheses. *Yale J Biol Med*. 1993;66(3):243-256
5. Berry D, Lieberman J, Matar W, Hozack W. Direct anterior primary total hip arthroplasty. In: Berry DJ, Lieberman JR, eds. *Surgery of the Hip*. Philadelphia, PA: Elsevier; 2011: 236-244.
6. Sariali E, Leonard P, Mamoudy P. Dislocation after total hip arthroplasty using Hueter anterior approach. *J Arthroplasty*. 2008;23(2):266-272.
7. Meneghini RM, Pagnano MW, Trousdale RT, Hozack WJ. Muscle damage during MIS total hip arthroplasty: Smith-Petersen versus posterior approach. *Clin Orthop Relat Res*. 2006;453:293-298.
8. Kayiaros S, Rubin LE, Biercevicz A, Limbird R, Paller D. Broach handle offset and impact acceleration during femoral preparation for total hip arthroplasty. *Reconstructive Review*. 2013;3(2):41-43.
9. Bergin PF, Doppelt JD, Kephart CJ, et al. Comparison of minimally invasive direct anterior versus posterior total hip arthroplasty based on inflammation and muscle damage markers. *J Bone Joint Surg Am*. 2011;93(15):1392-1398.
10. Barrett WP, Turner SE, Leopold JP. Prospective randomized study of direct anterior vs postero-lateral approach for total hip arthroplasty. *J Arthroplasty*. 2013; 28(9):1634-1638.
11. Restrepo C, Parvizi J, Pour AE, Hozack WJ. Prospective randomized study of two surgical approaches for total hip arthroplasty. *J Arthroplasty*. 2010;25(5):671-679.
12. Berend KR, Lombardi AV Jr, Seng BE, Adams JB. Enhanced early outcomes with the anterior supine intermuscular approach in primary total hip arthroplasty. *J Bone Joint Surg Am*. 2009;91(Suppl 6):107-120.

13. Mayr E, Nogler M, Benedetti MG, et al. A prospective randomized assessment of earlier functional recovery in THA patients treated by minimally invasive direct anterior approach: a gait analysis study. *Clin Biomech* (Bristol, Avon). 2009;24(10):812-818.
14. Varin D, Lamontagne M, Beaulé PE. Does the anterior approach for THA provide closer-to-normal lower-limb motion? *J Arthroplasty*. 2013;28(8):1401-1407.
15. Maffiuletti NA, Impellizzeri FM, Widler K, et al. Spatiotemporal parameters of gait after total hip replacement: anterior versus posterior approach. *Orthop Clin North Am*. 2009;40(3):407-415.
16. Alecci V, Valente M, Crucil M, Minerva M, Pellegrino CM, Sabbadini DD. Comparison of primary total hip replacements performed with a direct anterior approach versus the standard lateral approach: perioperative findings. *J Orthop Traumatol*. 2011;12(3):123-129
17. Kennon R, Keggi JM, Zatorski LE, Keggi KJ. Anterior approach for total hip arthroplasty: beyond the minimally invasive technique. *J Bone Joint Surg Am*. 2004;86(Suppl 2):91-97.
18. Siguier T, Siguier M, Brumpt B. Mini- incision anterior approach does not increase dislocation rate: a study of 1037 total hip replacements. *Clin Orthop Relat Res*. 2004;426:164-173.
19. Post ZD, Orozco F, Ledezma CD, Hozack WJ, Ong A. Direct anterior approach for total hip arthroplasty: indications, technique and results. *J Am Acad Orthop Surg*. 2014; 22(9):595-603
20. Bender B, Nogler M, Hozack W. Single incision direct anterior approach for total hip arthroplasty. In: Brown T, Mihalko W. *Arthritis and Arthroplasty: The Hip*. Philadelphia, PA: Elsevier; 2009: 218-224.
21. Fulkerson JP, Crelin ES, Keggi KJ. Anatomy and osteotomy of the greater trochanter. *Arch Surg*. 1979;114:19–21.
22. Ganz R, Gill TJ, Gautier E, et al. Surgical dislocation of the adult hip: a technique with full access to the femoral head and acetabulum without the risk of avascular necrosis. *JBJS Br*. 2001; 83(8):1119-1124.

第 14 章

直接前方入路全髋关节置换的特殊的牵开器

Daniel C. Allison, MD, MBA; Timothy McTighe, Dr HS(hc)

学习要点

- 特殊的牵开器系统在DAA THA手术中可以加速术野的暴露并减少人力需求。
- 数据显示，使用Phantom微创前方入路髋关节牵开器系统(TeDan Surgical Innovations, Inc)，对于熟练的医师来说，该系统可以加速手术；对于初学者来说，该系统可以缩短学习曲线。

自从直接前方入路手术技术传到美国后，很多文章介绍了如何在普通手术台上有效地完成DAA THA手术[1-4]。但这需要很多助手帮忙，股骨侧的暴露也非常困难，操作不当可能导致股骨穿孔/骨折、软组织损伤、假体位置不佳，明显或潜在的导致学习曲线的延长[5-7]。

在DAA THA手术中，Phantom MIS (Phantom微创手术)技术需要一套特殊的牵开器系统来帮助术野暴露，方便术中透视，并且可以同时准备对侧肢体。这套自动维持系统由可调式的手术臂和可触碰的牵开器构成，使用该系统可以让手术在普通手术台上进行并且仅需少量助手。同时准备双侧肢体可以在术中直接对比肢长、复位手感、软组织张力、完整的动态关节活动度。手控的股骨抬高系统可以很好地暴露股骨，并且可感受软组织张力、控制牵引力，从而减少软组织损伤、神经牵拉和骨折的风险。这套系统可以很好地辅助髋臼和股骨的暴露，并可方便地行髋臼和股骨的术中透视。其他优势包括附带的小LED灯和高分辨率的摄像系统，便于照明和记录手术操作。

设备

这套系统包含的设备如下：

- 一个标准的手术床，膝关节处可以弯曲(Skytron Elite等)。
- TSI Phantom前方入路牵开器系统。
- 标准的术中透视设备(如果需要)。
- 手术助手。
- 标准的DAA THA手术器械和装置。

手术技术

患者体位、术前准备、牵开器系统安装

体位

- 传统手术床，保证患者从头至脚的张力在安全范围。
  - ◆ 患者仰卧、躺于手术床中央，让床的可活动关节在患者髋关节以远约7.5cm处。

术前准备

- 术侧下肢和臀部消毒，非手术侧消毒至膝上，双侧手术时则双下肢和臀部均消毒。
  - ◆ 防水单铺于最底层保证消毒区域无菌，双下肢用弹力织物覆盖，然后用Coban单覆盖。
  - ◆ 普通的髋关节洞巾铺于双侧肢体上，剪出一个约15cm的开口暴露对侧肢体（图14.1A）。双侧手术时，将会阴部覆盖后使用两张U形洞巾（图14.1B）。
- 皮肤用一张手术贴膜再覆盖，用记号笔标出切口，Ioban薄膜（3M公司的抗菌薄膜）覆盖于皮肤表面，然后更换外层手套。

安装牵开器系统

- 黄色后夹（YC）放置于手术床非手术侧靠髋关节近端约30cm处，在无菌单上方（图14.1C）。三联装置（3个T）放在黄色后夹（YC）上，并朝向手术切口。红色T朝向患者头部，蓝色T朝向患者足部（图14.1C）。蓝色肘形架（BE）固定于远端T（蓝色T）上，黄色辅助臂（YA）和蓝色辅助臂（BA）固定于中央T（黄色T）和蓝色肘形架（BE）交叉点上。黄色和蓝色的辅助臂用来帮助术者反向固定牵开器。

放置术者侧切口牵开器有两种方式：

1.方式1（图14.1D，E）

- ◆ 先将红色肘形架（RE）固定于近端T（红色T），再将红色辅助臂（RA）装在支架上。

2.方式2（图14.1F）

- ◆ 紫色后夹（PC）放置于无菌单上，固定于手术床术侧的滑轨上，远离髋关节约30cm。
- ◆ 球形角臂（JA）放于该装备后方，并连接一紫色辅助臂（PA）。
- ◆ 每个辅助臂（蓝、黄、红、紫）均可用来在各自方向固定一个牵开器。

手术入路

- 切口起于髂前上棘外侧2cm远端1cm处，向膝关节外侧朝远端延伸8~12cm（图14.2A），切开阔筋膜张肌（TFL）表面的筋膜并向肌肉内侧提起（在这个肌鞘内操作可以保护股外侧皮神经，并能很好地辨认肌间隙，图14.2B）。
- 用手指探查并分离阔筋膜张肌和缝匠肌间隙，并用一个自固定的Weitlander牵开器固定（外展髋关节可以让阔筋膜张肌放松，有助于间隙打开），然后找到旋股外侧动脉并结扎（作者偏好用丝线结扎，也可使用电凝，图14.2C）。
- 将一个直的（20°）Hohmann牵开器置于髋关节内侧关节囊和股直肌间，并用YA（黄色辅助臂）固定。将一个右侧成角的Hohmann牵开器置于外侧关节囊和阔筋膜张肌间，用红色臂（方式1）或紫色臂（方式2）固定均可（图14.2D）。
- 切除关节囊周围的脂肪组织，从内侧分离股直肌的间接头并提起，暴露关节囊，横向作一个H形的切口切开关节囊，标记并保护关节囊。当然，也可以直接切除关节囊。

股骨颈截骨和股骨头取出

- 将一个直的（20°）Hohmann牵开器置于股骨颈内侧，一个右侧成角的Hohmann牵开器置于股骨颈外侧。
- 松解股骨颈内下方的关节囊，直至小转子平面。触摸小转子位置或用术中透视方式确定截骨位置（图14.3A）。
- 用摆锯行股骨颈截骨。为了更轻松地取出股骨头，也可以第一次截骨时少截5~10mm，在股骨头取出后截去多余部分。
- 可以适当屈曲髋关节，将股骨拉向后方。将一个直的（20°）Hohmann牵开器置于股骨头和股骨之间，小心地向后方下压股骨。在前方将一个弯的（70°）Hohmann牵开器置于股骨头和髋臼之间。用取

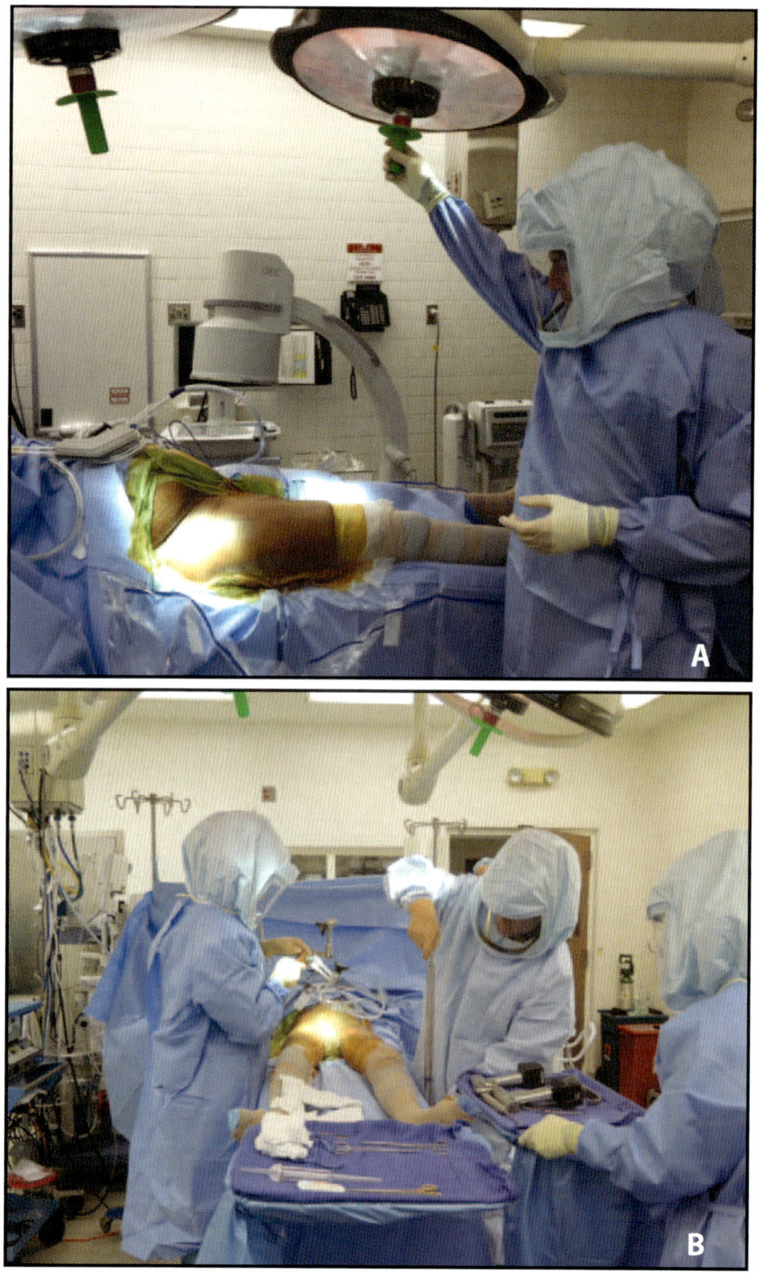

图14.1 (A)单侧铺巾示意图。(B)双侧铺巾示意图。(待续)

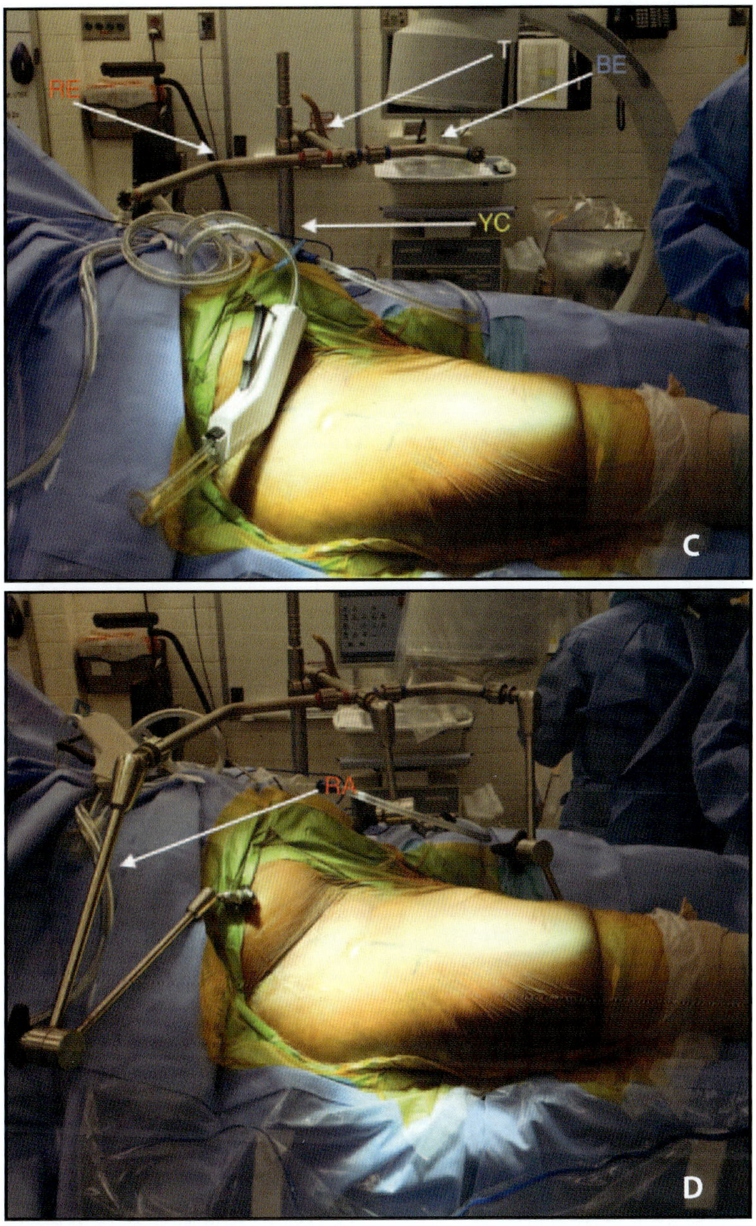

图14.1(续)　(C)黄色后夹(YC)和三联装置。(D)方式1:近端牵开器放置于非术侧的红色肘形架上。(待续)

头器或Steinman螺纹钉经软骨或股骨颈皮质置入股骨头内,取出股骨头(图14.3B)。

• 电刀切断股骨头基底连接的软组织,取头操作时注意保护阔筋膜张肌。

髋臼显露

• 一个弯的(70°)Hohmann牵开器置于髋臼前壁(注意不要过度牵拉)并用黄色辅助臂(YA)固定。

◆ 一个弯的 (70°)Hohmann牵开器置于髋臼下缘和髋臼横韧带间, 并用蓝色辅助臂(BA)固定。

• 一个直的(20°)Hohmann牵开器置于髋臼后壁和股骨间,用红色辅助臂(RA)固定(图14.4)或用紫色辅助臂(PA)固定(图14.4B)均可。

• 常规打磨髋臼,作者偏好将髋臼仅磨到卵圆窝基底,于外展40°,前倾20°置入,并且不提升关节

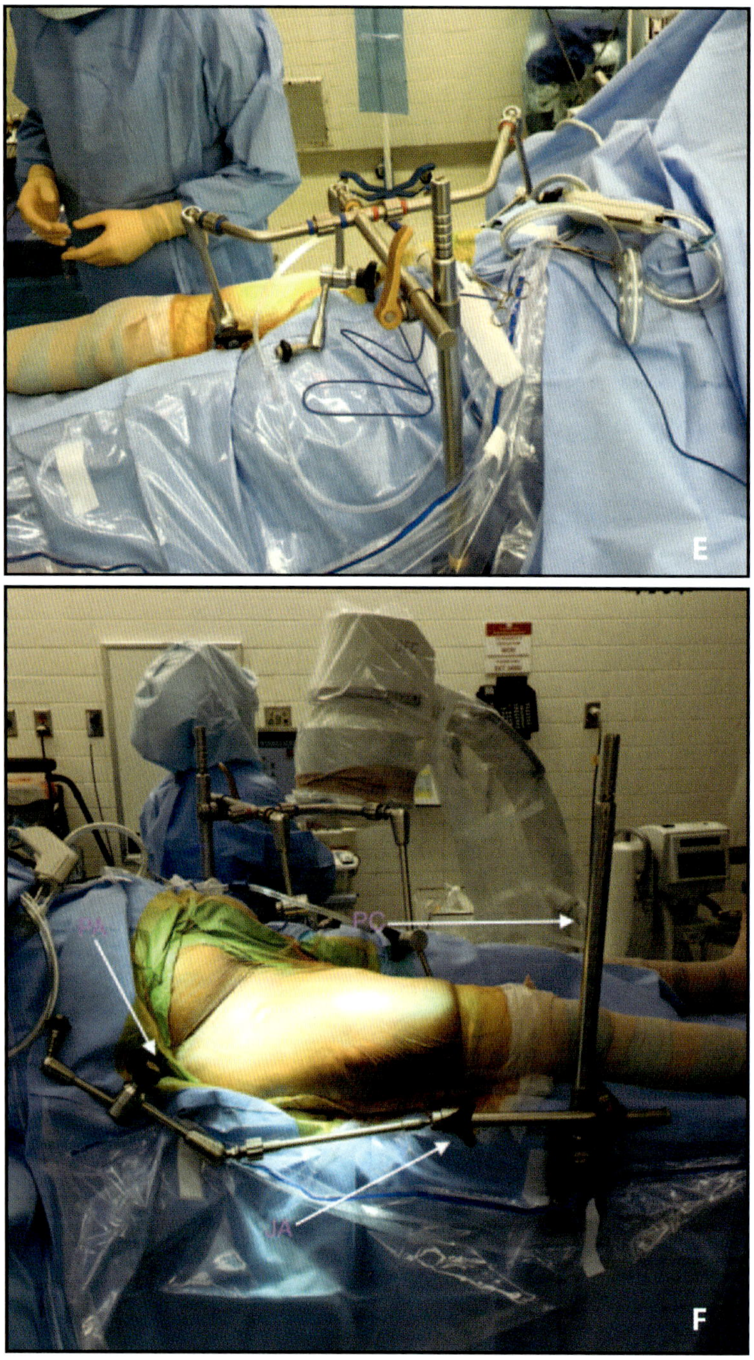

图14.1(续) (E)方式1:近端牵开器放置于非术侧的红色肘关节支架上(前面观)。(F)方式2:近端牵开器置于术侧红色肘关节支架上。

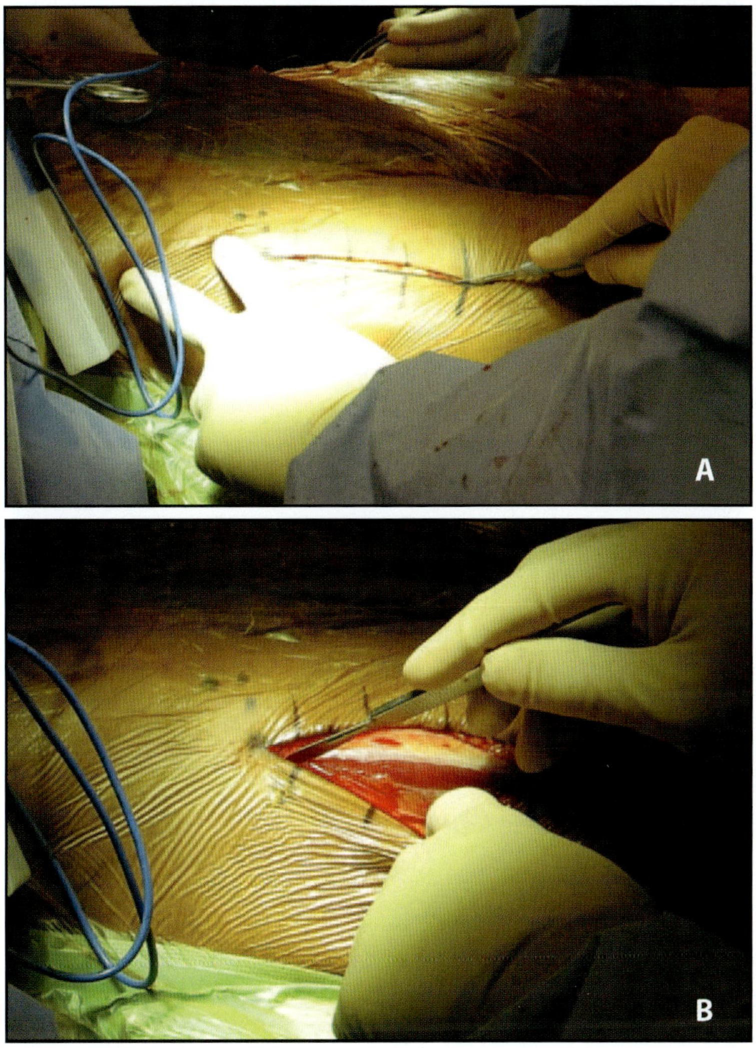

图14.2　(A)手术切口。(B)进入TFL的入路。(待续)

线（接近原始髋臼位置），可用术中透视指导（图14.4C）。

股骨显露

• 如果选用方式1,紫色后夹(PC)置于术侧髋关节远端约30cm处的手术床滑轨上,球形角臂(JA)置于该装备后方,并连接一紫色辅助臂(PA)。移除红色肘形架(RE)和红色辅助臂(RA),牵引臂(EB)置于PC上。

• 下肢下降15°~60°(使髋关节后伸)，非术侧肢体放置于无菌单覆盖的Mayo台上,术侧下肢内收并外旋,维持膝关节伸直位以减小前方软组织张力。

• 将骨钩从外侧小心地放置于股骨近端后方,绕过股外侧肌,远离股骨粗线,向后方悬挂股骨。将一到两个牵开器放置于股骨颈内侧，并用YA和(或)BA固定。松解股骨颈外后方关节囊，将一个Cobra牵开器或者弯头牵开器置于大转子和股中间肌之间,拉开阔筋膜张肌并辅助抬高股骨。将股骨抬高架(FL)固定于牵引臂(EB)上,股骨钩固定于股骨抬高架(FL)上(图14.5A)。

• 小心地转动FL(股骨抬高架)上的刻盘(旋转1个刻度相当于抬高1mm),抬高股骨,此时可松解股骨颈后外侧关节囊。分离暴露小转子上的联合腱(可予以保护、切除或部分切除),大转子内侧缘的梨状肌肌腱和大转子远端后方的闭孔外肌肌腱需予以保护(图14.5B,C)。

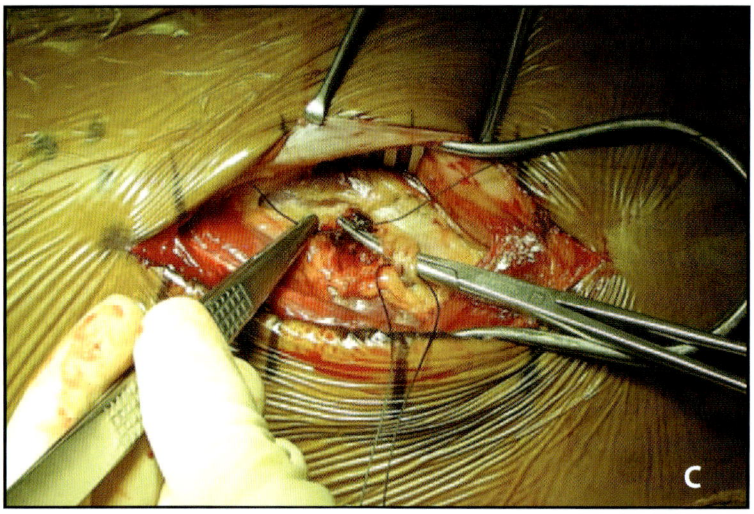

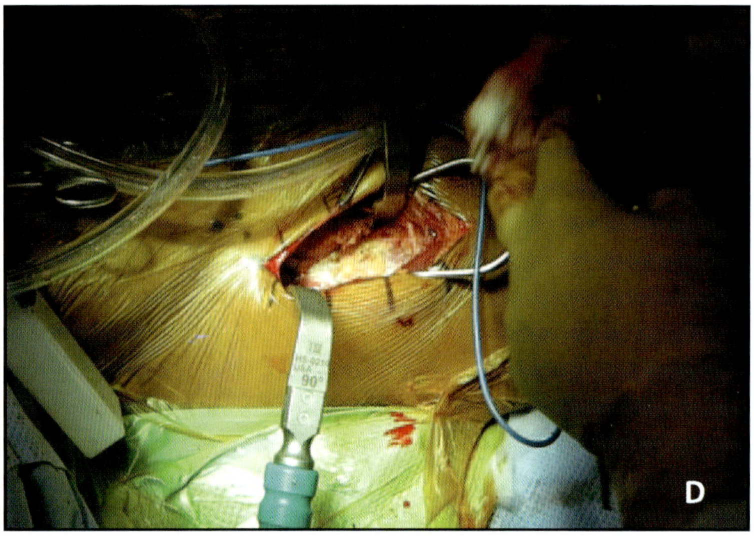

图14.2(续) (C)暴露并电凝旋股外侧动脉的浅表穿支。(D)暴露前方关节囊。

- 小心地松解软组织，逐步抬高股骨，避免过度牵拉。股骨需抬高至可以合适地扩髓和置柄(图14.5D)，在这套技术支持下，也可以使用传统的直的置入器(图14.5E)。

股骨试模和植入

- 股骨试模安置后，术中透视、人工触摸/感觉或者直接与对侧肢体对比都可以帮助选择最合适的假体(图14.6A)。
- 按照标准技术置入股骨柄假体(图14.6B)。

切口关闭

- 作者倾向于保留关节囊，并用1号可吸收缝线间断缝合(图14.7A)。
  - 阔筋膜张肌上的筋膜用0号可吸收缝线间断缝合，需避免损伤股前外侧皮神经分支。
- 用皮下或皮内缝合关闭皮肤 (图14.7B)，切口用Dermabond切口密封材料(Ethicon US, LLC)包扎，再用抗菌敷料[Aquacel Ag(Conva Tec, Inc)]覆盖。

术后护理和康复

- 如果使用的是压配固定型柄，患者术后应在拐杖或者助行器的保护下部分负重行走。只有使用骨水泥柄时才可酌情允许患者完全负重。
- 髋关节活动(无论前后)不受限制。
- 7~10日无须更换切口密闭敷料。

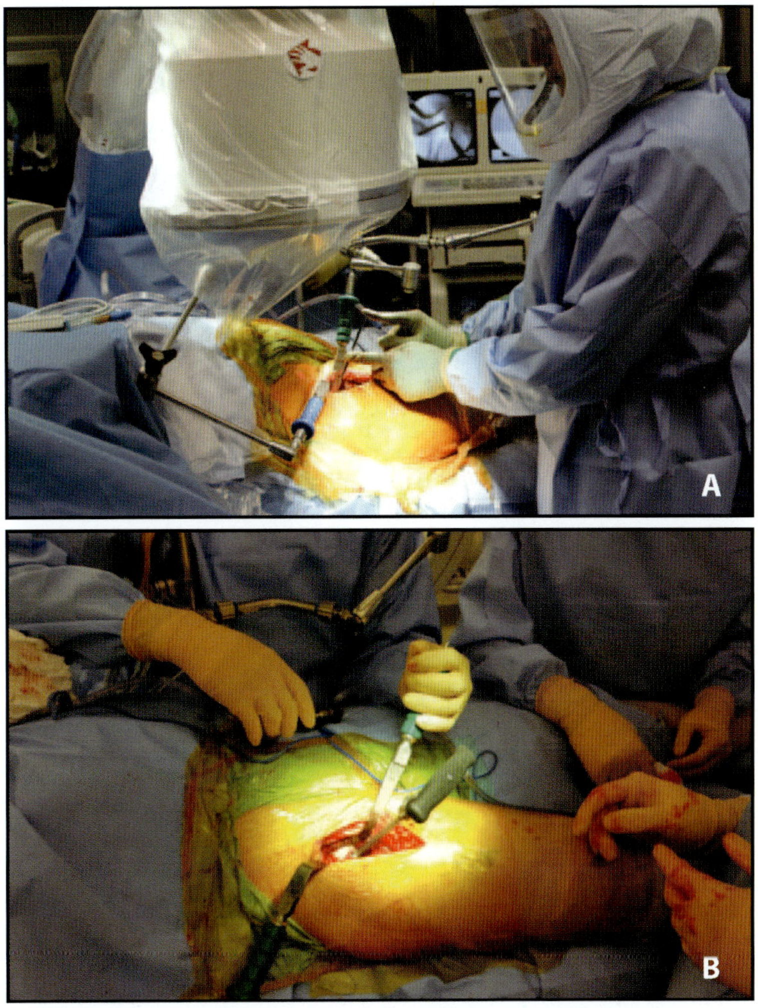

图14.3　(A)暴露股骨颈并定位截骨线。(B)取出股骨头。

使用髋关节牵开器系统的结果

我们回顾了50例使用该系统辅助下普通手术床上进行的DAA THA手术，这些手术均由一名初学的医生连续完成。患者平均年龄为67.7岁(45~97岁)，包含35例女性和15例男性。病种包含骨关节炎(23例)、股骨颈骨折(14例)、发育不良(6例)、股骨头缺血性坏死(4例)、转移性肿瘤(3例)。平均随访时间为24个月。37例为全髋，13例为半髋。股骨侧压配固定型假体32例，其余为骨水泥假体；髋臼侧均为压配固定型假体。所有的患者术后均允许完全负重并且不限制髋关节前后活动。

手术平均耗时116.3分钟(79~180分钟)，平均失血量约223mL(50~600mL)，未使用氨甲环酸或者止血药物。手术需要助手平均数量为0.9人/台，5台(10%)手术由术者单人完成。平均住院时间为2.9天(1~5天)。为了规范地暴露股骨，47例患者行联合肌腱松解（15例部分松解，32例完全松解）；37例患者(74%)未行梨状肌松解(其余13例中8例部分松解，5例完全松解)。术后透视肢长平均偏差0.2mm（0~3.5mm)。冠状面上股骨假体平均偏移0.13°(0°~2°内翻)。4例患者(8%)股骨柄1°内翻，1例患者(2%)2°内翻，其余患者股骨柄均在中立位(最后25例患者均在此列)。

髋臼平均外展角39.8°，37例全髋手术患者中，36例(97%）髋臼假体均位于外展35°~45°范围内，1例患者(第15例)外展角达到50°。并发症方面，没有

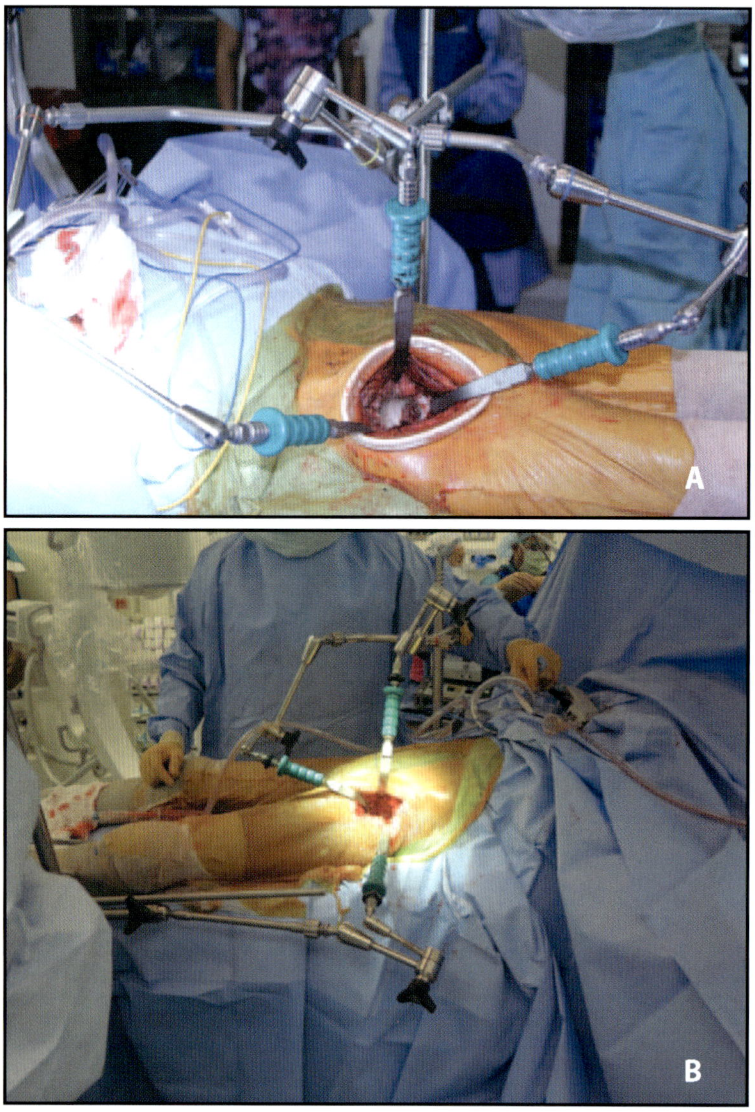

图14.4 (A)用方式1暴露髋臼(后壁牵开器固定在非术侧的支架上)。(B)用方式2暴露髋臼(后壁牵开器固定在术侧支架上)。(待续)

脱位和感染患者。1例早期的患者(第9例)置柄时出现了无移位的股骨近端骨折,该患者存在重度骨质疏松。这例患者术后即刻仍允许在可承受范围内负重,并且最终顺利康复。该患者另一侧髋关节在后来也做了置换(第50例),用的骨水泥假体,无并发症出现。一例患者术后3个月出现了股骨假体下沉,该患者有重度骨质疏松,使用的压配固定型假体,并且术后未限制负重。该患者已行翻修手术,后未出现问题。一例患者存在腰骶丛神经症状,继发于硬膜外出血导致的创伤性脊髓阻滞,症状在保守观察的情况下自然缓解。

总体而言,使用普通手术床结合特殊牵开器系统行DAA THA术可获得满意的结果,不增加并发症且可缩短学习曲线。

结论

特殊的牵开器系统可以帮助手术医生在普通手术床上完成DAA THA手术,且不需要太多助手。相较于其他牵引技术,该系统具有便宜、便携、可用于普通手术床、操作简单、可控制张力、增加手感和可同时准备双侧手术等优点。传统的置换手术的原则仍非常重要,注重每一步技术,保护软组织和骨也非常重要。一项回顾性研究显示,使用Phantom

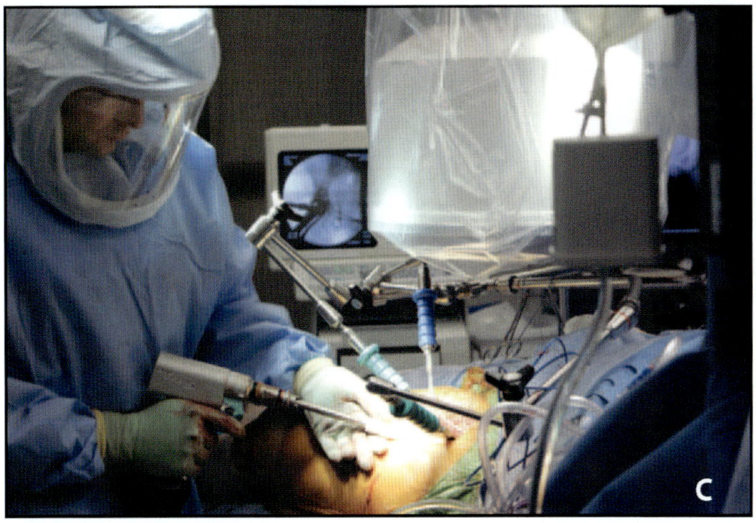

图14.4(续)　(C)髋臼的暴露和准备,可以方便透视操作,且不需要助手协助。

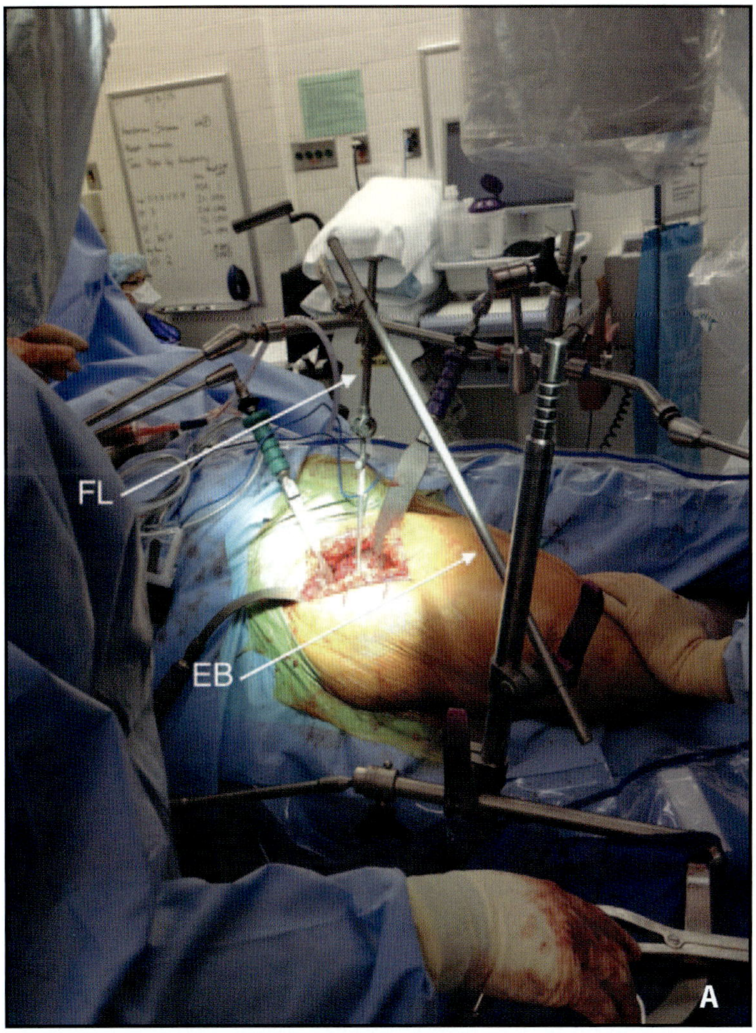

图14.5　(A)股骨侧暴露和准备,用股骨抬高装置,不需要助手协助。(待续)

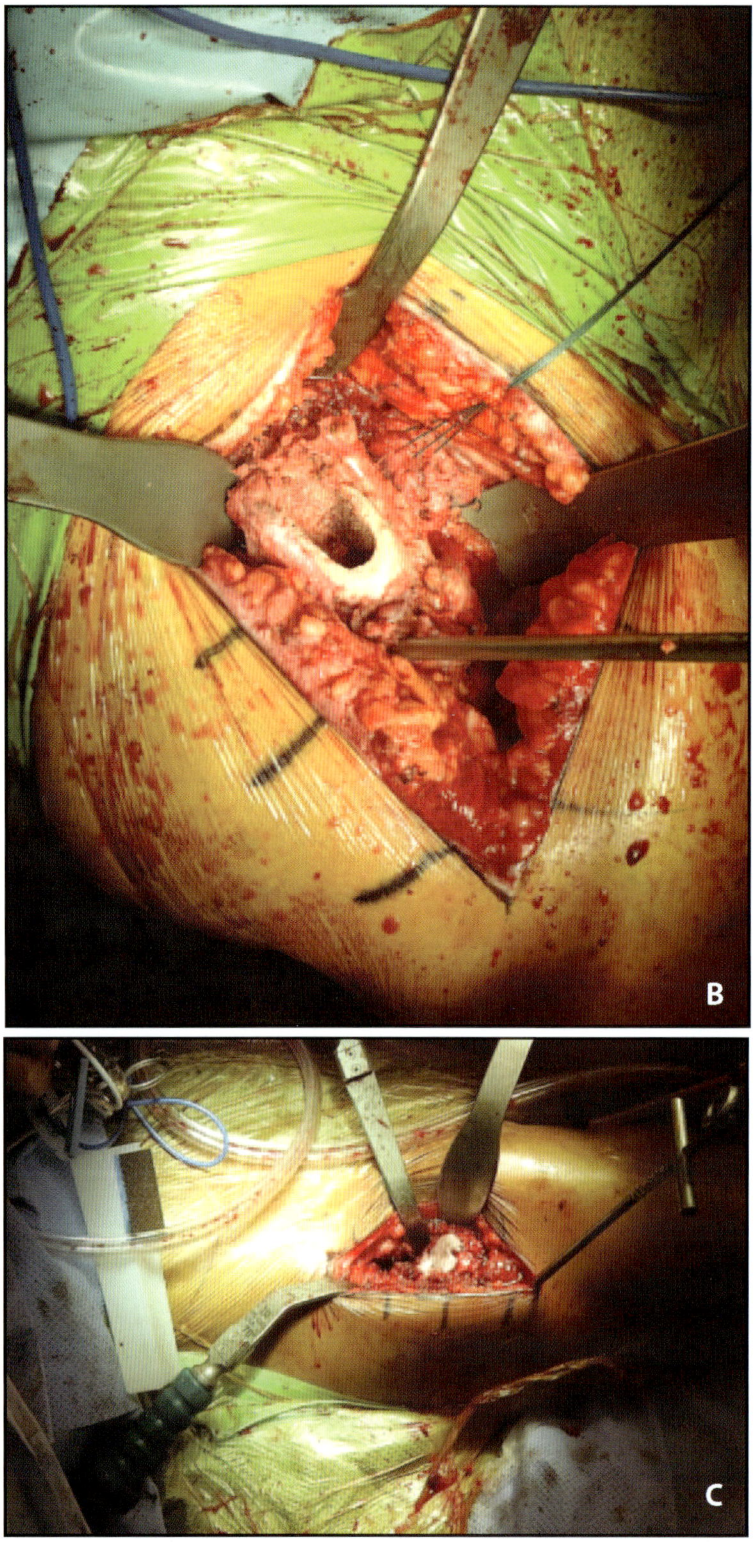

图14.5(续) (B)暴露股骨近端,可以看到闭孔内肌和上下孖肌。(C)股骨近端暴露。(待续)

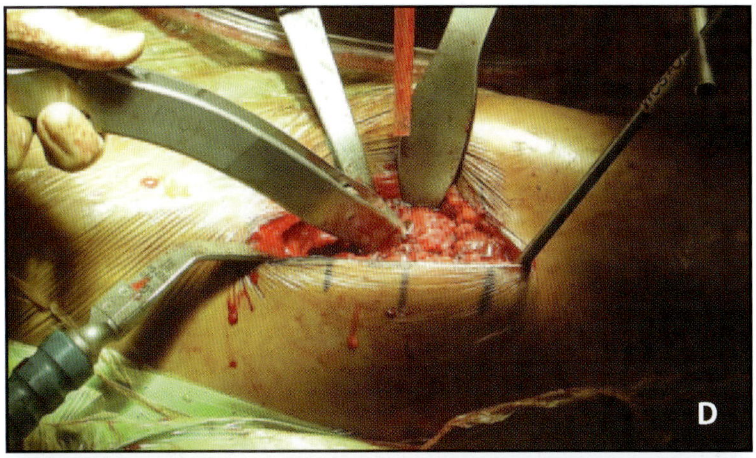

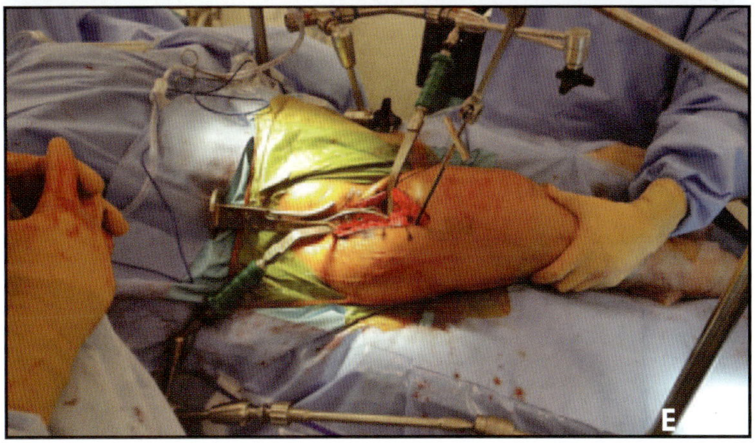

图14.5(续)　(D)用双偏心距的柄扩髓。(E)标准直柄扩髓。

MIS髋关节牵开器系统可以安全、有效地完成直接前方入路手术,特别是对于初学者。

要点回顾

- 不使用特殊牵引床也可有效地完成DAA THA手术,相较而言还具有某些特别的优势。
- 特殊的牵开器系统可以使DAA THA手术更为简单易行,特别是本章描述的TSI Phantom髋关节牵开器系统,可以安全、有效地辅助DAA THA手术,获得更好的视野显露、缩短学习曲线、减少助手协助。

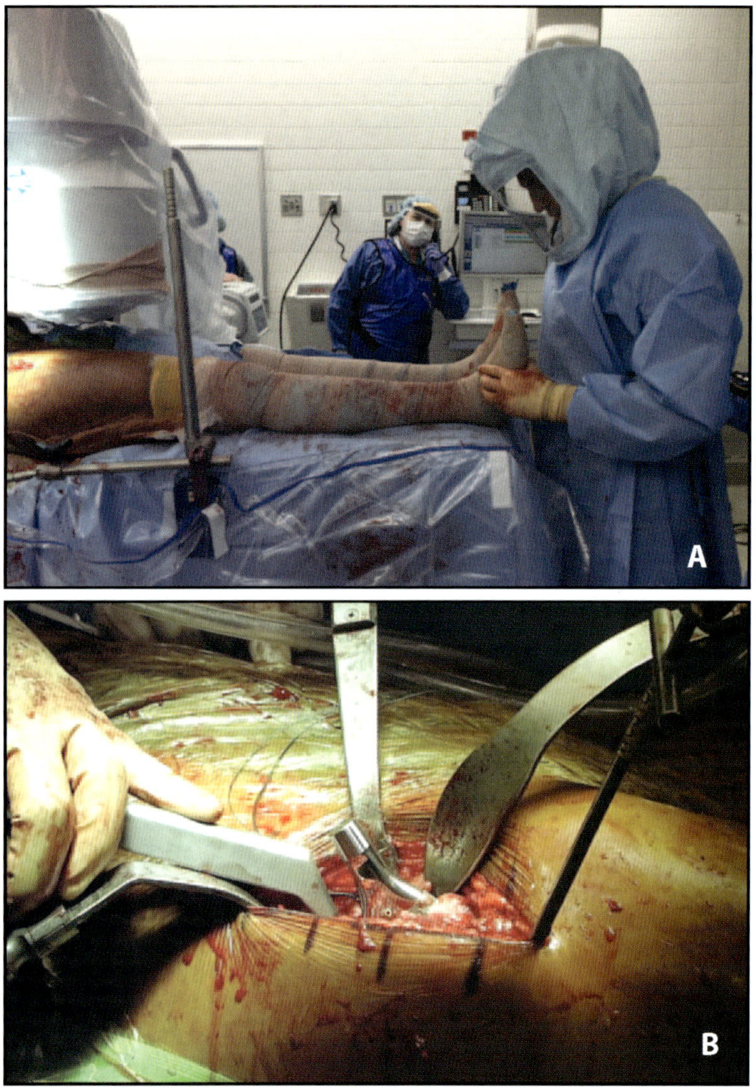

图14.6 (A)股骨扩髓,安装股骨头试模,同对侧肢体比较张力。(B)股骨柄植入。

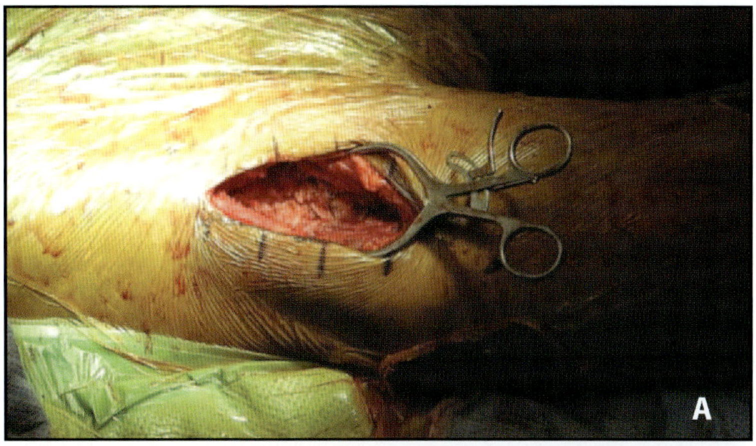

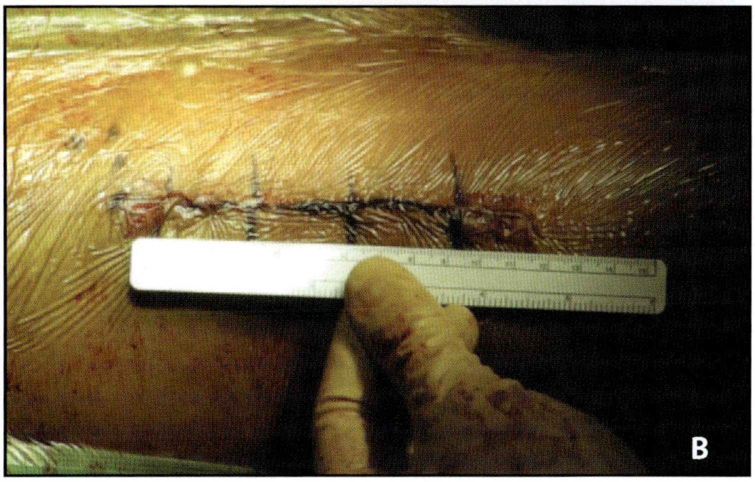

图14.7　(A)关闭之前保留的前方关节囊。(B)缝合后软组织状态和切口长度。

(张健　赵沛　译)

参考文献

1. Light TR, Keggi KJ. Anterior approach to hip arthroplasty. *Clin Orthop Relat Res*. 1980;(152):255-260.
2. Kennon RE, Keggi JM, Wetmore RS, Zatorski LE, Huo MH, Keggi KJ. Total hip arthroplasty through a minimally invasive anterior surgical approach. *J Bone Joint Surg Am*. 2003;85-A(Suppl 4):39-48.
3. Lovell TP. Single-incision direct anterior approach for total hip arthroplasty using a standard operating table. *J Arthroplasty*. 2008;23(7 Suppl):64-68.
4. Berend KR, Lombardi AV Jr, Seng BE, Adams JB. Enhanced early outcomes with the anterior supine intermuscular approach in primary total hip arthroplasty. *J Bone Joint Surg Am*. 2009;91(Suppl 6):107-120.
5. Seng BE, Berend KR, Ajluni AF, Lombardi AV Jr. Anterior-supine minimally invasive total hip arthroplasty: defining the learning curve. *Orthop Clin North Am*. 2009;40(3):343-350.
6. Masonis J, Thompson C, Odum S. Safe and accurate: learning the direct anterior total hip arthroplasty. *Orthopedics*. 2008;31(12 Suppl 2):pii.
7. Matsuura M, Ohashi H, Okamoto Y, Inori F, Okajima Y. Elevation of the femur in THA through a direct anterior approach: cadaver and clinical studies. *Clin Orthop Relat Res*. 2010;468(12):3201-3206.

第三部分

先进的成人重建技术

第 15 章

直接前方入路的并发症：预防、认识及治疗

Mohan S. Tripathi, MD；Stephen Kayiaros, MD

学习要点

- 理解DAA及其在全髋关节置换（THA）中的应用，尤其是并发症风险。
- 关节囊松解在DAA THA中的安全性及必要性。
- 术中常见并发症的诊断和处理。

THA是治疗髋关节炎最成功的方法之一，然而改善技术、提高疗效及降低并发症的需求依旧存在。已经报导了多种髋关节外科入路，最常用的有后外侧入路，前外侧入路（Waston-Jones），直接外侧入路（改良Hardinge），以及DAA。为了比较这些入路，医生们评价了其术中及术后并发症，包括移位、假体周围骨折、神经损伤以及患者满意度。最近20年来，THA中的微创技术重新激发了大家对不同入路研究的兴趣。微创技术的已知优点包括降低软组织创伤和出血，减少住院时间，以及缩短无辅助步行的康复时间[1-4]。

最近流行的DAA入路，利用了改良Hueter入路，在介于阔筋膜张肌（TFL）及臀中肌外侧与缝匠肌及股直肌中部的范围内，利用神经和肌肉间隔的操作。这个走行在神经和肌肉间的平台避免髋关节的过分外展，保护后侧软组织结构，比如保护臀三角肌[5]。该暴露方式提供了完整的360°的关节窝及髂前下棘（AIIS）视野，这样让重建工作更加容易。DAA能在特殊的手术床上行股骨的暴露，以及在实时透视的帮助下可以行正确地进行假体安置及下肢长度的重建。

DAA的优势虽然明显，医生们也不得不面对这种入路所带来的一种独特的并发症。Masonis等讨论了熟练掌握DAA的陡峭的学习曲线[6]。在此项涉及单个医生的300例连续病例研究中，手术时间和透视时间在第100名患者后显著降低。并且，从第62名患者之后就没有再出现股骨矩骨折。Woolson等报道了5名医生使用DAA的早期经验，提到了该方法导致了更长的手术时间、更多的出血以及更高的翻修率[7]。这项研究强调，这5位社区医生选用DAA手术方式是为了降低后方入路THA手术的脱位率，并以DAA手术与当地大量实施MIS手术的医生进行竞争。但应注意，这5位医生都没有接受过正规关节置换手术的培训，而且接触的THA病例也很少，其中4位医生甚至每个月最多只有1例THA手术。另外一项研究指出，并发症的发病率在医生实施了100例以上的手术后降低到和其他入路相似的水平[8]。DAA的术中缺陷包括难以直接打磨髋臼

窝、获得满意的股骨侧暴露，以及潜在的股外侧皮神经(LFCN)损伤风险。手术暴露的困难提高了错位的发生率。在不熟练DAA的医生中，近端股骨骨折的发生也较为常见。

在这一章中，我们将回顾我们机构开展的DAA手术，尤其关注手术每一步骤潜在的并发症，以及如何进行规避和处理。我们也会对每类并发症及其结果进行文献回顾。

患者的体位与特殊器材

DAA需要患者处于仰卧位。在我们机构，使用Hana手术床（Mizuho OSI）。这是一种特殊的手术床，可以让两条腿分开放，并且可以随意旋转、伸屈，非常方便股骨的暴露(图15.1)。

这种手术床可用于术中透视。患者的骨盆远端与手术床没有接触。患者的足部置于衬垫靴内，并固定在手术床的牵引臂梁上。需要使用会阴柱来固定患者，可在通过患者足部施加牵引力时提供阻挡。会阴柱需要包裹妥当，以避免会阴神经麻痹。为协助暴露股骨近端，可使用抬升设备进行辅助操作。将钩状的牵引器置于股骨周围，并将牵引器与无菌附着支架连接，支架则与无菌手术床相连。这样的设备使医生便于控制股骨抬升的高度与侧偏的角度。

手术暴露的理解及其相关并发症

使用DAA的手术要做到完全的暴露是有一定难度的，尤其是暴露近端股骨。在髂前上棘远端2cm和外端约3cm处做切口。皮下组织被分离后，阔筋膜张肌便可以看见。阔筋膜张肌表面的筋膜在距离神经间平面外侧约1cm处被切开。筋膜可以从中间提起，然后阔筋膜张肌可以被移到外侧。小心钝性分离阔筋膜张肌和缝匠肌。旋股外动脉的升支可能在这一区域，一旦破坏可能造成较多出血。拉钩分别放在髋关节囊的上下部位。

接下来，注意力放在提起关节囊前部的股直肌。在非常健硕的男子身上，可能需要移除全部股直肌反折头和部分股直肌直头来暴露髋臼。如果患者术前出现髋部肌肉挛缩，松解可能比较暴力。这类松解应联合上方关节囊一并处理(图15.2)。

为了暴露股骨颈，需要进行关节囊切开术。我们采取L型关节囊切开术。从髂前下棘远端前缘开始一直延伸到外侧股骨颈的基底部，也是股骨颈和大转子接触的凹槽区域。这也通常被称为鞍区。从远端关节囊延伸至股骨颈内侧，形成内部的关节囊瓣，手术结束时需将其与外侧关节囊瓣结合修补以形成髂腰肌和髋臼前缘之间的软组织层。

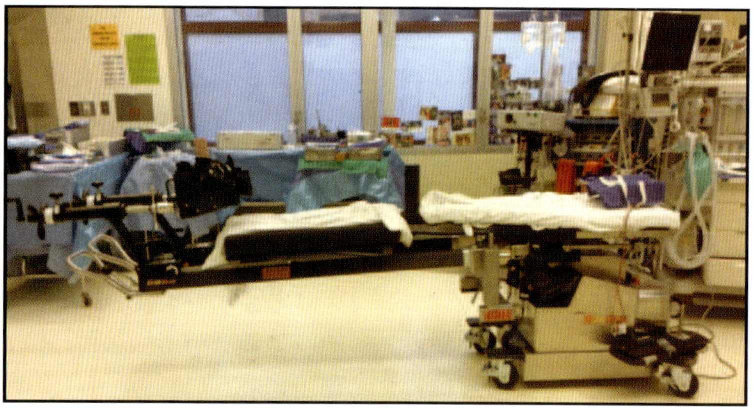

图15.1　Hana手术床。

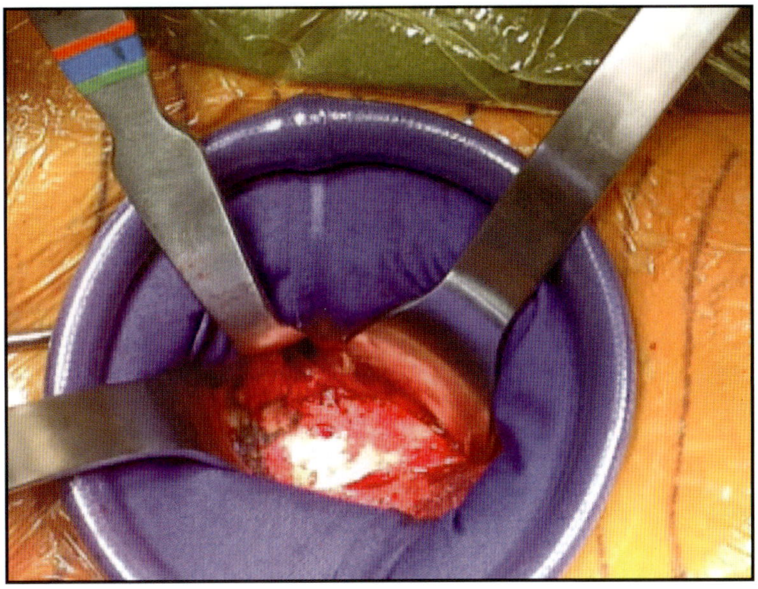

图15.2　术中暴露右侧髋关节囊。将两把Cobra拉钩分别安置在髋关节囊的上下方。使用一把小的Hohmann拉钩放置在髋臼前缘用于保护股直肌。软组织拉钩用来保护皮肤，皮下组织，阔筋膜张肌和筋膜。股中间肌的近端缘于下方可见。

由于关节囊包裹着整个髋臼和近端股骨，多个关节囊松解是必须的。第一步松解是从中部开始，缓慢外旋患侧腿部，这样前部的关节囊就可以从转子间脊上分离下来，一直要分离到小转子可见。这样可以帮助医生移动股骨并确定最后股骨颈的切除平面。

第二步进行髋臼上部的关节囊松解。这是从上缘开始（右髋的1点钟方向以及左髋的11点钟方向）。上关节囊按照从前向后的方向松解，在髂骨和外侧关节盂交点处分离下来（图15.3）。

应在术中避免非常暴力的外旋，因为其有可能导致医源性的股骨干或踝关节骨折，特别是在髋关节僵硬伴挛缩的情况下更应注意[5]。手术暴露在股骨偏心距减少、股骨颈较短、以及股骨前突的时候会较为困难，因此应该广泛松解。术中在放置外侧髋臼拉钩时应在坐骨大切迹上显露臀上皮神经和动脉，从而减少其损伤风险。

在这些松解都结束后，股骨颈可以被切除并使用取头器将股骨头取出。通常使用两步法截取股骨颈。第一刀是在头下截骨，第二刀是在远端截骨，这样能有效地让骨头形成“餐巾环”样改变，能更容易将头取出。即使遇到较大的股骨颈，两刀法也能比较容易地将头取出。

髋臼的暴露和髋臼杯的植入

髋臼暴露对打磨髋臼和植入髋臼杯都是非常重要的。如果需要，可以切开关节囊的后部，以便手术拉钩放置到位。当卵圆窝脂肪，盂唇和增生的骨赘被移除以后，就可以进行髋臼打磨。如果后部的关节囊出现肥大，可以对其切除以暴露完整的后侧髋臼窝。通常两个拉钩就足够了。后上方的Cobra拉钩拉开股骨，前下方的弯头Hohmann拉钩拉开关节囊和股直肌。在暴露比较困难的时候，腰肌可被部分隐藏、延长、松解，但通常情况下不须如此操作。

打磨髋臼和植入臼杯需要用到特殊的带偏心距的髋臼锉和击杯器。医生需要练习掌握如何控制打磨。来自股骨前方的力量过大，可能会导致髋臼前壁被过度打磨，尤其是在肌肉发达的男性患者。而医生在尝试对抗这个力的时候，往往又容易导致后壁被过度打磨。在确定前倾角和外展角的时候，术中透视是非常有用的。外展角可以通过测量泪滴

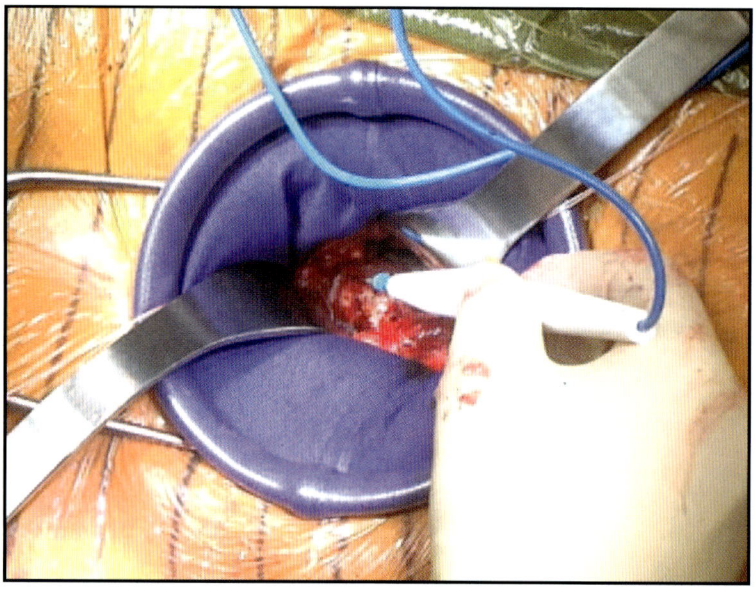

图15.3 术中图片描述了右侧髋部髋臼上方松解。Bovie电烧灼器的尖端指出从髋臼缘松解的上方关节囊。本图解剖观察为前后位方向。

线(左右泪滴上缘的水平连线)和髋臼半径的夹角来确定[5]。虽然透视很方便,但是不应该依赖它。因为没什么比完整的暴露和直视髋臼更可靠的方法了。骨盆前平面常常被用来评估髋臼外展和前倾。DAA手术时采用仰卧位,也能让髂前上棘和耻骨联合更容易被触及。

Matta等回顾了他们使用透视引导下打磨的髋臼。结果显示,96%的髋臼杯为35°~50°的外展角,93%的髋臼杯为10°~25°的前倾角[5]。相反的,Woolson等报道了髋臼杯更大的外展角为33°~63°,平均44°。尽管在透视引导下进行手术,21%的髋臼杯的外展角还是超过了50°[7]。

髋臼杯的前倾角过大一般是和医师的经验相关。De Geest等开展的一项回顾性研究表明,采用DAA入路的300名患者中,91.6%的外展角为35°~55°。外展角不在这一范围的24例病例中,有17例是医生的前100例手术[9]。我们尝试将外展角控制在40°~45°,并且吻合人体自身髋臼的前倾角,尽量不超过15°,从而避免医源性的前方不稳。

我们使用数个术中标志点用来确保植入到位。髋臼杯在髋臼上缘应向外暴露约1~2mm来保证外展角接近40°~45°。让髋臼杯的下缘与髋臼横韧带平行可以保证前倾角的位置。另外,髋臼杯应距离髋臼前唇1~2mm来避免髂腰肌腱鞘刺激。

股骨的暴露、抬高及准备

股骨的暴露和准备被认为是DAA手术中最困难的一步。暴露股骨是通过外旋、内收以及后伸达到的,从而切除股骨颈。Hana手术台提供体位也确保下肢固定,扮演着第三助手的角色。关节囊的上部已经从股骨颈的后外侧剥离了,这样可以帮助股骨从相对靠后的位置被向前抬高。这一步松解是非常重要的,否则打磨髋臼几乎是做不到的。松解的范围从股骨颈前方和大转子交界处,一直延伸到股骨颈上侧,最后达到股骨颈的后外侧,也就是在梨状肌窝的正上方。这就是所谓的“11点到1点松解”(以股骨矩尖端为6点)。近端股骨钩放置在股骨周围,远离肌嵴,并由支架安全地固定在手术台上,这样可固定住近端股骨以方便后期操作。抬高操作时,医生应该一开始用手动的方式然后再切换到脚踏板模式(图15.4)。

松解结束以后,股骨侧活动起来应该更加方便,并且可以向前抬高。医生先手动向前拉动安置在股骨距上的骨钩使股骨前向平移,再用手术床上的抬高钩来固定股骨。过度地向前和向外牵引股骨

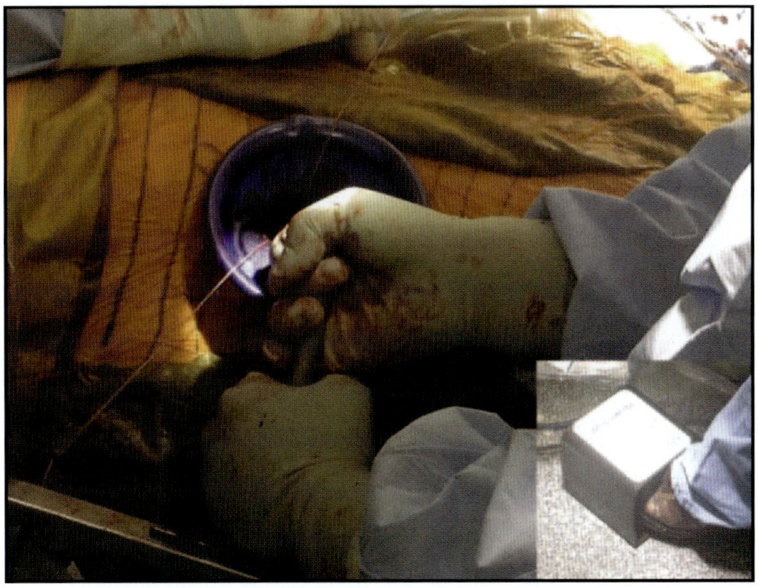

图15.4　当下肢过伸时，术者使用股骨后侧的提升钩拉动股骨向前外侧，以此判定肌肉的张力。同时术者使用脚踏板提升支架，使股骨钩在不过度紧张的位置保持连接（右下角小图）。

近端都可能导致股骨近端和股骨干骨折[5,10-12]。序贯进行软组织松解。松解关节囊、梨状肌。如需要的话，松解闭孔内肌可以帮助减轻股骨的张力，降低骨折风险（图15.5）。

髓腔的准备依旧是伴随着潜在并发症。使用box-cutting骨刀进行髓腔开槽。通过切除股骨颈上方外侧缘皮质，使股骨柄外偏，避免内翻畸形。目前，有很多精心设计的柄，可使医生在扩髓的时候只需要一个扩髓器即可。弯曲的偏心把手可以帮助假体的定位。这些偏心把手可以避免扩髓时的软组织损伤，进而避免后侧和外侧股骨皮质的意外穿孔。已有关于扩髓时发生股骨皮质穿孔的相关报道，穿孔特别容易出现于屈曲挛缩的患者[10,12]。为了避免穿孔，在扩髓开始时扩髓器的插入角度需要更加水平或者更加外翻，以便锉刀方向与处于内收位置的股骨方向一致[10]。此外，每个扩髓器的尖端都要朝着前方进入股骨弓。在开始扩髓后至插入扩髓器前应不时地用Yankaner弯头塑料吸引器或金属吸引器的尖端检查髓腔以避免穿孔。以上操作可确保扩髓无误，避免穿孔。

如果穿孔确实发生了，首先应该明确其位置，并确定正确的扩髓路经，完成扩髓。理想的情况下最终的假体柄远端应该超过穿孔处两个管状骨直径的距离。我们推荐在穿孔远端绑一根钢丝以避免骨折的发生。一般来说，做DAA手术的时候，医生应该时刻警惕穿孔和股骨距骨折的发生，并且准备好环扎钢丝。在实际手术以前，医生应该先在解剖实验室进行扩大暴露和安置环扎钢丝的练习。我们常规准备过线器和1.7mm的环扎钢丝随时准备做修补。

多个作者报道了在抬高和扩髓中近端股骨骨折的情况。多数骨折涉及大转子或者股骨距。Matta等报道了一项包括494例DAA手术的系列研究，其中出现了9例骨折，这9例中3例是大转子骨折，2例股骨干骨折，4例股骨距骨折[5]。股骨距骨折一般是在较为暴力的扩髓后进行承重保护或环扎钢丝的情况造成的。大转子的骨折一般是由于扩髓时置入和（或）取出扩髓器时不小心损伤、扩髓时或股骨拉钩抬升时用力过大、置于转子上的拉钩力度过大等原因造成的。这些骨折一般需要保守治疗，使用6周保护性的承重设备，避免骨折内固定造成的软组织剥离。

Rudiger等评估了DAA THA手术后近端股骨骨折患者的预后情况[13]。登记的13例骨折患者中，5例

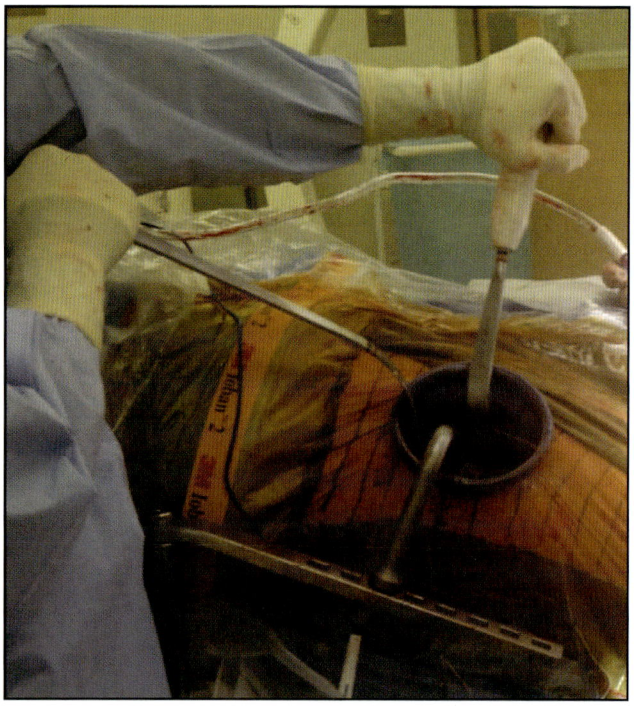

图15.5 充分松解后，右侧股骨暴露完成。股骨侧提升拉钩连接至手术床并确保股骨固定。将一个大的Hohmann弯头拉钩放在大转子后侧，Mueller拉钩置于内侧股骨矩待用。

发生干骺端骨折的患者采用环扎钢丝固定，8例发生大转子骨折的患者采取保守治疗并保护性负重6周。相比没有受伤的患者，骨折患者在WOMAC评分、Trendelenburg征及跛行的发病率方面没有显著变化。8位患者中的7位在1年后的X线片上显示完全的骨愈合，1位患者出现了近端和后端的移位。干骺端骨折的5位患者中，2位出现5~7mm的假体下沉。但是这些股骨柄都与股骨结合良好，患者也没有表现出任何症状[13]。作者最后总结，假体下沉可以用术后限制其承重的康复流程来避免。

我们机构一般用缝合或者保护性的承重设备来治疗大转子骨折。但扩展到大转子干骺端区域的骨折更让人担心。这样的患者必须使用保护性的承重措施来治疗。并且可以使用一根锚钉线穿过骨块固定在大转子远端，然后再拉紧骨折块。让缝线穿过远端大转子的碎片有些时候是困难的，这时候我们一般会将缝线通过相邻的关节囊、骨膜以及筋膜缠绕在大转子上（图15.6）。

股骨距骨折使用1.7mm的钢丝环扎治疗，并且术后个体化设计康复计划。我们偏好使用8号技术捆扎钢丝，分别在小转子的上端和下端捆扎（图15.7）。骨质疏松症患者，尤其是老年女性，在术中有很高的骨折风险。我们更加倾向于在骨质疏松症患者或Dorr C型股骨患者中使用水泥固定的柄，因为这项技术相比压配式固定的方式更为可靠和容易复制，也从根本上消灭了骨折的可能（图15.8）。

远端骨折，比如踝关节的骨折，也有过报道。Matta等报道了3例踝关节骨折。这些骨折被认为是仅在足踝部位的过度外旋造成的[5]。手术医生应该有所了解，并在抬升和旋转股骨的过程中注意避免此类医源性骨折。

缝合与神经损伤

当最后一个假体安装完毕后，应全面冲洗伤口。伤口应该逐层缝合。缝合内外侧关节囊能够让髂腰肌远离髋臼前缘。Rodriguesz报道了髋臼杯的前倾角与术后的疼痛相关。随着髋臼杯前倾角的减

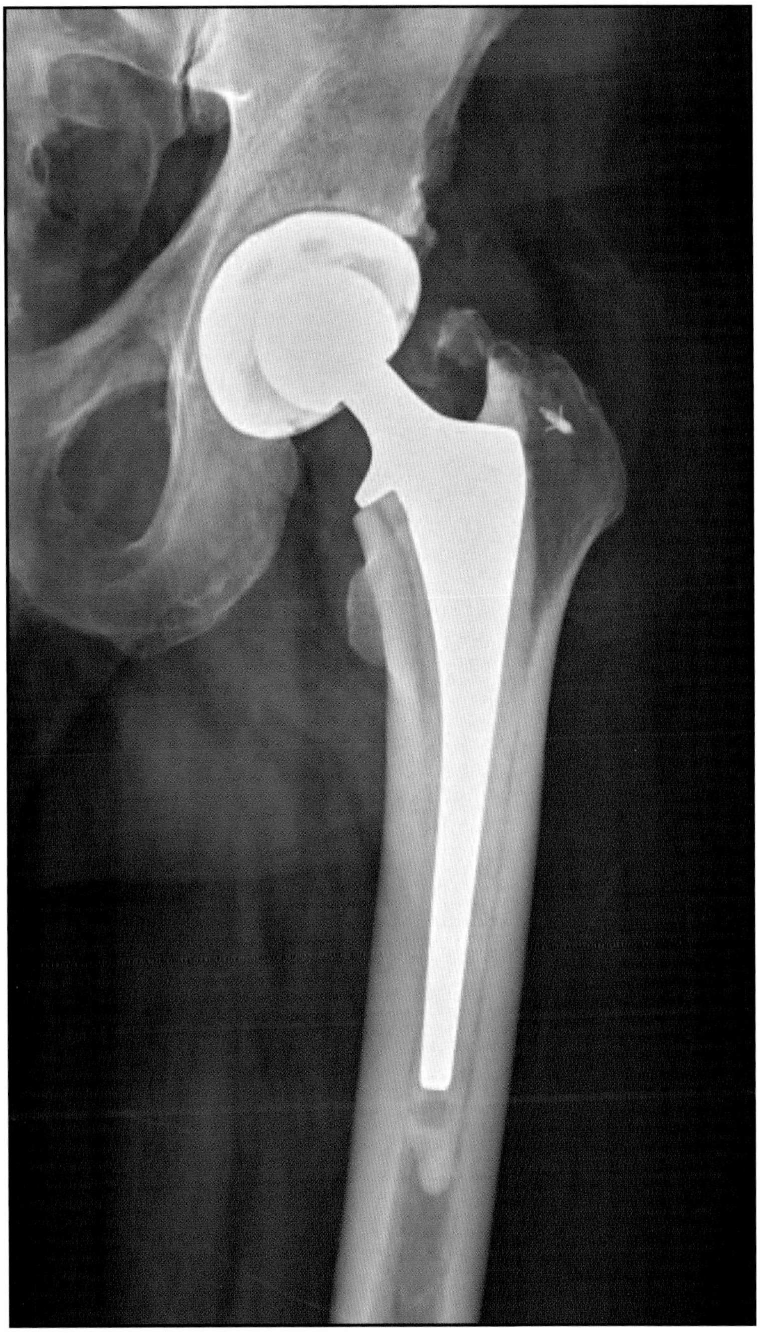

图15.6　73岁男性患者术中出现大转子骨折的术后照片，其使用带线锚钉内固定治疗。

小，假体前侧外露程度增加，从而导致髂腰肌肌腱激惹。使髋臼假体的前侧被骨覆盖可降低腹股沟疼痛发生率[14]。

在切口暴露和缝合过程中，股外侧皮神经存在损伤风险。其损伤可以导致大腿前外侧永久性的烧灼样感觉异常和(或)麻木。在我们医院，我们一般不专门辨认这条神经。但是，我们会注意其是否不正常地走行在外侧。在文献的报道中神经损伤的发病率差别很大，0%~80%都有报道[15-18]。已经证实，在TFN肌腹外侧切口能降低股外侧皮神经的损伤风险[9]。我们发现，尽可能地将切口安排在外侧会降低切开和缝合时的损伤风险[9]。

伤口并发症的发病率也比想象的更高。Christensen等比较了后方入路THA和DAA THA的伤口并

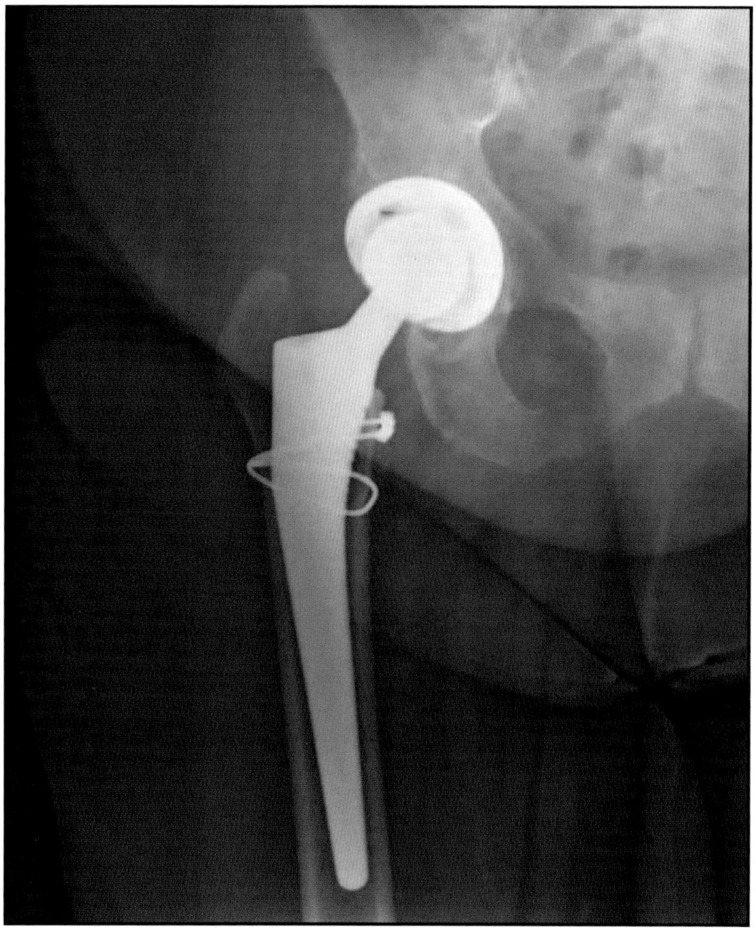

图15.7 68岁女性患者术中出现右侧股骨距骨折的术后照片，其使用钢丝环扎内固定治疗。她被允许在可接受程度内负重，其康复过程未受影响。

发症发病率，他发现DAA THA患者再次手术的概率会高很多[19]。505例中有7例（1.4%）需要再次手术，2例因非感染性血肿，2例因感染性血肿，2例因延迟伤口愈合，还有1例是因急性假体间感染[19]。Jewett等报道了800例病例，其中37例（4.6%）出现伤口并发症[10]。13例因为伤口感染需要再次手术，其他24例则出现了非感染性因素。学习曲线对伤口发病率没有影响[10]。Christensen等发现，在前100例病例中，3例出现了伤口并发症，其他的3例并发症则出现在400例以后[19]。伤口并发症发生率可能和大腿近端皮肤厚度分布情况有关。另外，当患者大腿近端前方软组织皱褶明显特别是覆盖目标切口位置时，其伤口并发症发生率明显升高，因此不推荐此时采用DAA技术。超重和肥胖会增加DAA手术的并发症风险[20,21]。Arsoy等报道了BMI>50的患者中52%的总体并发症率和较差的临床效果[21]。总的来说，我们不推荐BMI>40的患者使用DAA入路，因为其在术中及术后的并发症发生率会明显升高。

为了避免术后血肿，术中的细心止血也是非常重要的。由于旋股外动脉的升支是出血的主要来源，对它的识别和止血是必须的。在松解关节囊前部的时候，在大转子间嵴上还可能见到关节囊血管。尤其是在有严重关节炎性病变的发炎滑囊中。术者在松解小转子附近的髂股韧带和坐骨韧带时，应该小心在此走行的旋股内侧动脉分支。在缝合的时候，我们一旦考虑会有血肿的发生，就会放置深部引流管。有很多文献报道了氨甲环酸（TXA）在全髋关节置换止血中的应用。其局部使用和静脉输注均有报道[22,23]。我们的习惯是在没有禁忌的情况下，切皮以前先静脉输注1g氨甲环酸，在缝合以前

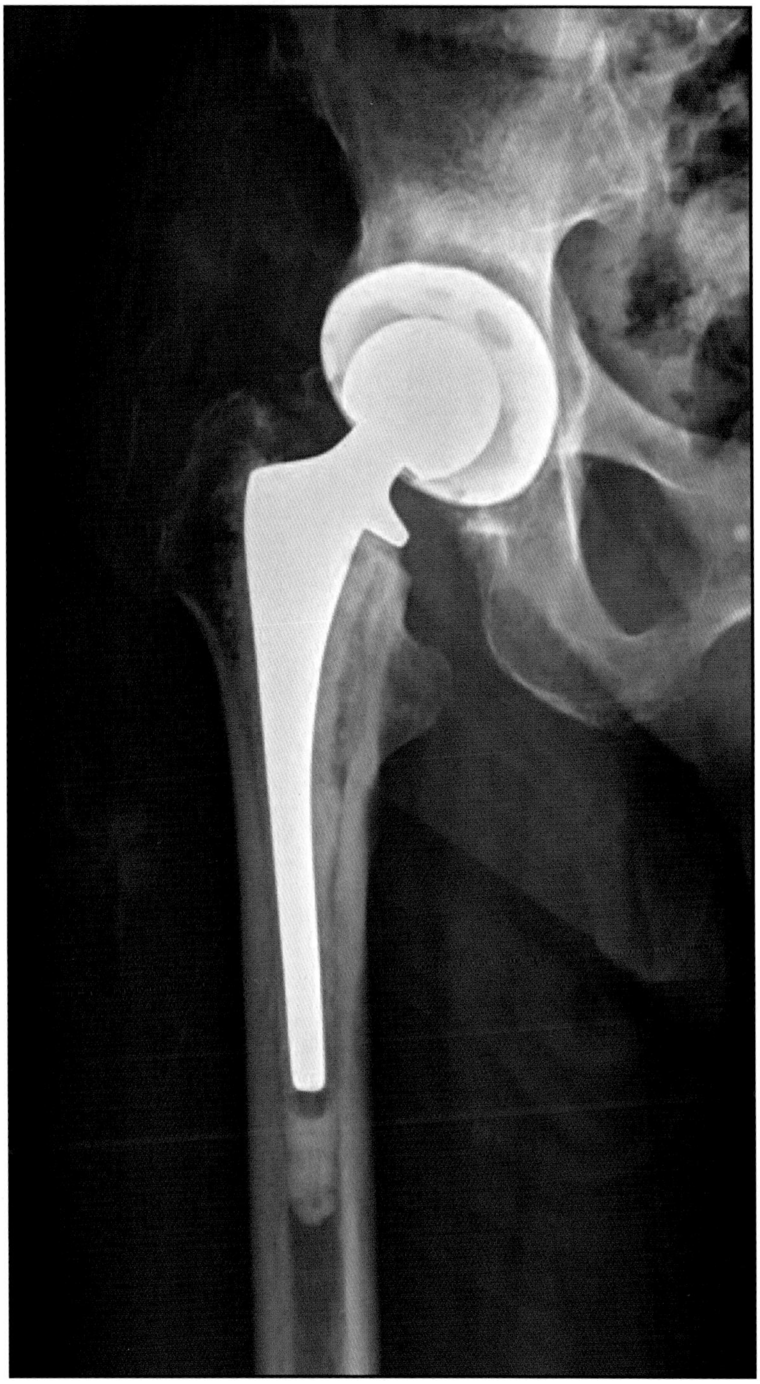

图15.8　80岁骨质疏松症女性患者术后照片,其股骨侧采用骨水泥固定,效果较好。

再输注1g。

脱位

一直以来，术后关节脱位都是医生和患者的关注点。由于它的严重程度高、手术开销大，因而一直是研究的热点。同时关节脱位也是比较各种入路的一个关键指标。DAA手术的特点之一，就是肌内组织和损伤小。因而，通过保护后方和外侧的软组织，DAA患者可以享受更快的康复时间以及更低的脱位发生率。

在一项纳入了1764例患者的研究中，Sariali等报道27例(1.5%)在术后2个月后出现了脱位。所有这些脱位都是向前脱位，2例因为关节反复不稳而需要翻修手术[12]。作者总结，脱位的高危因素包括BMI指数较高、年轻患者、使用小股骨头，以及术后髋关节活动受限。诊断为缺血性坏死的患者相对因其他原因行THA的患者，将面临3倍的脱位风险[12]。

即使DDA THA术中保护了后方和外侧的软组织，向后脱位还是有所报道。一项纳入了800名患者的研究中报道了7名脱位患者，其中4名是向后脱位[10]。平均来说，脱位的发生率在不同手术入路中有稍许不同。后方入路是4%，经转子入路是1.6%，前外侧入路是2%，直接前方入路是1%[12]。Matta等报道了494例中的3例脱位(0.16%)[5]。Kennon等报道了3名高年资医生手术的2132例中的28例脱位(1.3%)[24]。

结论

医生对DAA THA手术产生兴趣源于患者对微创技术的需求。通过应用专门的手术床和手术器械，这项技术很快成为了全髋关节置换的前沿。不断提高患者的预后是整个学术界不断努力的目标。直接前方入路，并不是没有并发症的，并且它有着较为陡峭的学习曲线。在行DAA THA手术中，医生必须警惕并避免出现那些在暴露和组件放置过程中存在的并发症。全面理解解剖关系、掌握如何松解关节囊是医生掌握这项入路技术的关键。由于股骨骨折会显著影响患者术后的康复情况，因此依旧是研究热门。只有精湛的技术和充分的术前准备才能确保手术成功及患者康复。

要点回顾

- 解剖结构的理解是手术的关键，在学习曲线的早期尤其重要。
- 细心的关节囊松解，尤其是在股骨颈较短的患者和强壮男性患者上，对于手术暴露是非常关键的。
- 避免DAA中的并发症的关键是术前进行充分学习和操作练习，并掌握并发症出现后的应对方式。
- 医生应该时刻警惕可能出现的近端股骨骨折和穿孔，并能及时实施应对方法。

(尹良军　吴亚鸿　译)

参考文献

1. Howell JR, Garbuz DS, Duncan CP. Minimally invasive hip replacement: rationale, applied anatomy, and instrumentation. *Orthop Clin North Am*. 2004;35(2):107-118.
2. Sendtner E, Borowiak K, Schuster T, Woerner M, Grifka J, Renkawitz T. Tackling the learning curve: comparison between the anterior, minimally invasive (Micro-Hip®) and the lateral, transgluteal (Bauer) approach for primary total hip replacement. *Arch Orthop Trauma Surg*. 2011;131(5):597-602.
3. Spaans AJ, van den Hout JA, Bolder SB. High complication rate in the early experience of minimally invasive total hip arthroplasty by the direct anterior approach. *Acta Orthop*. 2012;83(4):342-346.
4. Bergin PF, Doppelt JD, Kephart CJ, et al. Comparison of minimally invasive direct anterior versus pos-

terior total hip arthroplasty based on inflammation and muscle damage markers. *J Bone Joint Surg Am.* 2011;93(15):1392-1398.
5. Matta JM, Shahrdar C, Ferguson T. Single-incision anterior approach for total hip arthroplasty on an orthopaedic table. *Clin Orthop Relat Res.* 2005;441:115-124.
6. Masonis J, Thompson C, Odum S. Safe and accurate: learning the direct anterior total hip arthroplasty. *Orthopedics.* 2008;31(12 Suppl 2):pii.
7. Woolson ST, Pouliot MA, Huddleston JI. Primary total hip arthroplasty using an anterior approach and a fracture table: short-term results from a community hospital. *J Arthroplasty.* 2009;24(7):999-1005.
8. Nakata K, Nishikawa M, Yamamoto K, Hirota S, Yoshikawa H. A clinical comparative study of the direct anterior with mini-posterior approach: two consecutive series. *J Arthroplasty.* 2009;24(5):698-704.
9. De Geest T, Vansintjan P, De Loore G. Direct anterior total hip arthroplasty: complications and early outcome in a series of 300 cases. *Acta Orthop Belg.* 2013;79(2):166-173.
10. Jewett BA, Collis DK. High complication rate with anterior total hip arthroplasties on a fracture table. *Clin Orthop Relat Res.* 2011;469(2):503-507.
11. Mast NH, Munoz M, Matta J. Simultaneous bilateral supine anterior approach total hip arthroplasty: evaluation of early complications and short-term rehabilitation. *Orthop Clin North Am.* 2009;40(3):351-356.
12. Sariali E, Leonard P, Mamoudy P. Dislocation after total hip arthroplasty using Hueter anterior approach. *J Arthroplasty.* 2008;23(2):266-272.
13. Rüdiger HA, Betz M, Zingg PO, McManus J, Dora CF. Outcome after proximal femoral fractures during primary total hip replacement by the direct anterior approach. *Arch Orthop Trauma Surg.* 2013;133(4):569-573.
14. Rodriguez JA, Deshmukh AJ, Rathod PA, et al. Does the direct anterior approach in THA offer faster rehabilitation and comparable safety to the posterior approach? *Clin Orthop Relat Res.* 2014;472(2):455-463.
15. Anterior Total Hip Arthroplasty Collaborative Investigators, Bhandari M, Matta JM, et al. Outcomes following the single-incision anterior approach to total hip arthroplasty: a multicenter observational study. *Orthop Clin North Am.* 2009;40(3):329-342.
16. Berend KR, Lombardi AV, Jr, Seng BE, Adams JB. Enhanced early outcomes with the anterior supine intermuscular approach in primary total hip arthroplasty. *J Bone Joint Surg Am.* 2009;91(Suppl 6):107-120.
17. Goulding K, Beaulé PE, Kim PR, Fazekas A. Incidence of lateral femoral cutaneous nerve neurapraxia after anterior approach hip arthroplasty. *Clin Orthop Relat Res.* 2010;468(9):2397-2404.
18. Restrepo C, Parvizi J, Pour AE, Hozack WJ. Prospective randomized study of two surgical approaches for total hip arthroplasty. *J Arthroplasty.* 2010;25(5):671,9.e1.
19. Christensen CP, Karthikeyan T, Jacobs CA. Greater prevalence of wound complications requiring reoperation with direct anterior approach total hip arthroplasty. *J Arthroplasty.* 2014;29(9):1839-1841.
20. Mason JB, Callaghan JJ, Hozack WJ, Krebs V, Mont MA, Parvizi J. Obesity in total joint arthroplasty: an issue with gravity. *J Arthroplasty.* 2014;29(10):1879.
21. Arsoy D, Woodcock JA, Lewallen DG, Trousdale RT. Outcomes and complications following total hip arthroplasty in the super-obese patient, BMI > 50. *J Arthroplasty.* 2014;29(10):1899-1905.
22. Wind, TC, Barfield WR, Moskal JT. The effect of tranexamic acid on transfusion rate in primary total hip arthroplasty. *J Arthroplasty.* 2014;29(2):387-389.
23. Tuttle JR, Ritterman SA, Cassidy DB, Anazonwu WA, Froehlich JA, Rubin LE. Cost benefit analysis of topical tranexamic acid in primary total hip and knee arthroplasty. *J Arthroplasty.* 2014;29(8):1512-1515.
24. Kennon RE, Keggi JM, Wetmore RS, Zatorski LE, Huo MH, Keggi KJ. Total hip arthroplasty through a minimally invasive anterior surgical approach. *J Bone Joint Surg Am.* 2003;85-A(Suppl 4):39-48.

第16章

如何认识及处理直接前方入路的技术失误

Michael P. Ast, MD; Hari P. Bezwada, MD

学习要点

- 尝试一种新的手术技术常常会在学习过程中经历手术时间长和(或)并发症发生率高的风险。
- 了解技术失误的本质是认识及规避它的第一步。
- 在学习一项新技术时,识别错误以及正确处理它是非常必要的。

和其他手术技巧一样,DAA THA也有一个学习曲线。在这段时间中,医生的生疏可以导致更高的并发症发病率。DAA THA估计需要30~50个病例来完成学习曲线[1]。早期的并发症多起源于技术的困难点,比如空间上的导航、器械操作,以及解剖分离的过程。在这一章中,我们讨论在初次髋关节置换行改良Smith-Petersen技术中如何避免、认识及处理常见的技术失误。

股外侧皮神经麻痹

在DAA中最常见的并发症之一就是术后股外侧皮神经(LFCN)的麻痹。LFCN是越过髂前上棘沿缝匠肌肌腹走行。术后大腿麻木一般是由于术中过度牵拉导致的牵拉伤。术中分离也有可能导致神经主干或者远端分支的损伤。在这个入路手术中,应该始终关注缝匠肌和股直肌的位置,并确保操作在这类结构的外侧完成,否则将增加LFCN麻痹风险。

为了降低LFCN的损伤率,DAA的皮肤切口应该位于神经区间的外侧,阔筋膜张肌肌腹中央上方(图16.1)。这个入路被称为改良Smith-Petersen技术。而Smith-Petersen技术则直接穿过阔肌膜张肌/缝匠肌表面及臀中肌/股直肌深部的神经区间。肌肉上方的筋膜可以被提起,然后用手指向深部进行分离(图16.2)。

出血风险

DAA THA中,最常见的出血来源是旋股外侧血管。这些血管位于暴露区远端,必须在打开髋关节囊以前处理好。把拉钩放置在关节囊外后,脂肪层就暴露了。谨慎地将这一层分离开,在切口的远端就能看到血管网横行地穿过手术区域。一般来说,最多有3根血管会显露出来,但具体的血管和位置因人而异。这些血管可以被结扎、夹闭以及电凝,但是最好专门系统地来处理这些血管。如果这些血管在被夹闭以后还有大量的出血,可以向外寻找分

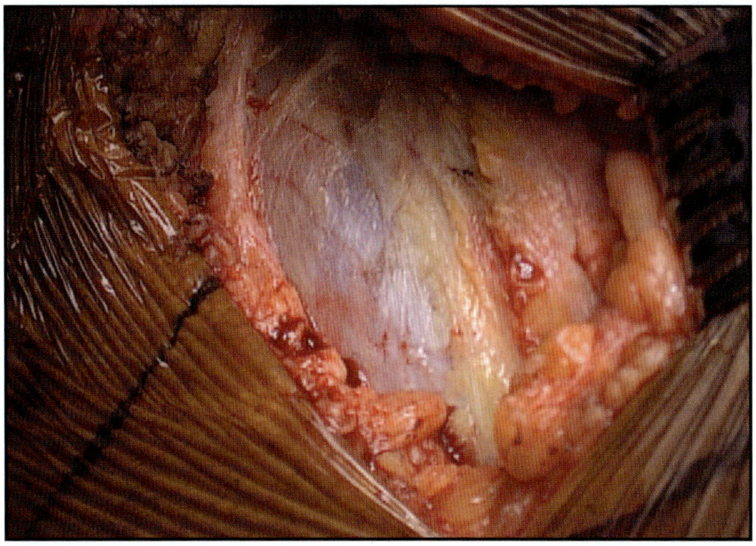

图16.1　术中照片显示筋膜覆盖阔筋膜张肌。左边青色组织显示为肌腹。钝性分离筋膜解剖进入阔筋膜张肌，从而避免损伤LFCN。

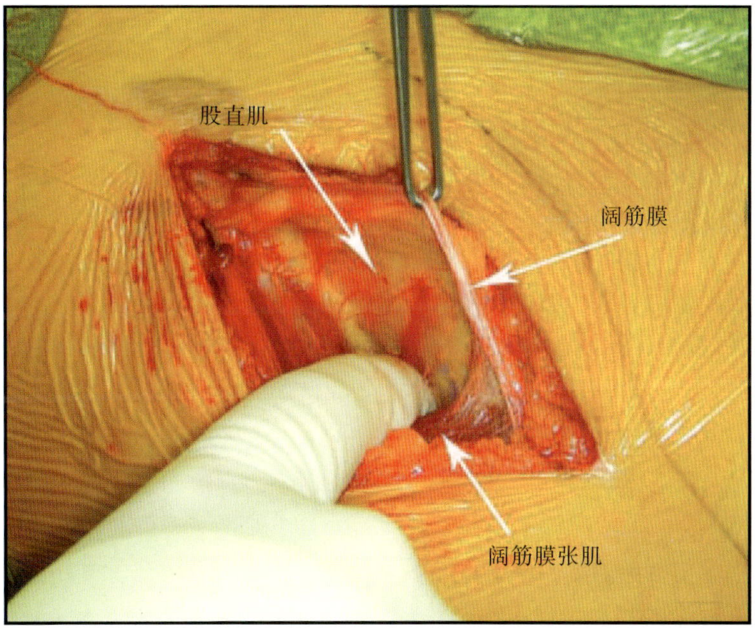

图16.2　从阔筋膜张肌中钝性分离进入Smith-Petersen区域。

支。一般来说，可以看到需要被结扎的升支血管（图16.3）。

股骨颈截骨

在DAA手术中，股骨颈截骨时最常见的错误就是股骨颈残留过多。这样会导致髋臼的暴露困难。对初学者来说，推荐在透视引导下进行股骨颈截骨。术前模拟截骨位置可以帮助定位截骨平面。因为小转子不能像其他入路那样清晰显露，所以透视在对股骨颈的导向和定位上非常有帮助。

股骨颈的鞍部或者股骨颈外侧部因其偏向大转子中部而易于辨认，也可以作为截骨的标志（图16.4）。股骨颈基底部的截骨一般与股骨干成45°角，

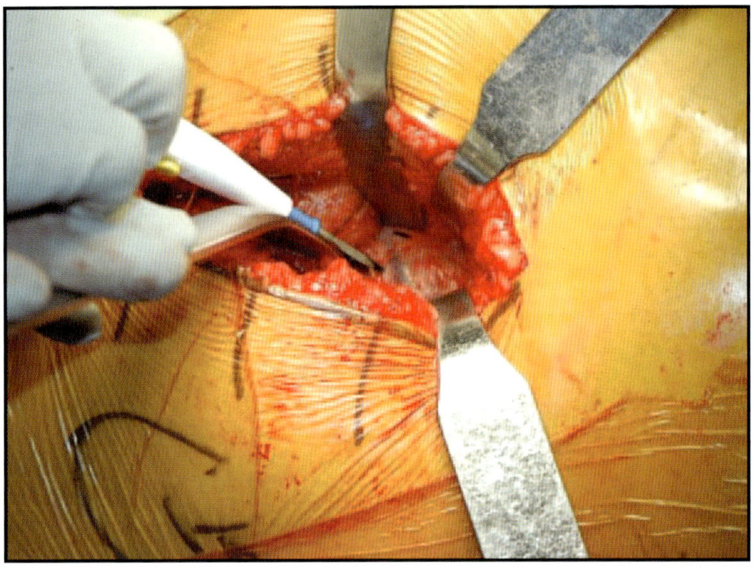

图16.3 图示已暴露的旋股外侧血管。

股骨干正起始于鞍部外侧的中间位置。

移除股骨头是有一定挑战性的。一项称作"napkin-ring"(餐巾环)的技术经常在这一过程中被使用。具体来说，是在股骨头的头下、股骨颈和股骨头交接的位置做一个原位的二次截骨。中间的股骨颈部分随着关节囊一起被取出(图16.5)。股骨头可以用螺丝锥或者骨撬来取出。还有的作者提出先将股骨头移位，再切断股骨颈的方法，会使取头操作更加容易[2]。

髋臼假体的放置

DAA THA术中打磨以及放入臼杯的环节，对于习惯外侧入路的医生来说可能有一定的难度。并且，这种入路在观察臼杯的放置、局部标志物、最终的臼杯定位等方面都与其他入路不太相同，尤其是对于习惯后方入路的医生。不仅在打磨髋臼和安放假体需要重视，术中和术后的影像学评估也非常重要。很多习惯后方入路的医生习惯追求20°或更大的髋臼前倾角。在DAA中，这个目标应该低于15°甚至更小。髋臼的前唇以及髋臼横韧带应该在术中直视暴露，并且用来作为一个导航标志，确保臼杯准确放置[2,3](图16.6)。

保护大转子

在DAA THA中，早期并发症之一就是股骨假体周围骨折，其多数涉及大转子[1,4]。理解这些骨折何时发生以及如何预防就显得尤为重要。医生应该在股骨颈基底部截骨时保护大转子。将一个钝性的大拉钩安放在近端股骨的鞍部(即股骨颈与大转子基底部交接处)，能够增加术中可视性，有效防止意外损伤。

在暴露股骨来进行打磨时，股骨转子也有可能受伤。当将腿置于过伸和最大外旋位时，需要注意不要让大转子的后部碰到髋臼窝的后部。在使用近端股骨抬高设备时这一点尤其需要注意。启动的时候，要主要用手动的分散力量来启用抬高过程，应注意先将股骨拉向外侧再抬高，最后用钩子保持高度。抬高之前先用手将股骨向外拉，可以防止转子碰到髋臼的后部导致骨折。

最后，股骨侧准备时同样存在股骨转子损伤风险。适当的手术区域暴露让股骨假体能够偏侧植入，可以降低这一部分的损伤风险。保证腿部在扩髓前后伸、内收以及外旋是很重要的。确保充分松解股骨，使得扩髓的过程直线进行，并在最后放置假体时不会对大转子产生过大张力。在大转子上放一个拉钩可以提示医生其位置，并且正确地偏向外

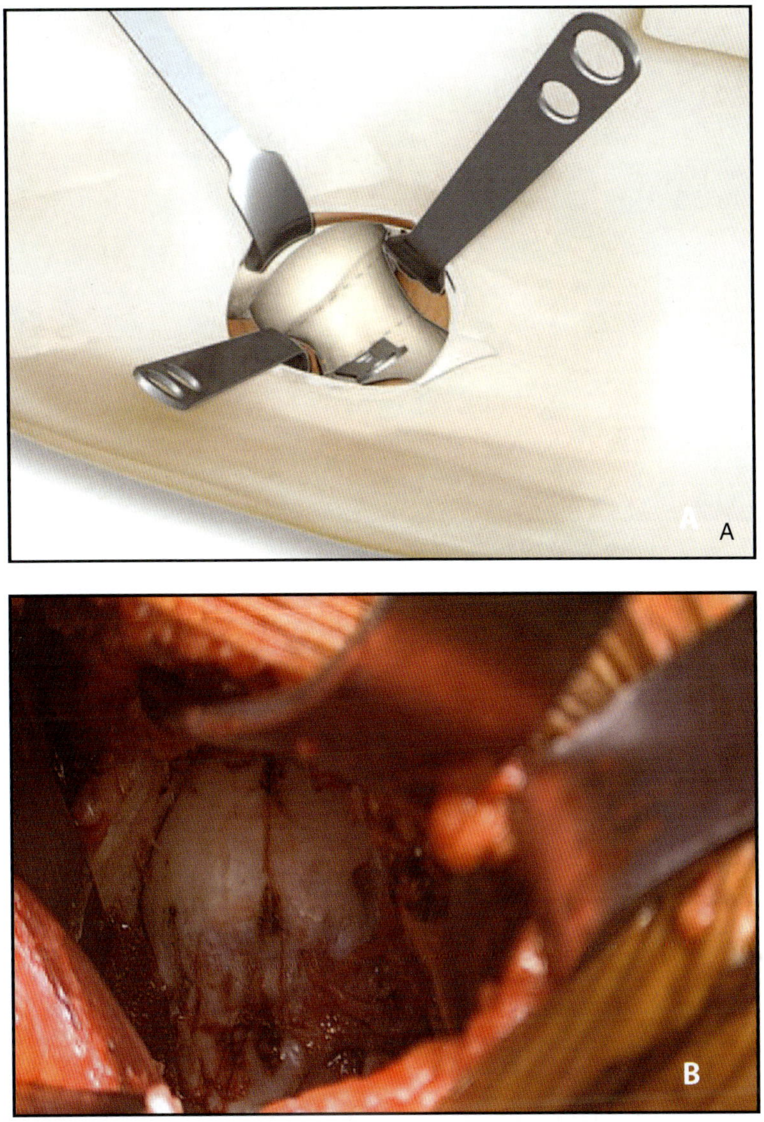

图16.4　(A)手术示意图和(B)术中图像分别显示在股骨颈内侧和股骨上端鞍区放置拉钩,当股骨颈离断时以此来保护周围软组织和大转子。

侧安置假体,避免造成骨皮质穿孔。

暴露股骨

暴露股骨以及准备髓腔往往是DAA手术中最有挑战的一步，对于避免股骨并发症也至关重要。充分的股骨暴露需要时间和耐心,尤其是在早期学习阶段,不要担心股骨过度松解,而应在股骨准备中确保充分的暴露。

合适的股骨松解是从松解外侧髋臼和后侧股骨颈以及大转子之间的关节囊片开始的。有时候又称为关节囊帆。这片组织可以完全从股骨上去除以提供大转子中部的视野以及股骨的抬高。进一步而言,如果需要的话,大转子中的关节囊组织也可以从股骨颈中部到小转子全部被去除。最后,如果即使这样的暴露依旧不充分,梨状肌和外旋肌在大转子上附着的肌腱可以被部分去除。这样就可以达到完全暴露股骨近端。

当松解完成以后,整个股骨颈近端能够清晰可见,扩髓过程也容易完成(图16.7)。髓腔锉在开始时稍微向后，然后转向前上方进入股骨弓部位,从而避免穿孔。使用带偏心手柄的髓腔锉将更容易完

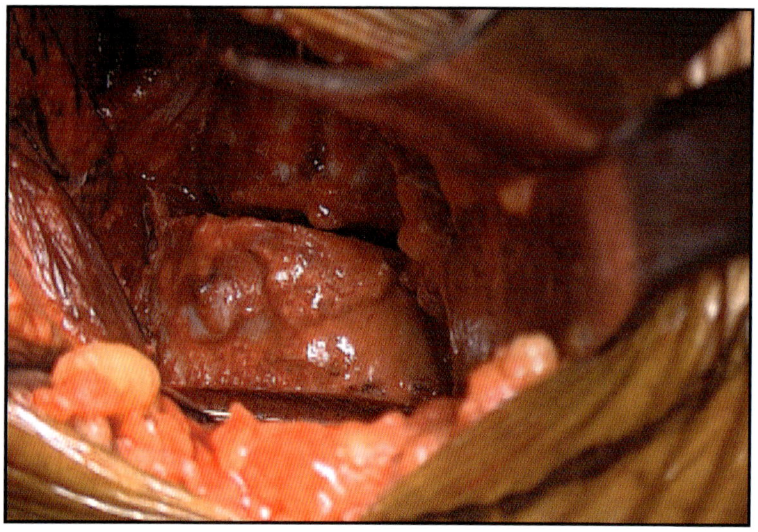

图16.5 原位切除股骨颈技术。

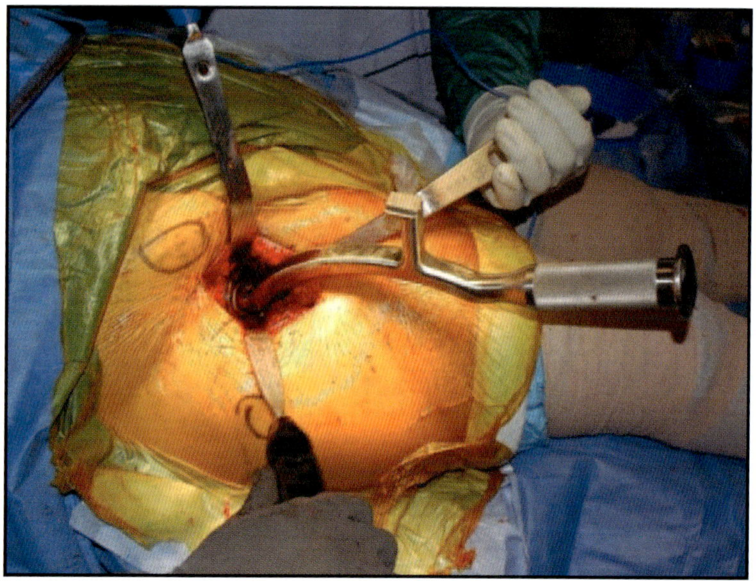

图16.6 术中照片显示髋臼打入器手柄在操作时与水平面相对位置，确保臼杯达到10°~15°前倾角。

成扩髓过程[5]。时刻记住，充分的股骨暴露和松解是避免技术失误最重要的一点。

放置假体柄

放置假体柄可能出现的技术失误主要包括股骨过度前倾、扩髓时穿孔、股骨距骨折。每种失误都需要在术中被识别，以避免术后的不稳、假体下沉及假体周围骨折。这些并发症在术中被发现后，通常几步处理就能控制好。

股骨过度前倾会导致术后的不稳定。因此术中用合适的标志或者参考来确定前倾角是非常重要的。首先，应该充分暴露股骨和股骨距，再认真评估远端内侧髁的位置。再在相对上述位置0°~15°前倾方向的股骨距上做一个电凝标志，以此来避免前倾角过大或向后倾斜。从腹部内侧的软组织到外侧旋转近端大腿，术者外侧的手可能会导致视觉误差。为了避免此误差，保证肢体的内收和扩髓入口靠外

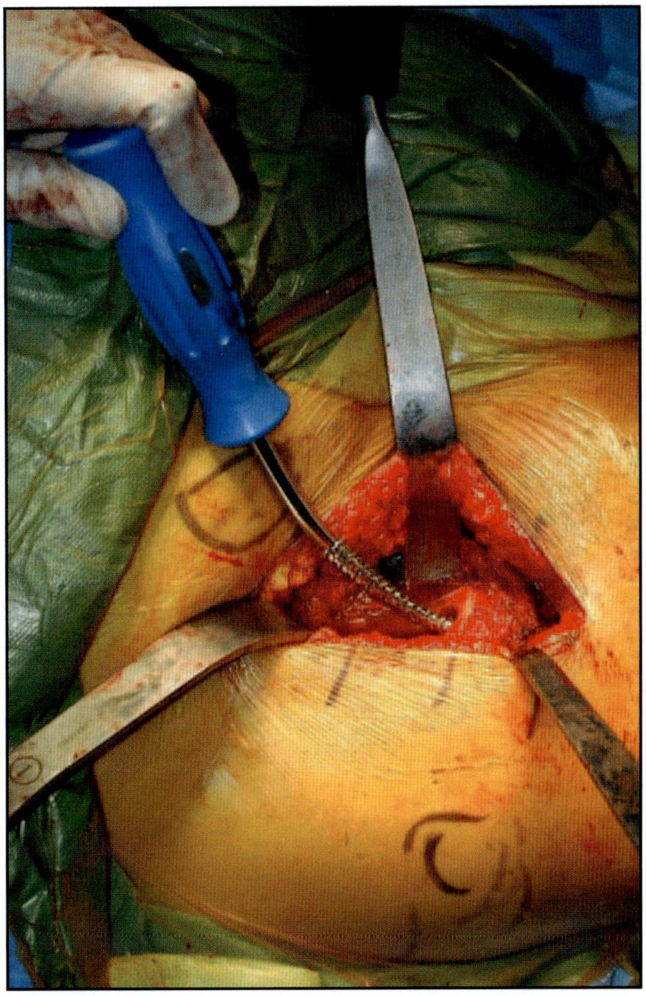

图16.7　术中照片显示合适的股骨侧暴露和扩髓入口。

是很重要的。随着扩髓的扩大，过度的前倾角往往会导致股骨颈前方的骨质被去除。当此类情况发生，对股骨颈前方进行骨移植可以帮助提高假体柄的稳定性。

最简单的骨移植就是在植入假体后，在股骨颈近端缺损处植入从股骨颈或者股骨头上取的自体骨。如果手术医生已经发现过度前倾角，这时可以将手柄调到一个更内旋的位置(图16.8)。通常这个操作会顶着软组织的张力进行，这样可以纠正错位，并将股骨柄再次调整至适当的前倾角度。对于复杂患者，使用双偏心距扩髓器可以有效避免周围软组织损伤，以及保证扩髓的通道更加合适[5]。

据报道，DAA THA手术髓腔穿孔及术中近端股骨骨折的发病率是6.5%[1]。一旦发生，任何继续的扩髓操作都会恶化穿孔局面。就像其他任何入路一样，扩髓的时候应该不会有非常明显的抵抗感。如果术者感受到了一个抵抗感又紧接着一个落空感，或者感觉需要更加用力的扩髓，骨折或者穿孔可能就已经发生了。

穿孔一般是由于扩髓方向不够偏向外侧和(或)过于向内造成的。为了避免这种情况，早期学习的医生应该多次使用术中透视。另外一个方法就是用吸引器的头不时在髓腔中检查是否产生穿孔。吸引器可作为一种触摸工具，可以利用它在扩髓的过程中感知前进的方向，并及时纠正。

如果穿孔是发生在扩髓入口或者非常靠近入口的位置，那么需改变扩髓方向，保证假体沿正确扩髓的路径置入即可而不需要特别的处理，这种操作尤其适用于压嵌型假体。然而，如果透视中发现远端的部分产生穿孔或者发生了转子间骨折，那么

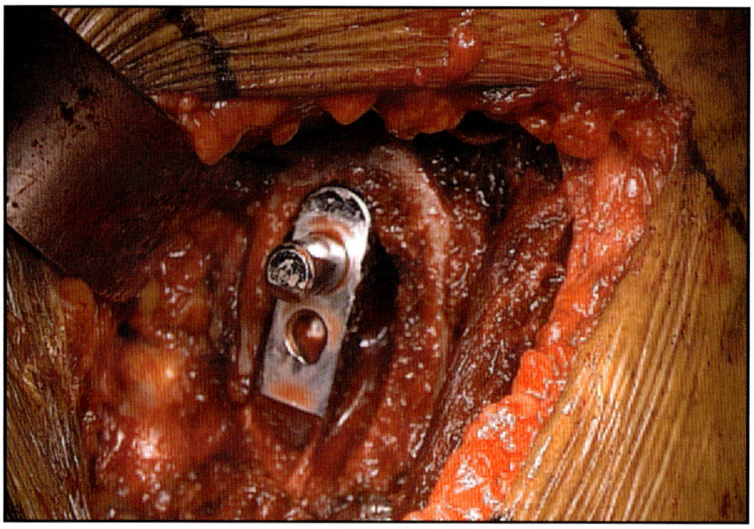

图16.8 术中照片显示合适的股骨前倾角。注意股骨颈松质骨丢失（假体右侧）。这种情况需要在假体植入后使用自体骨填充缺损。

修补就是不可避免的了。医生也可以换一个更长的柄来避开缺损部分。使用环扎钢丝、过线器及专门为DAA设计的多种柄可以用来解决这一并发症。

股骨距骨折一般与生物型固定相关，据我们了解，在DAA THA中并没有比其他入路有更高的发病率。DAA提供了完美的股骨距的视野。如果观察到了裂缝，或者在最终植入假体时假体下沉超过期望位置，应该怀疑发生了股骨距骨折。如果的确发生骨折，应取出假体，使用环扎钢丝围绕股骨一周并拉紧，防止假体再次下沉。当患者骨质疏松严重时，转为使用骨水泥假体也是一种选择。

髋关节的稳定性

报道的DAA术后移位的发病率为0.6%~1.5%[4,6-8]。多数情况下是向前移位。就像上述其他并发症一样，术中的注意是非常重要的。和其他髋关节置换一样，应确保双侧下肢等长。髋关节前部的稳定性需要通过肢体外旋时的屈伸功能来检查（图16.9）。髋关节的松弛度可以通过在假体壁上（通常在股骨柄外领）放置骨钩来检查，向外侧拉动确保假体的偏心距和外展张力合适。

如果观察到不稳，应检查股骨和髋臼假体是否存在过度前倾角。时刻记得可能出现的联合前倾角变化。股骨和髋臼假体的前倾角相加就是联合前倾角[9]。对于DAA来说，比较理想的联合前倾角是30°。如果这项指标是正常的，那么就需要检查周围软组织和骨碎片。一般来说，髋臼后部的骨赘如果没有去除，会导致前部不稳。如果不稳依旧存在，应该考虑和检查是否存在大转子骨折。最后，使用较大的股骨头假体、增加衬垫边缘厚度和双极股骨头等措施有时能帮助髋部稳定，但这不能取代正确假体位置和软组织平衡的作用。

要点回顾

- 在DAA早期学习阶段要经常使用透视。
- 在DAA学习阶段，注意不要对股骨暴露不足，这会导致扩髓时的并发症。
- 多使用髓腔探针和透视来检查扩髓时是否出现穿孔或骨折。
- 始终记住术中要检查髋关节的稳定性，应通过检查确保假体位置到位，无骨质撞击，双下肢长度一致，纠正不稳情况。

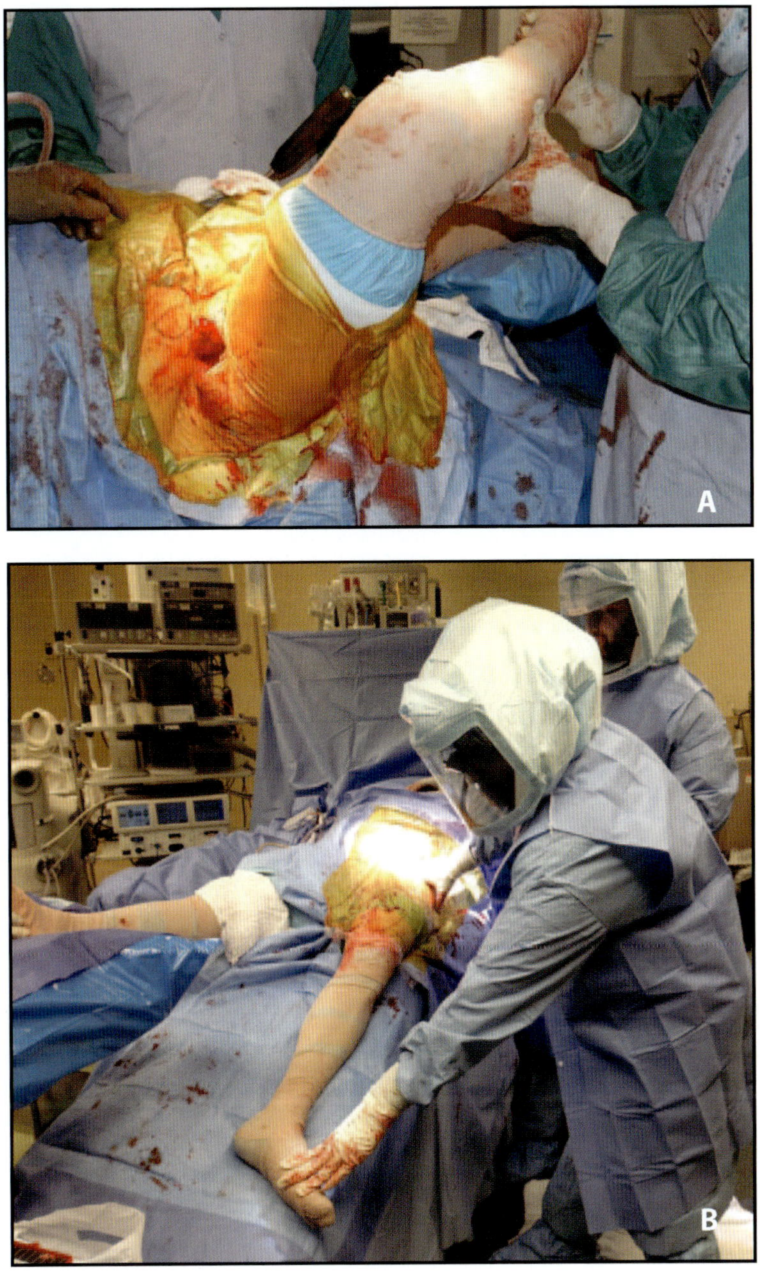

图16.9　通过屈曲、外旋、伸展等检查确定髋关节稳定性。

（尹良军　吴亚鸿　译）

参考文献

1. Woolsen ST, Pouliot MA, Huddleston JI. Primary total hip arthroplasty using an anterior approach and a fracture table: short-term results from a community hospital. *J Arthroplasty*. 2009;24(7):999-1005.
2. Yerasimides JA, Matta JM. Primary total hip arthroplasty with a minimally invasive anterior approach. *Semin Arthro*. 2005;16:186-190.
3. Biedermann R, Tonin A, Krismer M, Rachbauer F, Eibl G, Stockl B. Reducing the risk of dislocation after total hip arthroplasty: the effect of orientation of the acetabular component. *J Bone Joint Surg Br*. 2005; 87(6):762-769.
4. Matta JM, Shahrdar C, Ferguson T. Single-incision anterior approach for total hip arthroplasty on an orthopaedic table. *Clin Orthop Rel Res*. 2005;(441):115-124.
5. Nogler M, Krismer M, Hozack WJ, Merritt P, Rachbauer F, Mayr E. A double offset broach handle for preparation of the femoral cavity in minimally invasive direct anterior total hip arthroplasty. *J Arthroplasty*. 2006;21(8):1206-1208.
6. Siguier T, Siguier M, Brumpt B. Mini-incision anterior approach does not increase dislocation rate: a study of 1037 total hip replacements. *Clin Orthop Relat Res*. 2004;(426):164-173.
7. Kennon RE, Keggi JM, Wetmore RS, Zatorski LE, Huo MH, Keggi KJ. Total hip arthroplasty through a minimally invasive anterior surgical approach. *J Bone Joint Surgery Am*. 2003;85-A(Suppl 4):39-48.
8. Sariali E, Leonard P, Mamoudy P. Dislocation after total hip arthroplasty using Hueter anterior approach. *J Arthroplasty*. 2008;23(2):266-272.
9. Amuwa C, Dorr LD. The combined anteversion technique for acetabular component anteversion. *J Arthroplasty*. 2008;23(7):1068-1070.

第17章

直接前方入路股骨头和内衬翻修术

Scott A. Ritterman, MD; Matthew E. Deren, MD; Lee E. Rubin, MD

学习要点

- 如果仅行承重面的更换，DAA能够提供一个简单直接的解剖入路来显露髋臼和股骨头。
- 经可靠的随访记录证实，假体的结构性组件必须固定和安放位置良好，才能考虑仅行承重面更换。
- 直接前方入路的切口可进行延伸，有利于应对术中评估后需大量骨移植及股骨侧或髋臼侧假体也需翻修的情况。

单独更换髋臼内衬（伴或不伴更换股骨头）是全髋关节置换翻修最基本的技术。常见的适应证包括髋关节不稳定、聚乙烯磨损导致的骨溶解、金对金承重面的失效、金对聚乙烯假体头颈结合部的腐蚀、陶对陶界面的异响。

在20世纪70年代到90年代，全髋关节置换术的植入物绝大多数是金属股骨头对传统聚乙烯内衬。机体对这种摩擦界面产生的大聚乙烯磨损颗粒的反应特性是破骨细胞活化和关节周围骨溶解。当适应证选择恰当、THA假体组件固定良好并安放位置满意时，才可选择只行髋臼内衬的更换。对于髋臼内衬更换，DAA能够提供一种微创的入路，对髋臼的显露也非常直接。如果有必要进行假体的彻底翻修，则可延长切口。此外，在绝大多数病例中，DAA可以通过在以前未手术的组织界面进行操作。

髋臼内衬更换的适应证

所有类型THA假体的摩擦界面都会产生磨损颗粒，其中聚乙烯磨损和骨溶解之间的关系已得到确认[1,2]，同时金属股骨头对传统聚乙烯内衬的磨损率与骨溶解存在相关性[3]。高交联聚乙烯较传统聚乙烯具有显著的低磨损率[4,5]。尽管20世纪90年代中期高交联聚乙烯已经出现，但由于在此之前已有大量的假体植入患者体内，骨溶解仍然是一个令人头疼的问题。此外，与老年并且久坐的关节置换患者相比，年轻并且活动量大的患者更有可能面临磨损导致的骨溶解和更高的假体翻修率。

许多存在明显假体磨损和骨溶解的患者仍然对假体功能感到满意，部分患者甚至没有症状[6]。如果假体固定良好、安放位置正确，且具有可靠的随访记录，对这些患者的早期干预可使手术小型化并获得满意的结果[7,8]。如果去除骨长入良好的臼杯，可能导致严重的骨缺损甚至骨盆连续性的破坏，因而应考虑保留髋臼杯[9]。对骨溶解的外科处理方法，包括伴或不伴骨缺损植骨的承重面更换、用骨水泥固定高交联聚乙烯内衬于安置良好的臼杯内、对安放位置不良或假体松动者则需行假体翻修。

在某些髋关节不稳定的病例中，可以只对头和内衬进行更换来处理[10]。反复发生的髋关节不稳定有两个常见原因：一是假体安放位置不良，二是神经肌肉功能障碍。对于一个位置不良的金属臼杯来说，仅更换承重面是不够的，必须移除臼杯并重新安放。对于有神经肌肉功能障碍的患者，如外展肌力弱或因其他神经系统疾患导致的复发性脱位，则可通过更换为限制性内衬加以处理，前提是假体固定和位置安放良好。

更换头和内衬时可以考虑使用大直径股骨头，以提供更好的髋关节稳定性，但大直径球头会增加容积磨损和（或）提高头颈结合部电化学腐蚀的风险[11,12]。有些学者建议，在常规行承重面翻修时加大股骨头直径来增加跳脱距离，从而降低翻修术后髋关节不稳定的风险[13]。其他可更换承重面的情况还包括金对金改变为金或陶对高交联聚乙烯；陶对陶更换为高交联聚乙烯内衬，能有效解决异响问题[14]。

经直接前方入路行内衬更换的优点

当髋关节翻修手术时间可能较长时，仰卧位是直接前方入路特有的优势。如在侧卧位长时间手术操作时，下方肢体受到长时间的外压有发展成骨筋膜室综合征的可能[15]。

骨盆处于仰卧位时也有利于假体的正确安放，尤其在骨性标志可能难以辨识的翻修病例中。由于非术侧肢体可不用治疗巾包扎且远离手术野，更容易评估下肢长度。对于绝大多数患者，直接前方入路还提供了显露髋关节最短的解剖路径。在特殊情况下，可以将切口从髂骨内侧向膝关节外侧延长[16]。

典型病例

86岁女性，右髋部疼痛进行性加重，10年前曾行陶瓷对传统聚乙烯全关节置换术，髋关节腔穿刺阴性排除深部感染，患者无法负重行走，喜欢平卧时右髋轻微屈曲外旋才感觉舒适。

影像学显示THA假体固定及压配良好，承重面是28mm氧化铝陶瓷头对聚乙烯（图17.1）。在X线片上可见臼窝后方有明显骨溶解性囊变。骨扫描未提示假体松动。MRI证实，存在髋臼周围骨溶解性囊变以及毗邻的大量积液和磨损碎屑，从髋关节延伸至髂腰肌。基于以上发现，考虑采用直接前方入路进行保留假体组件的承重面翻修。

由于看似容易的翻修手术都有可能转变成一个更复杂的手术，因此经直接前方入路翻修时，即便是简单的承重面的更换，都应由具有丰富DAA初次关节置换经验的外科医生来完成。此外，这些外科医生还应具有经DAA入路行骨盆和股骨侧切口延长的尸体操作实践经验。手术可以在特殊牵引床或者普通手术床上进行。如果使用普通手术床，需要在骶骨至坐骨下方垫枕来抬升骨盆，同时让后方臀部组织远离手术区域。其他关于患者体位摆放的细节、骨性标志的确定以及切口的位置等内容在前面的章节里已有论述。

在这个病例中，先标记出直接前方入路位于髂前上棘远端外侧的纵向切口。向骨盆侧延长的切口贴近髂嵴下方进行，那么第二个切口标记在髂嵴中部，以方便计划内的骨盆内操作（图17.2）。在直接前方入路手术过程中，如有必要，可以将阔筋膜张肌近端肌腱在髂嵴外侧附着点处松解1.5cm左右，以便更好的显露。此松解步骤经髂股入路还可以进一步向后松解，以充分暴露髂骨外侧面，但仅更换内衬时很少需要这样做。

在暴露髋关节时，需要辨认旋股外侧动脉并电凝止血。如果以前的侧方或后方入路THA并未累及直接前方入路的天然组织平面，则该步骤尤为重要。由于初次THA术后关节囊瘢痕化，需要鉴别假关节囊并仔细保护好髂腰肌。当关节囊切开后，最外层应加以保护以便随后可能的修复。在切开关节囊前，最好先行关节腔穿刺，抽取液体样本进行微生物学检查。此外，分别用无菌器械另行采集至少两处滑膜组织进行组织培养作为补充参考。

此病例髋关节囊异常肿胀，切开关节囊时，有

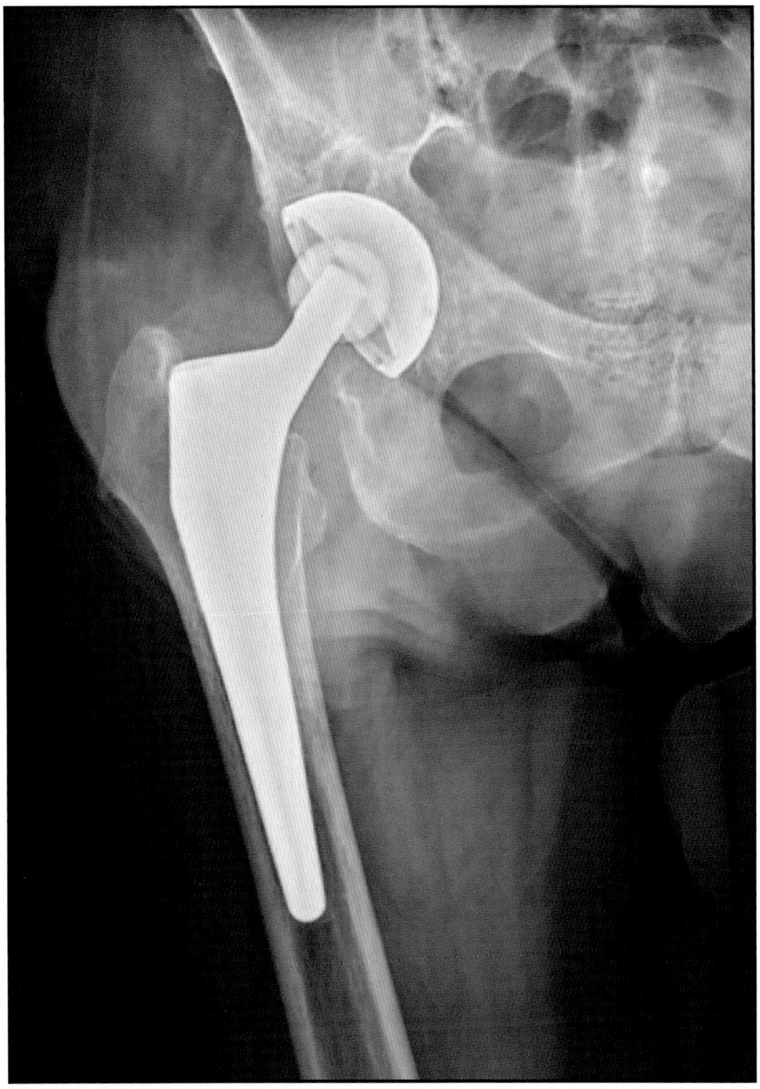

图17.1　右髋前后射影像显示，固定良好的臼杯和28mm陶瓷头，可见髋臼上方的囊性变。

大量积液流出，并发现反应增生的滑膜组织和肉眼可见的聚乙烯碎屑。将假关节囊从股骨上进行松解，前方达转子间线，外侧沿大转子、内侧从小转子到股骨距，这种270°的松解有助于股骨向外移动和髋关节脱位。一旦达到初步脱位，术侧肢体即可内收、外旋，必要时可行后方的假关节囊松解。

保持陶瓷头于原位，在取出内衬时可起到保护股骨柄头颈结合部的作用。完成前述步骤后，将肢体摆成“4”字位（图17.3）。然后将一把Cobra拉钩置于髋臼壁外侧，用一块纱布垫保护股骨颈，轻柔地向外侧牵开，然后压低股骨柄和头，使其远离髋臼。还可在前方放置一把Cobra拉钩，必要时在髋臼横韧带旁放置第三把拉钩，这样在去除内衬之前可以对臼杯进行360°的充分显露。

我们将一枚螺钉拧入聚乙烯内衬，去除内衬（图17.4），当然也可用其他方法。如果想保留臼杯，去除内衬时要小心保护好锁定机制。当内衬和所有的髋臼螺钉都取出后，可用手评估臼杯的稳定性，同时也可以通过臼杯内的钉孔或髂骨外侧的通道进行植骨。放置新的高交联聚乙烯内衬时，特别是对一些锁定机制不可靠的老款臼杯，应考虑是否将内衬用骨水泥固定于臼杯。这方面的手术技术在文献中已有描述。

这个病例以前的臼杯外展角稍微偏大，于是选

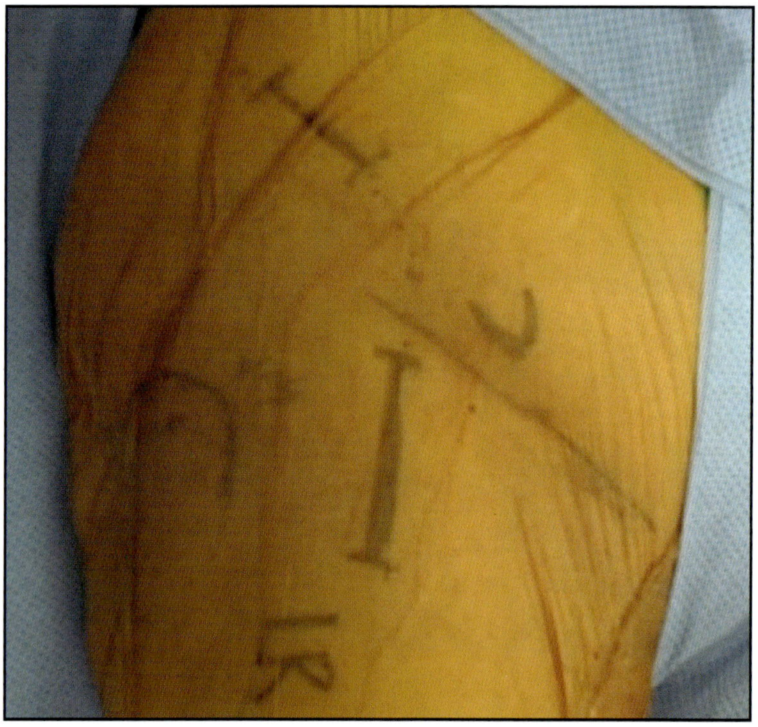

图17.2 术前皮肤切口标记，显示此例患者使用的DAA切口。位于头侧的切口用于从关节腔不能到达的磨损碎屑积液的减压。

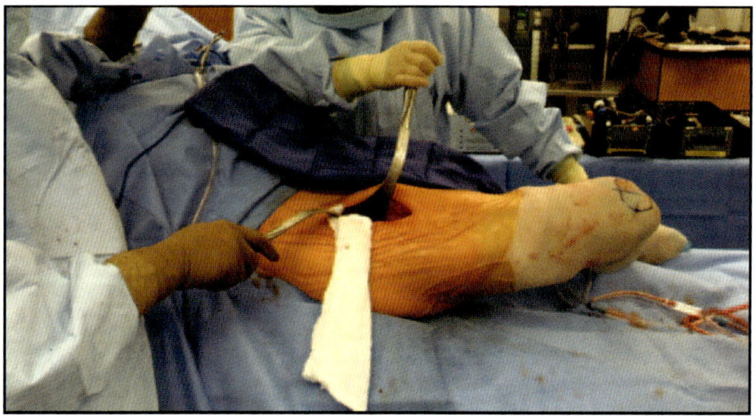

图17.3 取内衬时将股骨头和颈外移时的右腿位置。用沙布垫放置在留存假体的股骨颈处，同时用一把钝头Cobra拉钩将股骨柄从髋臼处压下以方便暴露。

择了一个内径36mm带10°高边的内衬。安放红色的试模头并将肢体置于中立位，观察整个髋关节的状态（图17.5），然后用一把骨钩牵开关节，将带钛翻修袖套的36mm陶瓷头替换试模头。只要有指征，我们在承重面翻修中都会优先选择高交联聚乙烯内衬和带钛袖套的Delta陶瓷头。切口缝合步骤与初次直接前方入路髋关节置换时并无不同，详见本书相关章节。

在这个病例中，我们还做了一个髂腹股沟外侧入路作为辅助切口，以便经腹膜外进入盆腔内，这是因为无法从关节内越过前方的髂骨触摸到腰大肌来放置引流。通过此髂腹股沟外侧小切口，我们

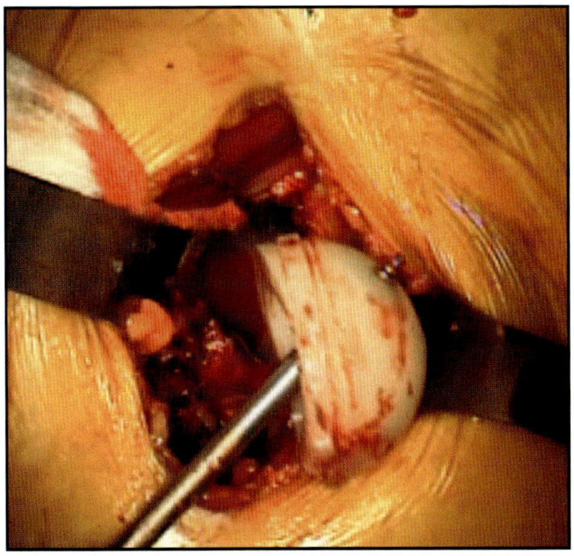

图17.4 用一枚螺钉顶起内衬，将其从臼杯内取出。

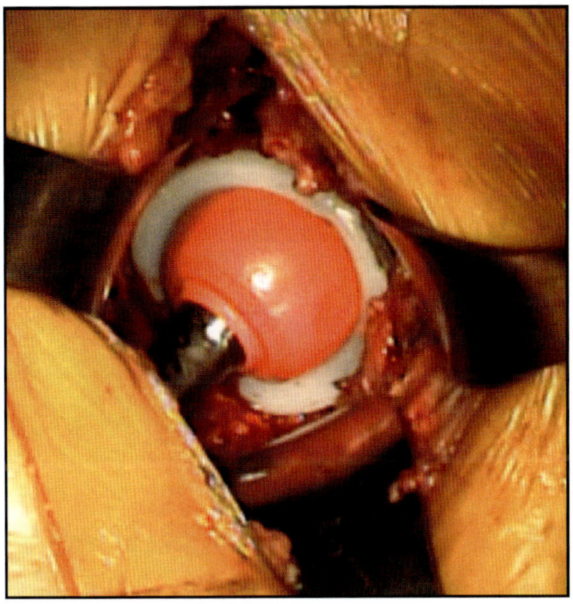

图17.5 通过DAA入路所见。在置入最终的陶瓷头之前，先用试模头置入翻修的高交联聚乙烯内衬。

可以触摸到腰大肌，并置管引流后分层闭合（图17.6）。术后患髋可以完全负重，并且临床症状完全消失，可以不借助助行器随意行走。

髋臼内衬翻修的结果

已经有文献报道关于承重面翻修的结果。例如，在24例单纯聚乙烯内衬更换的翻修手术中，运用计算机辅助方法测量术后溶骨性病变的消退或者消失[17]。虽然没有1例发生脱位，但有2例存在持续性的骨溶解而需要再次翻修，这很可能归咎于没有对假体进行可靠的随访记录[17]。另一组35例聚乙烯磨损伴有骨溶解或髋关节不稳定的病例中，仅行头/内衬的更换对处理关节不稳定取得了满意的疗效，但是在伴有骨溶解的患者中有2例发生了术后脱位[18]。

一项回顾性研究包含68例行内衬更换伴或不伴股骨侧翻修，研究发现，7年内三个组别有着相似的生存率。内衬更换组（82±10）%、内衬更换同时股骨侧翻修组（84±11）%、髋臼侧和股骨侧均完全翻修组（82±11）%。作者注意到在9例发生脱位的病例中，其中有3例需要再次翻修，而这些患者均有多次手术史且臼杯的外展角小于40°，提示正确安放假体的重要性[19]。

Restrepo等的回顾性研究包括36例仅更换内衬和31例髋臼侧完全翻修病例。研究发现，5年内发生臼杯松动而再次翻修的病例，更换内衬组有3例，而髋臼完全翻修组仅1例。他们得出结论，如果存在锁定机制破坏、股骨头穿过内衬导致臼杯磨损以及假体位置不良，髋臼侧就应该完全翻修[20]。

对168例复杂初次和翻修THA患者采用颗粒打压植骨技术处理髋臼缺损[21]，虽然有30例患者失访或因其他原因死亡，但是影像学证实该植骨技术能成功实现骨缺损处的骨整合，仅2例因远期松动、1例因髋关节不稳而再次翻修[21]。Koh等分析了45例臼杯完全翻修和35例保留臼杯并采用同种异体骨打压植骨的患者[22]，发现对臼杯进行完全翻修的病例，同时行股骨柄翻修的概率显著提高。而仅行内衬翻修的患者其住院时间和术中失血量均较前者低。值得注意的是，其中29名患者的聚乙烯内衬采用的是骨水泥固定，仅6名患者更换内衬。在骨溶解进展、假体失败再翻修以及主要并发症方面，两组间没有明显的统计学差异。

Mall等采用高分辨CT扫描来评判普通X线片是否低估了翻修术后骨溶解缺损的愈合，一共检测了40例患者（22例行头和内衬更换，18例行完全翻修）。作者通过先进的成像技术证实，完全翻修组溶解性骨缺损的填充和移植骨的愈合较保留臼杯只更换内衬组更好[23]，且承重面更换组因骨溶解进展

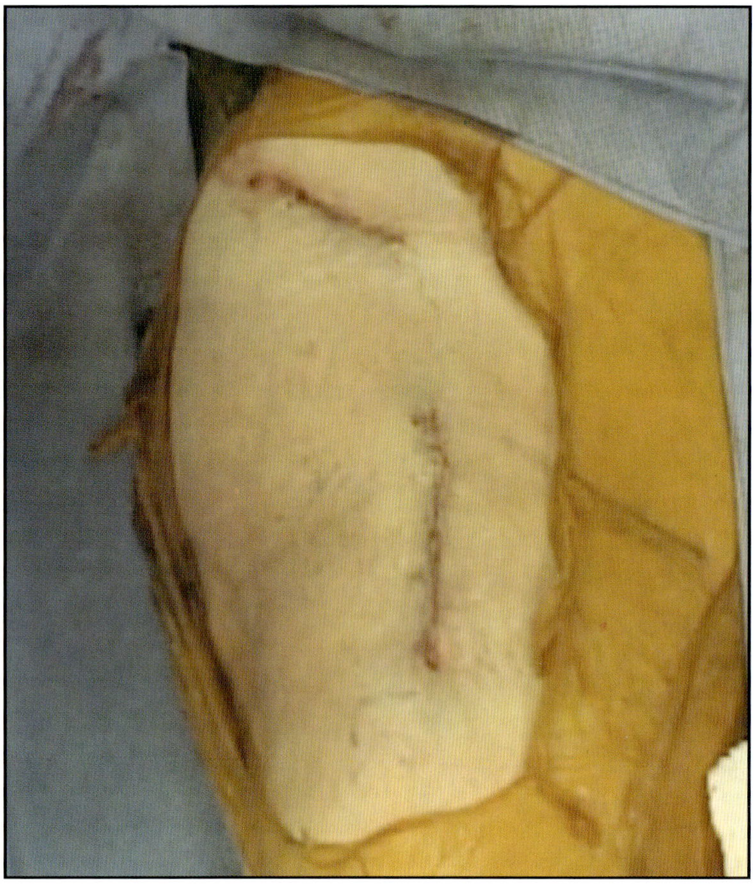

图17.6 缝合后的最终切口。标准的DAA操作入路用来显露关节，髂腹股沟外侧小切口则用来清除创骨盆内病灶。

和假体松动，再手术率更高（17%）。

结论

如果想用DAA完成THA翻修，内衬和（或）股骨头的更换是一个非常不错的学习起点。术中如必需完全翻修髋臼侧假体，那么DAA可延伸切口。所有病例都要备齐翻修器械，做好取出臼杯的准备。虽然我们使用标准的手术床也能完成DAA THA的承重面更换翻修手术，但是采用牵引床和X线透视可对操作进行改良。根据我们的经验，直接前方入路行承重面更换的患者通常只需要在医院里待上一晚。未来这种有限的翻修术也许会成为一种门诊手术。特别是越来越多的关节和创伤外科医生采用此入路，相关文献已经开始关注DAA THA翻修手术。

要点回顾

- 如果适应证选择正确，经DAA行承重面更换，只是初次THA的一个简单发展；仰卧位为熟练掌握初次DAA THA技术的外科医生提供了特有的便利。
- DAA切口必要时可以延长，以利于植骨或者假体完全翻修。这些病例需要准备好翻修器械。
- 研究领域多关注于初次置换时DAA与其他入路方式的比较，未来的研究也应多关注经DAA行承重面更换的临床效果。

（李忠　陈歌　译）

参考文献

1. Dowd JE, Sychterz CJ, Young AM, Engh CA. Characterization of long-term femoral-head-penetration rates. Association with and prediction of osteolysis. *J Bone Joint Surg Am*. 2000;82-A(8):1102–1107.
2. Orishimo KF, Claus AM, Sychterz CJ, Engh CA. Relationship between polyethylene wear and osteolysis in hips with a second-generation porous-coated cementless cup after seven years of follow-up. *J Bone Joint Surg Am*. 2003;85-A(6):1095–1099.
3. Dumbleton JH, Manley MT, Edidin AA. A literature review of the association between wear rate and osteolysis in total hip arthroplasty. *J Arthroplasty*. 2002;17(5):649–661.
4. Thomas GE, Simpson DJ, Mehmood S, et al. The seven-year wear of highly cross-linked polyethylene in total hip arthroplasty: a double-blind, randomized controlled trial using radiostereometric analysis. *J Bone Joint Surg Am*. 2011;93(8):716–722.
5. Glyn-Jones S, Thomas GE, Garfjeld-Roberts P, et al. The John Charnley Award: highly crosslinked polyethylene in total hip arthroplasty decreases long-term wear: a double-blind randomized trial. *Clin Orthop Relat Res*. 2014; 473(2):432-438.
6. Naudie DDR, Engh CA. Surgical management of polyethylene wear and pelvic osteolysis with modular uncemented acetabular components. *J Arthroplasty*. 2004;19(4 Suppl 1):124–129.
7. Adelani MA, Mall NA, Nyazee H, Clohisy JC, Barrack RL, Nunley RM. Revision total hip arthroplasty with retained acetabular component. *J Bone Joint Surg Am*. 2014;96(12):1015–1020.
8. Lombardi AV, Berend KR. Isolated acetabular liner exchange. *J Am Acad Orthop Surg*. 2008;16(5):243–248.
9. Maloney WJ, Herzwurm P, Paprosky W, Rubash HE, Engh CA. Treatment of pelvic osteolysis associated with a stable acetabular component inserted without cement as part of a total hip replacement. *J Bone Joint Surg Am*. 1997;79(11):1628–1634.
10. Salassa T, Hoeffel D, Mehle S, Tatman P, Gioe TJ. Efficacy of revision surgery for the dislocating total hip arthroplasty: report from a large community registry. *Clin Orthop Relat Res*. 2014;472(3):962–967.
11. Cross MB, Nam D, Mayman DJ. Ideal femoral head size in total hip arthroplasty balances stability and volumetric wear. *HSS J Musculoskelet J Hosp Spec Surg*. 2012;8(3):270–274.
12. Cooper HJ, Della Valle CJ. Large diameter femoral heads: is bigger always better? *Bone Joint J*. 2014;96-B(11 Suppl A):23–26.
13. Hamilton WG, Hopper RH, Engh CA, Engh CA. Survivorship of polyethylene liner exchanges performed for the treatment of wear and osteolysis among porous-coated cups. *J Arthroplasty*. 2010;25(6 Suppl):75–80.
14. Matar WY, Restrepo C, Parvizi J, Kurtz SM, Hozack WJ. Revision hip arthroplasty for ceramic-on-ceramic squeaking hips does not compromise the results. *J Arthroplasty*. 2010;25(6 Suppl):81–86.
15. Cascio BM, Buchowski JM, Frassica FJ. Well-limb compartment syndrome after prolonged lateral decubitus positioning. A report of two cases. *J Bone Joint Surg Am*. 2004;86-A(9):2038–2040.
16. Keggi JM, Kennon RE, Rubin LE, Keggi KJ. Isolated acetabular liner exchange. *J Am Acad Orthop Surg*. 2008;16(9):495–496; author reply 496.
17. O'Brien JJ, Burnett RSJ, McCalden RW, MacDonald SJ, Bourne RB, Rorabeck CH. Isolated liner exchange in revision total hip arthroplasty: clinical results using the direct lateral surgical approach. *J Arthroplasty*. 2004;19(4):414–423.
18. Wade FA, Rapuri VR, Parvizi J, Hozack WJ. Isolated acetabular polyethylene exchange through the anterolateral approach. *J Arthroplasty*. 2004;19(4):498–500.
19. Bidar R, Girard J, May O, Pinoit Y, Laffargue P, Migaud H. [Polyethylene liner replacement: behavior and morbidity in 68 cases]. *Rev Chir Orthopédique Réparatrice Appar Mot*. 2007;93(5):461–468.
20. Restrepo C, Ghanem E, Houssock C, Austin M, Parvizi J, Hozack WJ. Isolated polyethylene exchange versus acetabular revision for polyethylene wear. *Clin Orthop Relat Res*. 2009;467(1):194–198.
21. Patil N, Hwang K, Goodman SB. Cancellous impaction bone grafting of acetabular defects in complex primary and revision total hip arthroplasty. *Orthopedics*. 2012;35(3):e306–e312.
22. Koh KH, Moon YW, Lim SJ, Lee HI, Shim JW, Park YS. Complete acetabular cup revision versus isolated liner exchange for polyethylene wear and osteolysis without loosening in cementless total hip arthroplasty. *Arch Orthop Trauma Surg*. 2011;131(11):1591–1600.
23. Mall NA, Nunley RM, Smith KE, Maloney WJ, Clohisy JC, Barrack RL. The fate of grafting acetabular defects during revision total hip arthroplasty. *Clin Orthop Relat Res*. 2010;468(12):3286–3294.

第18章

同期双侧直接前方入路全髋关节置换术

Stefan Kreuzer, MD, MSc; Amir Pourmoghaddam, PhD

学习要点

- 双侧直接前方入路(B-DAA)可使双髋同时置换的患者在术中保持舒适的仰卧位,同时可以避免采用侧卧位进行此类手术时术中需改变患者体位的麻烦。
- 应仔细甄别适合行B-DAA的患者,手术室设置应注意合理高效。
- 对于B-DAA患者的相关宣教是尤其重要的一环。

对于髋关节置换术(THA)而言,直接前方入路(DAA)保留了髋关节周围肌群的完整性,例如伸髋和髋外展肌群的完整,因而被认为是一种更微创的手术入路[1]。在这一章里,我们会讨论一期B-DAA行THA的应用。首先,和分期双侧髋关节置换相比,同期B-DAA患者仅需一次麻醉和一次手术,可有效减少手术费用,并且患者的恢复时间也会更短[2,3]。但也有学者有不同看法,认为B-DAA会增加患者围术期风险,比如可能导致深静脉血栓形成[4]或异位骨化[5-7];此外,还认为同期双髋关节置换比分期双髋关节置换输血的可能性会更大[8,9],虽然也有学者并未发现两者存在差异[10]。最后,同期双髋关节置换的患者可能需要更多的康复锻炼,面临再手术的风险也可能更高一些[9]。

需行双髋关节置换术的患者占髋关节置换患者数量的大约10%[7,11]。手术可以同期进行或分期进行(即让患者在两次手术期间得到恢复)。同期双侧置换术需进行更多的术中操作[12],其禁忌证包括心脏疾病、肺功能不全[13]、消化道功能紊乱和肾功能衰竭[14],先天性发育异常如动脉导管未闭、室间隔缺损也是其禁忌证[13]。部分学者认为,伴有冠脉疾病,包括心功能不全的患者在同期双髋关节置换术后更易出现并发症[12],因而既往患有冠脉疾病及贫血的患者都应避免行同期双侧髋部手术[15]。同样,对于糖尿患者也应慎重考虑同期双侧髋关节置换术[13]。以上资料提示,在考虑选择B-DAA手术时,为了尽可能减少并发症,应慎重进行患者和入路的选择。

之前的许多研究采用的是侧卧位同期双髋关节置换术, 由于身体在侧卧位时处于特殊体位,会导致两个值得担心的问题。第一,在患者重新摆放体位进行另一侧髋关节手术时,先前的切口会受到患者自身体重的持续压力,同时新缝合的切口也容易发生错动。第二,髋关节置换术中需要用力的步骤,比如敲击假体时有可能导致先前置换侧骨折或假体脱位。因此,侧卧位行同期双髋关节置换术应特别小心。采用B-DAA手术,由于具有仰卧位的优势,可以完全避免上述担心。

Lanting等报道了90例患者 (平均年龄54岁)采用B-DAA的手术结果,患者平均失血量632mL,术中和术后并发症发生率也较低;在90例患者中,只有1例在植入单侧假体后由于术中心律不齐而停止另一侧手术[12],患者平均住院时间为4.5天。Mast等在一项研究中纳入了147例采用B-DAA的患者 (平均年龄62岁)[7],患者平均术中失血量较低,为289mL(50~900mL),平均住院时间为4天。术后贫血[血红蛋白(Hgb)<10g/dL]是手术最常见的并发症,发生率达18%。

手术指征和禁忌证

当考虑行B-DAA同期髋关节置换术时,需要考虑患者的具体情况以避免并发症的发生和预后不良。理想的手术指征包括双髋病变合并相对较少的基础疾病,美国麻醉学会评估分期(ASA)Ⅰ–Ⅱ期,体重指数(BMI)在32以下,患者有行双髋置换术的意愿[16]。由于Mast等报道了18%的患者出现术后贫血和12%的输血率[7],要求术前的基础血红蛋白应大于13g。绝对手术禁忌证包括体重指数(BMI)大于35;ASA分期Ⅲ期以上;患者长期服用抗凝药如阿司匹林,氯吡格雷或华法林等;低血红蛋白;吸烟史;患者有麻醉药滥用或成瘾史;以及其他可能导致手术时间延长而使手术复杂化的术前影响因素,比如需要额外手术时间进行处理的肥大性骨关节炎(OA)、严重的异位骨化、金属内植物存留、髋臼内陷,以及髋关节发育性的结构性畸形。

操作流程

在B-DAA髋关节置换术前应做好疾病排查。对患者及其亲属就并发症的风险进行详细的术前宣教,这些并发症包括感染、脱位、骨折、需要额外的康复治疗、早期不能开车以及有可能需要更多的止痛治疗等。家庭成员对患者的支持程度也应仔细评估,以确保患者术后需要额外帮助时家庭成员能提供相应支持。

行B-DAA同期髋关节置换术应考虑以下问题,如手术铺巾的细节、两侧手术的先后顺序、可能需要的器械组套以及技术支持。在我们的临床实践中会采集两次后前位骨盆X线透视, 一次是第一侧关节假体置入股骨髓腔后,另一次是第二侧髋关节假体植入后与对侧髋关节比较时。虽然双侧同时铺巾并不困难,但铺巾时应特别小心会阴区域,这个区域是潜在的污染来源(图18.1)。

B-DAA全髋关节置换的好处在于有效提高了手术效率,可以同时在双侧进行操作,在缝合第一处切口的同时即可进行另一侧的切开。当完成第二侧髋关节手术后,如出现诸如肢体长度或者髋关节稳定性方面的意外情况时,可通过更换最后植入的关节假体而得以解决。可以考虑术者和助手共同手术的方式。比如一名医生先处理髋臼,同时另一名医生处理对侧股骨,然后再进行对调。除此以外,为了防止处理髋臼时髓腔内扩髓锉的干扰,使用近端低轮廓的扩髓锉系统更为有利(图18.2)。

重新消毒铺巾也可以在完成第一侧手术后进行,在铺巾时术者不能进行操作,因而需要一段时间。采用单独一个器械包能方便进行双侧手术,但第二侧仍采用同一器械包会导致潜在污染的可能性增高。还有的辅助设备十分有用,比如自体血回收系统、影像增强器、双极电凝以及应用氨甲环酸来降低输血的风险。

我们的经验

从2005年开始,共有27例患者采用了B-DAA同期双髋置换术,其中男性15例,女性14例;患者平均年龄为54.7±9.42岁,平均BMI为27.97±4.96。ASA分级:I级1例,Ⅱ级18例,Ⅲ级8例。有4例患者为股骨头缺血性坏死,其余均为骨性关节炎。患者的术前功能评分和术后情况见表18.1。

结论

采用B-DAA可以非常安全地行同期双侧髋关节置换术。这种方法充分发挥了患者仰卧位的优

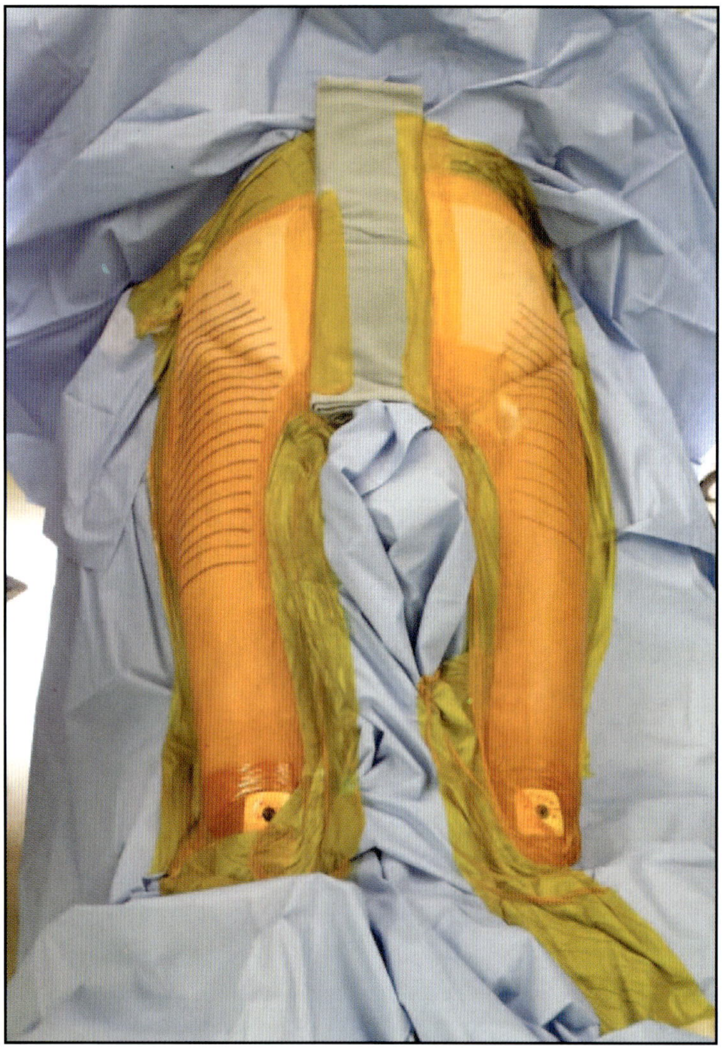

图18.1 同期B-DAA髋关节置换时双侧同时铺巾。注意会阴区使用的是单独的自粘性治疗巾，这样做的优点在于可以使双腿自由摆放。

势，与采用侧卧位进行的同期双髋置换术相比，避免了侧卧位可能带来的潜在并发症风险。选择好B-DAA的适应证还可以降低医保支出、使手术简单化。例如，在我们的临床实践中，有50%的双髋置换患者需要现金支付，他们希望尽量避免二次住院所带来的额外费用。此外，还有减少对物理治疗的需要、不用采取过多预防髋关节脱位的措施、缩短整个康复时间等优点，都使B-DAA成为希望行双髋关节置换患者的一种理想选择。

很多外科医生认为，在实施B-DAA全髋关节置换术前，应该先具备大量的单侧DAA初次髋关节置换术的经验和专业技能。除此之外，手术团队也应熟悉与DAA相关的患者体位和特殊器械，以避免术中手术时间延长或发生技术问题。在两侧置换术的间隔，术者和麻醉师应进行交流，以确保患者全身状态保持稳定。如有必要，术者应该做好放弃第二侧手术的准备。相应的，在放弃第二侧手术前，应同患者家属沟通并提出建议。

要点回顾

- B-DAA髋关节置换术对适宜的患者来说，是一种理想的、费用较低且方法简单的同期双髋置换术。
- 选择适合的患者，手术医生经验丰富，手术团体熟悉流程且富有经验，术前评估和风险估计充

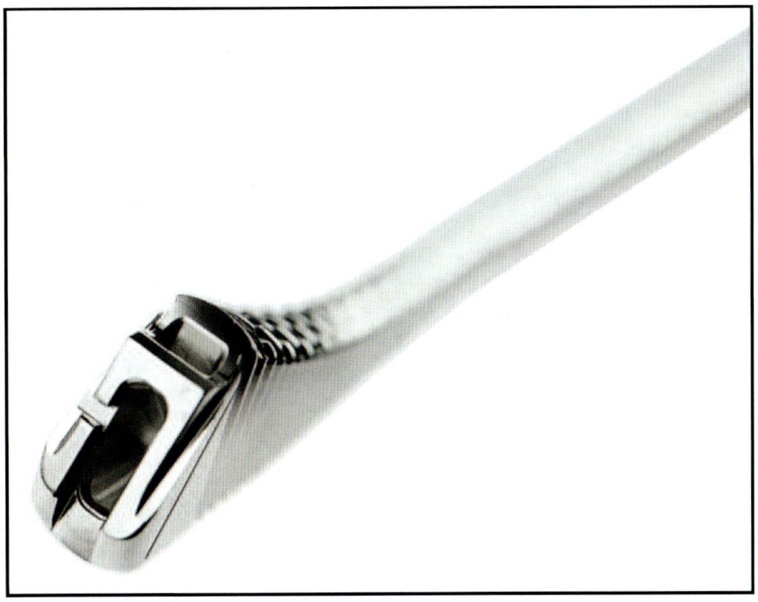

图18.2　近端低轮廓的扩髓锉尾部图片，如果术中先准备股骨时，可以将这种髓腔锉保留在股骨髓腔内而不会影响髋臼侧的准备。

表18.1　27名评定为髋关节失能及骨性关节炎的患者接受B-DAA治疗后的功能评分

	症状		疼痛		ADL		运动		QOL	
	均数	标准差	均数	标准差	均数	标准差	均数	标准差	均数	标准差
术前	27.5	15.29	30.24	15.33	29.41	18.46	12.88	14.28	13.21	15.40
术后	87.51	16.62	90.44	17.21	88.68	16.50	84.27	23.58	80.94	19.94

ADL：日常活动，QOL：生活质量。

分，这些要素可以确保手术结果良好，并可降低并发症的风险。

- 对患者及其家庭成员进行术前教育可以使患者有合理的手术预期，也有助于对术后康复。

（李忠　尹一然　译）

参考文献

1. Matta JM, Shahrdar C, Ferguson T. Single-incision anterior approach for total hip arthroplasty on an orthopaedic table. *Clin Orthop Relat Res*. 2005;441:115-124.
2. Aghayev E, Beck A, Staub JP, et al. Simultaneous bilateral hip replacement reveals superior outcome and fewer complications than two-stage procedures: a prospective study including 1819 patients and 5801 follow-ups from a total joint replacement registry. *BMC Musculoskelet Disord*. 2010;11(1):245.
3. Della Valle CJ, Idjadi J, Hiebert RN, Jaffe WL. The impact of Medicare reimbursement policies on simultaneous bilateral total hip and knee arthroplasty. *J Arthroplasty*. 2003;18(1):29-34.
4. Bullock DP, Sporer SM, Shirreffs TG Jr. Comparison of simultaneous bilateral with unilateral total knee arthroplasty in terms of perioperative complications. *J Bone Joint Surg Am*. 2003;85-A(10):1981-1986.
5. Zhang X, Jie S, Liu T, Zhang X. Acquired heterotopic ossification in hips and knees following encephalitis: a case report and literature review. *BMC Surg*. 2014;14:74.
6. Sugita A, Hashimoto J, Maeda A, et al. Heterotopic ossification in bilateral knee and hip joints after long-term sedation. *J Bone Miner Metab*. 2005;23(4):329-332.
7. Mast NH, Mùnoz M, Matta J. Simultaneous bilateral supine anterior total hip arthroplasty: evaluation of early complications and short-term rehabilitation. *Orthop Clin North Am*. 2009;40(3):351-356.
8. Kim YH, Kwon OR, Kim JS. Is one-stage bilateral sequential total hip replacement as safe as unilateral total hip replacement? *J Bone Joint Surg Br*. 2009;91(3):316-320.
9. Berend KR, Lombardi AV Jr., Adams JB. Simultaneous vs staged cementless bilateral total hip arthroplasty: perioperative risk comparison. *J Arthroplasty*. 2007;22(6 Suppl 2):111-115.
10. Romagnoli S, Zacchetti S, Perazzo P, Verde F, Banfi G, Viganò M. Simultaneous bilateral total hip arthroplasties do not lead to higher complication or allogeneic transfusion rates compared to unilateral procedures. *Int Orthop*. 2013;37(11):2125-2130.
11. Alfaro-Adrián J, Bayona F, Rech JA, Murray DW. One- or two-stage bilateral total hip replacement. *J Arthroplasty*. 1999;14(4):439-445.
12. Lanting BA, Odum SM, Cope RP, Patterson AH, Masonis JL. Incidence of perioperative events in single setting bilateral direct anterior approach total hip arthroplasty. *J Arthroplasty*. 2015;30(3):465-467.
13. Macaulay W, Salvati EA, Sculco TP, Pellicci PM. Single-stage bilateral total hip arthroplasty. *J Am Acad Orthop* Surg. 2002;10(3):217-221.
14. Swanson KC, Valle AG, Salvati EA, Sculco TP, Bottner F. Perioperative morbidity after single-stage bilateral total hip arthroplasty: a matched control study. *Clin Orthop Relat Res*. 2006;451:140-145.
15. Basilico FC, Sweeney G, Losina E, et al. Risk factors for cardiovascular complications following total joint replacement surgery. *Arthritis Rheum*. 2008;58(7):1915-1920.
16. Flugsrud GB, Nordsletten L, Espehaug B, Havelin LI, Engeland A, Meyer HE. The impact of body mass index on later total hip arthroplasty for primary osteoarthritis: a cohort study in 1.2 million persons. *Arthritis Rheum*. 2006;54(3):802-807.

第 19 章

直接前方入路髋臼翻修术

Jonathan Yerasmides, MD

学习要点

- 与股骨头前脱位的方式取出股骨假体的术式相比，使用特殊的骨科手术台可使手术更为简便,并且更少地松解关节囊。
- 牵引床的耳轴需要摆放在髋臼的后外侧,同时患者置于腿部外旋位,这样可以暴露髋臼以及剩余的股骨干。
- 如果医生可以熟练地解读透视影像,那么可使用透视控制髋臼磨锉以及安置髋臼假体。

目前，直接前方入路（DAA）全髋关节置换(THA)手术已经非常流行。那么对于习惯DAA入路的手术医生来说,翻修手术有可能是他们翻修的初次经验[1]。DAA入路除了创伤较小以外,还可以给予髋臼直接的暴露和清晰的视野,这对于移植物的取出和安放是非常好的[1-4]。目前,关于使用前方入路进行翻修手术的文献和有丰富经验的医生还相对较少。在本章中我们将重点学习DAA入路的手术暴露,关注于取出移植物的技巧和髋臼重建的方法。

设备

- 手术床。Hana手术床可以进行腿部牵引进而完成原位股骨头取出。它是作为辅助性应力来帮助将腿部保持外旋，使得耳轴位于髋臼的后外侧方。并且它便于使用透视来帮助髋臼磨锉和摆放髋臼组件位置。
- 透视。影像增强器可以帮助钻孔和内植物的定位。即便处于一个扭曲的解剖角度,也可以通过获得实时的钻孔深度、前倾及外展角度,从而获得理想的臼杯位置。同样也可以在操作完成之后,通过透视片来确定双下肢是否等长。
- 拉钩。暴露髋臼就需要用到两个拉钩。一把尖头弯Hohmann拉钩放置在髋臼前方，一把标准Cobra拉钩放置在髋臼后方。
- 取出器。如果需要将髋臼杯取出,那么需要一种特殊定制的取出器。即便是固定非常紧密的内植物，也可以在不带出大量骨质的情况下被取出。一个标准的直柄取出器在DAA手术中即可正常发挥。
- 手术助手。需要一名助手站在手术台对面拉着两个拉钩。如果用的是常规手术床,那么需要第二个助手来控制患者的腿。在教学活动中,一名助手通常站在术侧,另一名站在对侧。

非骨水泥型的翻修

患者躺在Hana床上。切口如前文所述,注意要位于髂前上棘外侧,从而避免直接分离至Smith-Petersen间隙。目的是要进入到阔筋膜张肌肌腹，从而避免损伤股外侧皮神经[5-7]。如果前次手术不是前方入路，可以用手指进行钝性分离来找到Smith-Petersen神经间隔。如果前次手术是前方入路，那么必须进行锐性分离入路中的瘢痕。沿间隙进入关节囊前方或者假囊。在初次解剖时，必须确认旋股外侧血管，并予以结扎或者电凝。将一把Gelpi拉钩置于阔筋膜张肌和骨直肌之间。髋关节囊的前方便可顺着假体颈部的方向切开。在初次手术中，需要用缝线标记前外侧关节盂唇。为了更好的暴露，一半面积的增厚关节囊需要被切除。

将两个拉钩分别放在髋臼的前部和后部。放置前面拉钩是最困难的，但也是完美暴露的关键。一旦放置成功，那么前方和内侧关节囊可以从股骨颈内侧松解开，可以提供完美的暴露。注意不要切到附着在关节囊前方的腰大肌腱。轻度内旋位牵引患腿，髋臼内放入植骨棒，脱出股骨头。如果患腿为中立位或者外旋位，股骨头会撞击聚乙烯衬垫的前缘，从而很难取出。一旦股骨头已经脱离了髋臼，需要更有力的牵引，在患腿充分外旋时将植骨棒抵在股骨头前缘。这样操作使股骨头滑出耳轴，腿部完全外旋至90°。取下拉钩，这时耳轴位于髋臼的后外侧方。如果暴露不够充分的话，需要完全松解外侧髋关节囊，这时耳轴才会完全位于髋臼的后方。股骨头在假体颈部的前方被取下（图19.1）。

如果髋臼杯用螺钉固定，那么聚乙烯也需要移除。可以用3.2mm的转头和6.5mm×35mm的螺钉来去除衬垫。用钻头在衬垫钻孔直到钻头尖触到金属，以便确定螺钉的长度。这可确保衬垫在去除之前不会将聚乙烯打穿。如果没有螺钉，可以用特殊工具移除髋臼杯。先将特殊工具的短刀头插入髋臼前侧、后侧以及上方，绕髋臼小心地切割一圈，使骨量丢失达到最小。DAA入路处理髋臼下部时比较困难，但是进一步使用特殊工具的长刀头进行270°的旋转切割，就足以取出固定牢固的髋臼杯了（图19.2）。

在髋臼缺损很小或者是腔隙性缺损时，打磨髋臼可以在透视的辅助下进行。这样可以更加精准地掌握磨锉深度和杯的位置。在磨锉前确保骨盆位于水平位置非常关键。当达到合适的深度以后，就可以打磨髋臼边缘，腔隙性缺损可以通过骨块来修补。反向磨锉髋臼，在透视的引导下放置髋臼杯，如果需要的话，螺钉可以在透视引导下植入。

在操作中通常需要使用中位线，髋臼杯的前倾和外展角度由透视决定。腿长也通过透视与健侧相比较来确定。为了让这种方法更加可靠，骨盆要保持水平，髋关节在外展和旋转上要保持对称。

使用组件的非水泥型翻修

多数的髋臼翻修手术情况为腔隙性或者小的节段性缺损。如果缺损过大，导致剩下的部分不能独立支撑，那么就需要一个金属组件[8-12]。多孔的金属组件优于大块异体骨移植，因为不会产生骨吸收，而且能够获得生物学固定。因此，髋臼杯和金属组件都可以获得生物学固定，从而获得一个稳固的、耐久的结构。当计划一台可能需要金属组件的手术时，知道缺损的部位非常重要。通过DAA入路，非常容易到达髋臼前壁、前柱、髋臼上缘和后上壁，但是后柱缺损以及较大后壁缺损，通过DAA入路则不容易到达。

通过扩大标准切口至髂前上棘，然后再顺延至髂嵴，可以轻松获得通往侧上方髋臼的入路。继续通过阔筋膜张肌和腹直肌间隙，可在二者之间看到髂前上棘，阔筋膜张肌可以在髂嵴上方1~2cm的区域内被松解开，让肌肉可以向侧方回缩。注意髂胫束不要被分离得范围太远。使用可吸收线间断缝合阔筋膜张肌可以容易地将其起点修补回髂嵴上。术后不需要特别注意。通过使用Cobb拉钩来翻转臀小肌和臀中肌，从而暴露髋关节囊以及髋臼的后壁，肌肉不需要完全从起点松解，因此术后不需要修复。发育性髋关节发育不良或者巨大缺损的翻修手术中，使用上述方法可使结构损伤更小。

直接通向骨盆内侧和前柱是DAA的特色。这可以修复Paprosky ⅢB型髋臼缺损（上方和内部）。这种缺损对于取出股骨头以及重建前壁都是非常困难的。植入物的取出非常困难是因为髋臼内陷的缺损导致了髋关节活动受限，以至于难以取出髋臼杯。现有入路不能完全解决这个问题，是因为通过传统的手术入路没有办法到达前壁。现有缺损重建

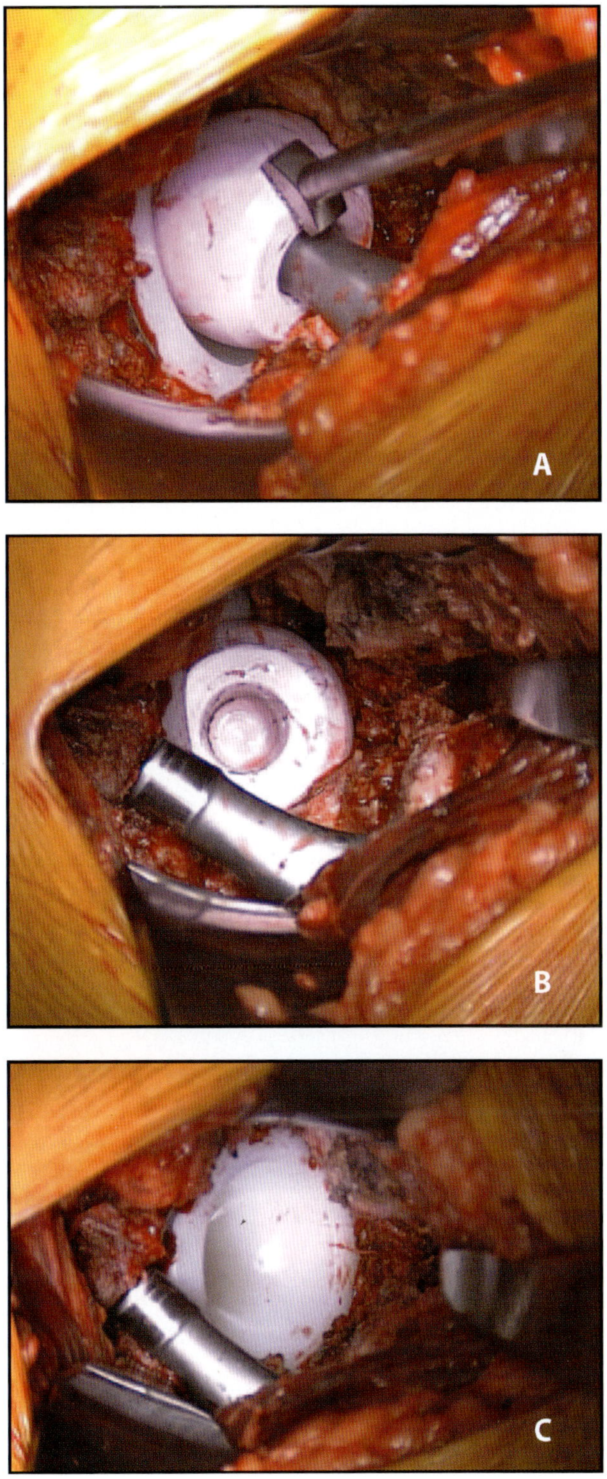

图19.1　(A)分离股骨头,(B)腿部外旋,(C)头部取出。

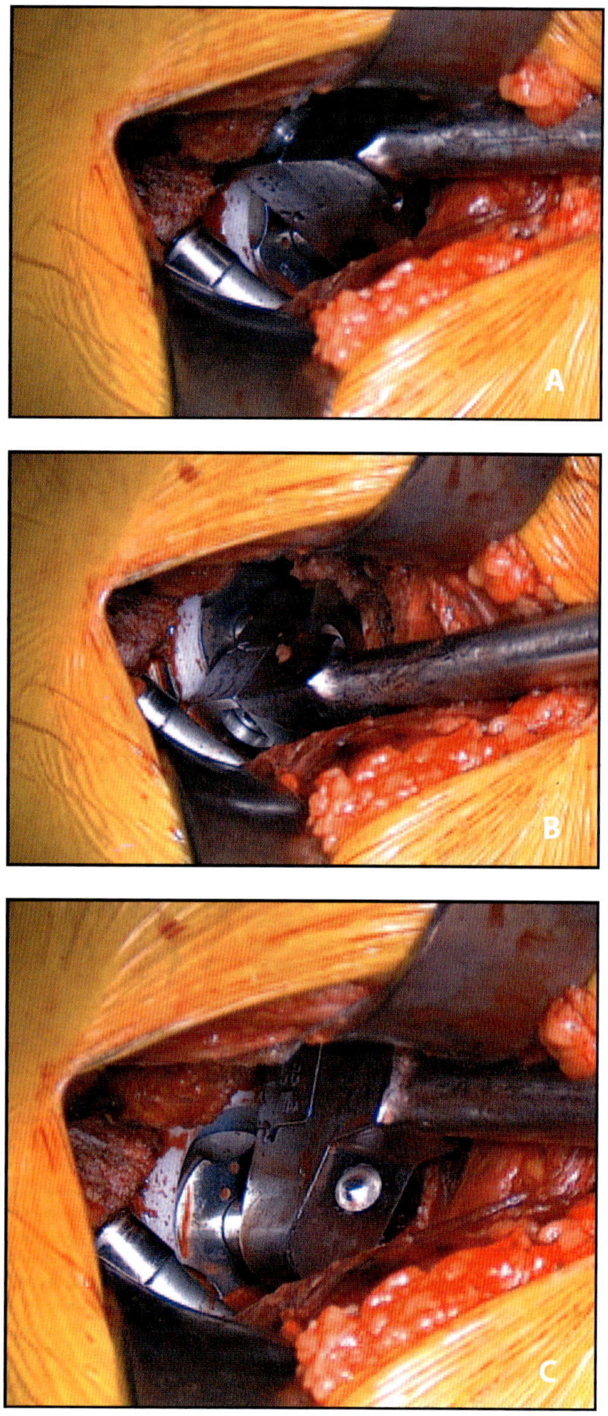

图19.2 分离工具可以进入到髋臼的(A)上部，(B)后部，(C)前部。

技术包括抗内突Cage（antiprotrusio cages），臼杯/Cage重建和定制臼杯等[11,13]。由于这些技术横跨缺损部，因而通过传统的手术入路修复前柱的缺损不太可行。

通过本章所述的DAA可以直接到达前柱，来取出髋臼杯以完成重建。切口应该非常靠近髂前上棘，并向外顺着髂嵴走行（图19.3）。应分离股直肌和阔筋膜张肌之间的区域，并向内延伸至髂前上棘。从髂嵴处分离腹肌，并用Cobb拉钩将髂肌抬起。将髂前上棘周围进行分离，松解缝匠肌和腹股沟韧带以及周围区域。直到骨盆的前侧壁，朝着髂前下棘（AIIS）的方向。在Paprosky ⅢB型缺损中，髋臼前壁和前柱、髋臼四边体表面一起，在髂前下棘中部被离断。

接下来，整个骨盆的内侧和整个股骨的近侧被暴露（图19.4），就可以直接取出凸入骨盆的髋臼杯。由于髋臼杯前侧凸入腰大肌，暴露依旧比较困难，这时屈曲髋部可以松解腰大肌，使得暴露更好。在内陷的情况下，先取出股骨部分组件使得取出髋臼杯更加容易。耳轴影响暴露，先取出股骨组件，使得取出髋臼杯和进行髋臼重建有更大的空间。

假体柄的取出可以通过髂骨翼截骨来改善。这样可以将阔筋膜张肌向外牵拉，暴露股骨近端。截骨从髂嵴前棘间切口延伸至中间结节（图19.5）。这使得阔筋膜张肌向侧方回缩，使髂前上棘充分暴露，便于股骨柄的移除和翻修。一旦股骨柄被移除，从近端和远端都可以显露臼杯，更容易移除臼杯。

当所有的假体都被取出后，通过在耻骨支内上方摆放尖头Hohmann拉钩、后壁使用钝头Cobra拉钩来检查剩余的骨量。在Paprosky ⅢB型缺损中，虽然后壁和后柱保留，但是保留的宿主骨少于40%，并且髋臼缘缺损超过50%。前侧髋臼和四边体缺失。至少在坐骨和髋臼外上方获得两点固定后，才可以开始髋臼磨锉。如果没有额外支撑，臼杯容易向前方缺损处下沉。

臼杯被植入且用螺钉固定到髋臼后壁和后柱。下方能用螺钉固定到耻骨则比较理想。臼杯前半部分在没有支撑的情况下是暴露的，可在骨盆的内侧放置前柱组件用于固定。使用高速磨钻来准备骨床，以便安放组件。组件使用螺钉固定在骨盆的内侧，在臼杯和组件之间植入骨水泥，可立即获得稳定结构（图19.6）。

如果需要，进行股骨柄假体的翻修。使用两枚4.5mm螺钉固定截断的髂骨翼。用不可吸收缝线将缝匠肌和腹股沟韧带通过钻孔修复到髂前上棘上，腹肌修复到髂嵴上。患者在术后8周内部分负重，不需要夹板固定或者体位限制。

结论

DDA可以到达整个髋臼的前壁、外侧壁以及上壁。而无法通过该入路到达后壁和后柱。在Pa-

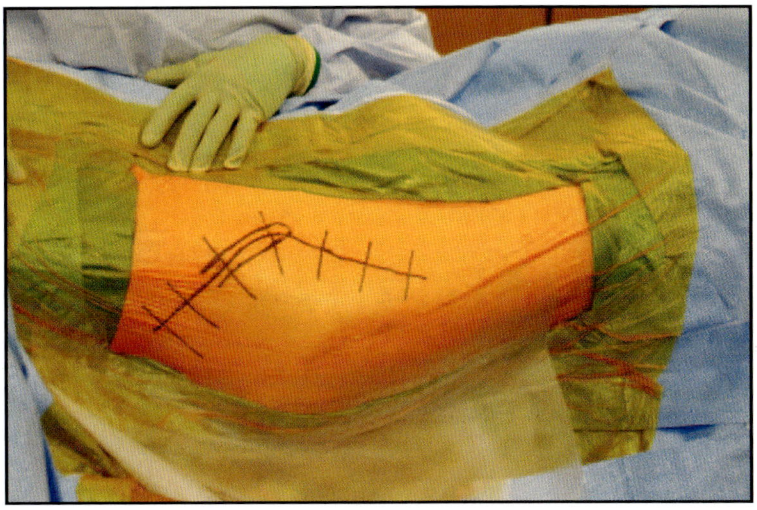

图19.3　DAA髋臼翻修手术入路。

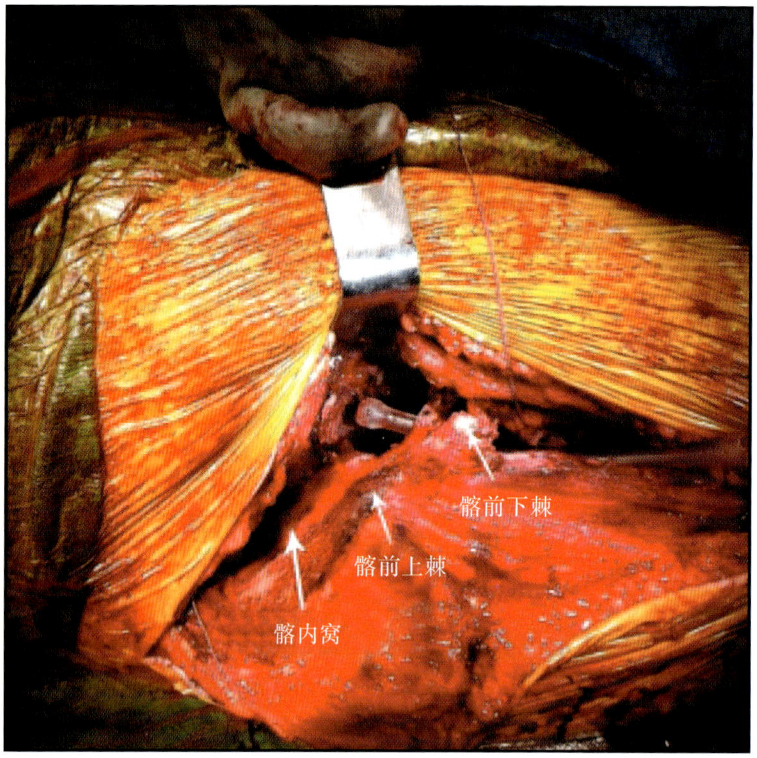

图19.4 手术分离与髂棘解剖关系。

prosky ⅢB型缺损中，该入路可以到达骨盆来辅助完成较困难的移植和前柱重建。这类手术很困难，只能由拥有髋部翻修和骨盆内壁手术入路经验的医生来尝试。手术医师应该先从DAA下的股骨头和髋臼内衬翻修开始学起，逐渐过渡到松动臼杯的翻修，在积累了这些经验后，再考虑通过DAA做骨盆柱的重建。

直接前方入路相比其他入路有一些优点。可以在术中使用透视来增加髋臼磨锉和放置组件的精度。通过保留髋关节后部的结构，术后脱位的发生率会下降，并且根据作者的经验来看，术后并不需要常规预防脱位。下肢长度因为术中透视和入路本身的稳定性而很好控制。因为DAA不像其他手术入路一样，需要通过股骨头的加减来获得合适的软组织张力，以增加髋部稳定性。

对于有经验的医生来说，DAA是髋关节置换翻修术非常安全的方式。作为最低要求，如果一个医生准备开展DAA的初次髋关节置换术，他也应该熟悉翻修的技术和髋部延展暴露的方式。因为随着对DAA初次髋关节置换技术的逐步熟悉，翻修的技术应该被整合进手术医生的能力中。

要点回顾

- DAA对于髋部手术是非常有用的入路方式，它使得关节翻修术获得了更大的切口暴露。所有的简单和复杂的翻修手术，包括前柱缺损，都可以通过这种手术方式暴露骨盆的内侧来完成修复。
- 大多数病例中，在没有分离后关节囊的情况下，多数患者的髋关节非常稳定，不需要预防术后关节脱位。
- 在手术中能够很方便地使用透视来磨锉和安置假体也是DAA入路的优势之一。透视也可以用于确认下肢长度，髋部稳定性并不依赖于下肢延长，因为该入路可以确保术后髋关节的稳定性。

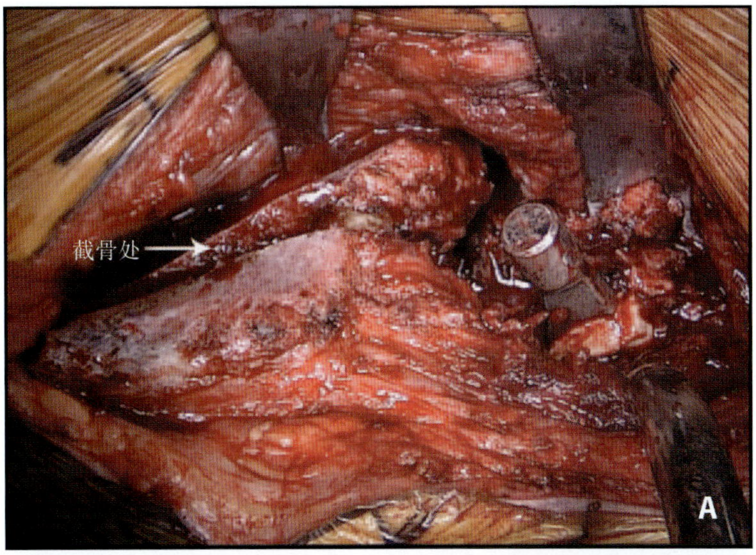

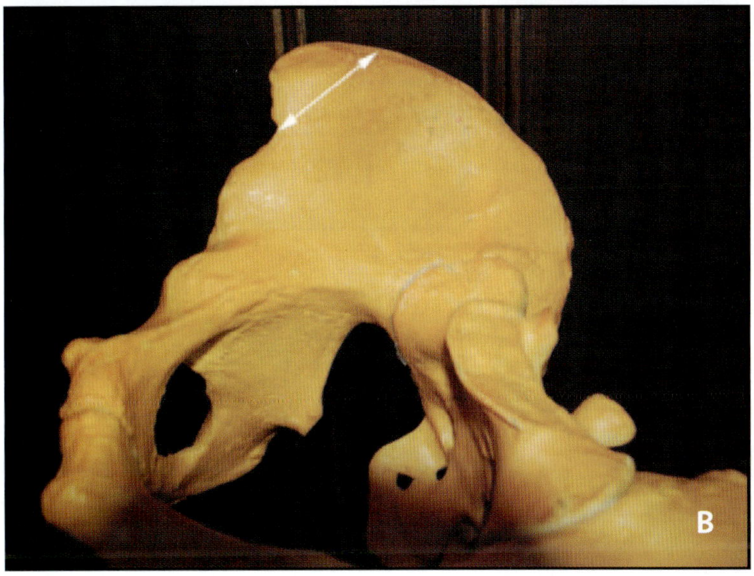

图19.5　(A)切除髂骨翼以便向近端延长DAA切口。髂翼截骨术可使髂翼和阔筋膜张肌收缩，促进股骨近端的暴露，以便股骨的修复。(B)截骨范围从髂前上、下棘间凹槽到中部结节。

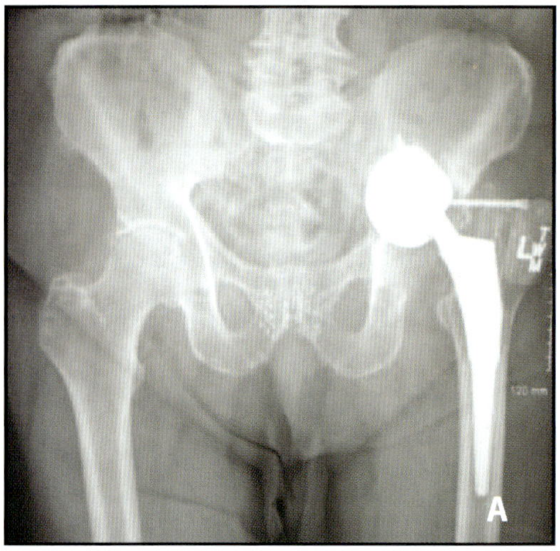

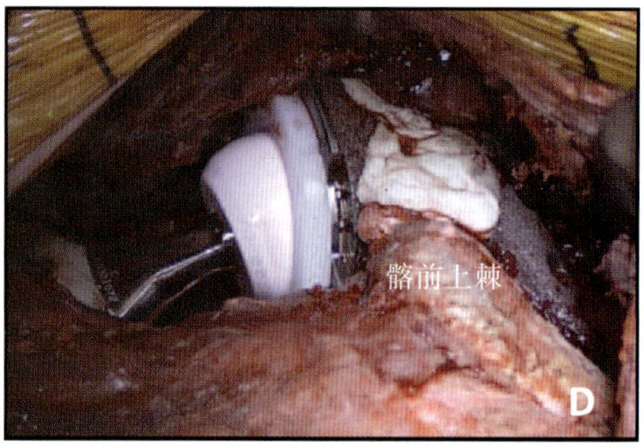

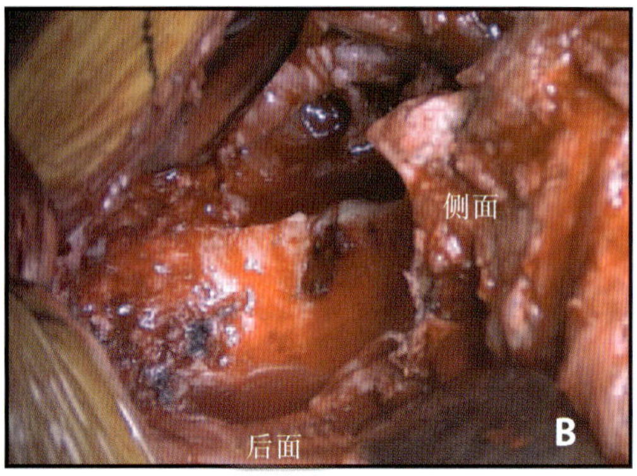

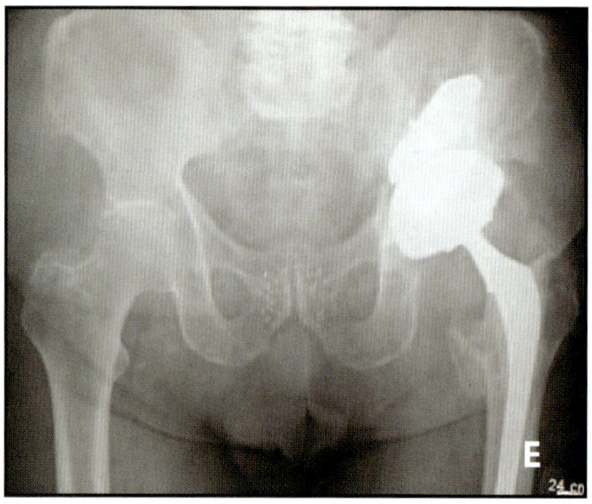

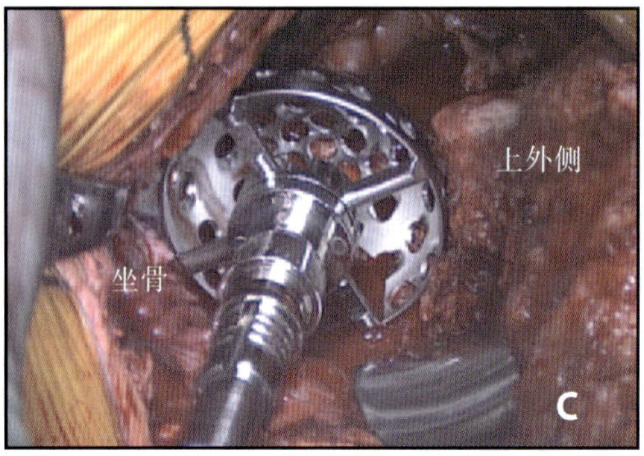

图19.6 (A)术前X线片显示髋臼缺损,(B)存在的骨缺损,(C)仔细磨锉,(D)植入臼杯和金属组件前,(E)术后2年复查影像。没有前方髋臼的情况下,两点固定是从坐骨和髋臼外上方获得。磨锉后的髋臼只有50%甚至更少的髋臼环可用于固定。金属组件固定在骨盆内壁,骨水泥注入到臼杯和金属组件之间。

(尹良军 吴亚鸿 译)

参考文献

1. Mast NH, Laude F. Revision total hip arthroplasty performed through the Hueter interval. *J Bone Joint Surg Am*. 2011;93(Suppl 2):143-148.
2. Kennon R, Keggi J, Zatorski LE, Keggi KJ. Anterior approach for total hip arthroplasty: beyond the minimally invasive technique. *J Bone Joint Surg Am*. 2004;86-A(Suppl 2):91-97.
3. Matta JM. Hip joint arthrodesis utilizing anterior compression plate fixation. *J Arthroplasty*. 1994;9(6):665.
4. Kumar A, Shair AB. An extended iliofemoral approach for total arthroplasty in late congenital dislocation of the hip: a case report. *Int Orthop*. 1997;21(4):265-266.
5. Matta JM, Shahrdar C, Ferguson T. Single-incision anterior approach for total hip arthroplasty on an orthopaedic table. *Clin Orthop Relat Res*. 2005;441:115-124.
6. Bender B, Nogler M, Hozack WJ. Direct anterior approach for total hip arthroplasty. *Orthop Clin North Am*. 2009;40:321-328.
7. Rachbauer F, Kain MS, Leunig M. The history of the anterior approach to the hip. *Orthop Clin North Am*. 2009;40:311-320.
8. Paprosky WG, Perona PG, Lawrence JM. Acetabular defect classification and surgical reconstruction in revision arthroplasty. A 6-year follow-up evaluation. *J Arthroplasty*. 1994;9(1):33-44.
9. Della Valle CJ, Berger RA, Rosenberg AG, Galante JO. Cementless acetabular reconstruction in revision total hip arthroplasty. *Clin Orthop Relat Res*. 2004;(420):96-100.
10. Silverton CD, Rosenberg AG, Sheinkop MB, Kull LR, Galante JO. Revision total hip arthroplasty using a cementless acetabular component. Technique and results. *Clin Orthop Relat Res*. 1995;(319):201-208.
11. Sporer SM, Paprosky WG. The use of a trabecular metal acetabular component and trabecular metal augment for severe acetabular defects. *J Arthroplasty*. 2006;21(6 Suppl 2):83-86.
12. Sporer SM. How to do a revision total hip arthroplasty: revision of the acetabulum. *J Bone Joint Surg Am*. 2011;93(14):1359-1366.
13. Goodman S, Saastomoinen H, Shasa N, Gross A. Complications of ilioischial reconstruction rings in revision total hip replacement. *J Arthroplasty*. 2004;19(4):436-446.

第 20 章

前方入路股骨翻修术

Michael Nogler, MD, MA, MSc

学习要点

• 在直接前方入路（DAA）全髋关节置换（THA）翻修的病例中，暴露和除去髋臼假体最直接。为了通过DAA置入更大的假体，沿髂骨来延长入路是必要的。

• 通过DAA移去股骨部分并且进行股骨内的翻修，建立经股骨腔的直接通路是很必要的，部分松解阔筋膜张肌起点可以使暴露过程变得更容易。

• 如果需要通过股骨干入路去除假体或者治疗股骨骨折，DAA可以延伸至远侧，而且股外侧肌可以从侧方骨膜起点游离。

DAA的髋部手术因为适用于THA已经被讨论数十年了[1-4]。最近的几十年里这项技术在美国获得了新的关注，因为外科医生意识到这项技术可以保留肌肉组织的优势[5-9]。通过DAA，可以通过一个更小切口的微创方式来完成THA[10]。

随着越来越多人采用DAA THA，通过该入路来完成翻修手术也开始逐步增加。直到最近，有几种更先进的方法来指导外科医生完成DAA THA翻修手术。仰卧体位使显露髋臼部分更加容易[11]。标准的翻修技术（包括骨水泥型、非骨水泥型、打压植骨、Cage、augments等）通过DAA可以更安全地完成。如果有需要的话，可以暴露侧方髂骨来显露臀小肌和（或）臀中肌起点来将钢板、Cage、金属组件安放在髂骨上[6,12,13]。在大多数病例中，偏心距髋臼锉是必要的；可以使用一张特制的牵引床，但并不是必需的[6,7,14]。

股骨翻修手术要求一条直的股骨髓腔入路，和髋臼侧翻修比较更加困难。但是可以通过充分的关节囊切除和部分阔筋膜张肌松解来达到，从而可以使用标准翻修工具、原假体对应的工具、弹性髋臼锉。如果需延长股骨截骨，或者股骨髓腔需要环扎固定，那么需要显露股骨干[15]。不建议分离骨直肌和股外侧肌前方，因为可能会损伤支配股外侧肌的神经。可以劈开髂胫束以及将股外侧肌后方从股骨上分离[6,12,16]。通过使用上述方法，可以充分显露股骨干，而只需最低程度牵拉软组织[6]。

仪器设备

不论是初次置换手术还是翻修手术，作者并不偏好使用拉钩或者牵引床来进行某些DAA THA。X线透视对于手术操作过程中的每一步骤都是必须的。因此，一台射线可透过的手术床是必须的。

DAA专用拉钩和用来移除髋臼部分的特殊臼窝成型设备，比如Cup-X系统（Innomed），应该得以使用。髋臼锉和臼杯植入器应该设置一定的角度，这样可以轻松进入髋臼假体面。安装螺钉的一个非常重要的装置是90°mini钻,它可以从任何需要的角度将螺钉置入髋臼内。

偏心距工具对于去除股骨干假体是有帮助的。然而，现有的股骨翻修系统大多都是直杆形工具。因此,在多数病例中,必须做出一条直接通向股骨髓腔的入路,这可以通过松解部分阔筋膜张肌来完成。在这种病例中,股骨的入路事实上是不受限制的,所有可用的标准器械和植入系统都是可以轻松使用的。这在作者的所有病例中都是有效的,并且髂骨截骨术并不是必要的。

手术技巧/病例汇报

臼杯

牵引床可以在髋关节的位置调节,患者腿部可以被固定使髋关节呈过伸位。为了在手术台上获得最大的手术区活动度,我们更喜欢用铺巾包裹双腿(图20.1)。切口大约10cm长,起自髂前上棘外侧2~3cm,下方1cm。图20.2为肌间的所有解剖。

在小心摆放拉钩之后,可以看见初次髋关节置换的关节囊或者翻修手术分离的假性关节囊。根据作者的经验,分步骤将其取出效果最好,通过使用小拉钩逐步暴露关节囊。去除瘢痕组织,直到可以将髋关节脱出(图20.3)。

髋关节脱位之后，股骨干可被调整至某一位置,使我们看清髋臼组件。这可以通过抬高、内收和极度旋转下肢来完成。耳轴被摆放至髋臼后外侧位置。可以将一个拉钩置于髋臼侧方来帮助从背侧前推股骨柄(图20.4)。为了移除臼杯,可以使用偏心距工具(如凿子)或者切除装置(图20.5)。

为了臼杯重建,骨水泥型和非骨水泥型方案都可以被使用。如果髂骨的入路是可行的[例如,GAP Ⅱ型设计(Stryker)],阔筋膜张肌和臀中肌可被水平横向牵拉并部分从髂骨分离，并不需要完全分离。可将一个增强环安放在髂骨上并用螺钉固定。90°小型钻头可以用于这个步骤，而且这也是将螺钉植入髋臼的理想工具(图20.6)。

股骨柄

在初次THA中,或者在股骨头已经被去除的翻修手术中,使用DAA可以到达股骨髓腔。在某些病例中,股骨柄非常松弛,通过标准入路技术基本暴露股骨干足以取出股骨柄假体，可以保留骨皮质，不需要截骨。然后使用偏心距工具重新植入一个新的股骨柄(图20.7)。如果需要植入更长的股骨柄，必须使用弹性髓腔锉。

在很多病例，例如需要使用更长的股骨柄、打压植骨或Wanger型股骨柄,则要求直接到达股骨髓腔。这可通过关节囊瘢痕的充分松解和阔筋膜张肌的切开来达到。这是部分松解,绝对不能将阔筋膜张肌从髂骨上完全分离，因为修补起来非常困难。一般分离至距髂前上棘1cm远的位置，那里TFL有一小部分肌腱连接(图20.8)。松解腱性部分直径的一半,就可以满足股骨撬板后压的要求。

在大转子后放置一个弯曲的或直的股骨撬板可以轻松暴露和保护软组织。它可能不会抬高股骨近端,但是可以让撬板更加向后压(见图20.9)。这种技巧,结合部分松解阔筋膜张肌,可以允许直接进入骨髓腔,适用于直行的髓腔锉和某些类型的翻修柄。

因为在TFL的腱性部分松解，这部分组织更强韧,利于将TFL缝合至原位。作者没有用特殊设备来完成缝合,只使用了与肩部开放性手术原位固定冈上肌相同的技术(例如,Kessler缝合)。如果下肢呈外展体位,会使得重新缝合阔筋膜张肌更加容易。

在某些需要直达股骨干的病例中,有可能需要劈开髂胫束。可以沿着阔筋膜张肌前方边界纤维束的方向劈开,将纤维束拉到两侧。这可以暴露股外侧肌的外侧部分。接着从其后方边界的股骨侧分离股外侧肌,这可以通过标准的前外侧股骨干入路完成(图20.10)。在使用髓腔锉之前,作者一般先使用预防性环扎股骨干来避免骨折。

结论

THA翻修手术不一定总是必须的,但是熟悉的解剖知识、外科手术训练和仔细的术前计划可以使

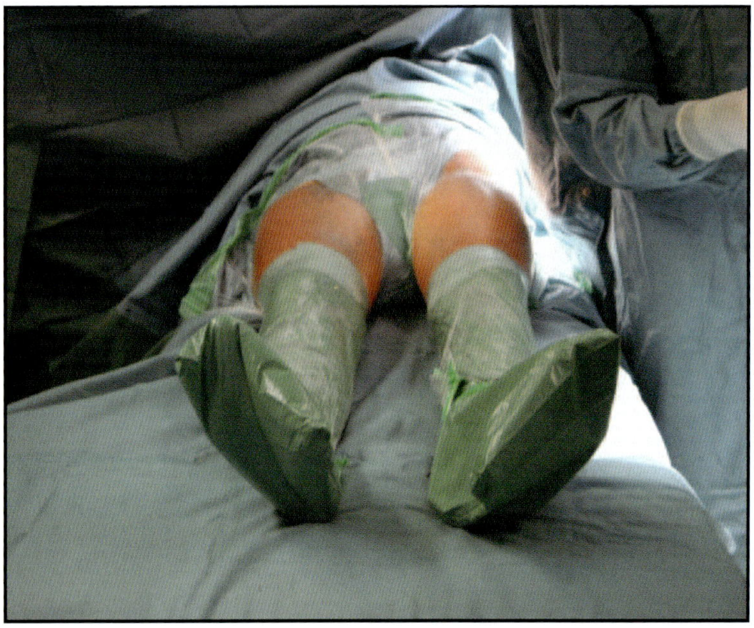

图20.1 患者在标准手术床上呈仰卧位姿势，双腿包好。

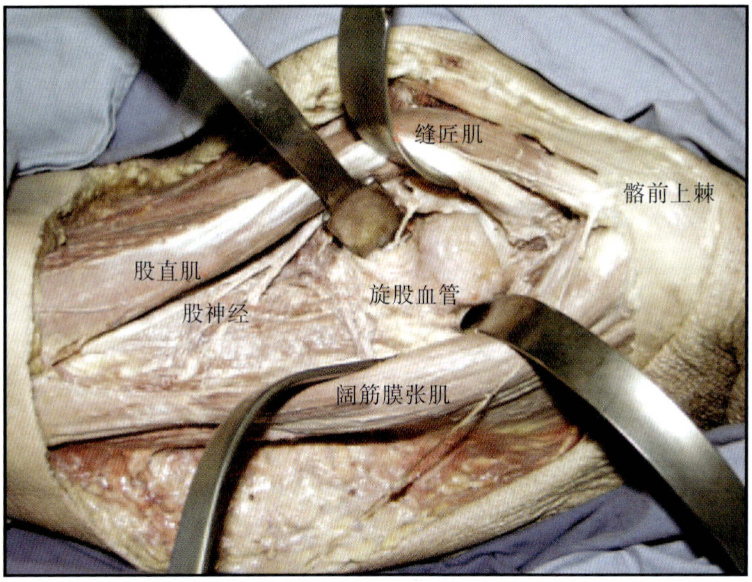

图20.2 DAA中的肌间解剖。

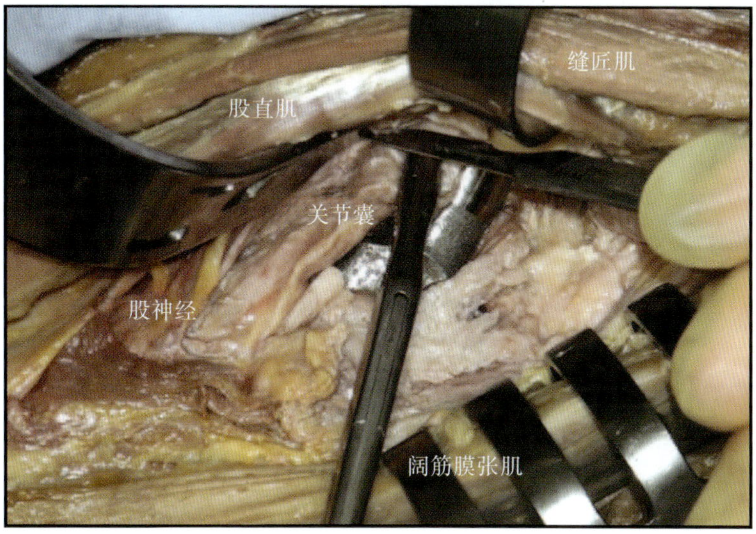

图20.3　移除瘢痕组织，直到使髋关节脱位。

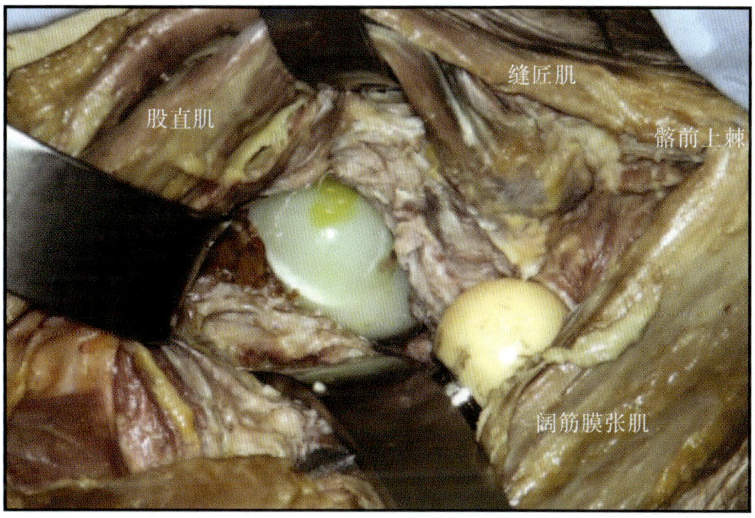

图20.4　股骨头和耳轴被放置在髋臼的背外侧方。

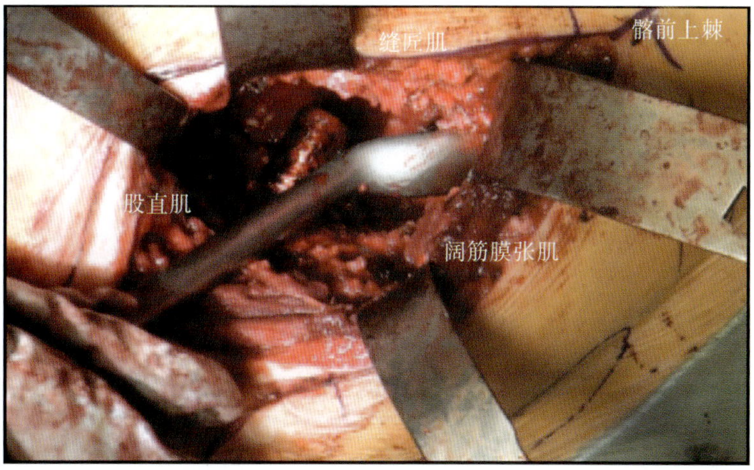

图20.5　使用偏心距工具来去除臼杯。

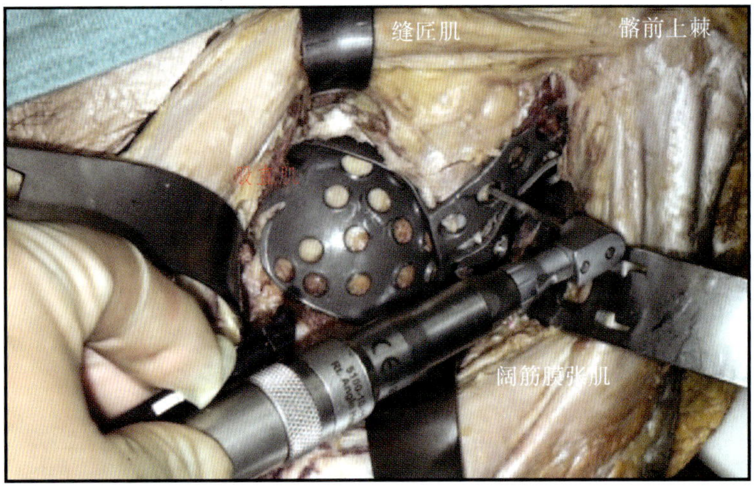

图20.6 暴露髂骨，在臀肌和阔筋膜张肌下方放置增强环及其附属板。

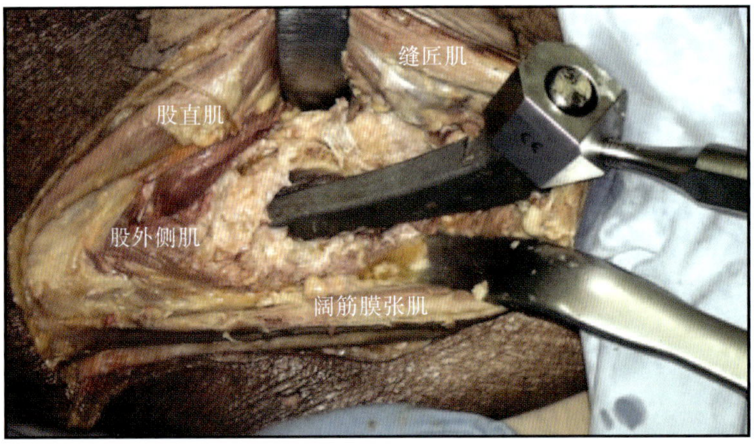

图20.7 经标准切口使用偏心距工具重新安置股骨柄假体。

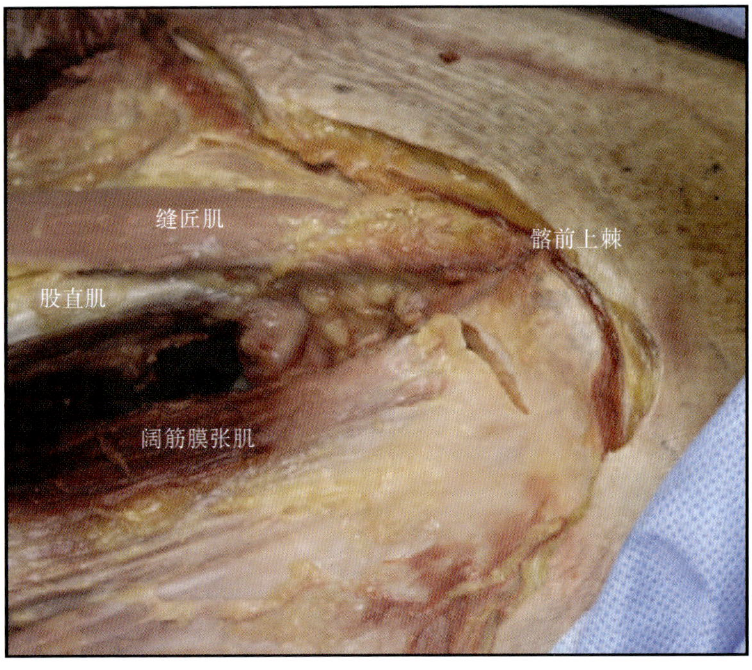

图20.8 松解部分阔筋膜张肌。

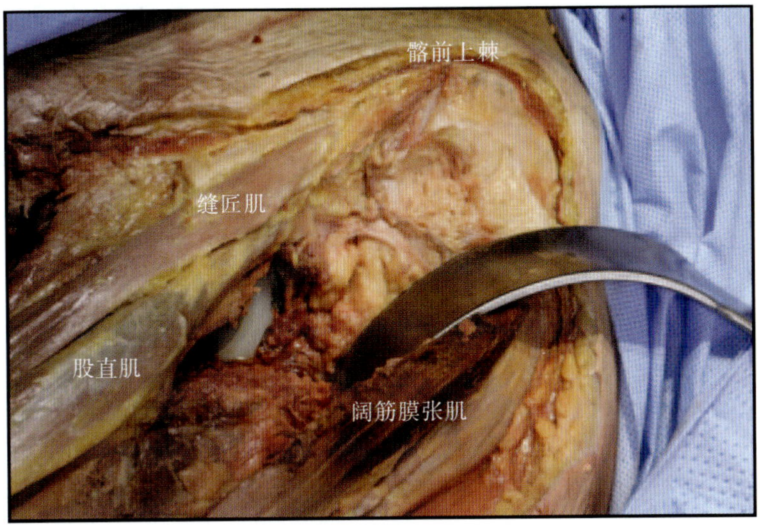

图20.9　使用双向股骨撬板将部分松解的阔筋膜张肌向下推。

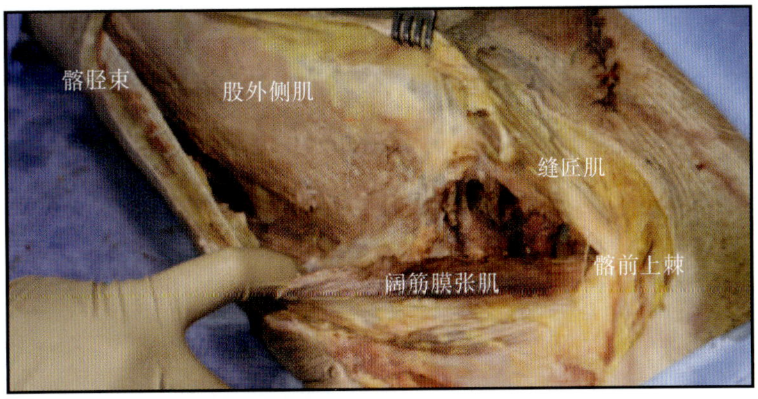

图20.10　股骨干远端延长。这只手指显示了相关解剖。

手术效果变得更佳。一些患者只是把翻修手术当成是一个备选治疗方案，另一些患者则亟需手术，这可能会伴随假体周围骨折或者手术失败。根据临床情况不同，THA翻修手术是个性化的。技术上的挑战主要取决于临床情况和患者既往的治疗方案，而这跟医生使用的各种技术方案是相匹配的。

医生需要准备数种不同的技术方案来完成臼杯和股骨柄的移除，以及所有组件的重建手术。在上述手术中各种假体都应该是可以使用的，这在病例数目更多的人工关节翻修专科中心更容易实现。

医生通常都感觉他们使用的初次THA标准入路更加舒服些。改用另一种入路要更加小心。对于DAA和其他入路来说确实如此。DAA对于THA翻修手术来说是非常有用的。以作者的经验来说，对于髋臼假体，DAA是一条经肌肉间隙、简单易行的、符合人体解剖学的入路。对于THA翻修手术来说，髋臼位置是非常容易触及的，限制性更小，而且更容易同时探查坐骨侧。在这些病例中，将患者摆放成侧卧位，将更容易到达髋臼后缘。

对于股骨的翻修来说，需经DAA行进入股骨髓腔的直接通路，这需要使用偏心距工具。以我的经验，如果分离阔筋膜张肌，直杆工具也可以使用。延长入路到达股骨干通常是可行的。可通过大转子延长截骨术来显露股骨干。因此，在拥有充足的训练和丰富的临床经验条件下，作者认为经DAA行股骨柄翻修手术没有适应证的限制或者特殊要求。

要点回顾

• 通过DAA进行THA历史久远，现在因其对正常结构的侵犯更小、软组织损伤更少，这项技术如今重新变得流行起来。它可以适用于初次THA和翻修手术。

• 跟初次置换手术相比，臼杯的翻修手术通常需要很小或者不需要延展入路，但在关节移位的情况下，要求更多地松解后方关节囊。

• 在肌腱起始处可以施行部分TFL切开术，这可以帮助完成通向股骨髓腔的直接入路。

• 髂胫束末端的纵向延展和分离可以帮助进入整个股外侧肌。它可以从股骨上沿其背缘分离，从而实现侧方入路到达股骨干。

（尹良军　王卓群　译）

参考文献

1. Hendrikson RP, Keggi KJ. Anterior approach to resurfacing arthroplasty of the hip: a preliminary experience. *Conn Med.* 1983;47(3):131-135.
2. Keggi K, Nao M, Zatorski LE. [Anterior approach in hip prosthesis]. *Khirurgiia (Mosk).* 1995;2:42-48.
3. Keggi KJ, Huo MH, Zatorski LE. Anterior approach to total hip replacement: surgical technique and clinical results of our first one thousand cases using non-cemented prostheses. *Yale J Biol Med.* 1993;66(3):243-256.
4. Light TR, Keggi KJ. Anterior approach to hip arthroplasty. *Clin Orthop Relat Res.* 1980;(152):255-260.
5. Bender B, Nogler M, Hozack WJ. Direct anterior approach for total hip arthroplasty. *Orthop Clin North Am.* 2009;40(3):321-328.
6. Nogler M, Mayr E, Krismer M. [The direct anterior approach to the hip revision]. *Oper Orthop Traumatol.* 2012;24(2):153-164.
7. Kreuzer S, Leffers K, Kumar S. Direct anterior approach for hip resurfacing: surgical technique and complications. *Clin Orthop Relat Res.* 2011;469(6):1574-1581.
8. Lovell TP. Single-incision direct anterior approach for total hip arthroplasty using a standard operating table. *J Arthroplasty.* 2008;23(7 Suppl):64-68.
9. Unger AC, Schulz AP, Paech A, Jurgens C, Renken FG. Modified direct anterior approach in minimally invasive hip hemiarthroplasty in a geriatric population: a feasibility study and description of the technique. *Arch Orthop Trauma Surg.* 2013;133(11):1509-1516.
10. Putzer D, Haselbacher M, Klug S, Nogler M. Assessment of the size of the surgical site in minimally invasive hip surgery. *Adv Wound Care* (New Rochelle). 2014;3(6):438-444.
11. Nogler M, Hozack W, Fritsch WJ, Mayr E, Krismer M. Cup revision through the direct anterior approach. Video presented at: AAOS Annual Meeting; 2011. San Diego, CA.
12. Manrique J, Chen AF, Heller S, Hozack WJ. Direct anterior approach for revision total hip arthroplasty. *Annals Transl Med.* 2014;2(10):100.
13. Oinuma K, Eingartner C, Saito Y, Shiratsuchi H. Total hip arthroplasty by a minimally invasive, direct anterior approach. *Oper Orthop Traumatol.* 2007;19(3):310-326.
14. Nogler M, Krismer M, Hozack WJ, Merritt P, Rachbauer F, Mayr E. A double offset broach handle for preparation of the femoral cavity in minimally invasive direct anterior total hip arthroplasty. *J Arthroplasty.* 2006;21(8):1206-1208.
15. Nogler M, Hozack W, Fritsch WJ, Mayr E, Krismer M. Stem revision through the direct anterior approach. Video presented at: AAOS Annual Meeting; 2011. San Diego, CA.
16. Oinuma K, Tamaki T, Miura Y, Kaneyama R, Shiratsuchi H. Total hip arthroplasty with subtrochanteric shortening osteotomy for Crowe grade 4 dysplasia using the direct anterior approach. *J Arthroplasty.* 2014;29(3):626-629.

第四部分

直接前方入路在骨科中的特殊应用：小儿骨科

第21章

直接前方入路在小儿髋关节手术中的应用

Jonathan R.Schiller, MD; Philip McClure, MD; Lee E.Rubin, MD

学习要点

- 直接前方入路在治疗感染性关节炎和小儿髋关节发育不良的开放性截骨方面疗效确切。
- 与内侧入路方法不同的是，直接前方入路提供了解决关节囊冗余的途径，同时也可以通过同样的切口来解决骨盆截骨的问题。
- 直接前方入路可以安全地用于近端股骨截骨术（髋关节切除成形术），治疗儿童（和成人）的髋关节疼痛、疼痛性髋关节脱位。

引言

髋关节感染性关节炎

髋关节感染性关节炎是一种毁灭性的疾病，需要紧急治疗。根据实验室的标准和临床标准对关节内炎症的可能性进行识别和分类[1]，CRP值大于20mg/L是感染性关节炎的一个独立危险因素，此标准也可以与典型的Kocher标准一起用于感染性关节炎的诊断[2]。在超声指导下的穿刺风险较低，在我们的机构中用于为有风险的患者做出明确的诊断。在选择的患者中可以通过标准直接前方入路在股骨近端钻孔以评估和治疗骨髓炎。

髋关节发育不良

髋关节发育不良（DDH）是小儿骨科实践中一种常见的疾病。DDH包括先天性髋关节脱位和继发于神经肌肉不平衡的髋关节发育不良。根据发育不良的严重程度，髋臼的病理变化是由髋臼指数增加的浅髋臼，到具有假臼的脱位股骨头。

如果早期诊断，髋关节脱位可以复位，DDH通常要使用Pavlik吊带进行治疗，然后进行的是连续超声波评估，以确保减少幅度维持稳定。如果利用了Pavlik吊带后仍有残余的发育不良的情况持续存在，那么可能需要转为使用外固定支架[3]。虽然在大多数情况下Pavlik吊带可以成功使用，但仍需闭合复位和切开复位。在由550名年龄在1岁以下的小儿进行的720例髋关节脱位病例中，11%证明在Pavlik吊带中是不可复位的，另外9%的人有持续的发育不良情况，有5%的人在2岁之前就有过一些发育不良的症状[4]。早期治疗能够降低Pavlik吊带治疗失败的风险[5]。

髋关节内侧手术入路和直接前方入路方法在髋关节脱位的切开复位中均可使用,每种方法都有优点。内侧手术入路的方法,最初是由Ludloff描述并由Ferguson修正的[6],此手术方法中股骨头的血供处于危险之中,并且不允许进行骨盆截骨术。内侧入路的主要优点是能减少失血量,不侵犯髂骨,直接进入肥厚的髋臼韧带[7]。因此,它对18个月以下的小儿很有用,因为他们不太可能需要截骨。

直接前方入路通过一个“比基尼”切口,具有矫正骨盆的能力,并避开了股骨头的重要血供(图21.1)。它已成为许多儿科骨科医生的首选方法,也已被描述为全髋关节置换术的首选方法[8-10]。通过对直接前方入路与内侧手术入路进行相比,一些作者报告了直接前方入路有更好的结果[11]。另外一种直观的比较结果显示,在内侧入路方法组和直接前方入路组之间,有相同的股骨头缺血性坏死(AVN)的发生率;尽管所有的直接前方入路组治疗的患者都是Tönnis分级4级,而内侧入路组只有25%的患者为Tönnis分级4级[9]。

髋关节切除成形术

髋关节的痉挛性疼痛可以通过髋关节切除成形术得到治疗,从而缓解疼痛,同时也可以改善个人卫生和个人护理。摘要介绍了多种治疗痉挛性髋关节脱位的方法,包括简单的头部切除术、软组织中间切除术、转子间截骨术[12]以及人工关节置换术等[13]。目前还没有确定理想的治疗方法,但在一项比较研究中发现,直接采用人工关节置换术的效果会更好[14]。

设备和步骤

本章所描述的3例儿童手术都在可透视的水平手术床上进行,因为在定位或骨矫正方面可能会需要透视检查。儿童髋关节手术包的关键设备在许多设备商均有供应。综合儿童髋关节手术包中包含各种各样的器材,有助于下述的手术操作,并减少手术室人员的走动。

通过DAA治疗感染性髋关节炎的方法很简单,只需要适当尺寸的Cobra拉钩和Hohmann拉钩以及基本的配套器械。一些作者建议放置引流管,以引流在术后早期可能渗出的液体[15]。

在小儿髋关节手术中(除了髋关节切除术),应注意保护股骨头的血液供应,因为旋股内侧动脉(MFCA)的末端分支可能会因粗暴地牵拉或扩大股骨颈外上侧的关节囊而损伤。此外,如果可能的话,应该保留旋股外侧动脉(LFCA),以减少对大腿血管的损伤。在暴露时可以标记关节囊并在可能的情况下进行修复,以保护年轻患者的关节功能。

对髋关节发育不良患者行直接前方入路术暴露的,一旦髂骨隆起被劈开,应使用Cobb翘板将髂骨隆起移位,以便进行后期的修复。一套的弯曲的骨凿可用于骨盆截骨术。

对于股骨近端嵌入式关节置换术,需要使用标准的前牵开器,特别是由于患者的体积比婴儿接受DDH治疗时要大。采用摆锯进行近端截骨。缝合时应注意软组织在髋臼的位置,以防止髋臼和残余的近端股骨的撞击。保留的股四头肌肌腱的位置已经描述[16],但是,依据我们的经验,在这些患者中发现清晰的肌肉平面可能会很困难。因此我们将任何可用的组织缝合到髋臼以防止撞击。

通过直接前方入路进行的髋关节置换术,在常规的方式下,使用外科医生偏好的纵向或比基尼切口将关节暴露出来。通常,我们的经验是儿童DDH的早期切开复位可能会在以后的生活中出现髋部切除术的需要,所以之前的直接前方入路用来暴露髋关节很容易。用此方式暴露,一种股骨颈基底部截骨术就出现了。此外,还可使用一种头下截骨术,使收缩性麻痹患者有瘢痕或收缩的股骨头更容易地暴露。在直接前方入路切除术的过程中,要努力保持关节囊内侧到股骨距的附件(耻股韧带),我们相信这条韧带是一条系绳或“控制缰”,以帮助限制这些操作后股骨近端偏移量,这些偏移量平均为4.27cm。骨蜡被应用于股骨的切面用来预防关节腔积血出现的可能性,关节囊和切口以常规方式关闭。

术后,髋关节切除术患者可以舒适地将床头摇直转换成椅子,也可以直身坐在轮椅或马桶上。髋部柔和的主动和被动运动可以减轻未来髋关节挛缩,增加髋关节的外展度,增加舒适度,改善坐姿,

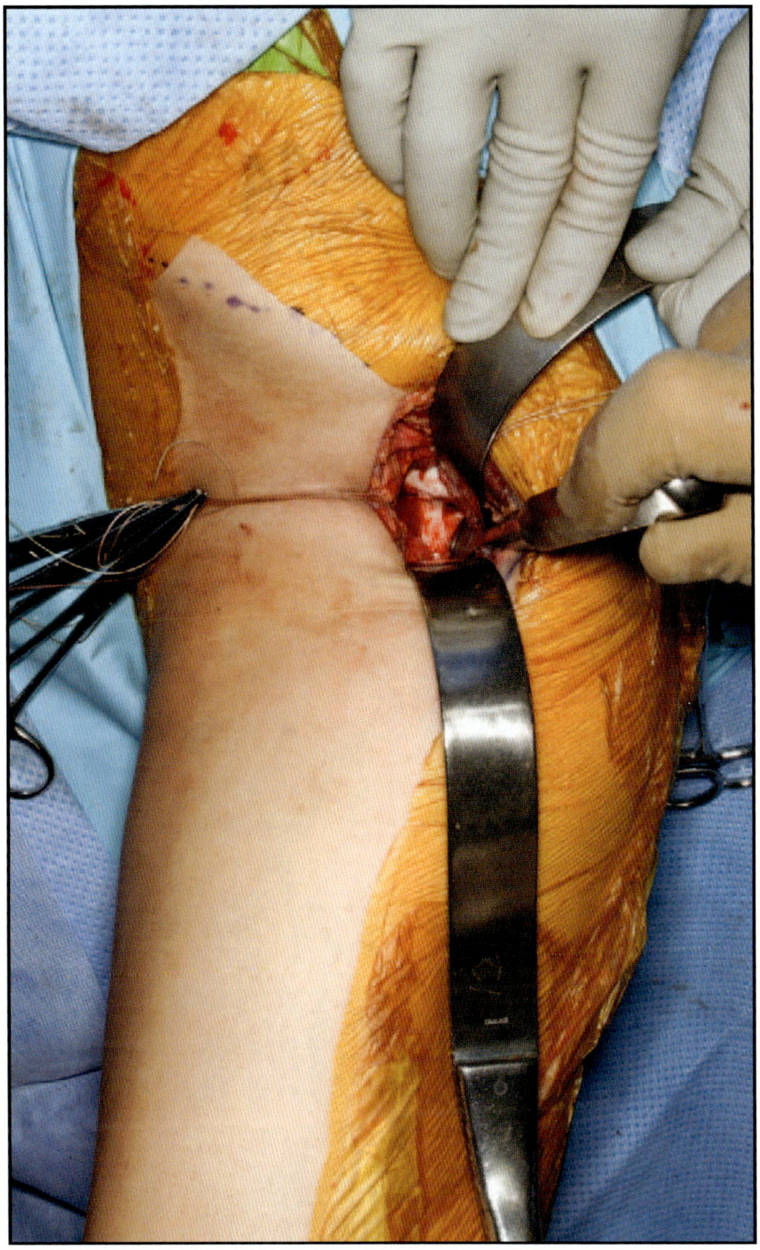

图21.1　儿童患者中的前髋关节手术。注意只有极少数量的器械即可达到极好的暴露效果。关节囊被切开后用缝线拉回以显示股骨颈。Cobb翘板肌位于股骨颈的下表面。如果有近端骨髓炎，干骺端接入可以很容易地通过这种方法成功。

并改善会阴卫生。如果患者术前可以自主活动，术肢可以在一定程度上应用辅助工具部分负重，并且通常在术后3~4个月改善活动能力。缓慢但渐进的康复进程是可预期的，患者和家属应当被告知可能在髋关节切除术后6~12个月可观察到最终的改善。

这里所描述的手术是用可吸收线分层缝合。皮肤以3-0或4-0 Monocryl缝线（Ethicon）缝合，并覆盖一种干燥的无菌敷料至少48小时。根据外科医生的偏好，可以使用胶带（Nexcare）或多抹棒（Ethicon）贴敷。

结果

早期的诊断和及时的治疗对于改善髋关节发

育不良的预后是很有必要的。髋臼Y形软骨的生长潜力允许髋臼重塑，但随着年龄的增长，这种效果会降低。在新生儿诊断时应该开始使用Pavlik吊带进行保守治疗，但必须密切关注治疗失败情况的发生。在特发性DDH中，通常在月龄6~12个月之前不需要开放手术治疗，因为闭合的方法足以获得复位。开放性手术治疗通常适用于月龄18个月之后。但是，如果不能获得和保持同轴复位，任何闭合复位的髋关节都应采用该技术。为了确保最佳结果，需要恰当地使用每种技术。

儿童髋关节感染性关节炎的后遗症可能会很严重，如果延误治疗的话，更有可能发生严重后遗症[17-19]。如果用手术方法（关节镜、微型关节切开术等）及时治疗，通常会获得良好或极好的结果[20,21]。及时诊断和彻底的清除，是治疗成功的保障。一些作者建议对病灶连续进行抽吸，但并没有广泛地被接受[22,23]。

我们小组发表的一篇综述文章，描述了在儿童患者群中髋关节切除成形术术后的结果。在这篇文章中，包括12篇发表于1981—2000年的临床论文；190例患者接受了髋关节切除手术，疼痛忍受度控制在95%，坐位能力的提高和会阴部卫生的改善达到了96%。93例患者对这一过程的满意度为82%。

结论

直接前方入路可以用于解决各种各样的儿科髋关节病理问题，皮肤切口的改良可以进行髂嵴和骨盆截骨，同时保持良好的美容效果。与直接内侧入路（direct medial approach）相比，股骨头的血液供给并不直接位于DAA入路手术区域，理论上降低了股骨头缺血性坏死的风险。随着患者年龄的增长，骨盆截骨术的选择变得更加重要，通过Y形软骨的重建也会减少。

对于感染性髋关节的引流，可以使用有限切开的直接前方入路，暴露出股旋外侧血管横支的近端，根据外科医生操作的舒适程度和患者体型大小，为年轻的患者使用一个改良的比基尼切口。对于较年幼的患者来说，成人的牵引器可能太大了，这些需要在手术前考虑。当考虑到为这一人群实施直接前方入路手术时，专业的指导和儿科麻醉密切合作是非常有用的。

对于儿科和成人的髋关节外科医生来说，疼痛痉挛的髋关节仍然是一个具有挑战性的问题。在髋关节切除成形术后，可以预料到疼痛的减轻和坐位能力的提高。会阴卫生的改善也是一个显著的好处。对有效的文献资料的回顾表明，患者总体上对整个过程的满意程度为82%，并且超过95%的患者感觉对疼痛和坐姿的耐受性有所改善[24]。

要点回顾

- 标准直接前方入路的变化可以安全地用于髋关节脱位的复位，如果需要的话，同时也可以在儿科人群中进行骨盆截骨术。
- 髋关节感染性关节炎很容易通过直接前方入路短切口技术来解决，可降低发病率并保护年轻患者皮肤美观。
- 近端髋关节切除成形术可用于非卧床髋关节痉挛性疾病患者。直接前方入路提供了一种比外侧入路更美观的方法，同时也提供了同样的关节周围软组织通道。
- 当直接前方入路用于儿科保髋治疗时，对旋股内侧血管的保护很重要，应避免将侧向牵开器直接放置在股骨颈上外侧，以保护股骨头升支的血液供应。

（朱英杰　庄至坤　译）

参考文献

1. Kocher MS, Zurakowski D, Kasser JR. Differentiating between septic arthritis and transient synovitis of the hip in children: an evidence-based clinical prediction algorithm. *J Bone Jt Surg.* 1999;81(12):1662-1670.
2. Caird MS, Flynn JM, Leung YL, Millman JE, D'Italia JG, Dormans JP. Factors distinguishing septic arthritis from transient synovitis of the hip in children. A prospective study. *J Bone Joint Surg Am.* 2006;88(6):1251-1257. doi:10.2106/JBJS.E.00216.
3. Gans IB, Flynn JM, Sankar WN. Abduction bracing for residual acetabular dysplasia in infantile DDH. [Miscellaneous Article]. *J Pediatr Orthop.* 2013;33(7):714-718. doi:10.1097/BPO.0b013e31829d5704.
4. Harris IE, Dickens R, Menelaus MB. Use of the Pavlik harness for hip displacements. When to abandon treatment. *Clin Orthop.* 1992;(281):29-33.
5. Harding MGBBSH, Harcke HT, Bowen JR, Guille JT, Glutting J. Management of dislocated hips with Pavlik harness treatment and ultrasound monitoring. [Miscellaneous Article]. *J Pediatr Orthop.* 1997;17(2):189-198.
6. Ferguson AB. Primary open reduction of congenital dislocation of the hip using a median adductor approach. *J Bone Jt Surg.* 1973;55(4):671-689.
7. Guille JT, Pizzutillo PD, MacEwen GD. Developmental dysplasia of the hip from birth to six months. *J Am Acad Orthop Surg.* 2000;8(4):232-242.
8. Leunig M, Faas M, von Knoch F, Naal FD. Skin crease "bikini" incision for anterior approach total hip arthroplasty: surgical technique and preliminary results. *Clin Orthop.* 2013;471(7):2245-2252. doi:10.1007/s11999-013-2806-0.
9. Bulut M, Gürger M, Belhan O, Batur OC, Celik S, Karakurt L. Management of developmental dysplasia of the hip in less than 24 months old children. *Indian J Orthop.* 2013;47(6):578-584. doi:10.4103/0019-5413.121584.
10. Sales de Gauzy J. Pelvic reorientation osteotomies and acetabuloplasties in children. Surgical technique. *Orthop Traumatol Surg Res.* 2010;96(7):793-799. doi:10.1016/j.otsr.2010.07.004.
11. Szepesi K, Szücs G, Szeverényi C, Csernátony Z. Long-term follow-up of DDH patients who underwent open reduction without a postoperative cast. *J Pediatr Orthop Part B.* 2013;22(2):85-90. doi:10.1097/BPB.0b013e32835b7c98.
12. McHale KA, Bagg M, Nason SS. Treatment of the chronically dislocated hip in adolescents with cerebral palsy with femoral head resection and subtrochanteric valgus osteotomy. *J Pediatr Orthop.* 1990;10(4):504-509.
13. Gabos PG, Miller F, Galban MA, Gupta GG, Dabney K. Prosthetic interposition arthroplasty for the palliative treatment of end-stage spastic hip disease in nonambulatory patients with cerebral palsy. *J Pediatr Orthop.* 1999;19(6):796-804.
14. Wright PB, Ruder J, Birnbaum MA, Phillips JH, Herrera-Soto JA, Knapp DR. Outcomes after salvage procedures for the painful dislocated hip in cerebral palsy. *J Pediatr Orthop.* 2013;33(5):505-510. doi:10.1097/BPO.0b013e3182924677.
15. Wiesel SW. *Operative Techniques in Orthopaedic Surgery.* Philadelphia, PA: Lippincott Williams & Wilkins; 2011.
16. Castle ME, Schneider C. Proximal femoral resection-interposition arthroplasty. *J Bone Joint Surg Am.* 1978;60(8):1051-1054.
17. Bennett OM, Namnyak SS. Acute septic arthritis of the hip joint in infancy and childhood. *Clin Orthop.* 1992;(281):123-132.
18. Fabry G, Meire E. Septic arthritis of the hip in children: poor results after late and inadequate treatment. *J Pediatr Orthop.* 1983;3(4):461-466.
19. Lunseth PA, Heiple KG. Prognosis in septic arthritis of the hip in children. *Clin Orthop.* 1979;(139):81-85.
20. Nusem I, Jabur MKA, Playford EG. Arthroscopic treatment of septic arthritis of the hip. *Arthroscopy.* 2006;22(8):902.e1-3. doi:10.1016/j.arthro.2005.12.057.
21. El-Sayed AMM. Treatment of early septic arthritis of the hip in children: comparison of results of open arthrotomy versus arthroscopic drainage. *J Child Orthop.* 2008;2(3):229-237. doi:10.1007/s11832-008-0094-0.
22. Givon U, Liberman B, Schindler A, Blankstein A, Ganel A. Treatment of septic arthritis of the hip joint by repeated ultrasound-guided aspirations. *J Pediatr Orthop.* 2004;24(3):266-270.
23. El-Sayed AMM. Response to Uri Givon. Re: Treatment of early septic arthritis of the hip in children: comparison of results of open arthrotomy versus arthroscopic drainage. *J Child Orthop.* 2008;2(6):497. doi:10.1007/s11832-008-0137-6.
24. Rubin LE, Murgo KT, Ritterman SA, McClure PK. Hip Resection Arthroplasty. *JBJS Rev.* 2014;2(5). doi:10.2106/JBJS.RVW.M.00060.

第 22 章

Bernese 髋臼周围骨盆截骨术治疗髋关节发育不良

Atul F. Kamath, MD; Reinhold Ganz, MD; Michael Leunig, MD

学习要点

• 过去30多年以来，Bernese髋臼周围截骨术(periacetabular osteotomy，PAO)已用于解决没有明显软骨损伤的髋臼发育不良的年轻患者的结构畸形。

• 本章描述的改良直接前方入路和PAO技术相比，具有的独特优势，即：保留髋臼后柱，增加了半骨盆的稳定性，同时保护坐骨神经；保留髋臼的血液供应；保留髋部外展肌群；保留产道的完整性。

• Bernese髋臼周围截骨术的近关节截骨方案让外科医生能够把移位的旋转中心矫正到理想位置。

• 当关节稳定性、髋臼覆盖和头臼匹配三者目标取得最大程度的协调时，术中最终确定的髋臼位置一定要达到以下目标，即：活动时不出现髋关节撞击。

骨盆截骨术的目的是解决生物力学和结构的异常，这种异常在不当的负重情况下可导致继发性骨关节病。调整旋转中心到理想位置可改善髋臼发育不良患者的髋臼覆盖率和(或)头臼匹配[1]。通过改善以上不当的负重情况，髋关节发育不良的静态不稳定和动态不稳定可以被逆转。虽然调整截骨位置和增加股骨头覆盖使力的负荷分散到整个关节，但是改善负荷分布所需的最佳截骨量和方向在不同患者中各不相同。因此，每个患者都有其最理想的截骨量和方向，精确确定这个截骨量和方向仍然是整过手术中最重要的、也是最必要的部分。

Bernese髋臼周围截骨术最常见的手术指征是青少年或成人[2]髋臼发育不良，同时其畸形是可矫正的，保留髋关节正常活动范围，几乎没有髋关节炎(图22.1)。手术在10岁以上患者可能是绝对安全的。患者是否适宜手术基于关节炎的程度，以及其他因素，如活动水平、预期、肥胖和全身情况。髋臼周围截骨术的禁忌证包括股骨头在新臼内的半脱位，晚期骨关节炎(如Tönnis 2级或3级)，髋臼和股骨头半径均较小且两者之间不匹配。在这些情况中，调整旋转中心可能会导致头臼匹配程度和关节活动度的严重下降。

手术之前，完整的病史采集和体格检查是必需的，包括仔细评估步态、双下肢长度和关节活动度。影像学检查应该包含骨盆正位片(不向一侧或另一侧过度倾斜和旋转)和一个标准的侧位片。其他可

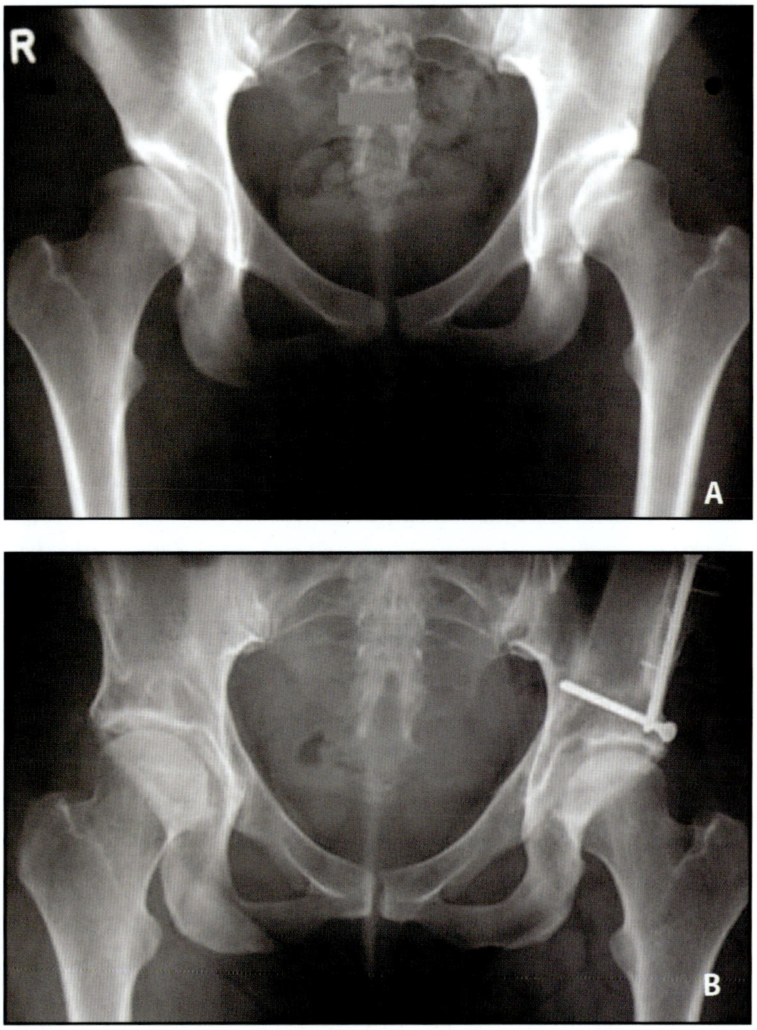

图22.1　(A)双侧髋臼发育不良患者术前骨盆正位X线片。(B)患者双侧PAO术后20年骨盆正位X线片。右髋部固定钢板在截骨术后已拆除。

选影像学检查包括Duun位片(45°角)和假斜位片[3]。髋内旋的功能外展位X线片可以揭示髋臼可能的截骨量和最终的臼头匹配程度。我们可能需要磁共振成像(MRI),关节内造影(如需要),来评价髋臼上唇的损伤、软骨情况和关节周围组织。在做手术治疗的决定时,患者年龄、体重指数(BMI)、活动水平和功能目标也必须纳入考量。髋关节周围截骨术所需手术器械和设备见表22.1。

典型病例手术技术报告

体位和铺巾

患者仰卧于可透射线的手术台。患侧上肢放置在胸前,衬垫保护骨性突起。在最终术前准备及铺巾之前应行X线透视。消毒范围近端超过手术侧半骨盆髂嵴(译者注:第12版《坎贝尔骨科学》消毒范围为上至肋弓下缘,后至髂骨后1/3,内至脐部,包裹术侧下肢),远端至足部。在消毒铺巾之前对术侧下肢进行神经监测,确保神经不受损害。

表22.1 髋臼周围截骨所需器械

髋臼周围截骨所需器械
·透视手术间[如射线可透过的模块化手术床系统(Mizuho OSI)],透视前不需要专门的牵引附件
·大视野的透视机
·可移动的X线机以备术中获取髋臼截骨术后全骨盆片
·神经监测仪(可选),神经肌电图(EMG/ NCV),无菌手术单
·Foley 导尿管
·与麻醉团队协作,选择局部麻醉(腰麻/硬膜外麻醉)或者全麻(在进行关键显露时有选择性肌松和减少操作)(可应用静脉麻醉来满足神经监测的条件);可在术后继续经硬膜外导管镇痛
·血液回收系统
·一个可保持屈髋姿势的脚垫,或者使用可透视的三角形或特制的无菌脚架
·专门的髋臼周围截骨术的牵张器、骨刀(包括 Ganz 型骨刀),手术器械;器械商品(例如,Subtilis/Smith, Nephew 髋臼周围截骨术器械)参见 http://subtillis.com/jmuffin/upload/SDH-PAO1.pdf
·Steinman 针和 Kirschner 线(直径包括 1/8,5/64,3/32);Schanz 螺钉(5.0mm,6.0mm)和合适的T型手柄以减轻手术操作难度
·球形咬齿抓骨钳/夹,包括 Weber 型(例如,Synthes 盆腔复位器械)
·长骨骨折器械(例如,Synthes)和(或)骨盆重建器械,包括长 3.5mm/ 4.5mm 的螺钉和适当的测深器,钻头,丝攻;重建板(如果骨质差)
·锯:宽或者窄的摆锯(长/短,包括密锯齿)
·高速骨钻,包括 4.5mm 尖形钻头和成角钻头
·骨蜡
·引流(例如,中等量引流管[2])
·供肌腱缝合的粗的不可吸收线
附加手术步骤需要用到的器械
·如果同时行股骨截骨,需要适当的股骨截骨工具,包括钉板固定系统
·如果需要修复髋臼上唇,需要准备缝合锚钉与适当的骨钻系统
·如果镜检同时行髋关节镜下手术优于关节囊切开手术,需要髋关节镜设备和镜下刨刀设备

手术入路

我们采用改良Smith-Petersen直接前方入路以保护外展肌群。曲线皮肤切口,中点大致位于髂前上棘,沿髂嵴向近端延伸,并沿着阔筋膜张肌和缝匠肌的肌间神经间平面向远侧延伸。沿肌纤维走行方向切开阔筋膜张肌筋膜(译者注:第12版《坎贝尔骨科学》为沿阔筋膜张肌前缘切开筋膜),这使切口远端浅层显露时不损伤股外侧皮神经。将阔筋膜张肌肌腹与筋膜鞘钝性分离,并向外侧牵开,轻度外展可使这种分离变得更加容易。

然后行髂前上棘截骨,保留其上的缝匠肌和腹股沟韧带止点。在髂嵴处将腹外斜肌切断,沿骨盆内壁向骨盆深处显露骨膜下骨质面到真骨盆边缘,用直、成角、长Cobb牵开器牵开,使髂嵴内侧面的骨膜与髂肌一起翻起。如果遇到穿行于髂嵴的髂腰动脉出血,可显露动脉孔并用骨蜡止血。

切口远端深层显露操作,将股直肌在髂前下棘附着处切断,保留部分股直肌止点以利后期修复。将深筋膜向远侧牵开,阔筋膜张肌止点(包绕旋股外侧动脉返支)显露了出来;这个止点可游离、移动和保留。通过剥离髋关节前方髂小肌,显露髂腰肌内下方。此时可以在可透射线的三角形垫帮助下(或借助于脚架)屈髋,以进一步放松前侧软组织。切开髋关节囊,特别是在它的下方切开,允许手术医生通过关节囊触诊股骨头,并用组织剪触及坐骨前表面。内侧解剖显露并打开髂耻囊。四边体和耻骨支的进一步骨膜下显露使术者可以在内侧髂耻隆起处放置一把锋利的Hohmann拉钩。

髋臼周围截骨术

用剪刀沿着髋关节囊下方触及坐骨。坐骨从后面观呈三角形。术者可以确定髋臼下切迹以及闭孔内肌的横行和斜行肌腱。建议此时手术剪应该保持在闭孔外肌近端，因为这个手术剪轨迹接下来会指引术者摆放特殊的、曲形的、月牙髋臼骨刀。骨刀放置在髋臼下切迹（译者注：《坎贝尔骨科学》为髋臼下唇以下约1cm处），它的位置可经前后位或髂骨斜位透视验证。

下方反向髋臼截骨术开始于髋臼下切迹并指向坐骨棘中点（包括内侧支和外侧支）。截骨术在内侧面开始，骨刀朝向患者对侧肩膀。在进行外侧截骨时，应放松坐骨神经，下肢外展，伸髋，轻微屈膝，减少外侧截骨时的神经损伤的风险。截骨时对骨的触觉和听觉反馈是至关重要的，这也可防止侵扰后柱。坐骨截骨术是不完整的截骨术，深度约2.5cm；截断较厚的内侧皮质是很重要的，较薄的外侧皮质可能会在最后截骨牵张操作时断裂。

髋关节屈曲、内收以显露耻骨上支。沿上皮质层切开骨膜，平头小牵引器放置在耻骨上支的下后方和上后方以包绕耻骨上支和保护闭孔神经。必须确保足够的骨膜从骨质上剥离，使之后截下的骨段可以移动，特别是在骨膜比较厚的年轻患者中。带钉的Hohmann牵开器固定在上皮质里至少1~2cm，并尽可能放置于髂耻隆起最内侧的内侧，以便向内侧牵开髂腰肌、股神经血管束。耻骨截骨术时首先在前皮质使用薄骨刀，使接下来截骨骨刀更容易打入，也避免内侧皮质裂开。骨刀以45°角指向后内侧。在这一过程中，骨刀将在闭孔神经后内侧退出。

剥离四边体骨膜，用反向Eva牵开器（如：骨盆微小杆，Accuratus AG，器械编号AC 24.51.42）安放在坐骨棘最后方的位置显露坐骨棘。沿着髂前上下棘之间骨嵴剥离部分骨膜并在坐骨大切迹处置入第二个反向Eva牵开器来显露髂骨外侧皮质。这条手术通道在髂骨截骨术中保护髋外展肌。髂骨截骨平面应与髋臼保持足够距离，这可以降低臀上动脉的髋周支和髋臼缘的损伤概率。此外，更大的骨桥使复位时Schanz螺钉得以更好地打入，同时减少操作反向髋臼截骨术第二边时侵入髋关节的机会。

在真骨盆缘的上外侧约1cm处用高速骨钻钻孔或者用骨刀做标记，此处为截骨术两条边120°角的顶点。使用摆锯锯开髂骨，首先沿着内侧皮质，然后在下肢外展并用反向Eva牵引器保护肌肉组织下锯开外侧皮质。后柱截骨是与髋臼上截骨线成120°角进行的（这个截骨可以通过透视监测）；截骨术是用直骨刀从内侧皮质开始。然后向远端进行，同时带角度的骨刀从内侧移动到外侧，从而完成这些连续的步骤。在这个步骤中，触觉和听觉反馈是非常重要的，激进暴力的截骨术中会出现移位的小骨块。髋臼周围截骨术的步骤和位置如图22.2。

将一个扁平的骨撑开器放在髂骨截骨处；另一个扁平的骨撑开器可放在反向髋臼截骨的第二条边，以此来完成最终的位移。任何后柱截骨残留约束可在直视下用成角的月牙状骨刀去除。在这个操作中，髋关节再一次伸直和外展以放松坐骨神经。

髋臼的矫正

将Schanz螺钉放置在髋臼上，同时监测骨块的移动性。向下和向内拧入Schanz螺钉并且同时在反向髋臼截骨顶点置入撑开器，骨块最终分离实现。骨块缺乏完整移动性时，手术医生必须检查：①耻骨截骨术和其伴随的骨膜；②在120°截骨顶点的后皮质；③反向髋臼截骨的下方。再次验证关节活动功能，同时验证翻转骨块的能力。

然后进行重建，在脑海中牢记理想的骨块位置，以优化关节负荷条件和追求理想旋转中心的关节活动度。由于常见的髋关节发育不良的形态，重建髋臼常常需内旋，前倾（伸）并向内移。辅助重建工具可能包括球形推杆、Weber夹、小骨钩或第二个Schanz螺钉。用螺钉尾部螺纹临时固定或使用光滑的Kirschner线临时固定；手术医生可以选择2条顺行线和1条逆行线。

正确投影骨盆正位X线片，投射中心在耻骨联合。这种X线片必须严格评估最终的外侧center-edge角、髋臼的倾斜、足够的内侧位移和泪滴的位置，恢复Shenton线和髋臼形状。正式的术中X线片用于代替单纯透视是为了最终骨细节的可视化，对最终确定的矫正也是必要的。此外，在截骨术步骤

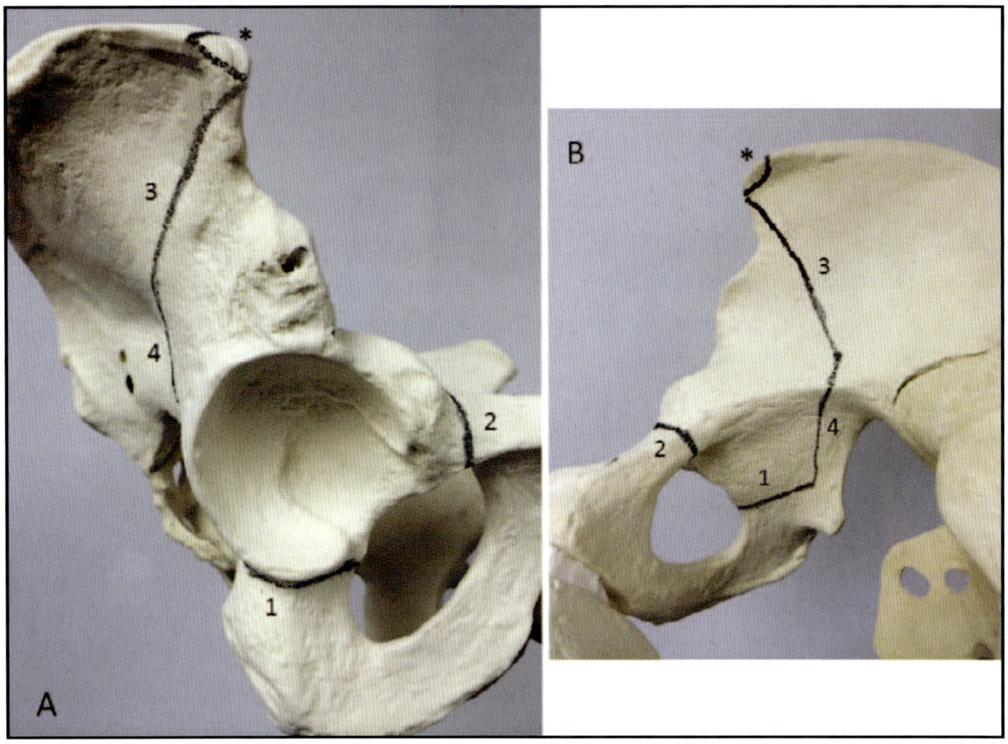

图22.2 髋臼周围截骨术的位置,用黑线在骨盆模型上标出。半骨盆的外侧面(A)和内侧面(B)。文中对应的截骨顺序标为(1–4)。以前,髂前上棘(*)的截骨术被描述为手术显露的一部分。

间,作者不经常使用透视。良好的显露和位置良好的X线片足以评估手术纠正,作者不认为其他先进的影像技术(如三维CT)是必需的。

动态评估关节活动度是为了排除二次臼头撞击或存在关节不稳。正常的髋关节屈曲应该是90°。牢固的固定是通过使用3~4枚3.5mm/4.5mm皮质螺钉(无论顺螺旋或者逆螺旋)。螺丝长度有不同种类,使用哪种取决于患者解剖情况,以及矫正的程度和螺钉的朝向。透视可以确定髋臼已复位。术中最后一张X线片用来评估矫正程度,包括明确在位的固定。

关节切开用来评价髋关节上盂唇的完整性和股骨头颈。应根据上盂唇的撕裂特点和组织的质量决定上盂唇切除或修复(有可能肿胀)。骨软骨修复术时使用弯骨刀和骨钻,可在这个时候进行,位置是术前臼头撞击的位置。术前MRI可以指导在进行PAO时是否进行关节切开术和关节内操作。

关闭切口

在彻底冲洗关节和术野后,缝合关节囊切口。髋臼前骨块的突出部分用摆锯切除,并用于填补髂骨截骨处。股直肌肌腱修复时,用不可吸收线缝合回到髂前下棘的起点。髂前上棘骨块用螺钉重新固定于髂骨或通过钻孔用不可吸收线缝合。可放置深或浅层的引流管,但作者目前没有使用引流管。关闭髂骨翼和远侧肌腱上的筋膜。剩下的浅层直接前入路切口采用常规分层关闭。

术后治疗和康复

活动和负重取决于单独行PAO或与其他手术一起进行(如股骨截骨术)和(或)是否手术后关节脱位。后柱的保留和良好的骨质,术后前4~6周可部分负重(15kg)。可采用连续被动运动机辅助锻炼,特别是进行了关节内的操作的情况下;而这一步是依术者的偏好进行术后6周内常规预防深静脉血栓形成(如低分子量肝素或阿司匹林)。不常规预防异位骨化。

在术后4周,借助固定脚踏车进行外展肌加强练习(先站立然后用对侧髋部躺下)是允许的。6周内禁止主动屈髋,这是为了保护缝合的缝匠肌和股直肌。在术后8周，对患者进行临床和影像学评估。此时通常可以完全负重，完整的肌肉强化练习可以开始。屈曲力量可能需要6个月才能回到正常，骨骼完全愈合也需要几个月时间。根据矫正实现的程度，大多数患者在8~12周可以实现无痛髋关节活动。患者一般在6~12个月可回归体育活动，但是先前存在严重的外展功能和其他功能减弱的患者可能需要1年时间才能完全康复。

结果

Bernese髋臼周围截骨术应用于复杂髋臼发育不良病例已经有30多年[4]。目前它仍是患者所需的技术[5-7]，其改善髋关节发育不良的自然病程的潜力在中期和长期的临床研究中充分展现出来[8-10]。手术技术和手术指征的改进，结合臼头撞击关键概念的应用，增加了对髋臼病理和髋臼重建参数的理解[11]。

与许多其他骨盆截骨术的技术相比，Bernese髋臼周围截骨术保留后柱。为了不侵扰后柱，医生不采用延长固定和（或）广泛盆腔固定的方法，并发现这时骨盆的固有稳定性和良好的愈合潜能。文献报道骨不连概率差异较大[12]，这可能与某些患者的因素有关，比如骨质、运动的时机、负重的递增速度和吸烟状况。近关节截骨术保留骨盆原有形态，矫正效果明显，可将髋关节旋转中心置于理想位置（图22.3）。随着髋关节的内移，外展肌力量加强，关节反作用力下降。2009年发表的一个有关PAO的系统回顾性研究强调，PAO的主要并发症发生率为6%~37%[12]，个案研究表明，这最有可能与手术的学习曲线有关。文献和系统综述都指出，PAO转化为THA的百分率是0%~17%。

结论

自首次报道以来，PAO手术技术经历了各种改良[13]。所涉及的原始方法包括在髂骨翼/髋臼上部截骨术过程中从髂嵴剥离外展肌。保护外展肌，利用直接前方入路显露髋部不仅保留了肌肉功能，也减少骨坏死的风险，因为保留髋臼的血管供应即保留了闭孔动脉、臀上动脉和臀下动脉，以及髋关节囊对髋臼的血供。最初，髂翼的两面都进行骨切割。骨的切割现在主要在骨盆内面进行，这是为了进一步保护外展肌。不久前，PAO出现明显的术后屈髋强度降低，因此保留直肌的直接前方入路PAO技术应运而生[14]，这让股直肌的肌腱直接或间接连接起来。目前尚不清楚这种改良是否解决了髋关节屈曲问题。同时作者关心这种改良在耻骨截骨术时近端股骨神经分支受伤的可能性。这还需要进一步的研究来建立共识。

其他改良手术技术如双通道技术[15]，这使坐骨截骨术直接可视化。这种方法的主要缺点为需要解剖后方的外旋肌，这可能会危及旋股内侧动脉对股骨头的血液供应。改良技术还包括各种微创切口，包括经缝匠肌方法[16]。其他研究人员提出，进行髋臼周围截骨时使用髋部关节镜评估关节软骨并了解上盂唇的病理[17]。

髋关节发育不良的股骨头可能会伴随降低的头颈偏心距和肥厚性臀小肌导致的侧向扁平。髋臼调整到极外侧和（或）前侧，再次臼头撞击就可能发生。撞击一直被认为是病情持续的潜在原因。

髋臼周围截骨术后疼痛。结果，需要联合关节切开术评估和纠正关节内的撞击；术前MRI可指导关节切开术。在矫正髋臼时仔细识别髋臼的形状（例如，避免医源性子宫后屈）也有助于减少二次撞击。

最后，必须指出，任何手术医生开始进行PAO操作时应该有丰富的DAA手术和保髋手术的经验，有专业的设备，并接受过先进的技术训练。手术是主要的干预方式，有许多技术步骤必须妥善执行，以确保好的结果。虽然PAO代表了高度有效的针对髋关节发育不良患者的手术技术，但是与步骤相关的风险依然存在。理想情况下，PAO需要由有大量保髋经验的外科医生在专业的致力于保髋的中心进行，以求尽量减少这一复杂手术的风险。

要点回顾

- Bernese髋臼周围截骨术是一种专注于解决髋关节的结构异常的髋臼周围截骨术，患者人群可

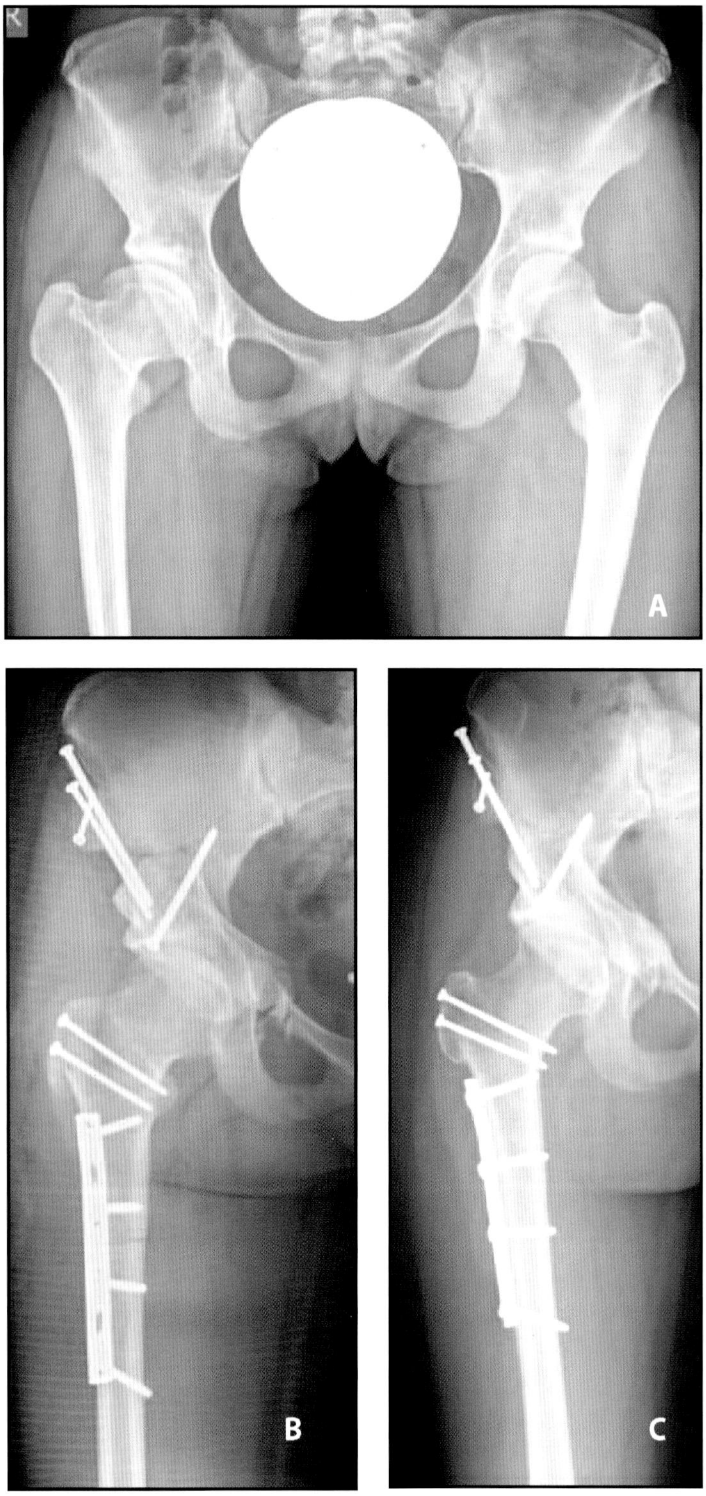

图22.3　(A)右髋关节Legg-Calve-Perthes病和髋臼发育不良患者术前骨盆正位X线片。骨盆重建截骨术后即刻(B)和末次随访(C)右髋X线片，相应的头颈延长，通过外科复位的方法使骨软骨修复，转子下调整旋转中心截骨术。

从大约10岁的儿童（Y形软骨包裹后的安全手术操作）到青年成人。

• 髋臼周围截骨技术涉及改良的Smith-Petersen入路方式。

• Bernese髋臼周围截骨术的优势包括保留髋臼后柱、保存髋臼的血供、保留髋关节外展肌群、维护产道的完整性，并且能够将旋转中心置于理想的位置。

• 在技术上，手术是大众所需的，提供了可重复的结果，具有良好的长期生存率，并可保护患者软骨。

• 对于年轻、活跃的可矫正的髋关节结构异常的患者，应考虑骨盆截骨术作为替代关节成形术的首选。

（黄沛冠　王蓓　译）

参考文献

1. Leunig M, Siebenrock KA, Ganz R. Rationale of periacetabular osteotomy and background work. *Instr Course Lect.* 2001;50:229-238.
2. Ganz R, Klaue K, Vinh TS, Mast JW. A new periacetabular osteotomy for the treatment of hip dysplasias. *Clin Orthop Relat Res.* 1988;(232):26-36.
3. Clohisy JC, Carlisle JC, Beaulé PE, et al. A systematic approach to the plain radiographic evaluation of the young adult hip. *J Bone Joint Surg Am.* 2008;90(Suppl 4):47-66.
4. Clohisy JC, Schutz AL, St John L, Schoenecker PL, Wright RW. Periacetabular osteotomy. A systematic literature review. *Clin Orthop Relat Res.* 2009;467(8):2041-2052.
5. Thawrani D, Sucato DJ, Podeszwa DA, DeLaRocha A. Complications associated with the Bernese periacetabular osteotomy for hip dysplasia in adolescents. *J Bone Joint Surg Am.* 2010;92(8):1707-1714.
6. Peters CL, Erickson JA, Hines JL. Early results of the Bernese periacetabular osteotomy: the learning curve at an academic medical center. *J Bone Joint Surg Am.* 2006;88(9):1920-1926.
7. Hussell JG, Rodriguez JA, Ganz R. Technical complications of the Bernese periacetabular osteotomy. *Clin Orthop Relat Res.* 1999;(363):81-92.
8. Steppacher SD, Tannast M, Ganz R, Siebenrock KA. Mean 20-year follow-up of Bernese periacetabular osteotomy. *Clin Orthop Relat Res.* 2008;466(7):1633-1644.
9. Troelsen A, Elmengaard B, Søballe K. Medium-term outcome of periacetabular osteotomy and predictors of conversion to total hip replacement. *J Bone Joint Surg Am.* 2009;91(9):2169-2179.
10. Matheney T, Kim YJ, Zurakowski D, Matero C, Millis M. Intermediate to long-term results following the Bernese periacetabular osteotomy and predictors of clinical outcome. *J Bone Joint Surg Am.* 2009;91(9):2113-2123.
11. Siebenrock KA, Leunig M, Ganz R. Periacetabular osteotomy: the Bernese experience. *Inst Course Lect.* 2001;50:239-245.
12. Clohisy JC, Schutz AL, St John L, Schoenecker PL, Wright RW. Periacetabular osteotomy: a systematic literature review. *Clin Orthop Relat Res.* 2009;467(8):2041-2052.
13. Leunig M, Ganz R. Evolution of technique and indications for the Bernese periacetabular osteotomy. *Bull NYU Hosp Jt Dis.* 2011;69(Suppl 1):S42–S46.
14. Novais EN, Kim YJ, Carry PM, Millis MB. The Bernese periacetabular osteotomy: is transection of the rectus femoris tendon essential? *Clin Orthop Relat Res.* 2014;472(10):3142-3149.
15. Bernstein P, Thielemann F, Günther KP. A modification of periacetabular osteotomy using a two-incision approach. *Open Orthop J.* 2007;1:13-18.
16. Søballe K, Troelsen A. Approaches and perioperative management in periacetabular osteotomy surgery: the minimally invasive transsartorial approach. *Instr Course Lect.* 2013;62:297-303.
17. Domb BG, LaReau J, Redmond JM. Combined hip arthroscopy and periacetabular osteotomy: indications, advantages, technique, and complications. *Arthrosc Tech.* 2014;3(1):e95-e100.

第五部分

直接前方入路在骨科中的特殊应用：运动医学与保髋治疗

第23章

有限暴露直接前方入路治疗髋关节撞击综合征

Lee E. Rubin, MD; Joseph A. Gil, MD; Scott A. Ritterman, MD

学习要点

• 微创直接前方入路术可以对从股骨颈骨突出（"凸轮"病变）的股骨髋臼撞击综合征（FAI），以及退行性髋关节盂唇撕裂和陈旧内固定物进行手术治疗。

• 尸体解剖和活体手术经验将有助于医生在一个小的手术视野使用正确方法安全地显露术野。

• 如果需要的话，转换到完全的髋关节置换术，将需要对全髋关节置换技术进行修正。外科医生应该在使用这种手术前获得经验。

在髋关节手术中，进行THA术前谈话时应告知患者，以前的内固定物有时需要去除[1]。在FAI和保存关节间隙的患者中，治疗可能仅限于对髋关节撞击或盂唇疾病的处理。导致FAI的骨软骨损伤通常位于股骨颈前，可以通过直接前方入路方法进行治疗。已发表的证据表明，直接前方入路在保留关节的手术中有效，旨在改善FAI的症状。一项尸体研究表明，对于保留关节的手术，其直接前方入路和Hueter手术中的术中暴露都是足够的[2]。另一份报告描述了一个用关节镜观察髋关节的微创髋关节切开术[3]。

Trevino Garza等[4]报道117例利用直接前方入路技术进行的骨软骨成形术。患者在2年内的影像上没有表现出关节炎或仅有轻微的关节炎。Ribas等报道了在2007[5]年和2010[6]年对105例有症状的FAI患者在DAA术后的随访结果研究情况。结果显示，Tönnis评分0级和1级的髋关节退变患者的临床评分明显改善。这些数据还显示，其中Tönnis评分2级的24名患者中只有14名患者的髋关节骨关节炎得到疼痛缓解，这表明患者的选择和手术干预的时间可能会影响保髋手术的结果。

2010年，Cloihsy等[7]报道，35例髋关节疾病患者在关节镜辅助下，用DAA进行骨软骨移植治疗FAI，其α角减少，功能评分和结果得到改善。他们的方法是用关节镜检查和治疗关节软骨及盂唇的所谓"中心腔疾病"，其次是通过直接前方入路切除股骨头颈交界处的刺痛病变。35名患者中有29例采用改进的HHS评分至少提高10分，71%的患者在2年随访中HHS>80分。作者观察到，这种方法是微创的。其他的报告也支持在保髋手术中采用关节镜辅助的微创直接前方入路方法[8-11]。

Parvizi等[12]报道，采用微创直接前方入路术治疗FAI的髋臼成形术，其中无髋关节脱位或不使用关节镜。经过2年随访，149例患者的WOMAC骨关节炎指数、UCLA活动度、改良HHS评分、简易髋关节评分均明显改善。18例患者再次手术，11例转换为THA，1例进行髋关节表面置换，全部为进行性关节炎。关于直接前方入路进行FAI治疗数据的一个子集包括运动员患者(59例，66髋)[13]，他们也取得了类似的临床改善。在运动组中，55%的患者回到他们的术前运动中。作者观察到，下肢麻木(感觉异常性股痛)的发生率是20%，但症状在1年后就消失了。

目前很少有使用原有的小儿髋部手术器械，用微创直接前方入路治疗FAI的手术报道。一项系列研究报道了开放性髋关节脱位手术治疗滑膜软骨瘤病引起的FAI的情况[14]。在本章，我们提供了一个典型病例，阐述如何使用原有的小儿髋部手术器械，利用微创直接前方入路治疗FAI时的股骨骨软骨损伤。

设备

对FAI进行微创直接前方入路术，可以在标准的可透视的手术台进行。通用螺钉拆卸工具包是必需的，另外还需要各种尺寸的六角和锁星螺丝刀。老虎钳或者强力持针器可用于把持工具。

专为直接前方入路设计的牵开器是有帮助的，一般的髋关节牵开器如Cobra拉钩和Hohmann拉钩，也就足够了。一个标准的关节镜钩形探头有助于探测髋臼上唇。一把5mm圆形刮匙可用于刮去股骨颈撞击损伤。清创术后应用骨蜡可限制出血，减少血肿及异位骨形成的风险。

外科医生应该尝试保护弯曲的股外侧血管，这些解剖划定了微创直接前方入路的下极限。在被膜的暴露过程中，应该保护血管。但是，在DAA THA手术时，这些血管需要常规暴露与分离。

微创直接前方入路手术仅可获得有限空间的暴露，头部带灯的和(或)具照明功能的牵开器将很有帮助。必须仔细止血，保持手术部位保持干燥并提供最佳的暴露。

典型案例

30岁女性，在坐位或骑马时左髋部疼痛加重。她的工作是调酒师，已婚，自然分娩一子。在她12岁时，股骨头骨骺滑脱，在股骨头上打入了一个8mm的螺钉。

在检查中，她采取防痛的步态模式。与健侧相比(30°)，患侧的髋关节内旋<10°。FADIR(屈曲、内收、内旋)或FABER(屈曲、外展、外旋)同时伴有腹股沟疼痛。外旋双侧髋关节80°没有疼痛。

髋关节侧位X线片(图23.1)显示突出的螺钉头在股骨颈前侧，愈合等级I级，股骨头骨骺滑脱滑移<30°，在前侧股骨头颈连接处近端到钉头处出现骨软骨增生。关节间隙的位置关系保持良好。

该患者行微创直接前方入路髋关节切开术，取仰卧位，在身体同侧骶骨下垫硅胶垫来提升髋部。四肢被覆盖，只允许手术范围内的活动。前髋关节的前切口被重新利用，前髋关节囊以倒T形被切开。

以远端的转子间线开始行关节囊切开，沿着股骨颈部从远端到近端延伸，为了避免医源性盂唇损伤，手术刀片应在近端解剖。一旦髋臼缘被暴露，近端关节囊水平地显露扩展以创建一个H形。

切除覆盖于螺丝头的反应性滑膜炎，其病理为退行性改变与轻度慢性炎症性纤维胶原的滑膜。应用关节镜探查来评估上关节盂唇撕裂或分离。可见在前上盂唇严重的局灶性球状变性，但没有发现撕裂。

用抓钳清除螺钉头周围的骨骼，螺丝刀拆除拆除螺钉(图23.2)。应用一个小直角刮匙进行清创，由此产生的骨缺损应用粒状磷酸钙骨移植替代物来填充。接下来，进行肢体旋转，可直视下确定股骨头颈的交界处，使用直径5mm的圆头磨钻头来恢复正常的股骨头颈偏移和消除撞击关节盂的前唇。

应用骨蜡覆盖清创后的骨质，阻止出血、粘连、异位骨形成。术后髋关节的活动度为屈曲130°，内旋45°，弯曲至90°。通过髋关节切开术中直视，或者术后通过触诊来确定当髋关节活动时没有髋关节前侧和关节盂的上唇撞击。0号可吸收缝线修复关节囊和股直肌肌腱头，2-0可吸收缝线进行皮下缝

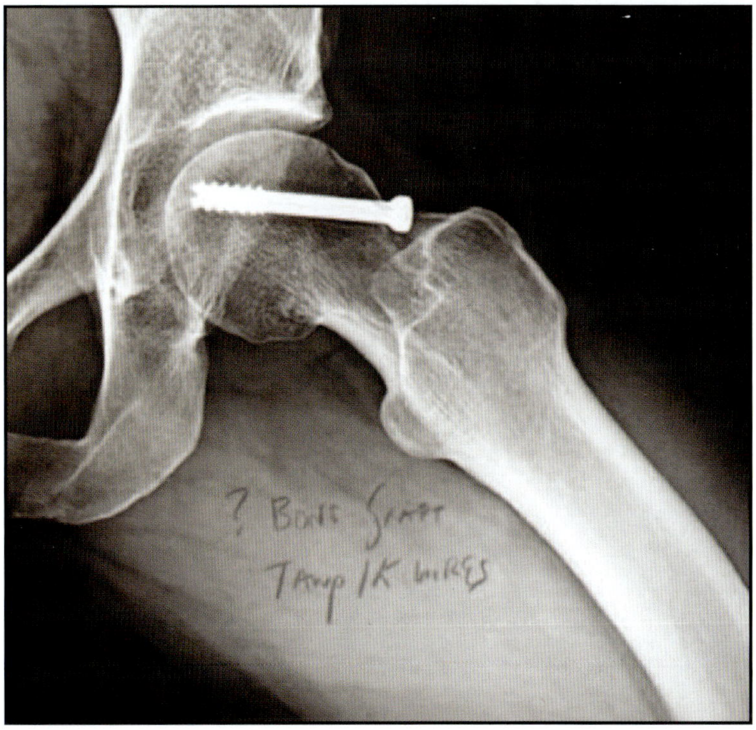

图23.1　X线显示在股骨头前颈交界处螺钉头突出导致骨软骨损伤。

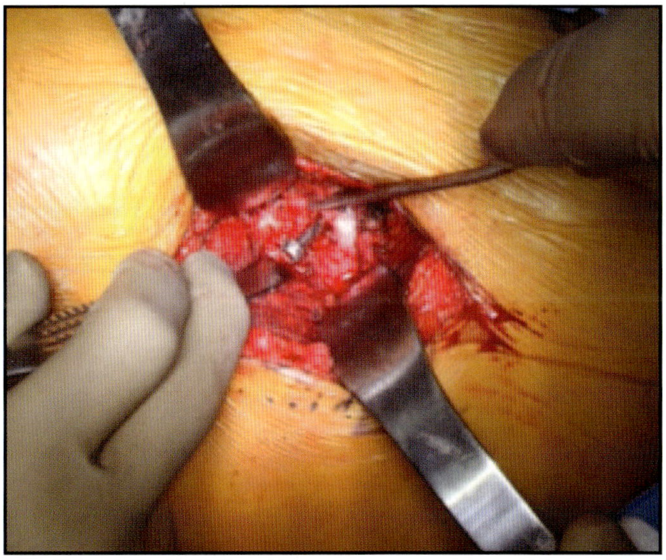

图23.2　可见螺钉头位于股骨颈前部，吸引器头部指向股骨头颈交界处近端的骨软骨病变(患者定位:患者头部在照片右侧,足部在照片左侧)。

合修复创面,3-0缝线(Ethicon)皮内缝合,接着应用皮肤胶(Ethicon)。

4周内应用拐杖进行部分负重，早期活动性髋关节。患者能逐渐恢复日常活动,术后2个月全面回归工作,术后4个月可以骑马。物理治疗的目标是早期离床活动,主动外展、髋关节屈曲、逐渐伸展来恢复内外旋转。在4周时骨盆X线侧位片(图23.3)显示合成骨移植替代物愈合良好,位于前部的骨软骨损

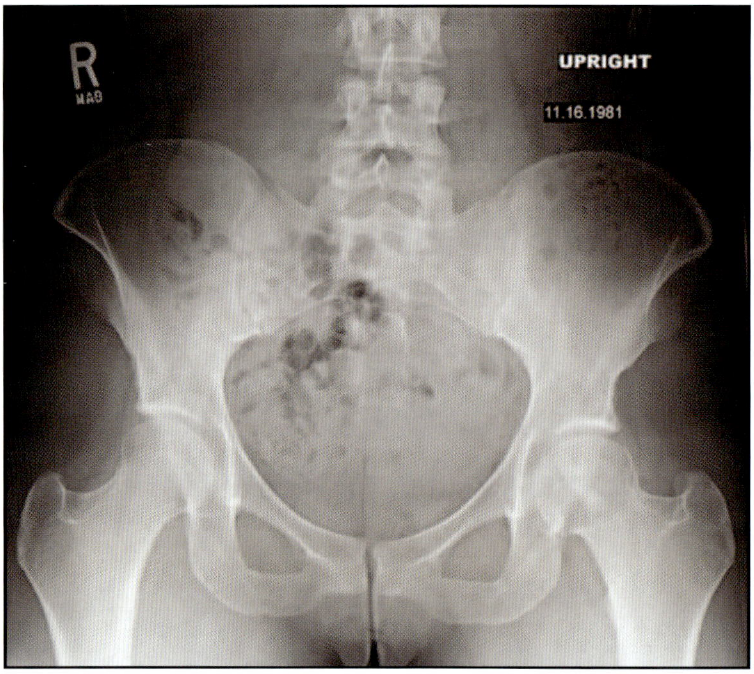

图23.3 术后4个月X线片显示移植物愈合，关节间隙完整。

伤病变无复发。

在6个月时进行随访，患者无对称偏瘫步态，双髋活动时无疼痛，髋关节屈曲至130°，内收30°，外展80°，无髋关节疼痛。

结果

术前仔细地选择患者，影像学证据显示很少或没有髋关节骨关节炎，对于保髋和改善功能的手术来说非常重要。准确的病史，回顾以前的治疗方法和手术记录，以及高质量的影像检查将确保充分的术前准备。MRI可以帮助解决X线片正常但却有症状的髋关节问题。对髋关节进行诊断性局部麻醉，在病情的检查中可有所帮助。

对于有未来THA手术潜在需求的患者，提供可能需要的咨询是重要的，外科医生应该知道如何利用现有的切口通过直接前方入路进行全髋关节置换术。关节炎患者的髋关节保留手术应小心操作，因其将面临疼痛问题，对医生和患者来说，都十分困扰。以前用于保髋手术的前侧瘢痕可以再次利用，这是一种很有吸引力的方法，并且相对容易地将其转换成全髋关节置换术。

结论

直接前方入路技术是一种便利的入路方式，可进行多种手术操作。这些操作在本书中均有讲解，其中包括髋关节撞击综合症清创术、取出内固定物，以及初次THA和翻修THA。微创直接前方入路适用于化脓性髋减压、切开活组织检查或者关节探查、异物去除，以及FAI的治疗。如果需要，可以选择性地使用X线透视和关节镜检查来改善显露。小切口可以保护旋股外侧动脉，降低再手术的发病率，改善早期恢复。

微创直接前方入路可降低术后髋关节脱位的发病率，降低随之而来的并发症，如转子间骨折不愈合，股骨头缺血性坏死，术后恢复时间长等。有经验的医生操作起来迅速有效，用最少的设备，通常不到2小时就能完成手术。该术式优于髋关节镜手术，髋关节镜手术需要更长的时间，并且需要术中牵引和实时透视，给患者和外科医生都带来了风险。

要点回顾

• 临床结果表明，应用微创直接前方入路在FAI的清创和在髋关节疾病限于Tönnis0级或1级的患者进行保髋手术是成功的。大多数患者能恢复到术前的竞技体育活动水平。

• 微创直接前方入路是相对于开放性髋关节脱位手术和髋关节镜手术的另一种有吸引力的可选择方案。微创直接前方入路允许术中测试和肢体ROM评估来校正骨成形术的范围。

• 当计划用微创直接前方入路拆除内固定物时，应该包含植入物识别、令人满意的影像片、术中透视，并应备有各种螺丝和内固定拆卸工具。对股骨颈的缺损应进行植骨，保护骨量，避免应力集中。

• 应用微创直接前方入路时，不要将牵拉器直接放在上外侧股骨颈上，以避免损伤到股骨头的韧带内血管。使用尖头Cobra拉钩，最好放置在关节囊和后外侧关节盂唇之间，以避免医源性股头骨坏死。

（由学江　王江　译）

参考文献

1. Polkowski GC, Callaghan JJ, Mont MA et al. Total hip arthroplasty in the very young patient. *J Am Acad Orthop Surg.* 2012;20(8):487-497.
2. Malik AK, Chou DT, Witt JD. Anterior approaches to the hip for the treatment of femoro-acetabular impingement: a cadaveric study. *Hip Int.* 2010;20(4):482–488.
3. Sekiya JK, Wojtys EM. Hip arthroscopy using the mini-open approach. *Oper Tech Sports Med.* 2002;10(4):200-204.
4. Trevino-Garza O, Rivas-Fernandez M, Marin-Pena O, et al. Treatment of femoro-acetabular impingement by a minimally invasive approach. Results at 2 years follow-up. *Acta Ortop Mex.* 2009;23:57.
5. Ribas M, Marin-Penna OR, Regenbrecht B, et al. Hip osteoplasty by an anterior minimally invasive approach for active patients with femoroacetabular impingement. *Hip Int.* 2007;17:91-98.
6. Ribas M, Ledesma R, Cardenas C, et al. Clinical results after anterior mini-open approach for femoroacetabular impingement in early degenerative stage. *Hip Int.* 2010;20(Suppl 7):36.
7. Clohisy JC, Zebala LP, Nepple JJ et al. Combined hip arthroscopy and limited open osteochondroplasty for anterior femoroacetabular impingement. *J Bone Joint Surg Am.* 2010;92(8):1697-1706.
8. Clohisy JC, McClure JT. Treatment of anterior femoroacetabular impingement with combined hip arthroscopy and limited anterior decompression. *Iowa Orthop J.* 2005;25:164-171.
9. Laude F, Sariali E, Nogler A. Femoroacetabular impingement treatment using arthroscopy and anterior approach. *Clin Orthop Relat Res.* 2009;467:747-752.
10. Hartmann A, Günther KP. Arthroscopically assisted anterior decompression for femoroacetabular impingement: technique and early clinical results. *Arch Orthop Trauma Surg.* 2009;129:1001-1009.
11. Srinivasan SC, Hosny HA, Williams MR. Combined hip arthroscopy and limited open osteochondroplasty for anterior femoroacetabular impingement: early patient reported outcomes. *Hip Int.* 2013;23(2):218–224.
12. Parvizi J, Huang R, Diaz-Ledezma C et al. Mini-open femoroacetabular osteoplasty. How do these patients do? *J Arthroplasty.* 2012;S1-27(8):122-125.
13. Cohen SB, Huang R, Ciccotti MC et al. Treatment of femoroacetabular impingement in athletes using a mini-direct anterior approach. *Am J Sports Med.* 2012;40(7):1620-1627.
14. Abolghasemian M, Kuzyk P, Masdari Z et al. Hips with synovial chondromatosis may display the features of femoroacetabular impingement. *J Bone Joint Surg Am.* 2014;96(2):e11 1-6.

第 24 章

直接前方入路处理髋关节撞击综合征中髋臼和股骨的病变

Garrett Davis, MD, MBA, MS; Javad Parvizi, MD, FRCS

学习重点

- 微创髋关节直接前方入路手术对于处理凸轮型、钳型和盂唇损伤型髋关节病变可提供很好的显露，从而能在主观和客观上提高患者的疗效。
- 该方法适用于无髋关节发育不良并仅有轻度的骨关节炎(Tönnis 2级以下)并且保守治疗无效的年轻患者(<40岁)。
- 需要仔细评估盂唇撕裂和髋关节撞击症患者，以排除其他导致髋关节疼痛的原因，即使偶发盂唇撕裂和髋关节撞击症是常见的。

髋关节撞击综合症(FAI)是由股骨近端和髋臼边缘非正常接触所造成，形态学上的异常导致撞击的出现[1]，正常股骨头球形的改变导致前外侧关节间隙减小，进而导致反复撞击。这种变异导致盂唇撕裂、软骨分离和终末性髋骨关节炎的出现[2]。FAI多发于喜欢运动年轻人[3]。

髋关节间隙减小常由于股骨和髋臼的形态异常引起，髋臼前外侧的突起物可能由于髋臼后倾、髋臼突起或者髋臼周围过度矫正截骨后。股骨头颈比的减少可能继发于股骨骨骺滑脱、以前的LCPD (Legg-Calvé-perthes Disease) 或者特发性股骨颈前上退行性凸轮病变的进展。更多证据表明，FAI是髋骨关节炎不断进展的主要危险因素之一[4,5]。

FAI的髋关节病理学最初是由Ganz等描述的，他提出开放性髋关节脱位股骨髋臼成形术(FAO)[4,6]，该术式在提供了良好的视野的同时也涉及复杂的转子间截骨问题[7]，于是我们就考虑更小的入路，比如髋关节镜或者微创直接前方入路手术，后者是通过髋关节前方一小于4cm长的切口完成的，并且避免了截骨和肌肉剥离，为患者提供了更为快速的康复，能够很好地暴露髋关节，微创FAO治疗FAI操作简单，损伤小。

手术治疗FAI一般认为多面向青年患者，临床表现为腹股沟和(或)臀部的疼痛且经活动和非甾体抗炎药治疗后无缓解，并且在临床和影像学都表现为FAI。诊断FAI的影像学指数包括在前后位、水平侧位、Dunn位或者蛙式侧位上α>60°，有时也需要MR关节造影来评估盂唇和关节软骨。患者在接受

MR关节造影时也需要进行诊断性局部麻醉，在手术前针对同时患有的脊柱疾患及其他病变需要进一步的工作和专家组的评估。偶发盂唇撕裂和FAI表现相同，通过评估要确认FAI是导致髋关节症状的原因。

设备

成功的FAI手术需要去除撞击病变（凸轮/钳样），稳定髋臼软骨，恢复盂唇的密封性。需要标准的手术床、凝胶垫用于摆放体位[11]。推荐髋关节直接前方入路手术，使用带光源的牵开器(DePuy)可在髋臼壁前方提供良好视野，钝头神经拉钩有助于盂唇的评估，直径5mm的磨钻用来去除凸起的多余骨赘，需要锚钉将盂唇固定到髋臼缘，45°或者90°牙科充填器(Pick)用来处理微骨折。在清理股骨颈最后区域的时候需要用骨蜡来止血。

典型案例

21岁男性，反复左髋部疼痛1年，疼痛逐渐加重，持续性发作，该症状限制他的活动，使其无法进行体育运动，影像学显示为凸轮型及钳型双重病变，且α=63°(图24.1)。

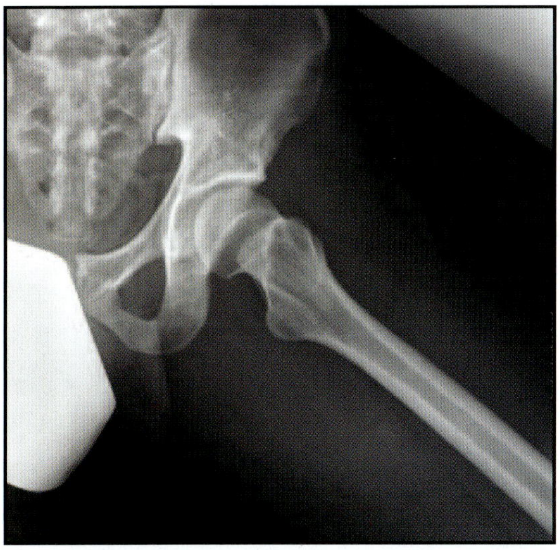

图24.1　蛙式侧位X线片，显示21岁患者的前凸轮型及钳型病变。

临床检查显示，髋关节屈曲110°，内旋10°，正面撞击试验(屈曲、内收、内旋)[12]及FABER试验(屈曲、外展、外旋)阳性。

患者行小切口DAA FAO手术，予以腰麻，患者取仰卧位，于髂前上棘中点放置凝胶垫。用塑料洞巾密封会阴及足部进行术前准备，在麻醉状态下检查髋关节活动度，记录并与治疗后患者髋关节活动活动范围进行比较。

髂前上棘位于切口前方，于髂前上棘远端及外侧2cm处向腓骨头方向用记号笔做一长约4cm的手术切口标记(图24.2)。

标准的DAA是利用缝匠肌和阔筋膜张肌的肌肉间隙，切口通过缝匠肌外侧和阔筋膜张肌上层并沿着肌纤维的方向。将一把Hohmann钝拉钩放在股骨颈上面，将股直肌拉向内侧暴露下方髋关节囊。旋股外侧动脉上升支距手术切口较远，该术式一般不会遇到，然而有些患者可能需要将该动脉结扎或者电凝。第二把Hohmann拉钩放在股骨颈囊周围远端。

一般需要Cobb骨膜剥离器将股直肌肌腹从关节囊上轻轻抬高，用带光源的弯头牵开器通过髋臼前壁，置于髂前下棘上部。在放置该牵开器期间，臀部屈曲有助于确保股骨头安全。

长柄刀沿股骨粗隆间与股骨头连线行“Ｉ”形切开关节囊，小心不要损伤盂唇。建议尽可能多的暴露盂唇，之前的两把Hohmann拉钩重新放在股骨颈囊内的上下部。

清理髋臼的前上区域，再用钝性神经拉钩评估盂唇损伤情况(如图24.3)，盂唇是分离的，连同一小块骨片，在髋臼壁的前方宽约2mm。一定要小心，避免过度切除，否则会导致不稳定，并且它对于确保不出现髋臼后倾和后髋臼覆盖不足也是非常重要的。

需要一位助手轴向牵引下肢来轻度撑开髋关节，将Cobb骨膜剥离器置于分离的盂唇和股骨头之间。应注意，Cobb骨膜剥离器置于关节腔的时候股骨头要持续保持撑开状态，此时用钝神经钩去探测髋臼软骨并进行评估。用长柄刀将分离的软骨切除或者回置以恢复轮缘的稳定，接下来可以用90°牙科充填器在全层软骨缺损处进行微骨折处理。有报道称，该方

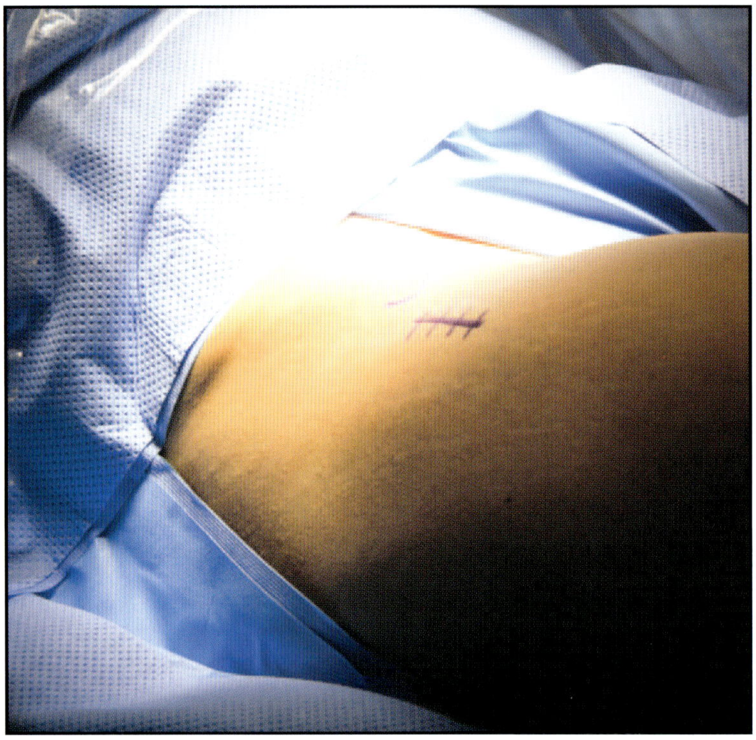

图24.2 髋部准备，显示髂前上棘和切口位置。

法对患者的预后有提高，并且在运动员中应用[13,14]。

从关节间隙移除Cobb骨膜剥离器，股骨头放回，打磨髋臼前壁至骨面微出血。沿着髋臼上方均匀间隔地置入3个缝合锚钉（双链生物可吸收锚钉，Stryker），避免穿透髋关节。用Ethibond（Ethicon）不可吸收缝线穿过盂唇，将盂唇固定在髋臼前壁，并在关节外小心打结（图24.4）。

接下来注意处理股骨凸轮病变。用弯骨凿明确距盂唇边缘大约15mm的股骨头病变软骨，凸轮病变一般可以通过它的颜色退变和软骨磨损与正常软骨区分[1]。使用5mm骨钻或者骨凿清除凸轮病变，一般处理深度约5mm（图24.5）。将患者患肢摆放为"4"字体位可以很好地评估股骨颈的后下方区域。

然后屈曲髋关节评估关节间隙并解决撞击，发现患者有20°的内旋，将凸轮病变清除约1指宽之后，将髋关节屈曲、内旋，评估有无撞击，然后用骨蜡填塞已打磨的股骨颈进行止血。

用2号可吸收线修复髋关节囊。彻底止血后，用可吸收缝线关闭股四头肌-缝匠肌间隙的肌筋膜、皮肤浅层及脂肪层，切口用无菌敷料（ConvaTec）覆盖7天。术后拍摄正位及Dunn位X线片（图24.6），并且允许患者使用拐杖1周后可完全负重。阿司匹林81mmg，一日两次，持续2~4周用来预防静脉栓塞[15]。

结果

微创DAA FAO的早期经验显示，患者在改良Harris髋关节评分，WOMAC和UCLA评分上有所改善，同时临床上也发现患者在屈曲和内旋角度方面有所改善（分别为19°和9°）[16-19]。

微创DAA FAO的相对禁忌证包括Tönnis 2级以上骨关节炎、年龄大于40岁的患者，以及影像可见的髋关节发育不良，微创FAO对这些患者治疗效果不佳[20]。绝对禁忌证包括后下方股骨或者软骨的病变，Tönnis 3级或者4级骨关节炎，或者无法清晰定位到关节的髋部疼痛。

结论

微创DAA为FAI的髋关节病变提供了良好的视

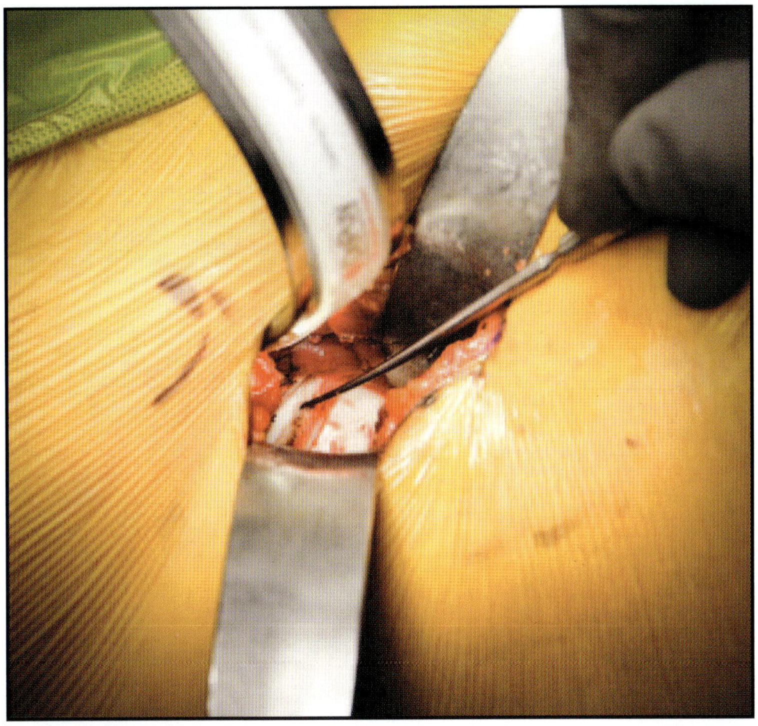

图24.3　神经探钩置于患者盂唇的前上撕裂处（所有手术图片方向均为头左足右位）。

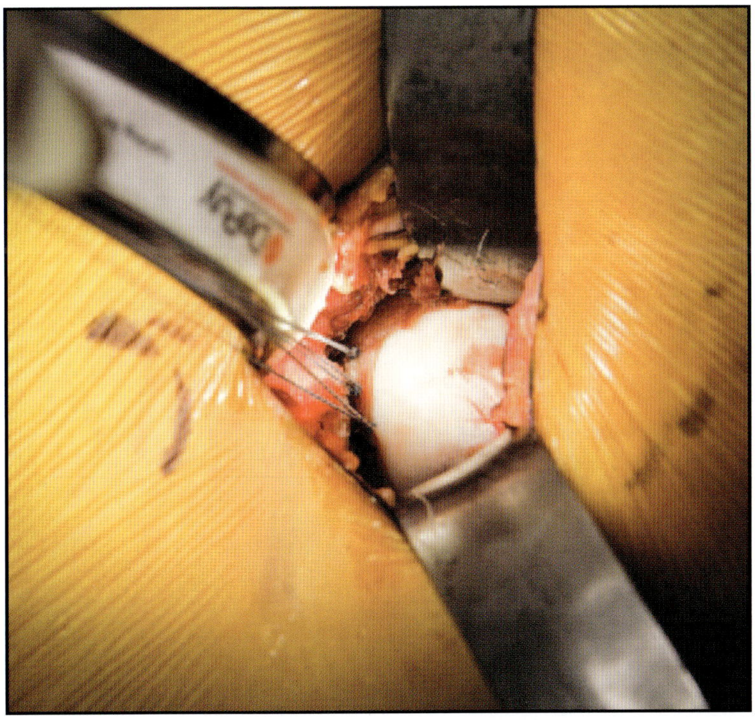

图24.4　使用3个锚钉来修复盂唇，注意锚钉置于关节外。

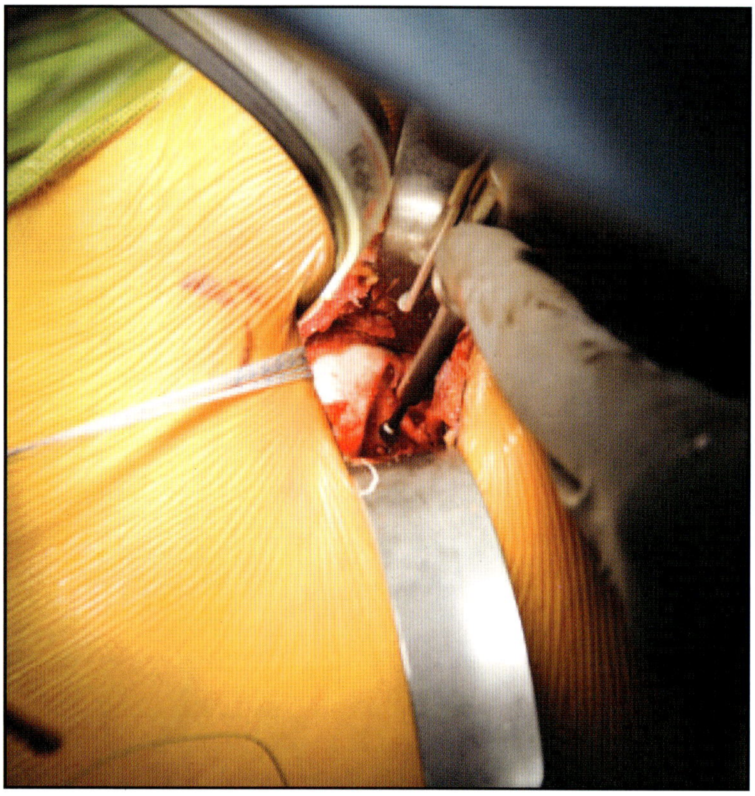

图24.5 用5mm磨钻打磨股骨头凸轮病变。

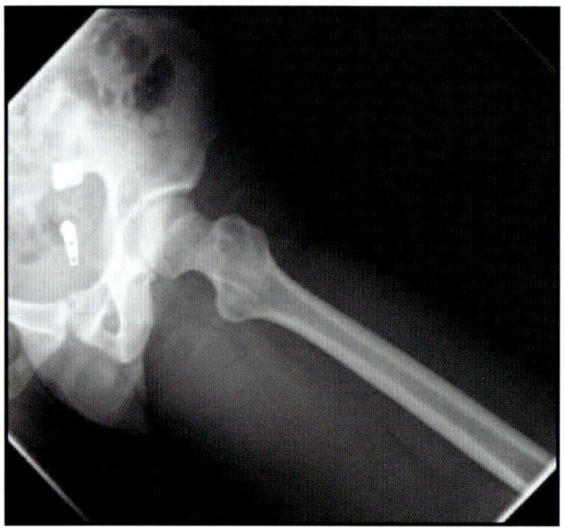

图24.6 蛙式侧位X线片显示FAI矫正术后情况，与图24.1进行对比。

野。早期数据表明,具有手术适应证的患者术后疼痛减轻、髋关节活动范围增加,效果非常理想。对于年龄大于40岁和Tönnis 2级以上骨关节炎改变的患者,效果并不确切。该术式在患者选择上更多地依赖于外科医生的专业知识和经验。需要熟练准确的手术技术,安全地进行凸轮及钳样病变的清创及软骨撕裂的修复。髋臼软骨的稳定和软骨撕裂的修复对于提高术后疗效非常重要。

要点回顾

- 微创DAA FAO对髋关节凸轮及钳样病变提供了良好的术野。
- 微创DAA髋关节切开治疗FAI，使得患者的功能评分及关节活动范围均得到改善。
- 成功手术治疗FAI需要清除撞击病变［凸轮和(或)钳样］稳定髋臼软骨和修复撕裂软骨。

(任乐夫　孙建持　译)

参考文献

1. Lavigne M, Parvizi J, Beck M, Siebenrock KA, Ganz R, Leunig M. Anterior femoroacetabular impingement: part I. Techniques of joint preserving surgery. *Clin Orthop Relat Res.* 2004;(418):61-66.
2. Beck M, Kalhor M, Leunig M, Ganz R. Hip morphology influences the pattern of damage to the acetabular cartilage: femoroacetabular impingement as a cause of early osteoarthritis of the hip. *J Bone Joint Surg Br.* 2005;87:1012-1018.
3. Clohisy JC, Baca G, Beaulé PE, et al. Descriptive epidemiology of femoroacetabular impingement: a North American cohort of patients undergoing surgery. *Am J Sport Med.* 2013;41:1348-1356.
4. Ganz R, Parvizi J, Beck M, Leunig M, Nötzli H, Siebenrock KA. Femoroacetabular impingement: a cause for osteoarthritis of the hip. *Clin Orthop Relat Res.* 2003;(417):112-120.
5. Harris WH. Etiology of osteoarthritis of the hip. *Clin Orthop Relat Res.* 1986;(213):20-33
6. Ganz R, Gill TJ, Gautier E, Ganz K, Krügel N, Berlemann U. Surgical dislocation of the adult hip a technique with full access to the femoral head and acetabulum without the risk of avascular necrosis. *J Bone Joint Surg Br.* 2001;83:1119-1124.
7. Matsuda DK, Carlisle JC, Arthurs SC, Wierks CH, Philippon MJ. Comparative systematic review of the open dislocation, mini-open, and arthroscopic surgeries for femoroacetabular impingement. *Arthrosc—J Arthrosc Relat Surg.* 2011;27(2):252-269.
8. Barton C, Salineros MJ, Rakhra KS, Beaulé PE. Validity of the alpha angle measurement on plain radiographs in the evaluation of cam-type femoroacetabular impingement. *Clin Orthops Relat Res.* 2011;469:464-469.
9. Meyer DC, Beck M, Ellis T, Ganz R, Leunig M. Comparison of six radiographic projections to assess femoral head/neck asphericity. *Clin Orthop Relat Res.* 2006;445:181-185.
10. Nötzli HP, Wyss TF, Stoecklin CH, et al. Ovid: the contour of the femoral head-neck junction as a predictor for the risk of anterior impingement. *J Bone Joint Surg Br.* 2002;84:556-560.
11. Bardakos N V, Vasconcelos JC, Villar RN. Early outcome of hip arthroscopy for femoroacetabular impingement. *J Bone Joint Surg Br.* 2008;90-B:1570-1575.
12. Ganz R, Leunig M, Leunig-Ganz K, Harris WH. The etiology of osteoarthritis of the hip: An integrated mechanical concept. I *Clin Orthop Relat Res. 2008;466:264-272.*
13. McDonald JE, Herzog MM, Philippon MJ. Return to play after hip arthroscopy with microfracture in elite athletes. *Arthrosc—J Arthrosc Relat Surg.* 2013;29:330-335.
14. Karthikeyan S, Roberts S, Griffin D. Microfracture for acetabular chondral defects in patients with femoroacetabular impingement: results at second-look arthroscopic surgery. *Am J Sports Med.* 2012;40(12):2725-2730.
15. Tischler EH, Ponzio DY, Diaz-Ledezma C, Parvizi J. Prevention of venous thromboembolic events following femoroacetabular osteoplasty: aspirin is enough for most. *Hip Int.* 2014;24:77-80.
16. Chiron P, Espié A, Reina N, Cavaignac E, Molinier F, Laffosse JM. Surgery for femoroacetabular impingement using a minimally invasive anterolateral approach: analysis of 118 cases at 2.2-year follow-up. *Orthop Traumatol Surg Res.* 2012;98(1):30-38.
17. Parvizi J, Huang R, Diaz-Ledezma C, Og B. Mini-open femoroacetabular osteoplasty. How do these patients do? *J Arthroplasty.* 2012;27(8 suppl):122-125.
18. Ribas M, Ledesma R, Cardenas C, Marin-Peña O, Toro J, Caceres E. Clinical results after anterior mini-open approach for femoroacetabular impingement in early degenerative stage. *Hip Int.* 2010;20(Suppl 7):S36-S42.
19. Treviño-Garza O, Rivas-Fernández M, Marín-Peña O, Esteban-Ledezma R, Vilarubias-Guillament JM. [Treatment of femoro-acetabular impingement by a minimally invasive approach. Results at 2 years follow-up]. *Acta Ortop Mex.* 2009;23:57-69.
20. Huang R, Peters C, Erickson J, Stewart RPJ. Femoroacetabular impingement: predictors of surgical failure. Poster presented at: American Academy of Orthopaedic Surgeons Annual Meeting; February 7-11, 2012. San Francisco, California.

第六部分

直接前方入路在骨科中的特殊应用：创伤处理

第 25 章

直接前方入路处理老年患者髋臼骨折

Steve Papp, MD; Wade Gofton, MD; Derek Butterwick, MD; Allan Liew, MD; Paul E. Beaulé, MD

学习要点

- 老年患者髋臼骨折通常是由低能量创伤所造成，它同高能量创伤引发的年轻患者髋臼骨折表现有所不同。
- 通常情况下，骨折更波及骨盆前柱，发生四边体粉碎性骨折，股骨头向内侧移位以及髋臼边缘撞击。
- 开放复位内固定(ORIF)治疗髋臼骨折预后不良因素包括：髋臼后壁粉碎性骨折，髋臼边缘撞击，股骨头撞击性骨折以及髋关节脱位。
- 髋臼骨折开放复位内固定术后有超过22%的患者需要再次进行全髋关节置换手术。
- 髋臼骨折病例接受全髋关节置换，临床效果良好。然而，在急性损伤状况下进行一期全髋关节置换，必须联合进行坚强稳定的骨折内固定。

随着美国和加拿大人口老龄化进程，骨量减少引发的骨骼脆性骨折的发生率及其所带来的负担日益增加[1]。值得注意的是，在过去的25年内，年龄大于60岁的患者发生髋臼骨折的概率明显上升[2]。绝大多数年轻患者髋臼骨折是由高能量损伤所造成的，而年龄大于60岁的患者人群中，平地摔倒后发生髋臼骨折的比例大约为50%，远高于交通事故伤所造成的骨折。如果同时伴随高能量损伤机制，髋臼骨折通常合并腹部及胸部损伤，危害严重[3,4]。

高能量创伤髋臼骨折通常采用Letournel分型[2,5]。然而，骨量减少患者发生侧方摔倒，他们通常会经受一个来自大粗隆的撞击，形成一个前内向作用力，造成前柱和四边体的骨折移位。股骨头伴随着前柱一起内移，撞击髋臼顶后内侧部分。与此同时，股骨头也可能受到完整髋臼的撞击而发生冲压变形。这种损伤机制导致了一些特定类型的老年髋部骨折，包括前柱移位、四边体受损、股骨头内移、臼顶上内侧部分的冲压[6]。前柱后侧半横行骨折(ACPHT)，这一经典骨量减少型髋臼骨折，具有上述所有的典型特征[7,8]。

影像学评估及骨折分型

影像学评估包括骨盆前后位及闭孔位和髂骨斜Judet位摄片。依据Letournel分类法对骨折进行分型并制订治疗方案[9]。可利用CT及3D重建对损伤部位解剖进行更为深入的评估。预后不良的影像学指征包括：后壁粉碎性骨折、髋臼缘撞击损伤、臼顶上内侧撞击（Gull征）、髋关节脱位、股骨头冲压损伤、股骨头或颈部骨折，以及髋关节伤前并存关节炎改变[2,10]。

Anglen等对Gull征进行了描述，这是一类特殊的骨量减少型髋臼缘撞击，臼顶上内侧由于股骨头的内移撞击而发生冲压损伤[6]。在他们的病例中，具有上述影像学特征的患者均发生骨折复位不良或早期复位丢失，股骨头内向半脱位，以及内侧/上方关节间隙狭窄。这一发现为Laflamme等报道的病例所证实，21例患者中6例具有Gull征的患者发生复位不良并进展至早期接受全髋关节置换[11]。而Helfet等则否认这一现象，他们认为Gull征存在与否同其后的关节置换需求并无关联，他们强调失败归根于骨折复位质量不佳[12]。

展示病例

一位67岁男性骑车不慎摔倒，右侧着地。该患者已退休，同其妻子共同生活，无其他疾病背景，伤前能积极进行日常活动。X线及CT显示移位性髋臼骨折。骨折累及髋臼前柱，发生四边体移位。髋臼顶冲压损伤，显示Gull征。后柱则保持完整（图25.1）。

非手术治疗

对于特定类型的骨折和（或）身体条件不允许实施手术治疗的患者可进行保守治疗。非手术治疗成功的关键在于维持骨折的稳定性、恢复关节面的连续性以及尽可能减少关节内骨折的移位。因此，CT显示骨折移位<2mm，完整的髋臼顶弧度45°，软骨下10mm环形区域完整的病例适宜于非手术治疗[13,14]。

相反，非手术治疗移位的、不稳定的，骨折不光滑连续的病例，其预后不良。既往通过联合进行大转子外侧牵引、骨骼纵向牵引及保护性卧床治疗来实现闭合复位，然而此法对于移位性骨折的复位率仅只有56.3%（18/32），最终导致44%（14/32）的患者治疗后的临床疗效不佳[15]。通过对25例年龄大于65岁的髋臼骨折患者非手术治疗病例的分析发现，30%的病例效果不佳，伴随有严重疼痛及关节功能障碍。尽管如此，对于伴有基础疾病不宜接受手术治疗或者对功能要求较低的患者，非手术治疗仍然不失为一项合理的选择[16]。在这种情况下，需要进行短期制动控制疼痛，但治疗目标应是保护性负重下早期活动以减少卧床所导致的后续并发症[7]。

手术治疗

虽然Tile等[17]报道由于老龄患者髋臼骨折骨质量较差，对其实施骨折复位内固定手术无效；Letournel等报道对于大于60岁的髋臼骨折患者实施手术，获得了76%（44/58）的优良率[18]。Matta等提出恢复关节面的光滑连续性，复位台阶小于3mm，是获得良好临床疗效的关键因素[13]。然而，在骨量减少患者上获得解剖复位是十分困难的。临床数据表明，大于55岁的髋臼骨折患者实施手术，58%（26/45）可获得解剖复位；大于60岁的患者解剖复位率则降低至44%（13/29）[13,19]。

总之，骨折的具体类型决定了采用何种手术入路进行固定。直接前方入路对于一些特定损伤十分有用。对于波及骨盆前柱、四边体移位的老龄骨折患者，采用前方经骨盆Stoppa入路可良好直视上述骨折区域，易于手术复位固定操作。如果骨折需要急性一期进行全髋关节置换，改良后入路[23,24]以及Levine改良前方入路是两种极佳的入路选择[25]。在选择手术入路时，需要考虑到对骨折进行可靠固定以确保臼杯组件的植入，同时也要兼顾股骨髓腔的扩髓准备。

STOPPA入路

Stoppa入路优势在于它是一个采用前方腹部入路处理髋臼骨折的良好入路[26]。此入路较其他常规入路（髂腹股沟入路）具有明显优势。该入路可更好地改善骨折区域暴露[27]，具有更大的窗口方便骨折复位钳的安置[22]，可更好地进行四边体固定[28-30]。对于臼顶冲压性损伤，医生可直接通过Stoppa入路

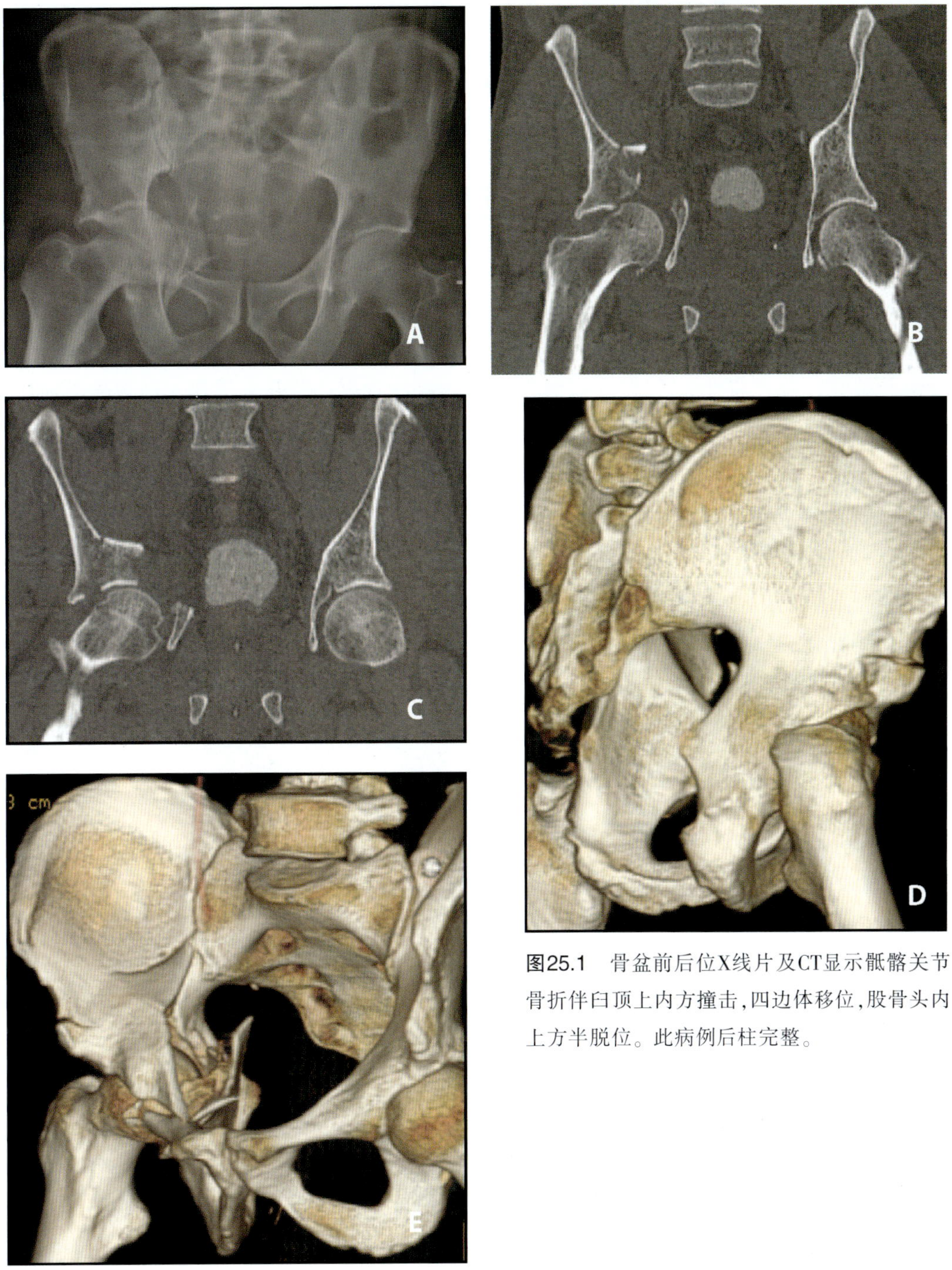

图25.1　骨盆前后位X线片及CT显示骶髂关节骨折伴臼顶上内方撞击，四边体移位，股骨头内上方半脱位。此病例后柱完整。

良好地复位冲压移位[31,32]。

手术医生位于骨折髋臼的对侧，患者仰卧位。首先，自耻骨联合上方1~2cm处作一横行切口。于腹中线处将皮肤及皮下组织自深筋膜剥离，充分暴露腹直肌中线。从耻骨联合水平切开白线并向近端延伸。近端伸展应足够大，以便于软组织收缩。膀胱前Retizus间隙应小心拓展。应钝性触诊膀胱，轻轻推开表面结构，切记粘连也会对膀胱造成损伤。当膀胱完全分离时，使用一个韧性拉钩保护膀胱，将一个Deaver拉钩放在股神经血管结构下可暴露骨盆(图25.2A)。

自耻骨支上方分离腹直肌筋膜，保留其前方在耻骨体部的组织残留，将一把Hohmann拉钩置于耻骨支的内侧部。然后，将骨膜及髂耻筋膜自耻骨支松解。通常情况下可遇到髂内与髂外系统的血管吻合支——“死亡冠”,该血管需要予以仔细结扎或钳夹处理。其后,可掀起髂腰肌以保护股血管。在髂腰肌下插入Deaver或Hohmann拉钩用以暴露前柱。通过控制性剥离骨膜,可解剖显露直至骶髂关节的后方。完成对前柱的暴露后,可充分显露四边体及后柱。在解剖进入真骨盆前,需要对闭孔神经进行标识保护。此时可松解闭孔内肌,暴露四边体、后柱和坐骨棘的大部。

骨折复位开始时,首先将Shanz钉置于股骨近端,施加外侧牵引力从而使内移的股骨头回复到完整的臼顶内。通过髂腹股沟入路的外侧窗口,对骨折的高位前柱进行复位,应用拉力螺钉和钢板完成其后的复位固定。通常需要内旋前柱以纠正骨折畸形,抗滑动钢板技术能很好地获得并维持骨折复位,而并不构成对内侧关节骨块或四边体的复位阻挡。可通过髂腹股沟入路(通过皮质窗口)或Stoppa入路(通过骨折线)来完成对冲压后的臼顶骨块及四边体的复位。

获得对四边体的稳固固定通常是比较困难的[5]。通过髂腹股沟入路,利用弹性钢板或T形板沿骨盆缘进行骨盆重建支撑四边体,其晚期通常发生移位。可通过Stoppa入路直接完成对四边体的直接支撑。可以移开四边体,复位撞击压缩后的臼顶骨块,在臼顶上方进行软骨下骨置钉。Laflamme等治疗了21例老年四边体移位内突患者,他们通过Stoppa入路,采用塑形耻骨梳下骨盆重建板,在骶髂关节前钉入2枚螺钉,另外2枚螺钉入耻骨上支;术后随访,仅有2例患者出现明显移位[33]。

通过Stoppa入路也可以对后柱进行复位。可使用骨盆复位钳,其中一钳尖可置于坐骨棘或者小心地通过坐骨神经大孔。另一钳尖位于骨盆缘或者耻骨联合处。通过外侧窗可以使用骨盆内侧板和(或)后柱螺钉固定后柱[34](图25.2B,C)。2014年一篇综述援引8项关于对年龄大于55岁的髋臼骨折患者进行手术治疗的研究,台阶差小于3mm的满意骨折复位率达86.2%,解剖复位45.3%,22.4%需要再进行THA手术(图25.3)[35]。

急性期全髋关节置换

目前没有统一的进行急性一期全髋关节置换的指征,一般认为对于存在固定术后愈合不良预测因素的患者即可实施急性一期关节置换。对于每一病例,手术医生需要明确在合理时间内是否能够成功地完成骨折复位内固定。若难以完成,可以考虑进行关节置换。急性一期关节置换指征包括严重的粉碎性骨折、股骨头损伤、臼顶撞击损伤伴随Gull Wing征损伤波及大于40%的臼顶面积、股骨头/颈骨折,以及先前已伴存严重的退行性关节炎[23]。

处理此类骨折的手术目标包括获得坚强的固定以便髋臼假体置入后能够获得良好的初始稳定性以促进愈合及维持假体长期稳定性。实现上述目标将面临众多技术挑战,医师不要掉以轻心以为全髋关节置换手术是对一个复杂骨折类型的一个简单的解决方案,有时关节置换操作极其困难,其难度并不亚于开放复位内固定术。

在进行全髋关节置换术之前,需要应用一些技术对骨折髋臼进行复位内固定(缆索,开放复位内固定,经皮螺钉内固定)。在复位的过程中,其目标并非实现解剖复位,而是对前后柱进行复位从而为髋臼假体提供稳定性。应尽量通过一个切口完成所有的手术操作以减少手术时间及失血量。熟悉DAA全髋关节置换的医生可使用Levine改良Smith-Petersen入路。然而,与标准的DAA初次置换不同,这是一个延伸入路。使用此入路的医生需熟悉前方入路和对前方髋臼骨折复位的固定技术。精通髋臼骨折治疗的创伤医生需要协同关节医生联合完成手术。通过DAA入路对髋臼骨折的全髋关节置换术仅适用于只有前柱骨折或伴有ACPHT损伤的情况[25]。

LEVINE入路

患者水平仰卧于可透视手术床上。所需设备包括标准骨盆固定装置(微型骨盆骨块重建板,骨盆复位器械)以及DAA THA装置(偏距髋臼锉,打击器及持柄器)。髋臼杯为多孔金属臼杯辅以螺钉固定。备用髋臼支架供臼杯难以确保稳定固定时使用。

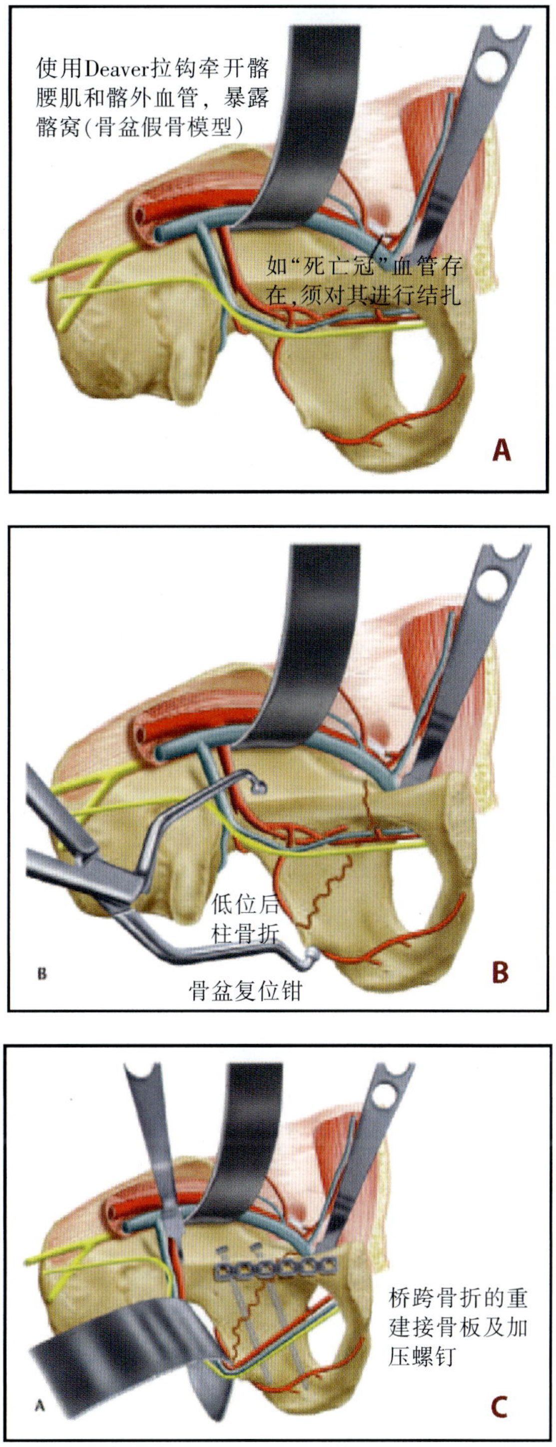

图25.2　(A)显示通过Stoppa入路暴露骨盆。(B)通过此入路放置偏距钳同时复位前后柱。(C)安置骨盆边缘板及后柱螺钉。可通过此入路使用四边体接骨板。

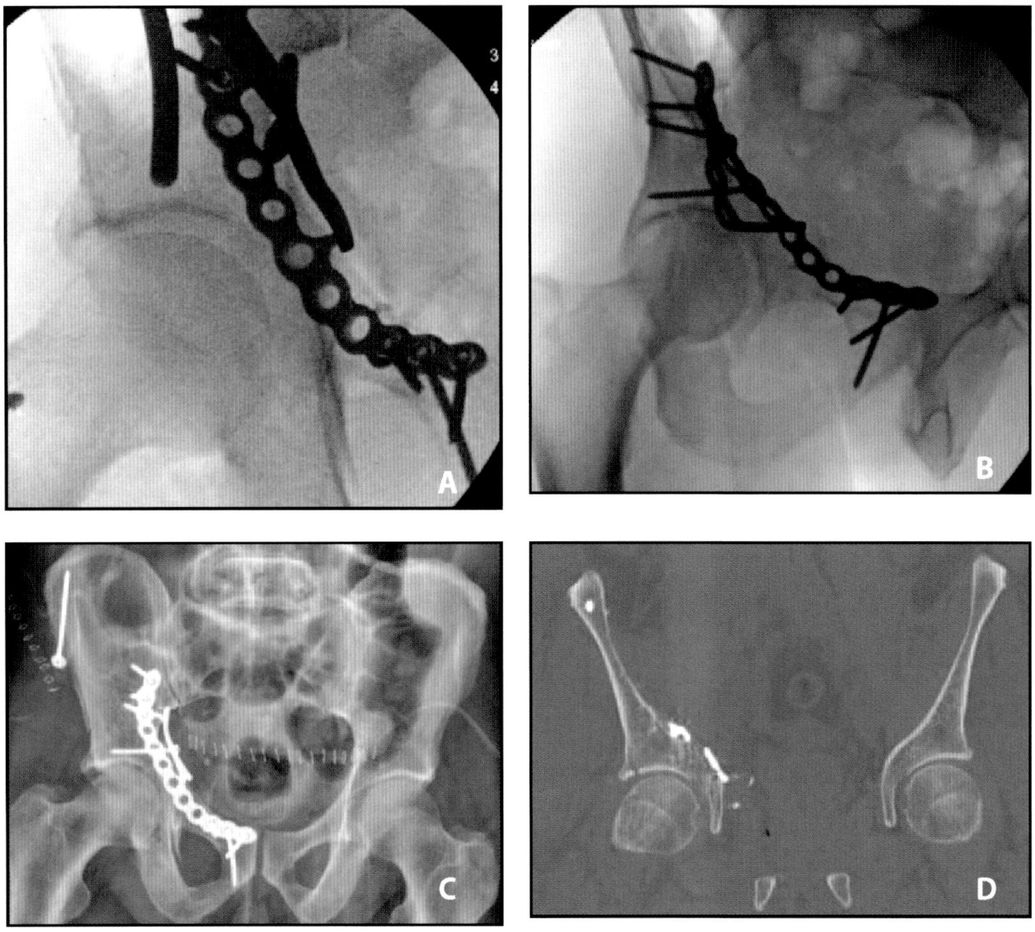

图25.3 图25.1患者骨折复位固定影像。(A)本病例采用外侧入路,应用打压器复位上内侧臼顶骨折骨块。(B)Judet闭孔斜位片显示前柱接骨板固定。(C)骨盆前后位X线片显示对四边体及前柱使用接骨板固定的最终效果。(D)最终透视影像,术后X线片及CT扫描影像。

术前应用抗生素,自体血回输装置也是常规配置。

自髂棘做切口,沿其外侧弧形向下至髂前上棘(ASIS),继而在阔筋膜张肌表面延伸直至耻骨联合平面下方5cm。自近端髂棘附着点处松解剥离腹肌,松解缝匠肌及股直肌直头。辨识保护股外侧皮神经,向外侧牵拉阔筋膜张肌,向内侧牵拉股直肌。在股直肌筋膜深层,解剖平面位于臀中肌和髋关节关节囊之间。将一把钝Hohmann拉钩置于髂腰肌下,充分显露髋关节关节囊。股中间肌上部纤维及部分髂关节肌起源于前侧关节囊,需要对其向远侧及内侧进行松解。

一旦暴露完成,可充分显露髋关节关节囊、髂前上棘、骨盆缘及假骨盆。通过这种入路可固定骨折前柱。向外侧牵拉股骨头予以顶回复位,复位骨折的前柱,应用钉板系统予以固定。通常将接骨板置于髂窝内侧、骶髂关节的外侧、骨折前柱前壁的上方,通过跨耻骨突的固定稳固骨折。采用3.5mm皮质骨螺钉自骨盆外侧固定四边体(图25.4)。

一旦骨盆被固定稳定,即可对髋臼进行磨锉,使用打压植骨填充骨缺损。植骨通常来源于自体股骨头或同种异体骨。于合适的外展前倾位置植入金属臼杯。在此情况下,通过臼杯钉孔进行多向螺钉固定有助于增加臼杯的初始稳定性。然后,小腿外旋、伸直、内收,进行股骨准备。DAA常规磨锉股骨,置入股骨柄假体。术中影像检查确认肢体长度及假体正确位置。强调严密缝合关闭腹肌,修复其在髂

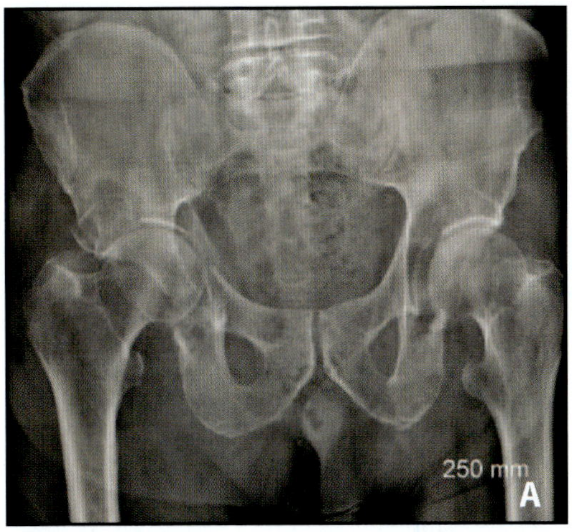

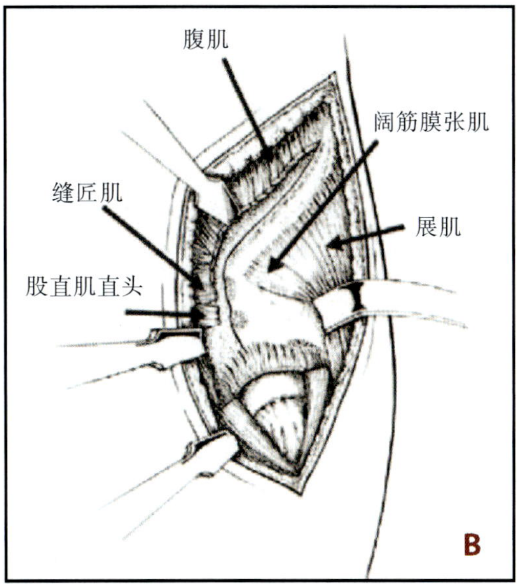

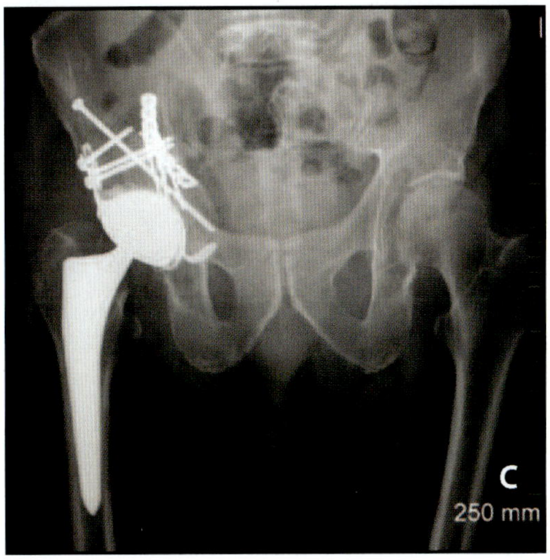

图25.4　(A)72岁男性,低能量机制导致髋臼内陷性骨折。(B)Levine入路显示解剖层面,掀开腹肌,松解缝匠肌及股直肌直头。(C)采用Levine入路,对前柱进行固定,一期使用GAP臼杯进行全髋关节置换。

棘的附着。张力较大的地方应该多层严实缝合避免形成裂隙,我们通常采用腹肌结构重叠缝合的方式进行修复。术后8周,禁止患者负重30lbs(约为13.6kg)重量,无须对髋关节进行特殊保护。

延期全髋关节置换手术

对于失败的髋臼骨折开放复位内固定或骨折畸形愈合的患者进行延期全髋关节置换,需保持谨慎态度。存在的技术障碍包括瘢痕形成、异位骨化、残留的内植物、髋臼畸形、髋臼骨折不愈合、低毒性感染,以及股骨头缺血性坏死[36]。此类病例,常常难以获得良好的骨性结构支撑,而骨水泥固定的临床效果又不佳。Lewallen等报道,对55例难以生物固定的患者进行水泥型全髋关节置换,50%病例发生影像学可见的髋臼组件松动,15%病例接受翻修手术[37]。Weber等报道,对63例髋臼骨折开放复位内固定失败病例进行全髋关节置换手术,41例水泥假体中15例(36.6%)发生松动,9例进行了翻修[38]。

压配型假体的表现则较水泥型假体要优异。Bellabarba等报道,对于30例创伤性关节炎患者进行生物型髋臼假体置换,Kaplan-Meier 10年生存率达97%[39]。在该组病例中,15例患者髋臼骨折开放复位内固定失败,15例患者髋臼骨折采用保守治疗无效。为先前进行过开放复位内固定手术的患者进行关节置换,更为耗时,失血量增加,输血率更高。

但是，由于前期重建手术恢复了骨盆解剖，减少了关节置换术中对于植骨的需求。对髋臼骨折进行生物型假体置换，基于翻修和影像学可见松动的统计数据，同普通初次全髋关节置换无差异[39]。

结论

伴随着人口老龄化进程，老年髋臼骨折的发病率日益增加。采用开放复位内固定重获髋臼同心圆、表面光滑的关节结构，其临床疗效尚佳。通过Stoppa入路进行手术，可获得满意的骨折复位内固定，尽管其后需要进行全髋关节置换的比例高达22%[35]。对于一些特定病例，可以通过一些延伸入路（比如Levine改良的DAA入路）进行一期开放复位内固定和人工全髋关节置换。充足的外科训练、经验的积累、正确的判断和缜密的术前规划，是保障外科医生选择最佳手术入路以获得良好临床治疗效果的关键。

要点回顾

- 关节连续性良好的病例可实施非手术治疗。
- 手术暴露的选择需要基于能否单独稳定骨折或联合实施全髋关节置换手术。
- Stoppa入路可用于辅助稳定四边体。

（李皓桓　汪喆　译）

参考文献

1. Johnell O, Kanis JA. An estimate of the worldwide prevalence and disability associated with osteoporotic fractures. *Osteoporos Int.* 2006;17(12):1726–1733.
2. Ferguson TA, Patel R, Bhandari M, Matta JM. Fractures of the acetabulum in patients aged 60 years and older: an epidemiological and radiological study. *J Bone Joint Surg Br.* 2010;92(2):250–257.
3. Hill BW, Switzer JA, Cole PA. Management of high-energy acetabular fractures in the elderly individuals: a current review. *Geriatr Orthop Surg Rehabil.* 2013;3(3):95–106.
4. Bible JE, Wegner A, McClure DJ, et al. One-year mortality after acetabular fractures in elderly patients presenting to a level-1 trauma center. *J Orthop Trauma.* 2014;28(3):154–159.
5. Dana C, Mears MP. Surgical treatment of acetabular fractures in elderly patients with osteoporotic bone. *J Am Acad Orthop Surg.* 1999;7(2):128-141.
6. Anglen JO, Burd TA, Hendricks KJ, Harrison P. The "gull sign": a harbinger of failure for internal fixation of geriatric acetabular fractures. *J Orthop Trauma.* 2003;17(9):625–634.
7. Henry PDG, Kreder HJ, Jenkinson RJ. The osteoporotic acetabular fracture. *Orthopedic Clinics of NA.* 2013;44(2):201–215.
8. Butterwick D, Papp S, Gofton W, Liew A, Beaulé PE. Acetabular fractures in the elderly: evaluation and management. *J Bone Joint Surg.* 2015;97(9):758–68.
9. Beaulé PE, Dorey FJ, Matta JM. Letournel classification for acetabular fractures. Assessment of interobserver and intraobserver reliability. *J Bone Joint Surg Am.* 2003;85-A(9):1704–1709.
10. Zha G-C, Sun J-Y, Dong S-J. Predictors of clinical outcomes after surgical treatment of displaced acetabular fractures in the elderly. *J Orthop Res.* 2012;31(4):588–595.
11. Laflamme GY, Hebert-Davies J, Rouleau D, Benoit B, Leduc S. Internal fixation of osteopenic acetabular fractures involving the quadrilateral plate. *Injury.* 2011;42(10):1130–1134.
12. Carroll EA, Huber FG, Goldman AT, et al. Treatment of acetabular fractures in an older population. *J Orthop Trauma.* http://journals.lww.com/jorthotrauma/Abstract/2010/10000/Treatment_of_Acetabular_Fractures_in_an_Older.7.aspx. Published October 2010. Accessed January 6, 2016.
13. Matta JM. Fractures of the acetabulum: accuracy of reduction and clinical results in patients managed operatively within three weeks after the injury. *J Bone Joint Surg Am.* 1996;78(11):1632–1645.
14. Olson SA, Matta JM. The computerized tomography subchondral arc: a new method of assessing acetabular articular continuity after fracture (a preliminary report). *J Orthop Trauma.* 1993;7(5):402–413.
15. Sen RK, Veerappa LA. Long-term outcome of conservatively managed displaced acetabular fractures. *J Trauma.* 2009;67(1):155–159.
16. Spencer RF. Acetabular fractures in older patients. *J Bone Joint Surg Br.* 1989;71(5):774–776.
17. Marvin T, ed. *Fractures of the Pelvis and Acetabulum.* Baltimore, MD: Lippincott Williams & Wilkins;

2003.
18. Letournel E. The treatment of acetabular fractures through the ilioinguinal approach. *Clin Orthop Relat Res.* 1993;(292):62–76.
19. Miller AN, Prasarn ML, Lorich DG, Helfet DL. The radiological evaluation of acetabular fractures in the elderly. *J Bone Joint Surg Br.* 2010;92(4):560–564.
20. Cole JD, Bolhofner BR. Acetabular fracture fixation via a modified Stoppa limited intrapelvic approach. Description of operative technique and preliminary treatment results. *Clin Orthop Relat Res.* 1994;(305):112–123.
21. Sagi HC, Afsari A, Dziadosz D. The anterior intra-pelvic (modified Rives-Stoppa) approach for fixation of acetabular fractures. *J Orthop Trauma.* 2010;24(5):263–270.
22. Sands SS, Sagi HC. Open reduction of geriatricacetabulum fractures using a Stoppa exposure. *YOTOR*; 2011;21(4):272–275.
23. Mears DC, Velyvis JH. Acute total hip arthroplasty for selected displaced acetabular fractures. *J Bone Joint Surg.* 2002;84A(1):1–9.
24. Herscovici D, Lindvall E, Bolhofner B, Scaduto JM. The combined hip procedure: open reduction internal fixation combined with total hip arthroplasty for the management of acetabular fractures in the elderly. *J Orthop Trauma.* 2010;24(5):291–296.
25. Beaulé PE, Griffin DB, Matta JM. The Levine anterior approach for total hip replacement as the treatment for an acute acetabular fracture. *J Orthop Trauma.* 2004;18(9):623–629.
26. Guy P. Evolution of the anterior intrapelvic (Stoppa) approach for acetabular fracture surgery. *J Orthop Trauma.* 2015;29(Suppl 2):S1–5.
27. Bible JE, Choxi AA, Kadakia RJ, Evans JM, Mir HR. Quantification of bony pelvic exposure through the modified Stoppa approach. *J Orthop Trauma.* 2014;28(6):320–323.
28. Collinge CA, Lebus GF. Techniques for reduction of the quadrilateral surface and dome impaction when using the anterior intrapelvic (modified Stoppa) approach. *J Orthop Trauma.* 2015;29(Suppl 2):S20–24.
29. Shazar N, Eshed I, Ackshota N, Hershkovich O, Khazanov A, Herman A. Comparison of acetabular fracture reduction quality by the ilioinguinal or the anterior intrapelvic (modified Rives-Stoppa) surgical approaches. *J Orthop Trauma.* 2014;28(6):313–319.
30. Hammad AS, El-khadrawe TA. Accuracy of reduction and early clinical outcome in acetabular fractures treated by the standard ilio-inguinal versus the Stoppa/iliac approaches. *Injury.* 2015;46(2):320–326.
31. Laflamme G-Y, Hebert-Davies J. Direct reduction technique for superomedial dome impaction in geriatric acetabular fractures. *J Orthop Trauma.* 2014;28(2):e39–e43.
32. Casstevens C, Archdeacon MT, d'Heurle A, Finnan R. Intrapelvic reduction and buttress screw stabilization of dome impaction of the acetabulum: a technical trick. *J Orthop Trauma.* 2014;28(6):e133–137.
33. Laflamme GY, Hebert-Davies J, Rouleau D, Benoit B, Leduc S. Internal fixation of osteopenic acetabular fractures involving the quadrilateral plate. *Injury.* 2011;42(10):1130–1134.
34. Kistler BJ, Sagi HC. Reduction of the posterior column in displaced acetabulum fractures through the anterior intrapelvic approach. *J Orthop Trauma.* 2015;29(Suppl 2):S14–19.
35. Daurka JS, Pastides PS, Lewis A, Rickman M, Bircher MD. Acetabular fractures in patients aged > 55 years: a systematic review of the literature. *Bone Joint J.* 2014;96-B(2):157–163.
36. Sierra RJ, Mabry TM, Sems SA, Berry DJ. Acetabular fractures: the role of total hip replacement. *Bone Joint J.* 2013;95-B(11 Suppl A):11–16.
37. Romness DW, Lewallen DG. Total hip arthroplasty after fracture of the acetabulum. Long-term results. *J Bone Joint Surg Br.* 1990;72(5):761–764.
38. Weber M, Berry DJ, Harmsen WS. Total hip arthroplasty after operative treatment of an acetabular fracture. *J Bone Joint Surg Am.* 1998;80(9):1295–1305.
39. Bellabarba C, Berger RA, Bentley CD, Quigley LR, et al. Cementless acetabular reconstruction after acetabular fracture. *J Bone Joint Surg Am.* 2001;83-A(6):868–876.

第七部分

直接前方入路在骨科中的特殊应用：成人髋关节重建与保髋治疗

第 26 章

直接前方入路进行保留股骨颈的髋关节重建

Stefan Kreuzer, MD, MSc; Amir Pourmoghaddam, PhD

学习要点

- 使用直接前方入路(DAA)时,术者必须明确髋关节表面置换和保留股骨颈髋关节置换的患者适应证。
- 使用直接前方入路进行短柄髋关节置换或髋关节表面置换时,同样具有仰卧位的临床优势和(或)植入物放置准确的优点。
- 了解直接前方入路髋关节表面置换和保留股骨颈假体的手术步骤,对于成功完成这些困难手术至关重要。

全髋关节置换术(THA)是一种被广泛接受的终末期髋关节骨性关节炎治疗方法[1-3]。通常认为DAA比其他髋关节置换入路更加微创[4,5]。全髋关节置换术保留股骨颈可以保留股骨近端解剖和股骨前倾,使股骨的负荷更接近生理负荷(图26.1)[6]。髋关节表面置换术 (HRA) 完整保留了股骨颈,是THA的替代方案[7-9]。

髋关节表面置换术可以准确恢复股骨头旋转中心及下肢长度。保留股骨颈可以降低HRA术后翻修手术的难度。与THA相比,HRA股骨近端的负荷更接近正常股骨[10]。与THA相比,HRA合并感染病例预后也更好,血管栓塞事件发生率也会更低[11]。

HRA通常采用后入路,需要牺牲短外旋肌。后入路会损害髋部稳定性并导致THA后的步态异常[12,13]。DAA在保留髋关节肌肉组织方面有优势,尤其是控制步态和平衡的髋关节伸肌和外展肌[14]。DAA还可以保留旋股内侧动脉对股骨头的血液供应[15]。虽然劈裂臀中肌的其他入路也可以保留股骨头血液供应,但是这些入路可导致术后外展肌无力出现跛行[16]。THA可以通过各种保留股骨颈的短柄设计实现股骨近端骨的保留(图26.2)。

适应证

髋关节表面置换术适用于年轻且活跃的患者[17]。由于植入物的稳定性依赖于股骨近端的强度,因此需要通过对年龄的限制(例如,男性<65岁,女性<55岁) 和术中的观察来保证有足够好的骨骼质量[8]。如果股骨近端骨量不足,应使用备用的常规股骨柄完成手术。

表面置换风险指数 (Surface Arthroplasty Risk Index,SARI)可用来评估患者是否适合HRA,表面

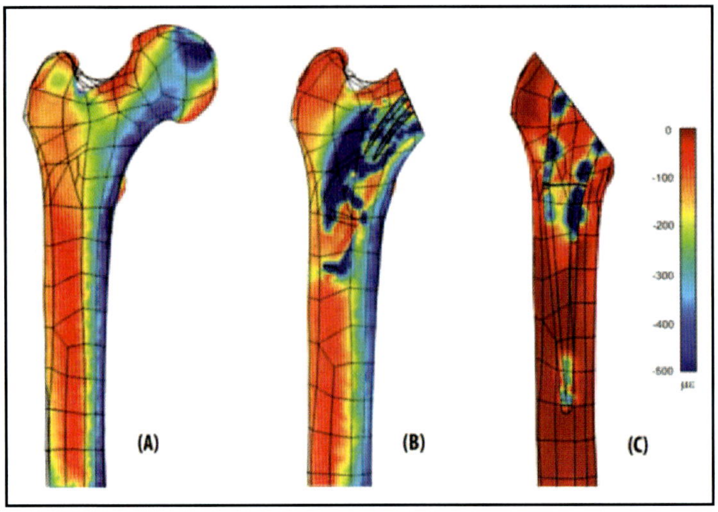

图26.1 压缩应力在股骨皮质中的分布:(A)正常股骨,(B)植入保留股骨颈的股骨柄(MiniHip,Corin)和(C)植入普通股骨柄。保留股骨颈的股骨柄股骨皮质的应力分布更符合生理特点。

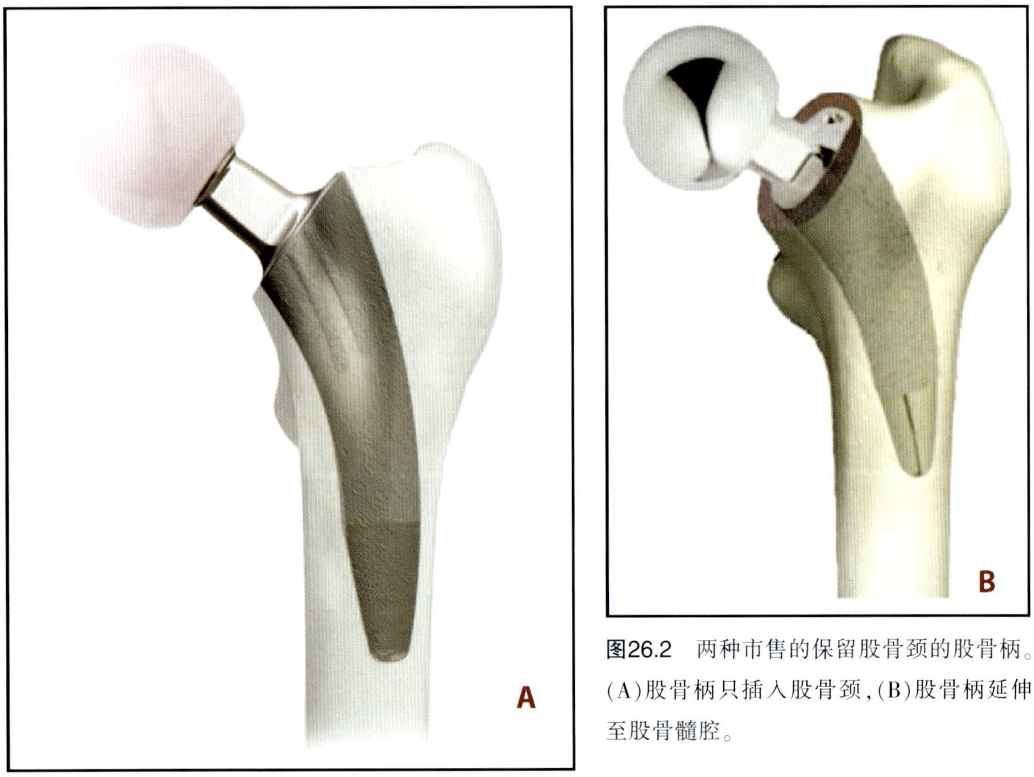

图26.2 两种市售的保留股骨颈的股骨柄。(A)股骨柄只插入股骨颈,(B)股骨柄延伸至股骨髓腔。

置换风险指数基于4个变量:①股骨头囊肿>1cm;②患者体重<82kg;③股骨近端手术史;④UCLA评分>6[18]。在这种分级系统中,SARI评分大于3提示HRA早期失败的风险。

手术技术

由于股骨头及股骨颈会阻碍髋臼的显露,关节囊的松解也更加困难,股骨近端保留的DAA手术更具挑战性。对于年轻患者，发达的肌肉组织使手术暴露更加困难。我们多使用带有ARCH附件(Innovative Orthopedic Technologies）的透X线的手术床。ARCH附件是一个维持腿部位置的装置，方便手术显露中时调整腿部位置(图26.3)。

C型臂和专用器械有助于DAA HRA手术的进行。长臂的标准测角仪可以确保导针的角度正确。准备双弯的Mueller拉钩，Ranawat拉钩和长弯Hohmann拉钩用于暴露。我们使用双极电凝减少手术期间的失血。为方便显露，一般是屈曲髋关节，松解后方关节囊，将股骨向后向外脱位，方便髋臼的显露及安装。通过外旋、牵引和不同程度的内收，方便股骨的显露。

显露

按照其他章节所述的常规方法行直接前方入路暴露，在臀中肌和臀小肌及髂骨翼之间形成一个间隙，在髋臼准备期间容纳股骨头。切开关节囊后，行3处关节囊松解：①沿着股骨距松解下方关节囊到小转子；②松解盂唇与股骨头之间的前方关节囊；③在梨状窝处松解后关节囊。可旋转股骨头以方便松解关节囊。

股骨头脱位并放置在先前创建的软组织间隙中。将股骨向前向外牵引进行后关节囊的额外松解，以显露髋臼。助手将大腿向后推使股骨向后移位以方便髋臼的磨锉。可以先将髋臼锉置入髋臼再原位安装连接杆。同样，可以徒手置入髋臼杯，再连接打入器。我们使用C臂验证髋臼假体的位置。

保留股骨颈的股骨柄假体手术操作与之类似。行股骨头下横行截骨，在手术期间小心保护股骨颈以避免挤压伤。关节囊松解完成后，将一个双弯的Mueller拉钩放在股骨颈前侧向后压以暴露髋臼。可以使用带偏心距的磨锉，术中透视检查不是必须的。如果需要，可以同时应用术中导航。

对于HRA中的股骨假体植入，我们使用术中透视来精确置入导针，然后使用无菌长臂测角仪再次确认股骨颈的角度(图26.4)，以避免将导针置于内翻位。按照假体厂商的操作手册来准备股骨头，在骨水泥固定假体前安装试模，使用C形臂再次确定。如果使用短柄，先用尖锥开口，髓腔探子或弯锉确定髓腔，然后髓腔锉扩髓。手术医生应该了解近端股骨解剖，特别是股骨颈前倾角，以避免穿破股骨皮质。在最后安装股骨柄之前，我们使用髋臼磨锉

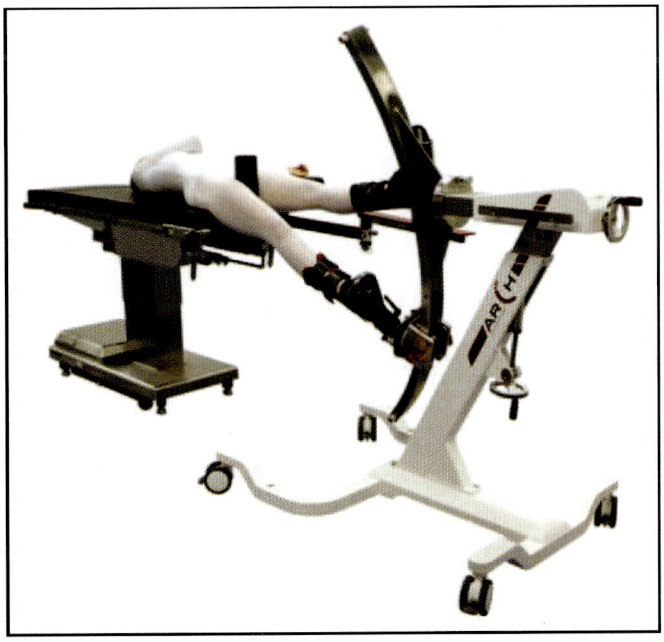

图26.3　DAA THA术中使用带有ARCH附件的手术床，方便腿部摆位。

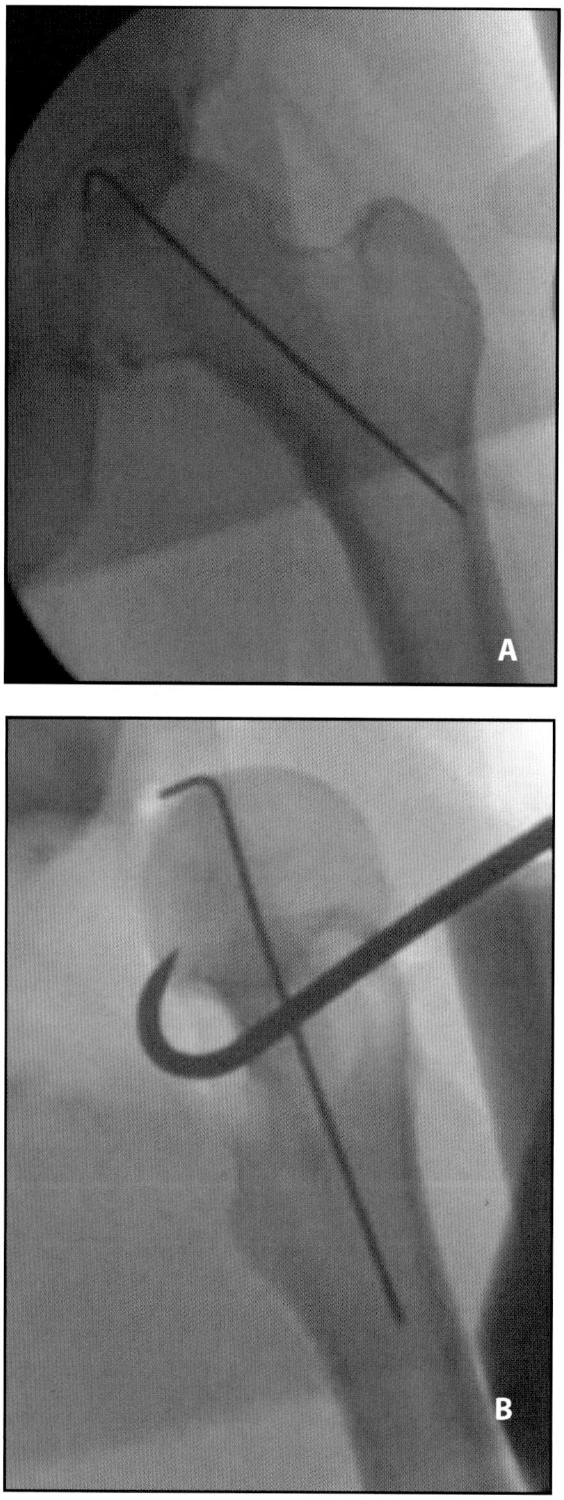

图26.4 DAA中的C臂辅助HRA导针放置。

的自体骨行髓腔骨移植以获得进一步的稳定性。

关闭手术切口后，我们喜欢使用含银敷料（如Silverlon）。所有的手术均应用椎管内麻醉，辅以鸡尾酒或布比卡因脂质体混悬液（Pacira Pharmaceuticals Inc.）局部浸润麻醉。图26.5为HRA的术后X线片，对侧短柄THA；都使用DAA入路完成。

结论

使用DAA入路行HRA或保留股骨颈的短柄全髋关节置换，技术上更具挑战性。即使已熟练掌握DAA技术，仍须谨慎地开展此手术。正如其他人所建议的那样，考虑到与DAA相关的学习曲线，在正式开展手术之前外科医生的训练很重要[19]。开展HRA前，强烈推荐参加尸体解剖班、器械练习和实际观摩手术[8]。

要点回顾

- 当使用DAA进行HRA和保留股骨颈的短柄THA时，足够的关节囊松解及适当的手术暴露更加重要，也更具挑战性。
- 在尝试DAA入路的HRA或股骨颈保留THA之前，应该准备前方入路的特殊器械、术中透视、特殊手术床、备用的标准股骨柄及器械。
- 由于此手术极具挑战性，在独立开展手术之前，应该具有前方入路普通假体置换的经验并进行额外培训。

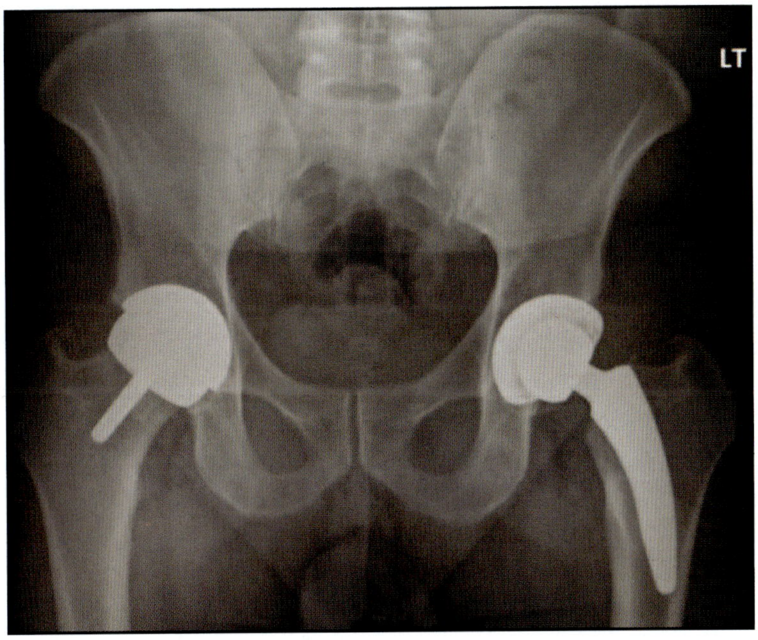

图26.5　HRA，以及对侧颈部保留THA；两者都使用DAA方式完成。

（李钊　译）

参考文献

1. Taunton MJ, Mason JB, Odum SM, Springer BD. Direct anterior total hip arthroplasty yields more rapid voluntary cessation of all walking AIDS: a prospective, randomized clinical trial. *J Arthroplasty* 2014;29(9 Suppl):169-172. doi:10.1016/j.arth.2014.03.051.
2. Rathod PA, Orishimo KF, Kremenic IJ, Deshmukh AJ, Rodriguez JA. Similar improvement in gait parameters following direct anterior & posterior approach total hip arthroplasty. *J Arthroplasty* 2014;29(6):1261-1264. doi:10.1016/j.arth.2013.11.021.
3. Dorr LD, Maheshwari AV, Long WT, Wan Z, Sirianni LE. Early pain relief and function after posterior minimally invasive and conventional total hip arthroplasty. A prospective, randomized, blinded study. *J Bone Joint Surg Am.* 2007;89(6):1153-1160. doi:10.2106/JBJS.F.00940.
4. Kreuzer S, Leffers K, Kumar S. Direct anterior approach for hip resurfacing: surgical technique and complications. *Clin Orthop Relat Res.* 2011;469(6):1574-1581. doi:10.1007/s11999-010-1698-5.
5. Nakata K, Nishikawa M, Yamamoto K. A clinical comparative study of the direct anterior with mini-posterior approach two consecutive series. *J Arthroplasty* 2009;24(5):698-704. doi:10.1016/j.arth.2008.04.012.
6. Pipino F, Molfetta L. Femoral neck preservation in total hip replacement. *Ital J Orthop.* http://europepmc.org/abstract/MED/8567257. Published 1993. Accessed April 23, 2013.
7. Vail TP, Mina CA, Yergler JD, Pietrobon R. Metal-on-metal hip resurfacing compares favorably with THA at 2 years followup. *Clin Orthop Relat Res.* 2006;453:123-131. doi:10.1097/01.blo.0000238852.08497.92.
8. Shimmin A, Beaulé PE, Campbell P. Metal-on-metal hip resurfacing arthroplasty. *J Bone Joint Surg Am.* 2008;90:637-654. doi:10.2106/JBJS.G.01012.
9. Schmalzried TP. Why total hip resurfacing. *J Arthroplasty* 2007;22(7):57-60. doi:10.1016/j.arth.2007.05.050.
10. Kishida Y, Sugano N, Nishii T, Miki H, Yamaguchi K, Yoshikawa H. Preservation of the bone mineral density of the femur after surface replacement of the hip. *J Bone Joint Surg Br.* 2004;86:185-189. doi:10.1302/0301-620X.86B2.14338.
11. Treacy RBC, McBryde CW, Pynsent PB. Birmingham hip resurfacing arthroplasty. *J Bone Joint Surg—Ser B.* 2005;87(2):167-170. doi:10.1302/0301-620X.87B2.15030.
12. Madsen MS, Ritter M a., Morris HH, et al. The effect of total hip arthroplasty surgical approach on gait. *J Orthop Res.* 2004;22:44-50. doi:10.1016/S0736-0266(03)00151-7.
13. McMinn DJW, Daniel J, Ziaee H, Pradhan C. Posterior surgical approach for hip resurfacing arthroplasty. *Tech Orthop.* 2010;25(1):56-66. doi:10.1097/BTO.0b013e3181d2a987.
14. Matta J, Shahrdar C, Ferguson T. Single-incision anterior approach for total hip arthroplasty on an orthopaedic table. *Clin Orthop.* 2005;(441):115-124. doi:10.1097/01.blo.0000194309.70518.cb.
15. Beaulé PE, Campbell P, Lu Z, et al. Vascularity of the arthritic femoral head and hip resurfacing. *J Bone Joint Surg Am.* 2006;88(Suppl 4):85-96. doi:10.2106/JBJS.F.00592.
16. Masonis JL, Bourne RB. Surgical approach, abductor function, and total hip arthroplasty dislocation. *Clin Orthop Relat Res.* www.ncbi.nlm.nih.gov/pubmed/12461355. Published December, 2002. Accessed January 24, 2015.
17. Beaulé PE, Antoniades J. Patient selection and surgical technique for surface arthroplasty of the hip. *Orthop Clin North Am.* 2005;36:177-185. doi:10.1016/j.ocl.2005.01.001.
18. Beaulé PE, Dorey FJ, Le Duff MJ, Gruen T, Amstutz HC. Risk factors affecting outcome of metal-on-metal surface arthroplasty of the hip. *Clin Orthop Relat Res.* 2004;(418):87-93.
19. Benoit B, Gofton W, Beaulé PE. Hueter anterior approach for hip resurfacing: assessment of the learning curve. *Orthop Clin North Am.* 2009;40(3):357-363. doi:10.1016/j.ocl.2009.02.002.

第八部分

直接前方入路在骨科中的特殊应用:肿瘤方面

第27章

前方入路进行髋关节和股骨近端肿瘤的重建

Herrick J. Siegel, MD; Daniel C. Allison, MD, MBA

学习要点

- DAA手术可用于活检、肿瘤切除和复杂的翻修。
- 了解相关的解剖学标志和重要结构至关重要。使用延长切口可以完成整个股骨的暴露。
- 前方入路手术的优点包括保留后部软组织包膜,保留臀肌,经神经血管间隙入路和便于透视。
- 使用标准的手术床或骨折专用手术床,如Hana(Mizuho OSI)或ARCH手术床(Innovative Orthopedic Technologies),可以成功地完成非肿瘤性股骨切除术。

假体重建已被广泛运用于肿瘤和非肿瘤的股骨切除术[1-3]。延长切口的DAA被广泛运用于肿瘤和非肿瘤病因的股骨大段骨缺损修复术。这种方法可向远端延长以暴露整个股骨[4,5](图27.1)。股骨假体重建的肿瘤病因包括原发性骨肉瘤、转移性肿瘤、淋巴瘤和骨髓瘤。非肿瘤的适应证包括假体周围骨折、骨不连、全髋关节翻修和粉碎性骨质疏松性骨折[6]。原发性骨肉瘤的相对禁忌证包括肿瘤扩散至大转子周围软组织和邻近坐骨神经。DAA的优点包括患者仰卧位便于术中透视,容易显露髋臼前柱和股神经血管束、内收肌管[7]。

在肿瘤病例中,软组织包块的解剖位置及浸润范围往往决定了手术入路。肿瘤病例包括恶性骨肿瘤(骨肉瘤、尤文肉瘤、软骨肉瘤)和转移性肿瘤(最常来源于肾、甲状腺、乳腺、前列腺和肺),骨髓瘤,淋巴瘤和侵袭性良性骨肿瘤(骨巨细胞瘤、动脉瘤、骨囊肿)也可能需要股骨的切除和重建。活检通道和有创治疗肉瘤的区域往往也纳入切除范围[8]。

传统的股骨近端手术方法包括后入路和前外侧入路,一般在侧卧体位进行[9]。相反,DAA采用仰卧体位,双下肢均被置入手术区域。ⅡB期骨肿瘤属于高级别浸润性恶性肿瘤(骨肉瘤、尤文肉瘤);低级别和中级别软骨肉瘤属于IA期肿瘤(局限于骨组织),并且适用于DAA[10]。虽然肿瘤切除的范围尚未达成共识,但大多数骨肿瘤科医生采用距肿瘤边缘最小2cm切除。在转移性疾病的病理性骨折中,骨髓瘤和淋巴瘤切除的边缘是可变的,并且肿瘤治疗高度依赖于化疗和(或)放疗[11,12]。

肿瘤病例髋关节重建的重要注意事项包括安全地显露,尽可能良好地保护软组织,重建稳定耐用的关节[13]。可用的假体植入物包括骨水泥型,非

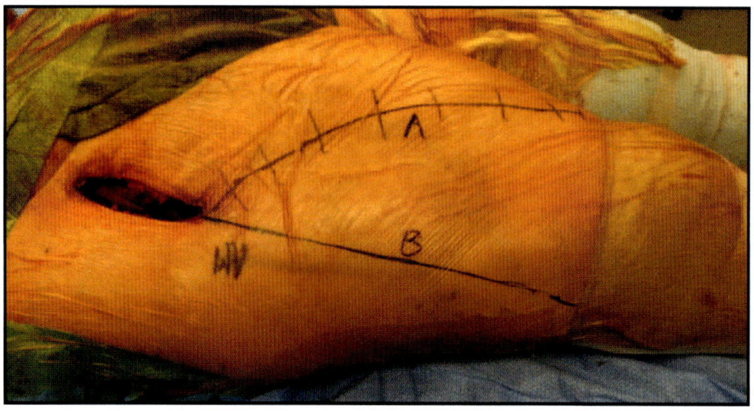

图27.1 标准的DAA延长方法，用线A和线B表示。线B是经典的延长方法，对于累及前间室的肿瘤也可以使用线A。

骨水泥型和混合固定型(骨水泥型和生物型固定的组合)。DAA可用于股骨近端的切除。在DAA方式下，使用保护肌肉的方法可以避免损伤股外侧皮神经，还有保留后方组织包膜的优点[14]。如果大转子未受肿瘤浸润，可以使用转子滑移截骨术将其保留下来，并保持与残留肌肉的连续性。采用DAA很容易实现这一点，一旦转子被截骨，股骨近端可以充分抬高显露[15]。股骨抬高进一步松弛臀大肌，并且坐骨神经也将因为臀部肌肉松弛而被动地向后移位。

无论选择哪种方法进行肿瘤切除，都应该由经过专业培训的骨肿瘤科医生进行，切除范围不应受到手术入路影响[8]。可以使用X线，MRI和CT扫描来帮助提供对肿瘤边界的三维理解，并帮助制订详细的手术计划。虽然据报道，使用人造补片(Marlex)可以改善关节的稳定性并减少脱位的发生率，但目前还没有关于手术入路对股骨近端或全股骨置换术后功能影响的相关研究[2,13]。

设备

患者可以仰卧于骨折专用手术床（Hana手术床)或标准透视手术床上，充分放松臀部。首选标准手术床，因为它可以直接接触对侧肢体，这样可以独立于手术床而自由移动下肢，并且不会引起骨折。骨折专用手术床的优点是有助于抬高股骨。术前准备从患者髂前上棘开始，在会阴中放置无菌敷料，并覆盖防水手术贴膜(Ioban)。准备好双侧下肢，并将无菌单和手术贴膜覆盖至计划切除的股骨远端。

术中透视不仅可指导股骨切除术，还可以确定植入物位置和下肢长度。切口近端利用阔筋膜张肌包覆技术减少股外侧皮神经的损伤。如果需要额外的内侧显露或需要切除缝匠肌，股外侧皮神经需要显露保护或必要时注射局麻药后切断。下吸式吸引头和(或)拉钩系统有助于深部解剖。除非存在禁忌证，否则可在切皮前30分钟给予患者静脉注射1g氨甲环酸，以减少术中出血。大多数病例都可以使用双极电凝(Aquamantys，Medtronic)协助止血。

首选髋关节前路器械。包括2个Mueller拉钩，2个Cobra拉钩，2个双弯Hohmann拉钩，1个T型手柄骨钩和1个持骨器。如果术中计划移除植入物，术前需要准备特定的螺丝刀、可用于重建的同种异体骨和线缆。如果计划使用骨水泥型植入物，建议根据股骨髓腔直径，使用2~3袋低黏度骨水泥。水泥枪和髓腔塞可以降低脂肪栓塞风险并改善骨水泥均匀度。在非肿瘤股骨切除术中，建议术中使用血液回输，术前使用铁剂或促红细胞生成素。根据股骨切除和软组织丢失的程度，切口关闭通常不需要使用软组织瓣。阔筋膜张肌即使被松解至近端也能保留完好，转子截骨部分可以用5号不可吸收的缝线固定到假体近端。一些假体系统可选择用转子侧方支撑钢板(Stanmore),像垫圈一样将大转子压在羟基磷灰石涂层的植入物上。

必要时可取皮瓣(包括腹直肌)来关闭切口,并且术中可以在仰卧位对皮瓣供区进行血管造影。根据医生的偏好,选择安放深部和浅表的引流管。外展枕用来保持臀肌松弛,患者可使用助行器负重行走6周,然后转为使用手杖。

病例

病例1

31岁男性,左大腿巨大包块,6个月前因摩托车低能量损伤于骨科就诊,最初的治疗计划是物理治疗和抗炎药物治疗。包块呈进行性长大,初诊医生诊断为痛性脂肪瘤。疼痛持续加重,最终因剧烈疼痛被送到急诊室就诊。影像学检查提示股骨中下段病理性骨折。接受逆行股骨髓内钉治疗后症状即刻缓解,但术后4个月仍无法负重,X线片显示骨折近端大量骨溶解。活检提示平滑肌肉瘤,无远处转移。

经术前化疗、放疗后行全股骨切除术。使用DAA对瘤体及股中间肌整块切除(图27.1和图27.2)。通过延长切口的DAA进行全股骨置换,并使用模块化旋转铰链膝重建膝关节(图27.3和图27.4)。缝合阔筋膜张肌、缝匠肌和髂胫束(图27.5)。放置引流管,缝合皮下层,并钉合皮肤(图27.6)。手术切缘活检为阴性,患者术后2个月单独行走;术后2年,无复发迹象,每6个月进行一次PET/CT扫描检查。

病例2

46岁男性,左侧股骨近端骨肉瘤,前方大量软组织受累,主要表现为疼痛,不能行走(图27.7)。肿块向内侧延伸到远端的股内侧肌,不累及阔筋膜张肌(图27.8)。患者无远处转移。术前接受化疗。因为软组织受累广泛,术前计划包括皮瓣准备等来完成软组织覆盖。患者接受广泛手术切除,并进行股骨假体重建(图27.9)。使用DAA,切口向远端延伸显露血管,使用腹直肌皮瓣来帮助关闭切口(图27.10)。手术切缘活检阴性。术后3.5个月,患者独立

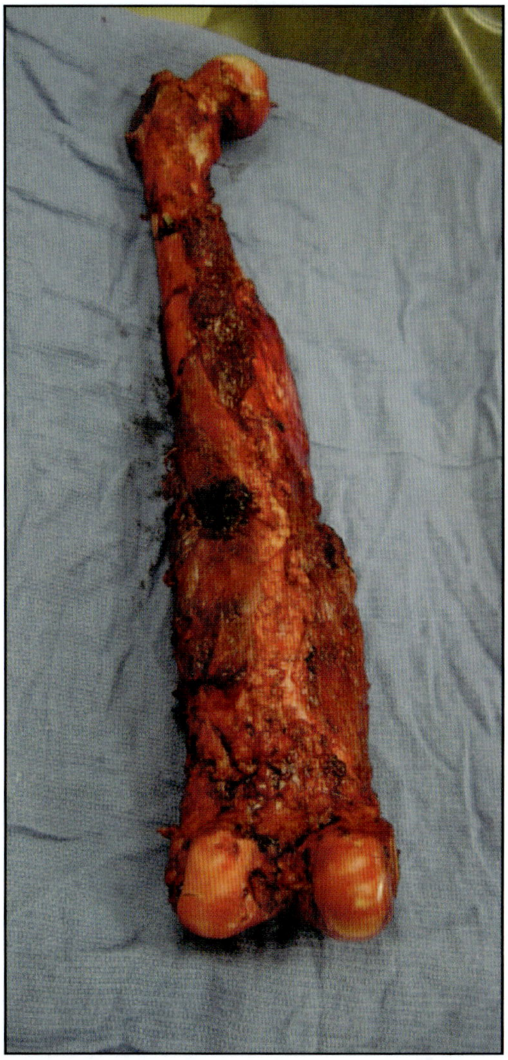

图27.2　股骨全切除。患者使用仰卧位。采用DAA保留后关节囊。当采用这种方法切除股骨近端时,需要行股骨大转子截骨。

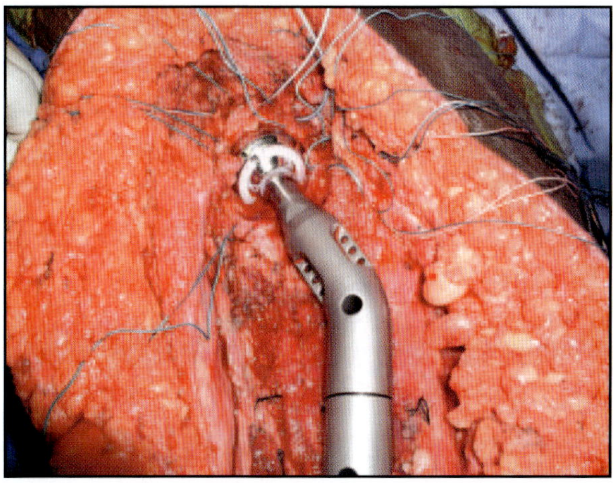

图27.3　髋关节重建使用多个缝合锚钉固定髋臼周围软组织,包括残留的盂唇和关节囊。这种情况下常使用双极头来改善髋关节稳定性。

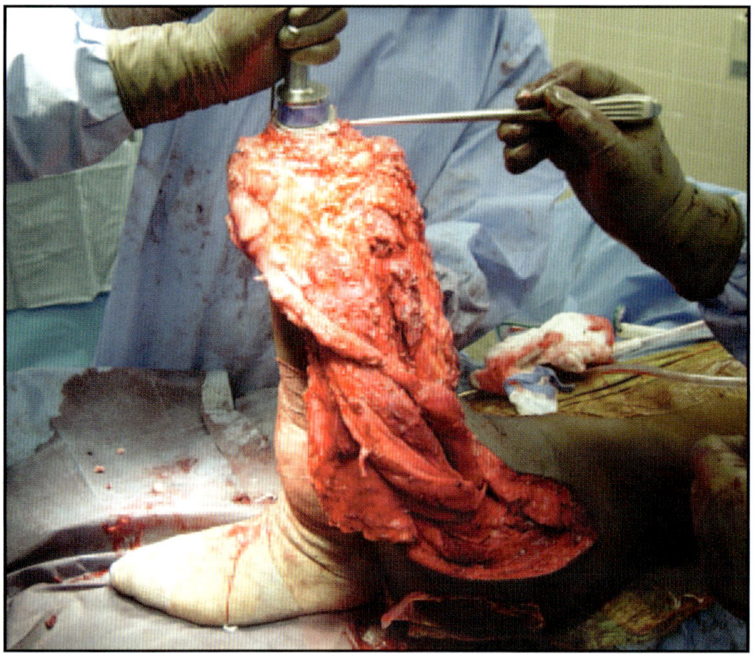

图27.4 全股骨置换的胫骨准备。准备过程中通过短缩近端来降低神经及肌肉张力。

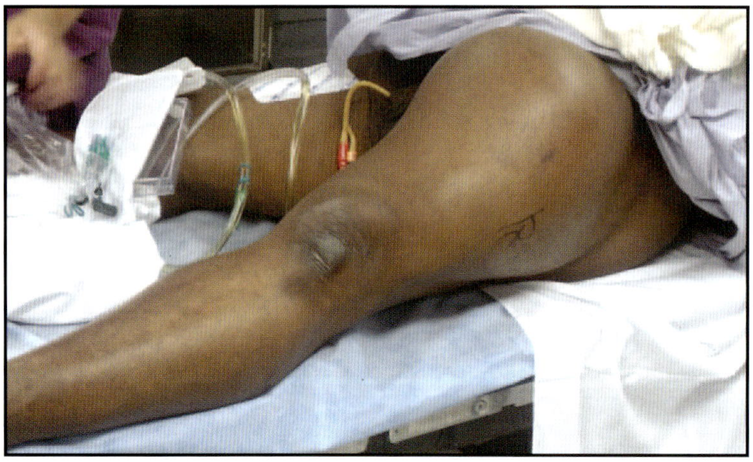

图27.5 全股骨重建后软组织闭合，包括阔筋膜张肌、缝匠肌、髂胫束。

行走，目前术后3年未复发。

病例3

65岁女性，乳腺癌转移，右侧股骨近端病理性骨折。在转诊到骨科之前，她接受了右侧股骨的内固定治疗。不幸的是，住院期间患者再次出现髋臼病理性骨折伴髋关节脱位。右侧股骨髓内钉退出，内固定失败。随后，放置抗生素骨水泥占位器并进行石膏固定（图27.11）。拟对髋关节进行了保留重建。观察无感染后，患者行股骨近端假体置换并使用多孔加强金属杯行髋臼重建。

使用DAA从髂嵴部分分离阔筋膜张肌，更好地显露股骨近端手术视野和显露髋臼。使用骨水泥将短柄假体固定在股骨近端，交界处有羟基磷灰石环促进骨长入（Stanmore；图27.12）。双极头假体与光滑、无涂层的近端假体一起使用，以减少对转子周围软组织的刺激（图27.13）。术后1天患者完全负重，术后3个月可用手杖舒适地行走（图27.14）。在

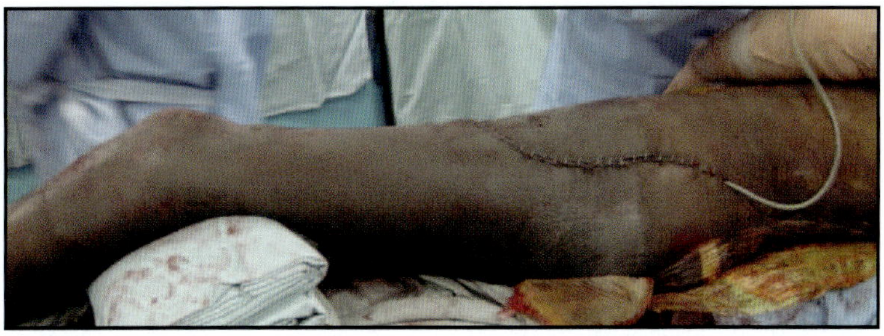

图27.6　肿瘤广泛切除重建手术后的伤口闭合。

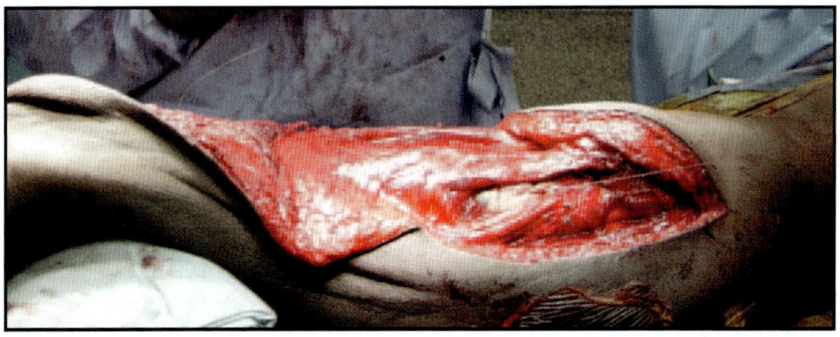

图27.7　左大腿骨肉瘤的术前外观。

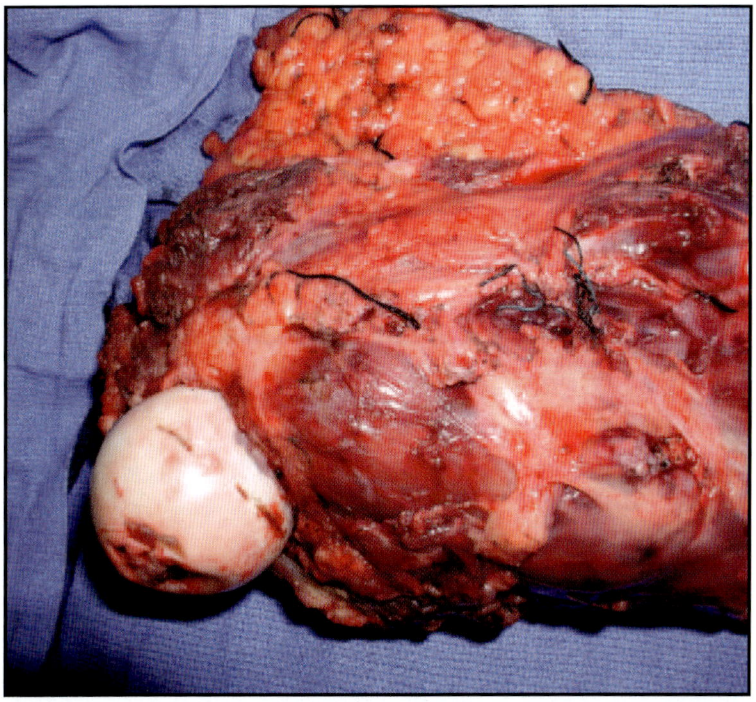

图27.8　肿块切除。肿瘤未累及阔筋膜张肌，侵入内收肌内侧肌层及股中间肌远端。

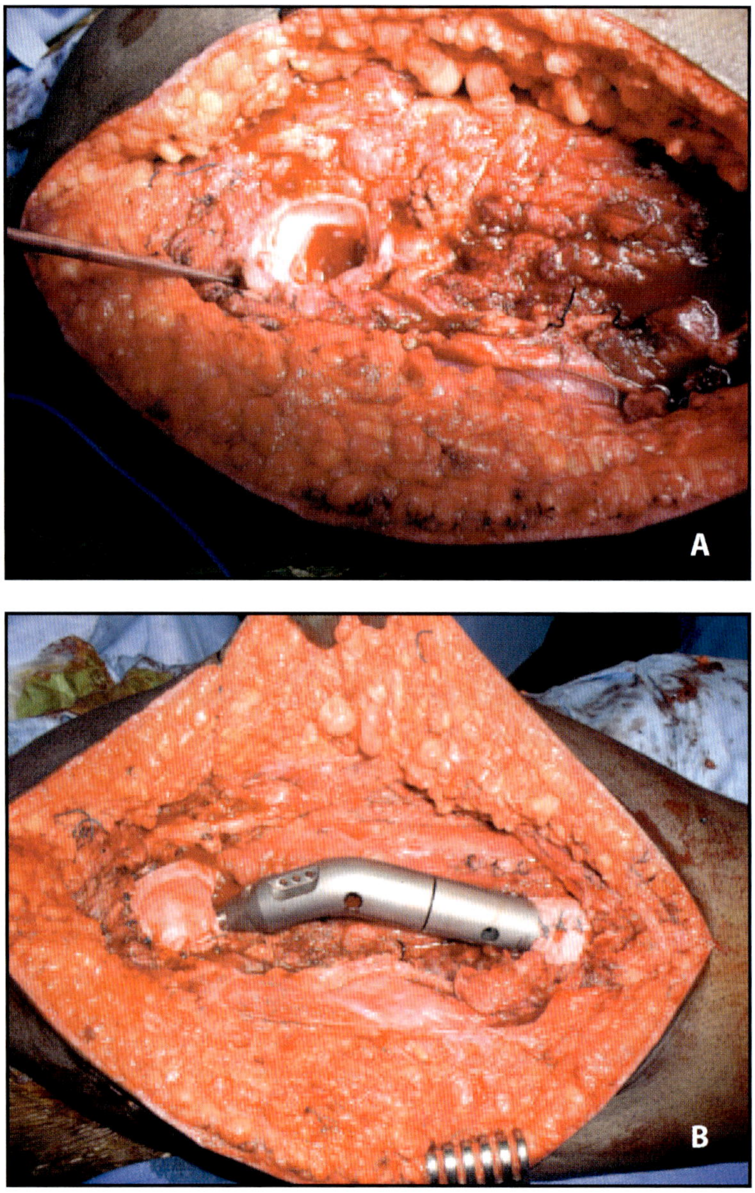

图27.9 (A)广泛切除肿瘤。(B)股骨假体重建。

随后1.5年的随访中，她不再使用辅助器具行走，并能独立生活。

临床疗效

肿瘤相关的股骨切除临床疗效取决于骨和软组织切除的范围。骨肿瘤患者(如骨肉瘤和尤文肉瘤)接受术前的化疗(软骨肉瘤除外)，免疫抑制和骨髓抑制使这些患者处于感染和伤口并发症的高风险中。转移肿瘤患者也经常有免疫和骨髓抑制，这些患者的康复往往比较复杂，并受多种因素影响，包括病灶范围和其他合并症。

手术目的是让患者早日回到日常生活和独立活动，在大多数患者中该目标是通过DAA完成的。脱位仍然是股骨近端切除的重大风险，随着双极股骨头的使用和臀部肌肉的保留，这种风险显著降低。目前还没有关于在骨肿瘤学中使用DAA的文献研究。DAA在肿瘤学中的应用由全髋关节翻修手术中使用的延长切口前路手术发展而来。虽然原发性骨肿瘤的位置决定了切除的最佳方法，但扩筋膜张肌瓣翻转可加强股骨近端和股骨头的显露。DAA也可沿髂嵴向近端延伸以暴露髋臼前柱。这种方法在

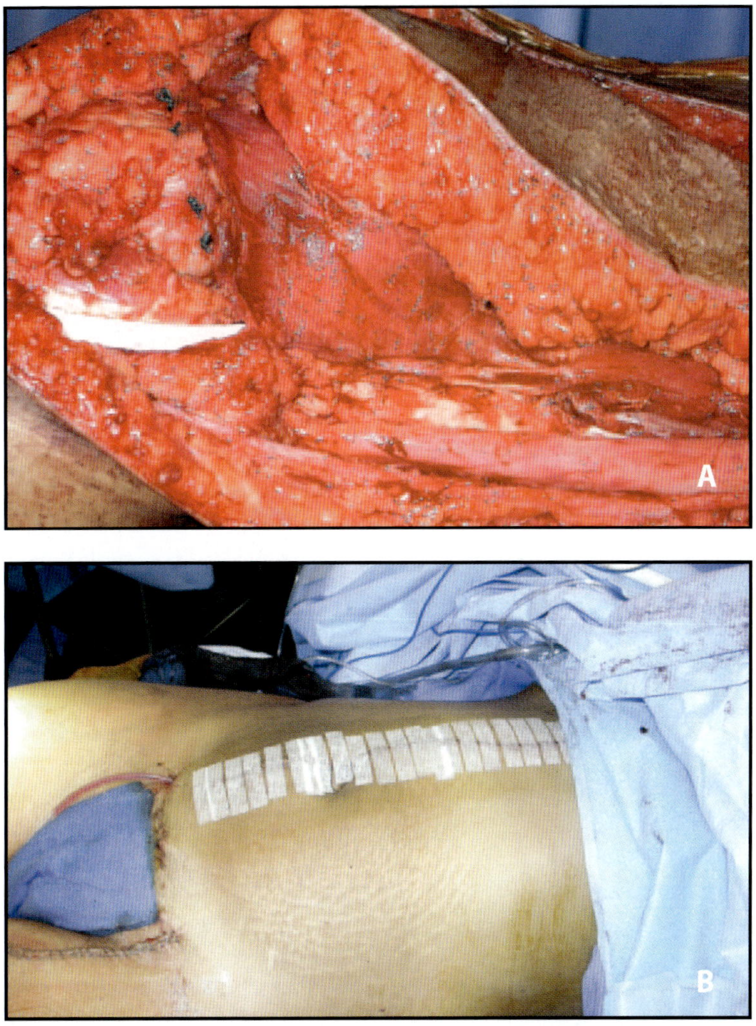

图27.10　(A)用腹直肌皮瓣进行软组织重建。(B)在整形外科医师辅助下进行皮肤闭合。

骨科肿瘤学中的适应证包括单间室骨肉瘤(MSTS IA型或ⅡA型),无臀部软组织受累的转移癌,以及有严重骨破坏的近端股骨侵袭性良性骨肿瘤(如骨巨细胞瘤,动脉瘤样骨囊肿)。

DAA在骨肿瘤学中的潜在应用优势包括仰卧位,可辅助气道控制和通气;保留外展肌以提高髋关节稳定性,保留肌肉(肌肉从股骨上松解但未分离);根据需要进行术中透视协助有计划的骨切除和下肢长度测定;有利于显露股神经血管束,可以在透X线的手术床上进行血管造影。研究显示,肿瘤预后取决于多种因素,包括化疗反应、肿瘤边缘情况、是否有转移灶、瘤体大小(大的肿瘤预后差)、解剖部位(轴位或中心位置肿瘤预后差)和分级(分级高预后差)。

结论

延长切口的DAA已得到不断发展。DAA在全髋关节置换术中的优势已详细描述,如本书其他地方所述,翻修髋关节置换术已经证实延长切口的DAA是成功的。仰卧位有很多优点,包括便于血管和气道通路的建立,术中透视,软组织松解而不分割肌肉,保留后关节囊及臀/髂胫束,以及便于下肢长度的比较。DAA技术和带发光头的拉钩/吸引管有助于协助股骨和髋臼的显露。对于股骨近端切除,可以使用标准的10厘米切口。通过移动患肢,股骨近

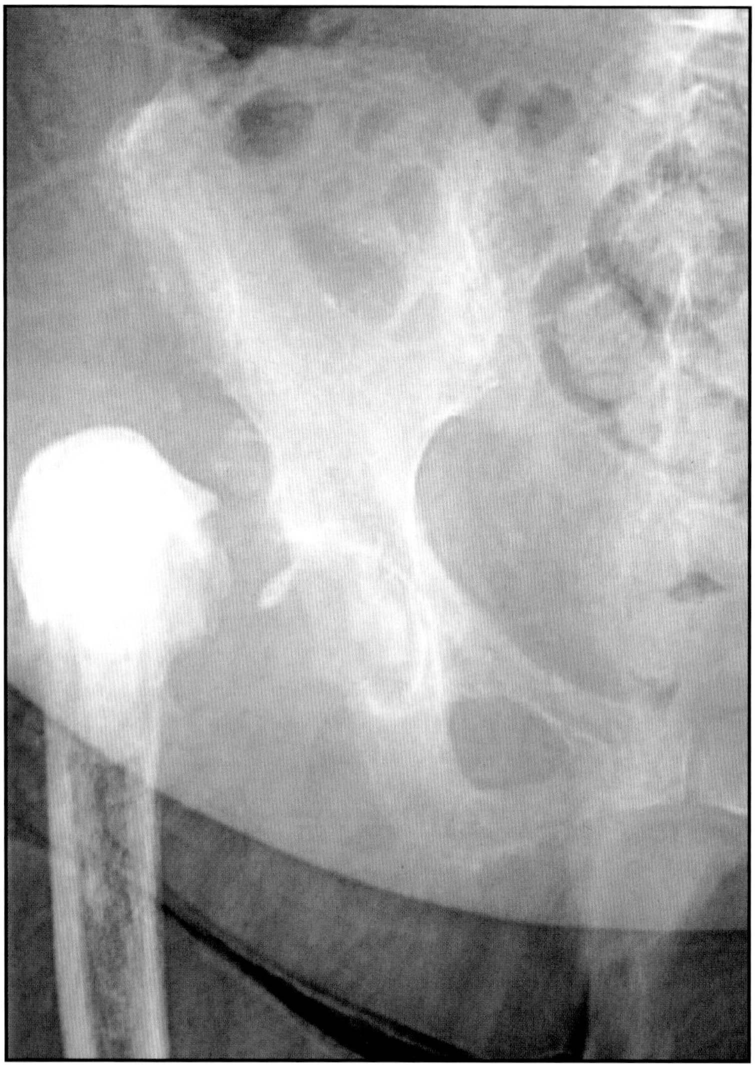

图27.11 肿瘤转移患者的近端股骨切除术及全髋关节重建失败。

端可以显露，并且髋臼视野不受阻碍。仰卧姿势下更容易重建患者的解剖结构，可通过比较内踝或Galeazzi试验来检查下肢长度。

随着延长DAA的切口，整个股骨都可以被显露。最安全的切口延长是侧向沿髂胫束行股外侧肌的分离或骨膜下剥离。如果进行全股骨置换，优选分离股外侧肌。如果行股骨近端置换，则股肌可以从前向后剥离，以保持肌肉的完整性。

术后恢复方案通常取决于外科医生的偏好。然而，大多数患者可以立即通过使用辅助器械和限制外展来完全负重。使用双极头假体患者的运动范围不受限制；然而如果进行非限制性假体的全髋关节置换，则需要采用预防脱位措施12周。全股骨置换术后方案包括6周的术后膝关节支具限制股四头肌收缩，但可以负重。康复计划将根据股骨切除的长度、软组织切除和外科医生的经验而有所不同。

原发性骨肿瘤应在活组织检查之前提交给训练有素的骨肌肿瘤专家。应遵循适当的无瘤，以避免污染邻近的软组织。原发性骨肿瘤的治疗目标是广泛的边缘切除。外科医生手术入路和重建方法是高度个性化的。DAA是一项强大的先进外科技术，可用于股骨假体置换和髋关节重建，但需要丰富的DAA手术经验，包括手术工具选择和肿瘤手术方面的专业知识。

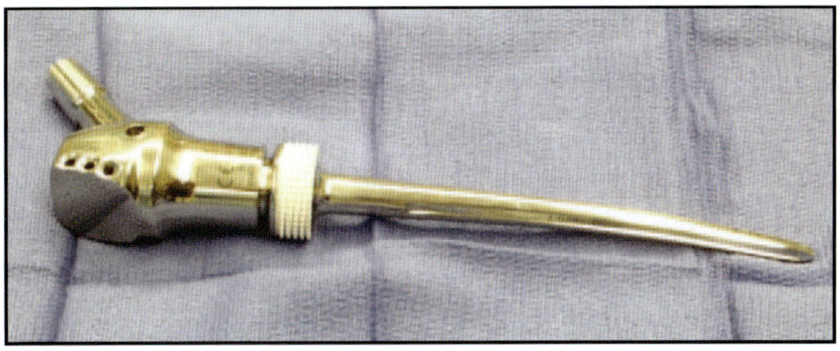

图27.12　短节段近端股骨置换假体，在骨-植入物交界处使用羟磷灰石环用于骨向内生长。

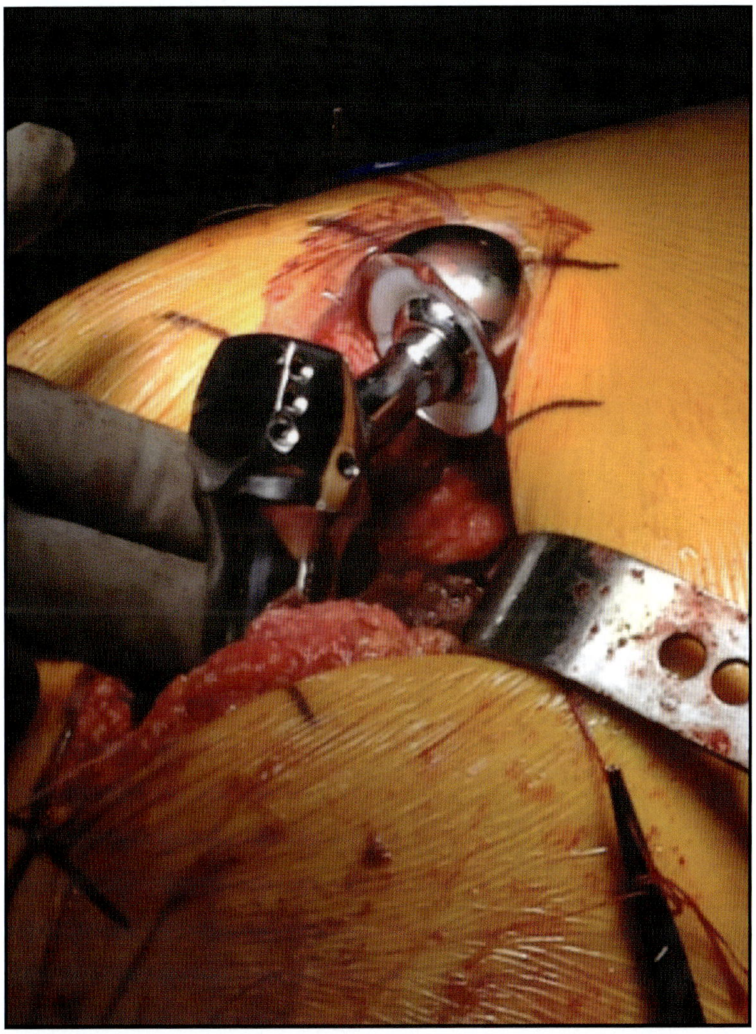

图27.13　双极头与平滑、无涂层的近侧假体一起使用，以减少对转子周围的软组织刺激。

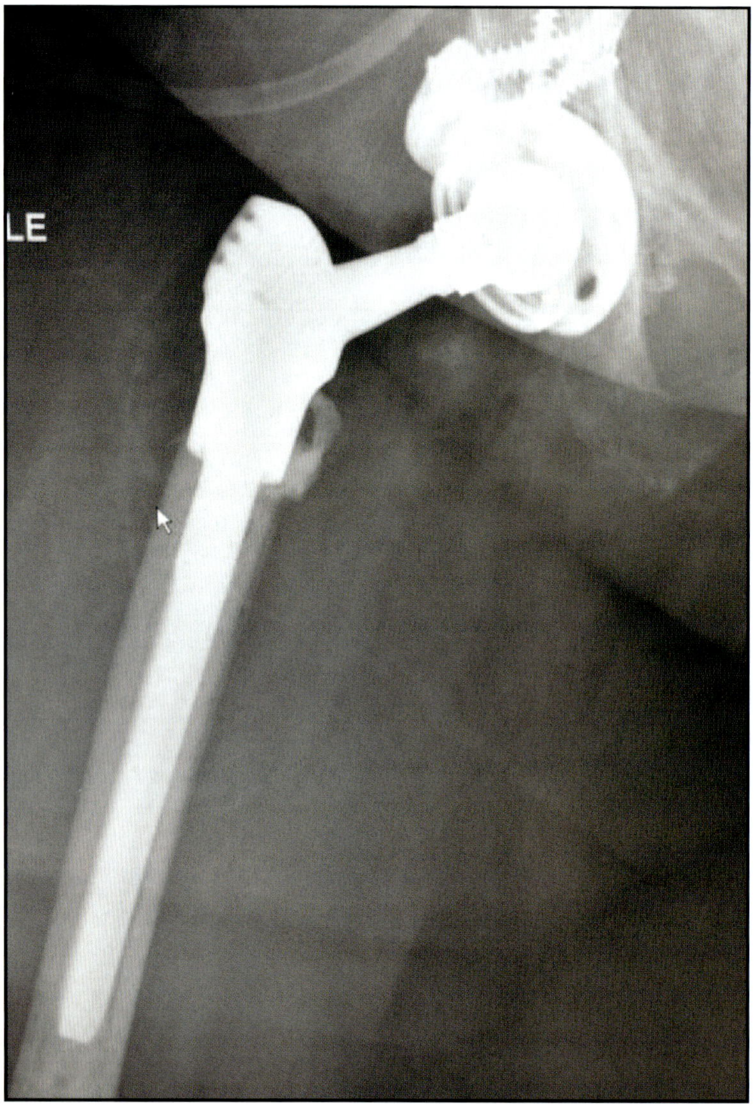

图27.14 患者右髋关节X线片显示，外展功能缺失的患者股骨近端置换使用限制性髋关节扩大重建。

要点回顾

- 髋关节的DAA可用于包括股骨近端在内的选择性肿瘤切除术。该入路可以延长切口用于显露整个股骨。
- DAA在肿瘤切除手术的优势包括仰卧位、易于显露神经血管束、可比较下肢长度、透视下截骨和植入，以及更容易完成全股骨置换的膝关节重建。
- DAA在肿瘤切除手术中的缺点包括难以切除后部受浸润的软组织(特别是在坐骨神经附近)，难以切除大转子周围的组织，并且如果累及阔筋膜张肌需要切除的情况下，会增加伤口并发症的可能性。
- 原发性骨肿瘤应该由经过培训的骨肿瘤专科医生进行治疗，并且最好在进行初步活检之前就介入。
- 可通过DAA切除转移病灶，但术前应考虑进行栓塞，特别是对于肾脏和甲状腺转移癌。
- 特制DAA工具是有帮助的，股骨近端显露高度依赖于外科医生的能力。

• 建议使用带髋部延伸功能的可透视手术床。只有那些使用DAA进行髋关节置换术的患者才能使用骨折手术床，并且只能在小转子下方的近端切除术中使用。骨折手术床有助于股骨的抬高/牵引，但是为防患者受伤，只有经验丰富的人员才能操作。

（王子明 译）

参考文献

1. Bernthal NM, Greenberg M, Heberer K, Eckardt JJ, Fowler EG. What are the functional outcomes of endoprosthetic reconstructions after tumor resection? *Clin Orthop Relat Res.* 2015; 473(3):812-819.
2. Ahlmann ER, Menendez LR, Kermani C, et al. Survivorship and clinical outcome of modular endoprosthetic reconstruction for neoplastic disease of the lower limb. *J Bone Joint Surg Br.* 2006;88B:790-795.
3. Savvidou OD, Mavrogenis AF, Sakellariou V, et al. Salvage of failed total hip arthroplasty with proximal femoral replacement. *Orthopedics.* 2014; 37(10):691-698.
4. Glassman AH. Exposure for revision: total hip replacement. *Clin Orthop Relat Res.* 2004;(420):39-47. Review.
5. Stiehl JB. Extensile anterior column acetabular reconstruction in revision total hip arthroplasty. *Semin Arthroplasty.* 1995;6(2):60-67.
6. Parvizi J, Sim FH. Proximal femoral replacements with megaprosthesis. *Clin Orthop Relat Res.* 2004;420:169-175.
7. Lietman SA. A novel surgical approach for complex destructive acetabular malignancies. *J Surg Oncol.* 2009;99(6):379-381.
8. Enneking W, Maale GE. The effect of inadvertent tumor contamination of wounds during the surgical resection of musculoskeletal neoplasms. *Cancer.* 1981;47:1251-1256.
9. Donati D, Zavatta M, Gozzi E, et al. Modular prosthetic replacement of the proximal femur after resection of a bone tumour—a long term follow up. *J Bone Joint Surg Br.* 2001;83B:1156-1160.
10. Enneking WF, Spanier S, Goodman MA. A system for surgical staging of musculoskeletal sarcoma. *Clin Orthop Relat Res.* 1980;153:106-120.
11. Hattori H, Mibe J, Yamamoto K. Modular megaprosthesis in metastatic bone disease of the femur. *Orthopedics.* 2011;34(12):e871-e876
12. Veth RP, Nielsen HK, Oldhoff J, et al. Megaprostheses in the treatment of primary malignant and metastatic tumors in the hip region. *J Surg Oncol.* 1989; 40(3):214-218.
13. Morris HG, Capanna R, Del Ben M, Campanacci D. Prosthetic reconstruction of the proximal femur after resection for bone tumors. *J Arthroplasty.* 1995;10(3):293-299.
14. Manrique J, Chen AF, Heller S, Hozack WJ. Direct anterior approach for revision total hip arthroplasty. *Ann Transl Med.* 2014;2(10):100.
15. Berend KR, Kavolus JJ, Morris MJ, Lombardi AV Jr. Primary and revision anterior supine total hip arthroplasty: an analysis of complications and reoperations. *Instr Course Lect.* 2013;62:251-263.

第九部分

直接前方入路在骨科中的特殊应用:康复

第 28 章

直接前方入路髋关节手术后的患者康复

Sarvang Dalal, PT, DPT, MSPT, MTC, FAAOMPT; Amir Pourmoghaddam, PhD

学习要点

- DAA THA手术康复期有三个康复疗程，主治医生与康复师应紧密合作使患者尽快安全地康复。
- 拉力辅助带是重要的功能性康复手段，它可以促进多个解剖面角度的运动，并且从开链和闭链运动中获益。
- 应避免DAA THA手术后直腿抬高（SLR）锻炼，因为其可能导致髂腰肌炎的发病。

全髋关节置换手术是髋部疼痛的骨性关节炎患者的最终手术治疗方案[1-3]。关节置换手术的后续康复治疗是整个疗程中的重中之重[4,5]。髋关节置换手术有多种手术选择，各手术都有详细的方案。普通手术方式（髋部后方、外侧入路）对全髋关节置换手术有详细的术后限制与禁止事项，每种手术都有因手术对软组织的创伤而导致髋部后遗症的风险[6]。康复治疗虽然根据手术方法而不同，但仍有一些共通的准则引导康复师、医生以及患者以达到理想的效果。

DAA THA术后的患者康复应结合严谨的康复程序并应遵循以下四个重要事项。首先，软组织康复应在制订康复计划时予以重视并在延伸与增强关节的康复锻炼中予以体现。其次，患者的耐受性应当是制订康复疗程与难度的重要参考标准。第三，为了避免术后并发症，患者的病史（如过去的关节置换术、骨折、神经功能障碍或是韧带松弛等）应被考虑在内。第四，在康复训练中患者应避免处于负重状态，或者延缓负重训练。

本章中，我们将阐述基于初次DAA THA手术的术前计划以及术后三阶段康复。我们的目标是将DAA康复计划规范化，以方便其他外科医生和康复治疗师的应用。

术前康复

疼痛与关节功能缺失将对周围肌肉起抑制作用[7]，可能引发肌肉萎缩，比如髋关节炎引发的臀中肌和外旋肌萎缩[7]。如果术前进行臀肌锻炼，将会对术后患者的康复起到很好的疗效。我们在此建议患者于术前参加一个讨论手术、预期、目标、训练量方面的课程。此外，术前理疗对于门诊患者的评估有重要意义，例如，明确患者特定关节功能的紊乱、弱化，畸形活动，灵活性以及力量的不足。

患者的术前评估有助于定制康复程序。术前骨关节炎会影响髋关节的活动度[8]，因此拉伸锻炼具有正面意义，特别是已有证据表明术前髋关节活动度将对术后的活动度产生影响[9]。我们推荐进行股四头肌等长训练，腘绳肌等长训练，髋内收肌等长训练，臀肌等长训练，以及侧卧式髋部外展训练来进行术前强化。对四头肌、腘绳肌、腰大肌和髂胫束(IT)的拉伸训练同样可以增强术前髋部灵活性。低运动量的有氧训练、体能恢复训练以及减肥可以有效减轻髋关节炎患者的病痛[10]。

术后理疗

我们将DAA THA术后物理康复分为三个阶段(表28.1)。所有的康复锻炼都经过严格设计以防止由肢体伸展与外旋引发的髋关节前脱位。部分锻炼基于术前计划予以严格限制，以防刺激到髂腰肌组织。特别是避免拉力带辅助下的直腿抬高与屈髋锻炼，因为容易导致前髋部的疼痛与功能紊乱。此外，如果患者使用动感单车进行康复，笔者强烈建议不要将双脚固定在踏板上以防止髂腰肌过度疲劳。

第一疗程(0~6周)

第一个复健期开始于手术后第0~6周，由一些轻量锻炼组成，包含等长训练等使关节与肌肉长度保持不变的训练(即目标肢体在锻炼中无明显看见的运动)。每个等长训练动作应保持在5秒左右，视患者能力每20~30次为一组。

臀肌等长训练如图28.1所示，以仰卧体位收紧臀肌以增强臀肌的耐受力。

患者同样将学习股四头肌等长训练，如图28.2所示，将膝盖置于垫子之上收紧并向后拉伸。同时双脚保持背屈以促进肌肉收缩。这个训练有助于增强股四头肌。

内收肌等长训练如图28.3所示，将球或是枕头

表28.1 DAA THA术后物理康复治疗指南

阶段	时间	训练内容
第一疗程	0~6 周	·臀肌等长训练 ·股四头肌等长训练 ·内收肌等长训练 ·腘绳肌等长训练 ·仰卧–侧卧髋外展肌训练 ·站立位腿部弯曲训练 ·站立位髋外展训练 ·小腿抬升 ·踝泵运动 ·脊柱稳定运动
第二疗程	6 周后	·仰卧体位腘绳肌拉伸 ·俯卧/侧卧体位股四头肌拉伸 ·梨状肌拉伸 ·髋部外旋拉伸 ·髋部伸展训练 ·髋部开放/闭合运动链法训练(伸展，外展，内收) ·侧卧体位髋外转训练
第三疗程	10 周后	·腿部负重器械训练(单腿) ·腿部弯曲器械训练(单腿) ·深蹲器械训练(例如，Total Gym 健身器，单腿) ·靠墙滑动训练 ·弹力带捆绑侧步训练 ·抬髋运动

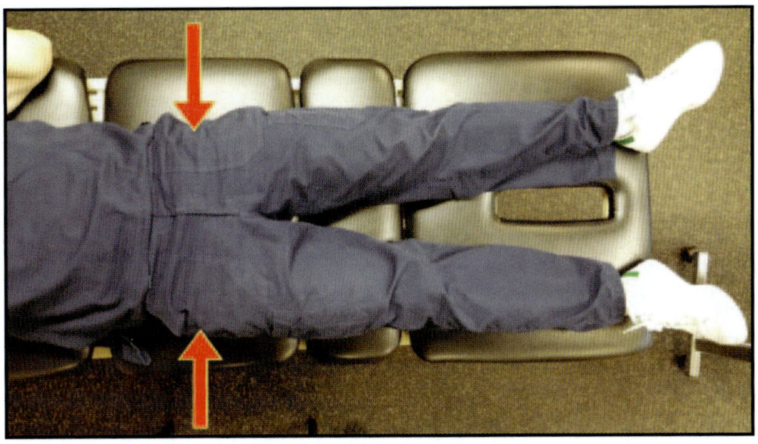

图28.1 臀肌等长训练。

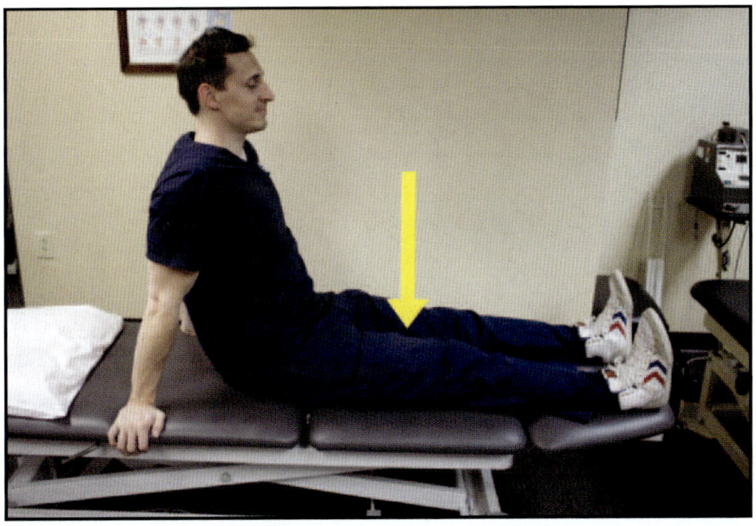

图28.2 股四头肌等长训练。

置于两大腿之间。

腘绳肌等长训练如图28.4所示，脚后跟用力下压垫子的同时屈膝并将脚后跟向臀部方向做拉伸。

髋外展训练在矫正步态时极为重要，且可以减轻Trendelenburg步态[11,12]，如图28.5所示。

髋外展肌训练在第一疗程中是被允许及鼓励的。通常采取仰卧体位以消除重力。将髋部滑向身体远端30°~45°进行训练。2~3周后，外展肌训练将变为侧卧体位克服重力训练。

站立体位时小腿弯曲训练可以增强腘绳肌。如图28.6所示，保持髋部垂直的情况下从膝盖处弯曲小腿。大腿应与另一条腿平行。

患者还可以如图28.7所示，在站立体位下以30°~45°角进行髋外展肌训练。如果患者可以承受负重训练，那么可以用术肢站立支撑，外展非术肢。这将锻炼术肢的负重能力且由闭合链入路增强髋外展肌。

如图28.8，患者可以通过踮脚站立的方式训练腓肠肌。

此外，建议患者如图28.9所示，每小时进行10次踝泵运动以预防深静脉血栓(DVT)，特别是在术后康复的初期疗程中。

脊柱稳定与否是脊柱骨盆综合征的重要因素。核心肌群是下肢正常功能的坚实基础。因此我们建议进行Richardson等倡导的腹肌收缩训练以加强核心肌群[13-16]。在该训练中，患者将学习在骨盆固定的

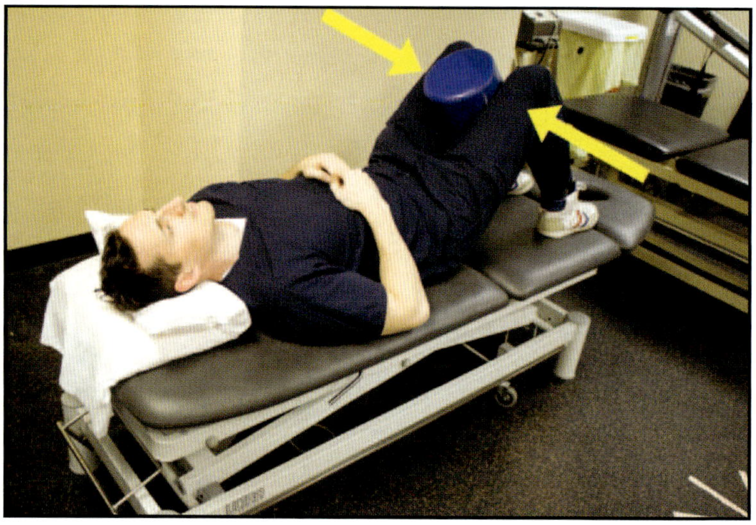

图28.3 内收肌等长训练。

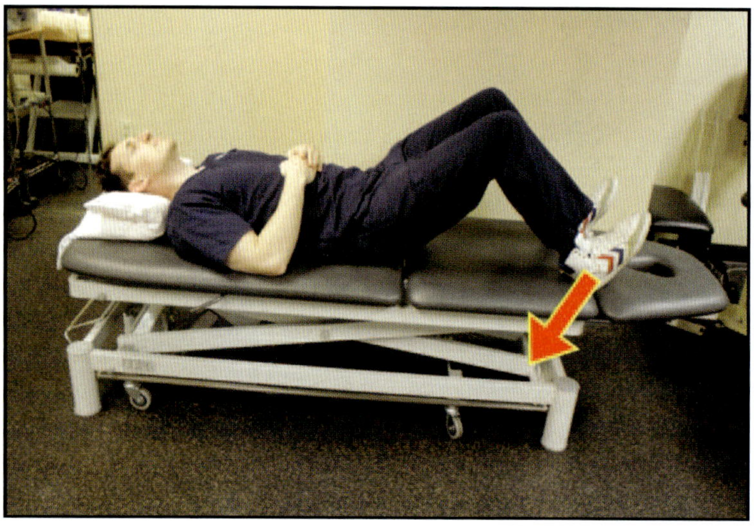

图28.4 腘绳肌等长训练。

情况下将腹部向脊柱侧收缩的方法[15]。

第二疗程(6周后)

DAA THA手术后的物理康复第二阶段开始于术后6周，视患者的软组织与术后伤疤的康复情况开始进行拉伸锻炼与活性锻炼。一些研究表明，DAA THA手术相较于传统髋部手术有较低的关节脱位率[17]，允许患者更早地进行灵活性训练。拉伸训练一般每个动作保持30~45秒，每3次为一组。患者如果有腰痛病史，可如图28.10所示，以仰卧体位拉伸腘绳肌，同时弯曲另一条腿的膝盖。

股四头肌拉伸由俯卧体位进行，如图28.11所示。如果患者有腰痛，可将枕头置于腹横肌之下。如果患者无法承受在俯卧体位下进行四头肌训练，那么可以侧卧体位代替。

患者可在非术肢伸直的情况下，将术肢环绕在其之上进行拉伸以锻炼梨状肌(图28.12)。

外旋拉伸如图28.13所示，将术肢的脚踝略微置于非术肢膝盖之下。这个拉伸可帮助恢复人在日常生活中的外旋关节活动，例如穿鞋和穿袜子。外旋关节僵直是DAA THA手术后的常见现象，在第二疗程中加入该锻炼有助于身体功能复健。

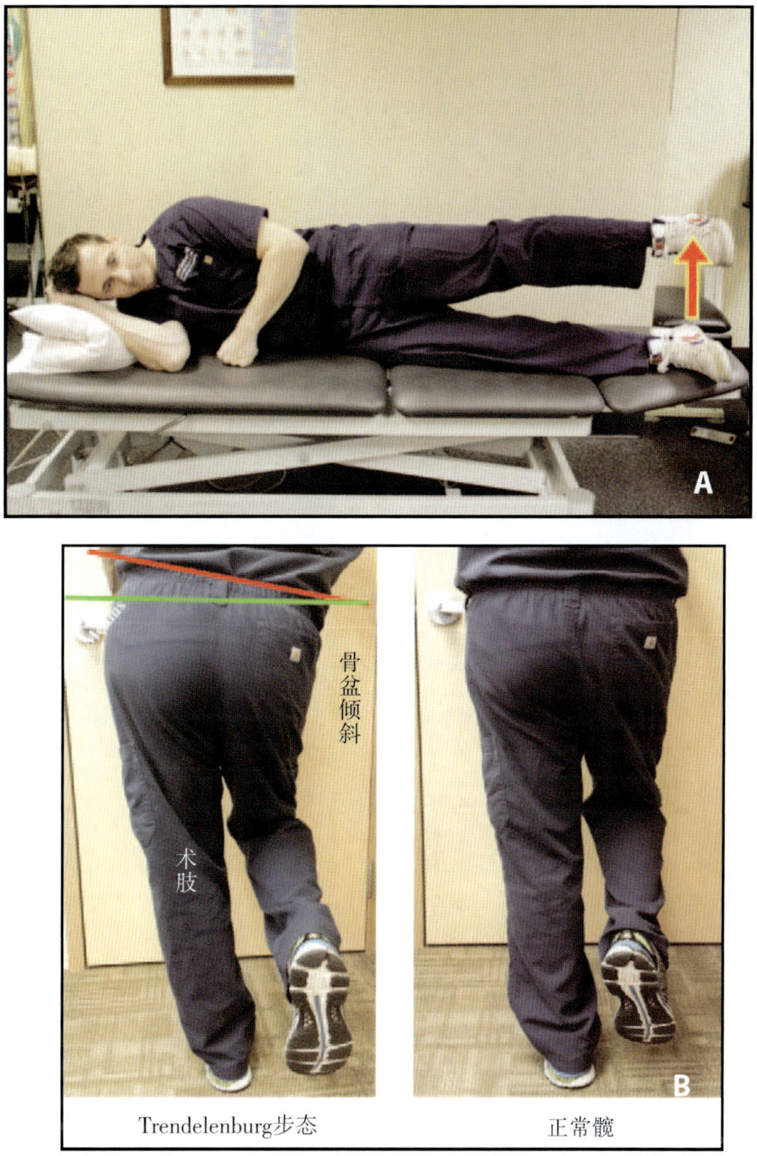

图28.5 (A)侧卧体位髋外展训练,可以克服由于外展肌无力导致的Trendelenburg步态。(B)Trendelenburg步态示意图。

为了避免髂腰术后功能失调,可进行轻量的臀肌伸展训练。该训练初级体位如图28.14A所示,将非术侧髋部弯曲,同时伸直术侧的髋部和膝盖。进阶体位如图28.14B所示,将非术侧的髋部与膝盖弯曲的同时慢慢将术肢移开支撑身体的床或桌子,由于术肢固定在水平位置以下,腰大肌在离开桌子后被重力下拉而得到伸展。

利用弹力带对术肢进行增强训练是第二疗程中的重要部分。为达到理想的复健效果,康复对于躯干应在全部三种解剖面(矢状面、冠状面和横截面)上同时作用。许多运动,诸如骑行、散步、慢跑,只基于矢状面有显著效果。然而,弹力带可以在全部三种解剖面对身体下部肌肉进行锻炼。如图28.15A所示,在矢状面下的臀伸展运动的目标是锻炼后臀部、臀大肌肌群和腘绳肌。但是该锻炼应当被限制在20°角以下,以防止由髋部伸展过度而引起的髋部错位。

髋外展训练在冠状面下锻炼侧向肌肉的力量,包括臀中肌与臀小肌,一般以30°~45°角进行外展(图28.15B)。髋内转训练(冠状面)是将术肢向中线

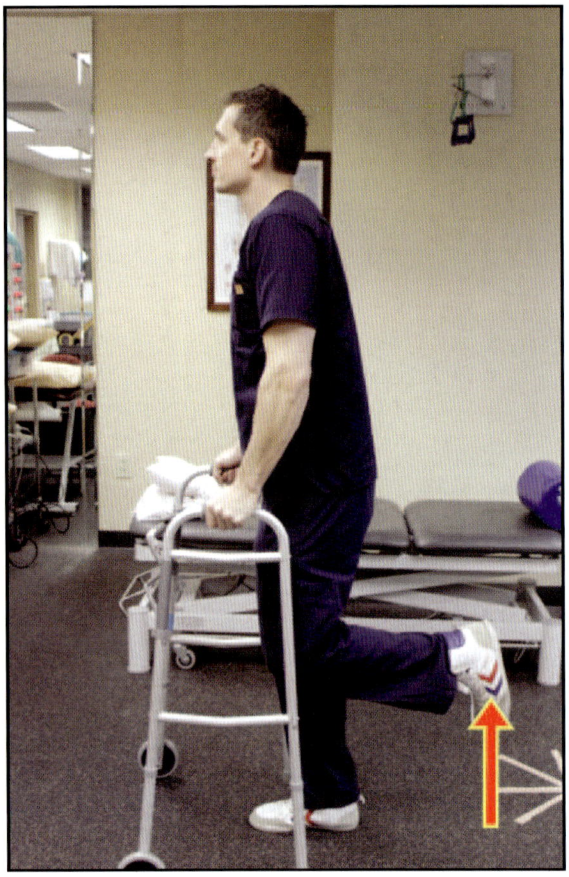

图28.6 站立位屈小腿训练。

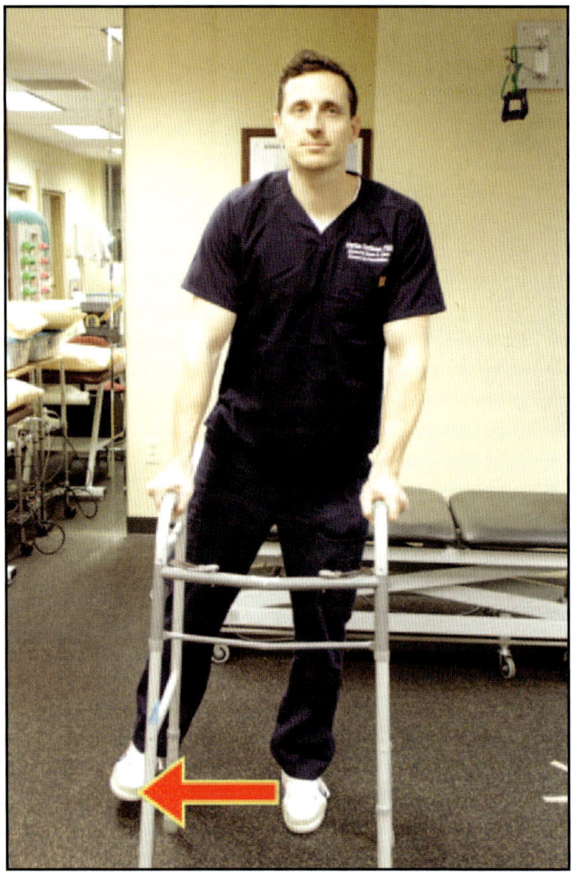

图28.7 站立位髋外展训练。

拉伸并避免术肢在前端越过支撑腿。该训练如图28.15C,是为了锻炼强化包括大收肌在内的内收肌群。在臀肌训练中手扶支架可以为患者提供平衡,保障安全。

侧卧体位髋外转训练可以锻炼转髋肌肉（图28.16）。但是并不鼓励训练中进行屈髋运动,这将造成髂腰肌功能障碍,而后者将造成显著的前髋疼痛与不适,特别是在DAA THA手术后。市面上的大多数弹力带依颜色将弹力分级;我们一般由低弹力开始逐渐向高弹力过渡。患者由15组开始,每隔一周增加5组,直到患者可以应对30组的强度。之后我们将增加弹力带的强度,再度由15组开始,重复上述步骤。建议患者每隔一天进行弹力带训练。

关节康复中一个重要的概念是在开链运动与闭链运动状态下同时对术肢进行锻炼,因为在日常生活中两种链模式都被使用。在开链运动中,目标是在无负重的情况下使肢体远端进行自由活动。相反,在闭链运动中,肢体远端是在负重状态下保持固定且肌肉同步收缩。我们建议对DAA THA手术的非术肢以开链运动模式进行站立训练,同时对术肝以闭链运动模式进行站立训练。这样,弹力带可以让患者对双腿同时进行开链运动与闭链运动训练。然而,非术侧的髋部负重并不总是可行的,例如患者有严重的骨关节炎时。

如图28.17所示，在第二疗程中单脚支撑站立训练可以增强本体感觉与平衡感[18]。这个锻炼开始由平面站立开始,逐渐向不稳定的面过渡,例如海绵垫。

第三疗程(10周后)

DAA THA手术后的第三疗程的物理康复不早于术后10周。在该疗程中,患者应继续坚持前两个疗程中的灵活性拉伸训练与力量训练。但是等长训练将替换为一些基于器械的力量训练。如图28.18A所示,患者可使用腿举重机器以代替等长四头肌训练。患者可使用重量器械进行腿部弯曲运动（图

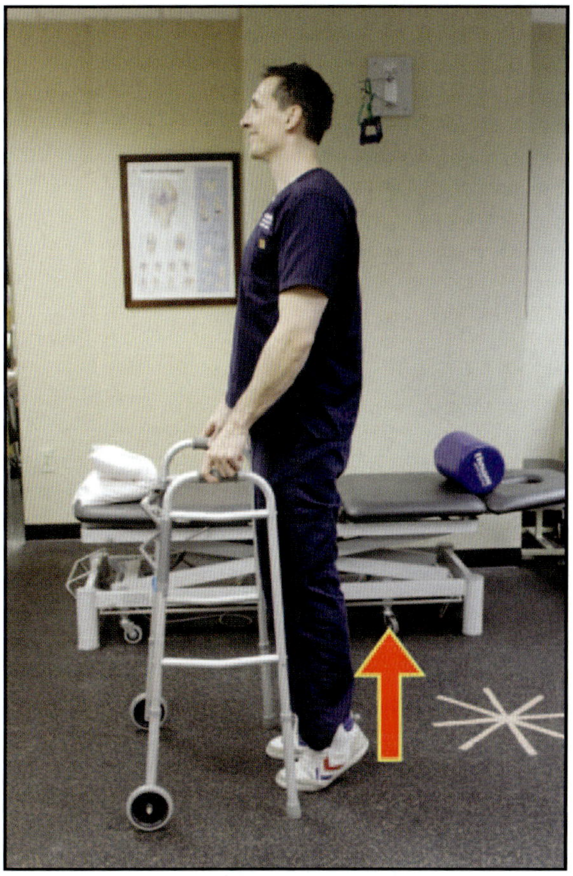

图28.8　小腿抬升。

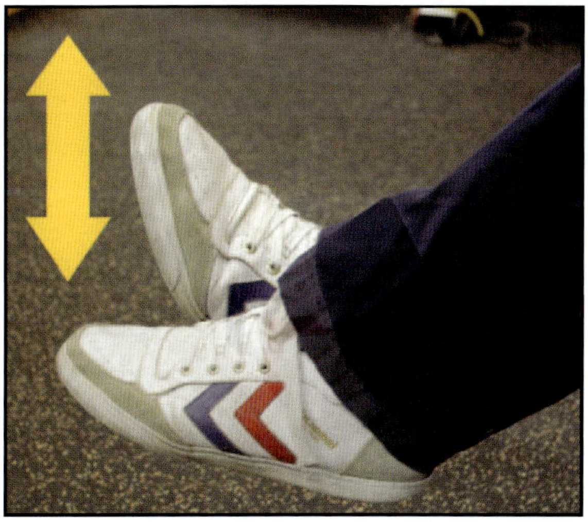

图28.9　踝泵运动，预防DVT。

28.18B）以代替等长腘绳肌训练。同时建议使用一些深蹲器械，例如Total Gym牌健身器（图28.18C）依器械功能进行离心和向心运动。腿举重机，腘绳肌锻炼器械和Total Gym牌运动器械在本诊所中被广泛使用，以针对特定弱化肌肉的单腿（术侧）训练，同时避免非术肢受运动影响而达到补偿平衡。患者也可以进行靠墙滑动训练以加强下肢力量，如图28.18D所示。

我们同时建议患者在锻炼时将弹力带缠绕在脚踝以上部位，在冠状面上可以锻炼患者的髋外展肌（图28.19）。

最后，如图28.20所示，患者以术肢单足站立，做抬髋运动，收缩同侧肌肉，让同侧骨盆倾斜并略微抬高另一侧髋部。

结论

DAA THA手术后的物理康复在患者术后复健中具有关键性作用。本部分介绍了基于患者耐受力、外科创伤和负重情况的三个疗程的术后康复方案。复健由等长训练开始，逐渐向器械训练过渡。灵活性训练可以增强手术后髋关节活动度。基于解剖截面的力量训练理念对于锻炼臀部不同肌肉有重要意义。我们建议在此康复过程中合并力量训练与关节灵活性训练，且建议患者在术后至少1年保持先前介绍的训练方法。此外，我们鼓励患者逐渐将有氧运动融入到日常训练项目中。

我们的康复方案基于开链运动与闭链运动原则。对DAA THA手术具有针对性，应避免直腿抬高动作以免刺激到髂腰肌。最后，一些患者选择使用动感单车作为复健方式，我们建议患者不要将双脚固定在脚踏板上。如果患者的髂腰肌失调状况恶化，我们建议进行物理康复咨询，用髂腰肌拉伸与髂腰肌软组织松动术结合的医疗手段进行治疗，如果有必要，还将增添离心运动的髂腰肌力量锻炼。

要点回顾

- DAA THA术后康复根据软组织康复情况、术后时间和患者能力可分为三个疗程。
- 术后物理康复锻炼的定制可以避免臀肌拉伸与关节外旋同时进行（预防关节错位）。
- 臀肌锻炼应从全部三个解剖截面角度着眼。臀外展肌伸直是减轻Trendelenburg步态以及外展肌倾斜等症状的关键要素。

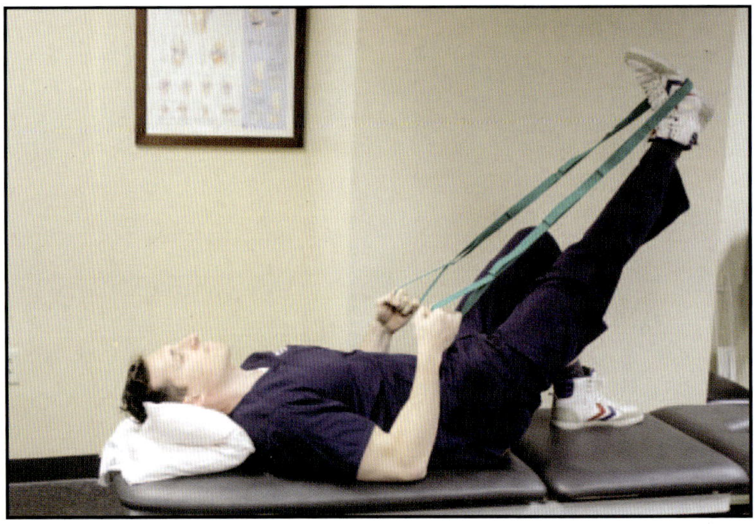

图28.10　仰卧体位腘绳肌拉伸。

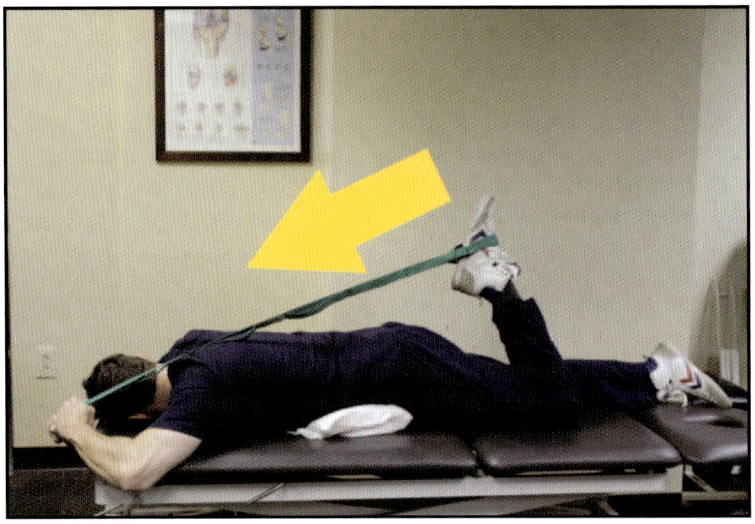

图28.11　俯卧体位股四头肌拉伸。

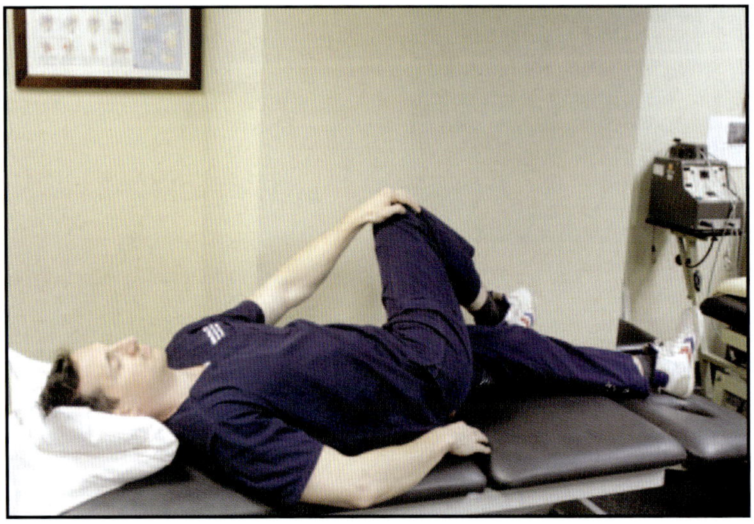

图28.12　梨状肌拉伸。

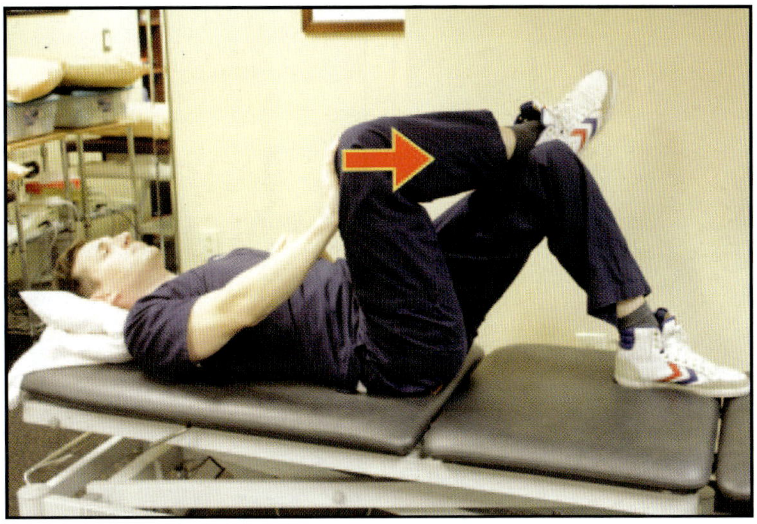

图28.13　髋部外旋拉伸。

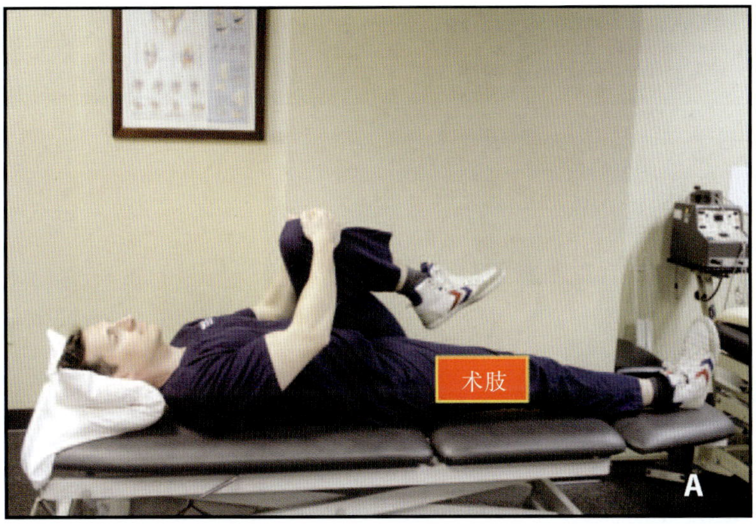

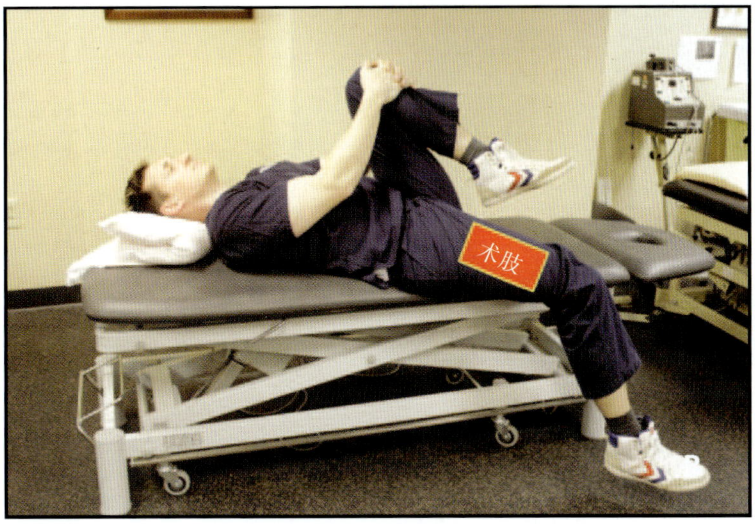

图28.14　髋部伸展训练。(A)初级体位,(B)进阶体位。

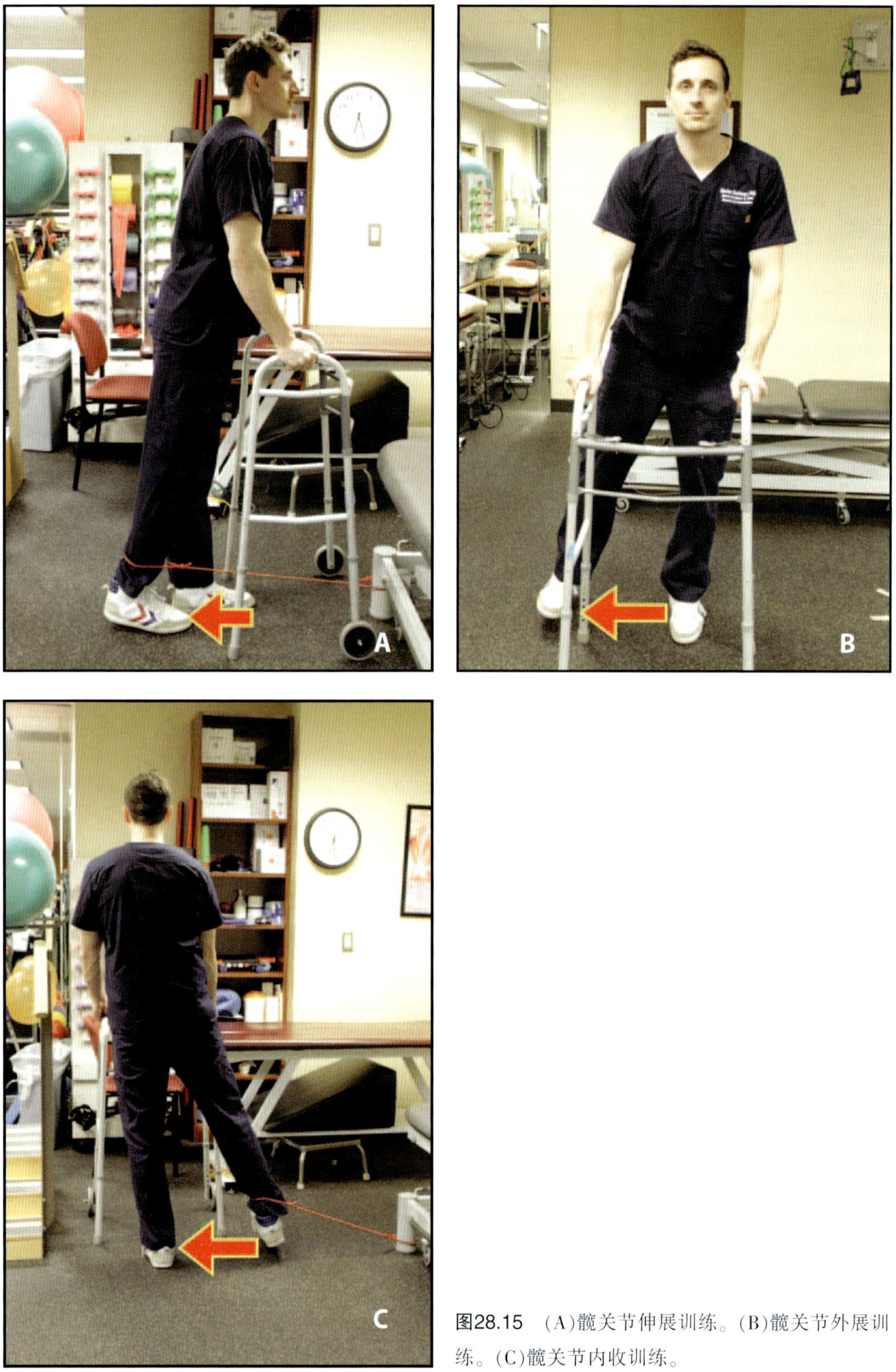

图28.15 (A)髋关节伸展训练。(B)髋关节外展训练。(C)髋关节内收训练。

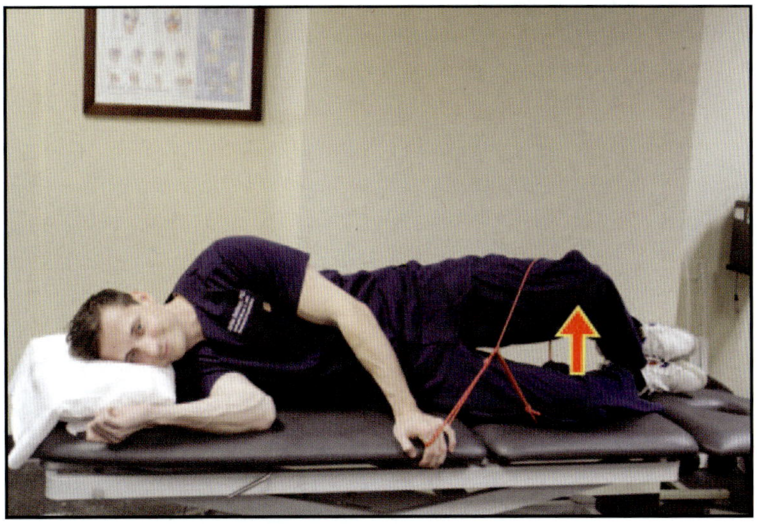

图28.16　侧卧体位髋外转训练。

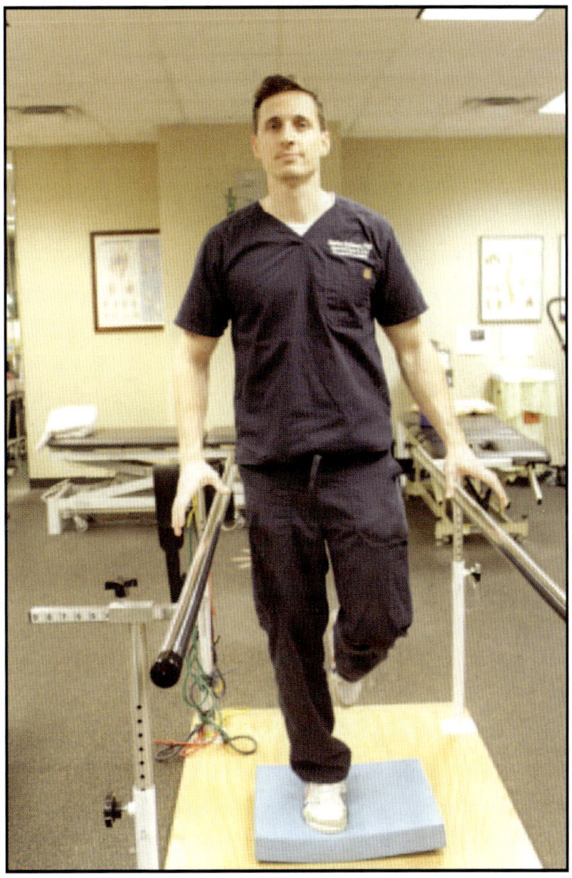

图28.17　单脚支撑站立训练。

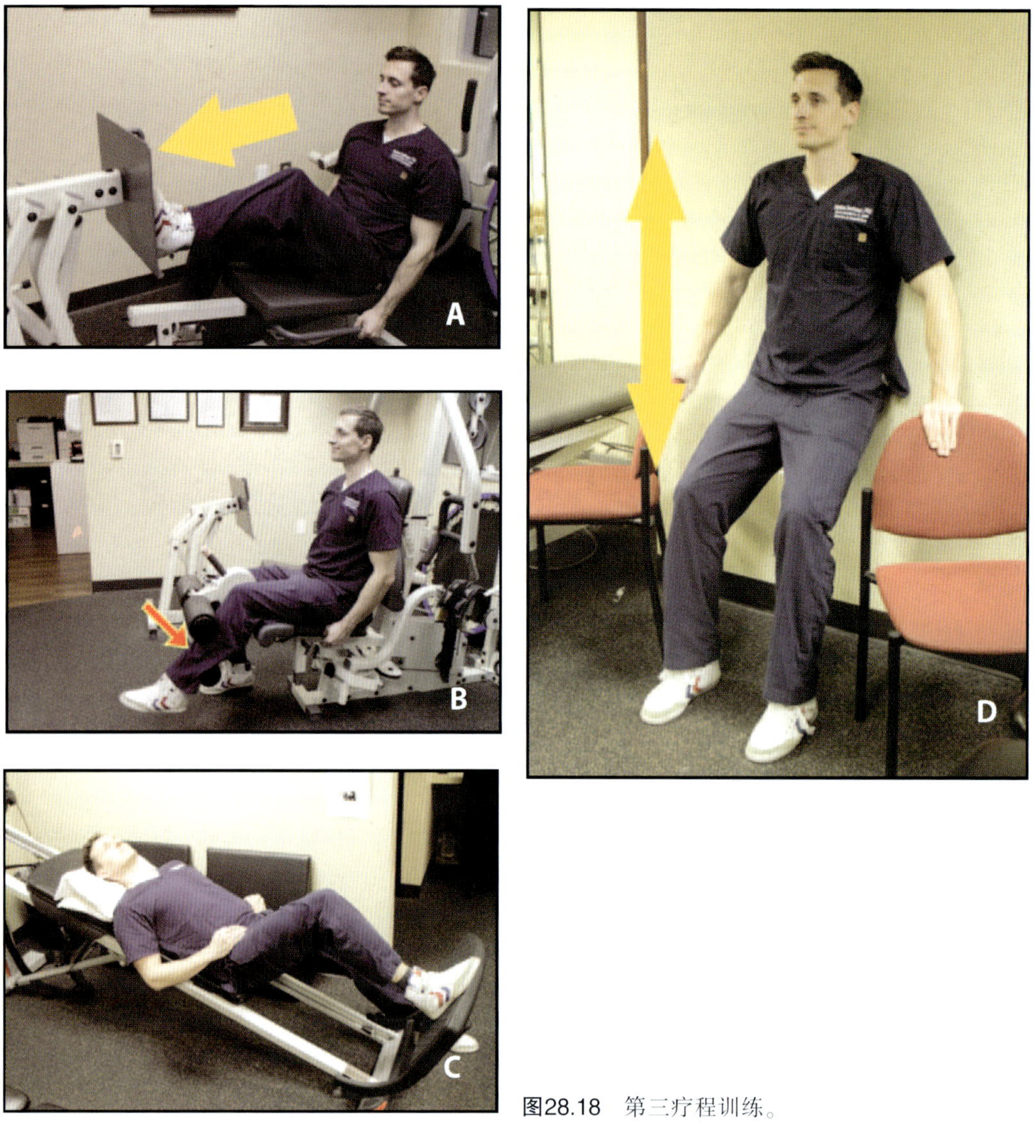

图28.18 第三疗程训练。

• 全髋关节置换手术康复应同时涵盖开链运动与闭链运动两种模式以康复人体机能。

• 避免直腿抬高锻炼，因为这样会导致髂腰肌腱炎。

致谢

作者感谢Dr.Marius和Ms.Carolyn Zo Mendoa，他们帮忙制作本章的照片。

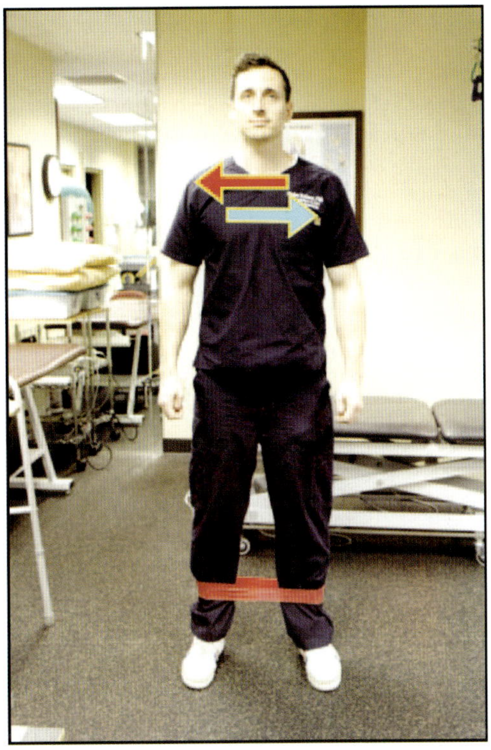

图28.19　弹力带捆绑下侧向走路。

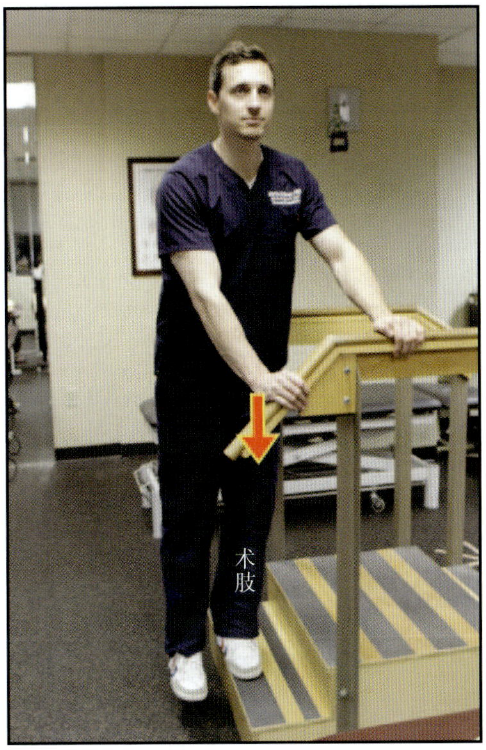

图28.20　抬髋运动。

（刘国强　潘浩　译）

参考文献

1. Taunton MJ, Mason JB, Odum SM, Springer BD. Direct anterior total hip arthroplasty yields more rapid voluntary cessation of all walking AIDS: a prospective, randomized clinical trial. *J Arthroplasty*. 2014;29(9 Suppl):169–172. doi:10.1016/j.arth.2014.03.051.
2. Rathod PA, Orishimo KF, Kremenic IJ, Deshmukh AJ, Rodriguez JA. Similar improvement in gait parameters following direct anterior & posterior approach total hip arthroplasty. *J Arthroplasty*. 2014;29(6):1261–1264. doi:10.1016/j.arth.2013.11.021.
3. Dorr LD, Maheshwari AV, Long WT, Wan Z, Sirianni LE. Early pain relief and function after posterior minimally invasive and conventional total hip arthroplasty. A prospective, randomized, blinded study. *J Bone Joint Surg Am*. 2007;89(6):1153–1160. doi:10.2106/JBJS.F.00940.
4. Coulter CL, Scarvell JM, Neeman TM, Smith PN. Physiotherapist-directed rehabilitation exercises in the outpatient or home setting improve strength, gait speed and cadence after elective total hip replacement: a systematic review. *J Physiother*. 2013;59(4):219–226. doi:10.1016/S1836-9553(13)70198-X.
5. Freburger JK. An analysis of the relationship between the utilization of physical therapy services and outcomes of care for patients after total hip arthroplasty. *Phys Ther*. 2000;80(5):448–458. http://ptjournal.apta.org/content/80/5/448.short. Accessed December 13, 2014.
6. Blom AW, Rogers M, Taylor AH, Pattison G, Whitehouse S, Bannister GC. Dislocation following total hip replacement: the Avon Orthopaedic Centre experience. *Ann R Coll Surg Engl*. 2008;90(8):658–662. doi:10.1308/003588408X318156.
7. Rasch A, Byström AH, Dalen N, Berg HE. Reduced muscle radiological density, cross-sectional area, and strength of major hip and knee muscles in 22 patients with hip osteoarthritis. *Acta Orthop*. 2007;78(4):505–510. doi:10.1080/17453670710014158.
8. Hurwitz DE, Hulet CH, Andriacchi TP, Rosenberg a G, Galante JO. Gait compensations in patients with osteoarthritis of the hip and their relationship to pain and passive hip motion. *J Orthop Res*. 1997;15(4):629–635. doi:10.1002/jor.1100150421.
9. Lavernia C, D'Apuzzo M, Rossi MD, Lee D. Is postoperative function after hip or knee arthroplasty

influenced by preoperative functional levels? *J Arthroplasty.* 2009;24(7):1033–1043. doi:10.1016/j.arth.2008.09.010.
10. Felson DT. Weight and osteoarthritis. *J Rheumatol.* 1995;22:7-9.
11. Krautwurst BK, Wolf SI, Heitzmann DWW, Gantz S, Braatz F, Dreher T. The influence of hip abductor weakness on frontal plane motion of the trunk and pelvis in patients with cerebral palsy. *Res Dev Disabil.* 2013;34(4):1198–1203. doi:10.1016/j.ridd.2012.12.018.
12. Kendall KD, Cat C, Patel C, et al. Steps toward the validation of the Trendelenburg test: the effect of experimentally reduced hip abductor muscle function on frontal plane mechanics. *Clin J Sports Med.* 2013;23(1):45–51.
13. Park S-D, Yu S-H. The effects of abdominal draw-in maneuver and core exercise on abdominal muscle thickness and Oswestry disability index in subjects with chronic low back pain. *J Exerc Rehabil.* 2013;9(2):286–291. doi:10.12965/jer.130012.
14. Teyhen DS, Bluemle LN, Dolbeer JA, et al. Changes in lateral abdominal muscle thickness during the abdominal drawing-in maneuver in those with lumbopelvic pain. *J Orthop Sports Phys Ther.* 2009;39(11):791–798. doi:10.2519/jospt.2009.3128.
15. Richardson C, Jull G, Hodges P, Hides J. *Therapeutic Exercise for Spinal Segmentalstabilization in Low Back Pain.* Toronto, ON, Canada: Churchill Livingstone; 1999.
16. Hodges PW. Core stability exercise in chronic low back pain. *Orthop Clin North Am.* 2003;34(2):245–254. www.ncbi.nlm.nih.gov/pubmed/12914264. Accessed November 4, 2014.
17. Horne PH, Olson SA. Direct anterior approach for total hip arthroplasty using the fracture table. *Curr Rev Musculoskelet Med.* 2011;4(3):139–145. doi:10.1007/s12178-011-9087-6.
18. Rasool J, George K. The impact of single-leg dynamic balance training on dynamic stability. *Phys Ther Sport.* 2007;8(4):177–184. doi:10.1016/j.ptsp.2007.06.001.

第十部分

直接前方入路在骨科中的特殊应用：麻醉

第 29 章

直接前方入路全髋关节置换术的麻醉

Anjali O. Rozario, MD; Stavros G. Memtsoudis, MD, PhD

学习要点

- DAA THA的麻醉包括术前患者机体调整至最佳状态，术中制订个体化麻醉计划和术后镇痛策略。这个过程需要麻醉师、外科医生、手术医生和患者进行沟通。
- 在DAA THA中有多种麻醉方法的选择，越来越多的证据表明，椎管内麻醉(NXA)的使用与良好的手术预后相关。
- 术后疼痛管理最好通过多模式实现，包括硬膜外或静脉使用的患者自控镇痛泵(PCA)、外周神经阻滞，或关节周围封闭注射。

在制订DAA THA的麻醉计划时需要考虑到每个患者的并发症，具体的麻醉方案还需要与外科医生、患者和围术期医护参与者进行讨论。最好的麻醉方法应该是包括多学科合作的策略，具体目标是手术前将患者机体调整至最佳状态，术中实施安全的麻醉，以减少围术期并发症的发生风险，并成功地治疗术后疼痛。这个综合治疗的最终目标是确保患者手术的安全、恢复和康复。在这一章中，我们将讨论DAA THA围术期患者的麻醉，并详细介绍麻醉技术和麻醉效果的可用文献。

手术期间的麻醉

对于DAA THA的外科麻醉可以采用全身麻醉或者椎管内神经阻滞麻醉，或者复合麻醉。当前在美国，大多数(约75%)的关节置换手术都是在全身麻醉(GA)下进行的[1]。尽管如此，越来越多的证据表明，采用椎管内神经阻滞麻醉在围术期有良好的结果。下面是对这两种方法的简要讨论。

全身麻醉是利用药物的作用使患者失去知觉，需要放置气管插管或喉罩来保护气道通畅和维持通气功能。患者处于麻醉状态时需要利用阿片类药物和非阿片类药物进行疼痛控制。全身麻醉的优点包括可以控制患者通气的能力，在有严重的呼吸道基础疾病或气道阻塞患者中有优越性，椎管内麻醉有禁忌时可以使用全身麻醉，另外符合麻醉医生的操作习惯。全身麻醉缺点包括诱导期出现的血流动力学的变化，麻醉药物引起心血管的抑制作用，对于非正常气道的气管插管操作比较困难，与区域阻滞麻醉相比全麻术后麻醉药物的应用明显增加[2]。但并发症很少，包括口咽部损伤、吸入性肺炎、气胸和呼吸无力导致的低氧血症和气管插管的并发症。

椎管内麻醉包括腰麻、硬膜外麻醉和腰硬联合麻醉。操作准备需要一个标准的腰麻或腰硬联合包、局部消毒液、局部麻醉剂，需要使用手术帽、口罩和无菌手套以减少感染的风险。脊髓内麻醉时将局部麻醉药物注射入硬膜囊内阻滞神经根的感觉和运动纤维。对于麻醉时间长，或者患者不能耐受交感神经被快速阻滞后的反应，可以在硬膜外置管分单次和多次重复给药。术后留置硬膜外导管的患者可以持续给药而避免疼痛。椎管内麻醉的优势包括避免气管插管和术中能自然维持呼吸功能，对于那些有肺部疾患不能进行机械通气来维持呼吸的患者来说至关重要[1,3,4]。

椎管内麻醉可以减少术中的失血量，降低静脉输液量[1,5]，减少深静脉血栓的发生率[6]，降低感染的发生率[7,8]，减少儿茶酚胺的释放和生理应激[9]，有更好的术后止痛效果，术中血流动力学的稳定性比较好。椎管内麻醉的一个缺点是由交感神经阻滞后引起的潜在的血流动力学不稳定性，特别是在腰麻中。有些患者可能不适合选用椎管内麻醉，如那些有凝血功能异常、有脊柱内固定、肥胖、局部皮肤破裂或感染的患者，以及不愿配合的患者，均不要首选椎管内麻醉。特别是在凝血功能障碍患者或使用抗凝剂的前提下，还有一种不常见的、具有灾难性的并发症，即硬膜外血肿[10]。

根据病情需要，全身麻醉通常作为椎管内麻醉中的辅助麻醉方式，对于术中需要控制性降低血压的患者也可以使用此方法。这种麻醉技术中，椎管内的交感神经阻滞可以降低动脉血压，而静脉输注适当的液体和使用肾上腺素能维持心率、心搏量、中心静脉压力，保障血液流向下肢。整体效果是手术出血量的减少，并保留心输出量[11]。

术后镇痛策略

在患者行THA之后，有许多疼痛治疗的方法已经被证明有效果，采用肠内和胃肠外的药物治疗，周围神经阻滞和椎管内麻醉是有效的止痛方案，多种方法联合应用是疼痛控制中最有效的方法。阿片类药物和非甾体类抗炎药(NSAID)是术后镇痛的重要药物之一，联合用药可以减少总的阿片类药物剂量，并且非常有效。此外，抗惊厥类药物和类固醇是有效的辅助用药。一般来说，THA术后患者都是首选区域阻滞麻醉技术，这样可以减少阿片类药物的用量及其毒副作用的发生。

对于预先判断手术后有明显疼痛的患者，可以使用自我控制的硬膜外镇痛泵(PCEA)。患者在术后应用含有或不含有阿片类镇痛药物并辅助应用其他的局部麻醉药物，通过自动泵的自我调节单次剂量，达到镇痛的目的。使用PCEA后总的阿片类药物用量减少，从而使其副作用(包括镇静、呼吸抑制、恶心、肠蠕动减弱和成瘾性)减到最小。应用PCEA的患者术后需要考虑抗凝时机和去除导尿管的时间。使用抗凝药物或溶栓的药物在椎管内麻醉中是有矛盾的，这些药物的应用指导原则也有很大差异。临床治疗中只要参与患者治疗的医务人员之间密切交流沟通，就可以确保患者安全，避免硬膜外血肿等并发症的发生[12]。

一些外周神经阻滞的方法可用于术后疼痛的控制，通常情况下进行外周神经阻滞前采用超声引导或神经探测技术进行神经定位，从而提高了神经阻滞的准确性，并减少血管内注入药物的发生率，从而降低了局部麻醉药物的毒性反应。依据手术前预计的麻醉时间，可以选择特定的麻醉用药和辅助用药。除了单次给药外，放置硬膜外导管给予PCEA可以使术后止痛效果更为长久。另外辅助用药和使用长效麻醉药物也可以延长麻醉的时间。

腰丛阻滞，也称为腰肌间神经阻滞，是一种针对腰交感神经丛的L1-L4根的阻滞技术，腰丛位于腰肌筋膜鞘内(图29.1)，从腰丛发出的是浅感觉髂腹下神经(L1)、髂腹股沟神经(L1)、生殖股神经(L1和L2)、股外侧皮(L2和L3)神经，以及既有运动又有感觉的股神经(L2-L4)和闭孔神经(L2-L4)。这些神经被阻滞可用于髋关节和膝关节术后的疼痛控制，因为这些神经支配范围在大腿的前内侧和前外侧、膝关节和大腿的中下段直至膝关节，包括骨骼[13]。由于腰丛的穿刺较深(约8cm)，局部注入的麻醉药量较大，手术的过程并非没有严重的风险。这里所说的术中的严重风险包括血管内（主动脉，下腔静脉）注入药物以及心血管和呼吸系统衰竭，麻

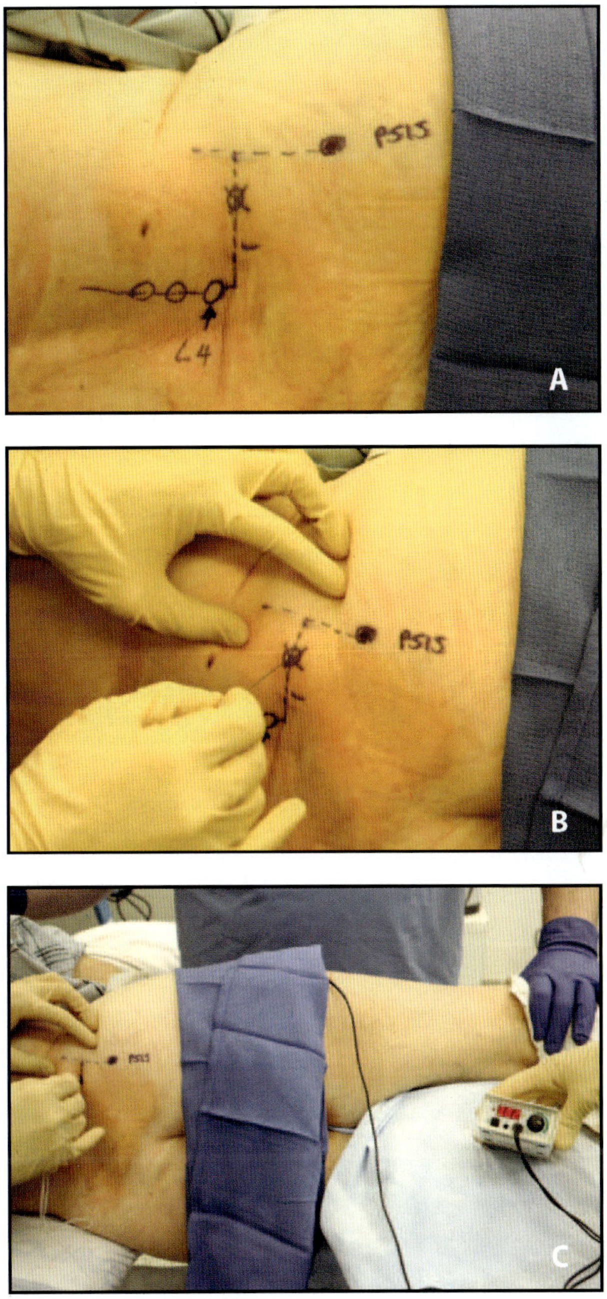

图29.1　腰丛阻滞。(A)操作者首先确定髂嵴和L4棘突。沿髂后上棘(PSIS)画与后正中线的平行线。(B)穿刺针垂直于L4棘突水平外侧3~4cm,或L4棘突和髂嵴PSIS之间的距离的外2/3处垂直进针。(C)正确的穿刺位置可以通过神经刺激器技术通过股四头肌肌肉收缩来证实。

醉药物误入硬膜外或蛛网膜下隙引起全脊椎麻醉,肾穿透伤或肠穿孔,腹膜后血肿,感染,以及神经损伤等[14]。选择腰丛阻滞麻醉时需要在术前进行风险评估,还要看麻醉师的经验水平。

股神经阻滞可以麻醉大腿的前内侧和关节囊,对下肢远端内侧和足发生作用(图29.2)。研究显示,髋关节置换术后,股神经阻滞和腰丛阻滞有类似的镇痛作用[15]。术后在适当的物理治疗辅助下,可以减少股神经阻滞对运动障碍的的影响,以便于术后早期行走。髂筋膜神经阻滞在操作时更靠外,

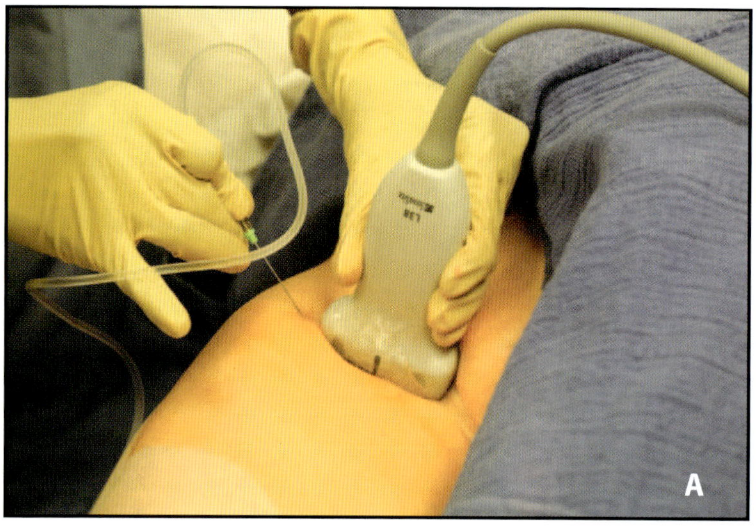

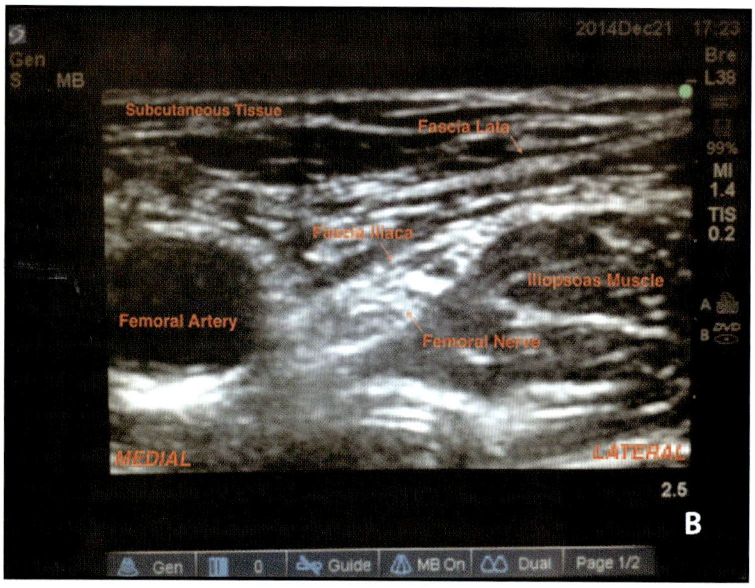

图29.2 超声引导的股神经阻滞。(A)将超声线阵探头放置在与腹股沟的平行方向上，并将一根绝缘刺激针向股动脉外侧(或股动脉搏动外下约1cm处)进针。(B)股神经位于股动脉外侧，位于髂筋膜和髂肌之间。如果使用神经刺激器技术，当穿刺针与神经接近时可以观察到股四头肌的收缩。

大约在耻骨结节距髂前上棘的外2/3处，位于髂腰肌筋膜与缝匠肌交界处的深层(图29.3)。髂筋膜神经阻滞也是阻滞股神经，可以通过股外侧皮神经阻滞大腿前外侧的皮肤，这对于股骨颈骨折和手术切口引起的疼痛很有帮助。闭孔神经可能会因局部麻醉剂的用量和扩散速度的不同而受到不同程度的影响。最近的几项前瞻性随机试验显示，这种阻滞的疗效差异很大，有的提示神经阻滞前后疼痛强度变化评分没有差异[16]，有的提示在侧卧位脊柱麻醉时，通过神经阻滞明显好于注射阿片类药物的止痛效果，而且术后阿片类药物用量减少，患者满意度得到提高[17]。

外科医生可能在手术中使用一些方法来改善术后疼痛，包括使用局部麻醉剂、阿片类药物和非甾体抗炎药进行切口和(或)关节周围浸润麻醉。已经证实，通过硬膜外导管进行局部麻醉给药可以治疗术后疼痛，效果满意。在一项前瞻性随机双盲安慰剂对照研究中，76名患者在椎管内麻醉下进行了

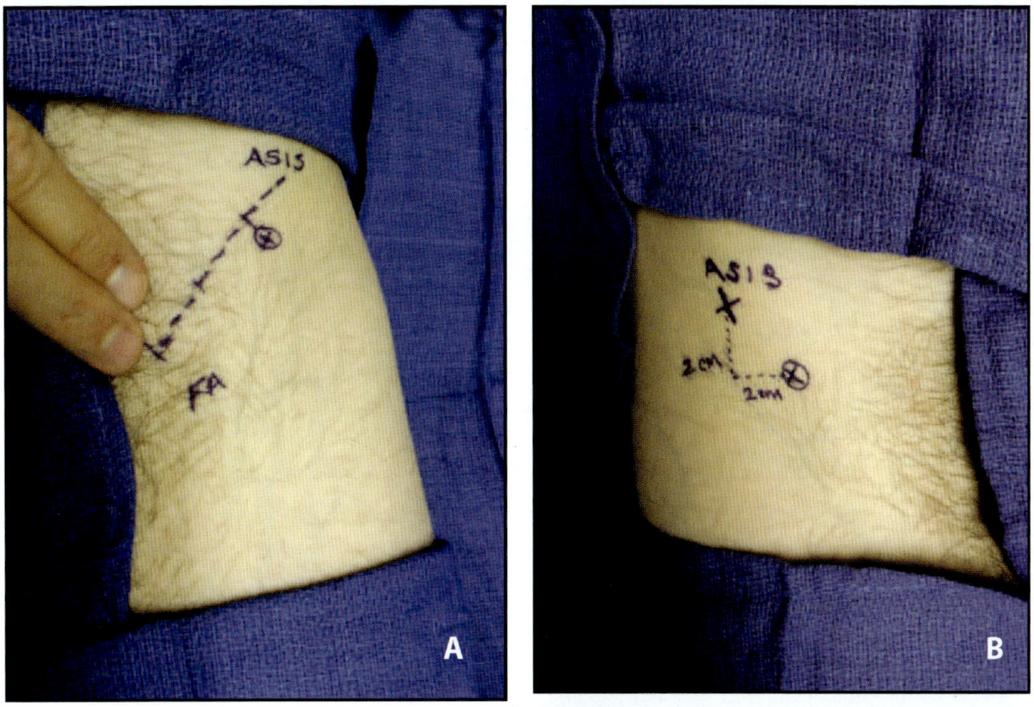

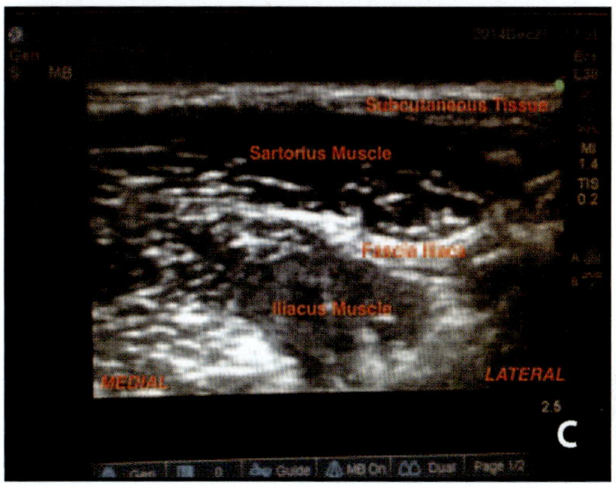

图29.3 髂筋膜阻滞。(A) 进针点位于股动脉外侧，大约在耻骨结节距髂前上棘连线的外2/3处。(B)髂前上棘下方、内侧2cm处(进针点在图中圆圈内的交叉点)。(C)神经在髂腰肌筋膜与缝匠肌的交界处的阔筋膜的深层。

DAA THA手术，在术后48小时内，随机在硬膜外导管内应用0.3%的罗哌卡因和生理盐水。结果显示，应用罗哌卡因组术后使用吗啡的患者人数明显减少(45.4±9.5 vs 69.7±9.6；P<0.0001)[18]。患者在术后第一天休息和活动时疼痛评分明显提高。但其他研究显示出了不那么令人信服的结果。另一项前瞻性随机、双盲、安慰剂对照研究显示，在THA术后应用罗哌卡因、酮铬酸和肾上腺素的进行局部浸润麻醉，0.2%的罗哌卡因作为标准镇痛方案，疼痛评分和患者满意度没有明显差异[19]。重要的是，如果患者已经接受了椎管内麻醉或区域阻滞麻醉，必须考虑麻醉药物的适当剂量，以避免出现精神异常、癫痫发作和心血管衰竭等局部麻醉毒性反应。与麻醉师的沟通有助于确保局部麻醉剂的安全使用剂量[20]。

结论

随着矫形外科技术的进步，以及社会对THA的日益增长的需求，麻醉技术将继续为这一手术过程而发展和变化，目前还没有单纯的一种理想的麻醉方法。制订麻醉计划时必须考虑患者的并存疾病，以降低围术期内严重并发症发生的风险，如心肌缺血或梗死、肺炎、呼吸衰竭、血栓栓塞、感染、败血症和死亡[21]。最近的数据回顾显示，2006—2010年，在美国接受初次髋关节或膝关节置换术的382 236例患者中，有11%患者采用单纯椎管内麻醉，14.2%患者采用椎管内麻醉联合局部浸润麻醉。74.8%的患者单纯应用全身麻醉[1]。许多大例数的回顾性队列研究和Meta分析研究了在全身麻醉和椎管内麻醉下接受手术治疗患者的发病率和死亡率[2,3,6,22]。尽管研究的数据有所冲突，但最近研究证实，依据患者的个体差异制订个体化麻醉方案的优势已经显现。

区域阻滞麻醉最明显的优点是防止出现术后呼吸并发症（包括缺氧、再次插管和术后通气障碍、重症监护和肺炎）[3,4]。这些并发症在老年患者和有潜在肺部疾病的患者中更为普遍。在包含795 135名接受全髋关节和全膝关节置换患者的一篇综述表明，26.1%的患者患有主要的肺部并发症[1]。此外，并存有阻塞性睡眠呼吸暂停（OSA）的患者在全身麻醉下行关节置换，其术后依靠呼吸机通气的发生率较高，术后需要重症监护，住院时间明显延长[23]。被诊断为OSA或者有OSA高危因素的患者在夜间有监护设备的情况下，用呼吸机给予治疗可以受益。术后当日患者应该给予面罩给氧。

从心脏的角度来看，不同的研究表明，区域阻滞麻醉和全身麻醉二者的心肌缺血或心肌梗死的发生率无明显差异[1,5,6]。但在使用椎管内麻醉的情况下，术后深静脉血栓和肺栓塞的风险明显较低。一项大型Meta分析显示，患者在接受椎管内麻醉情况下，其深静脉血栓和肺栓塞的发病率分别为0.27（95%，CI 0.17~0.42）和0.26（95%，CI 0.12~0.56）[6]。几项大型研究同样证实了椎管内麻醉的手术失血比较低，围术期输血率也降低[1,5]。对于有明显心血管疾病的患者，尤其是不能耐受贫血或者围术期出血引起的血流动力学改变的患者，椎管内麻醉是有优势的。

与单纯应用全身麻醉相比，接受椎管内麻醉的患者感染率明显降低，在一项接受THA患者的研究中，单纯使用全身麻醉与椎管内麻醉的感染发生率之比为1.45（95%，CI 1.27~1.65）。这和局部麻醉药的全身抗炎作用有关[7]，也与全身应激反应的降低和改善血糖的控制有关[8,9]。

对于患者采用不同麻醉方式引起术后跌倒的发生率已经深入研究，新的证据显示，区域神经阻滞麻醉后引起跌倒的关联性比先前估计的要少。在一项对190 000名行膝关节置换患者术后跌倒发生率的回顾性研究中，采用全身麻醉比椎管内麻醉术后跌倒的发生率要高。单纯全麻，椎管内麻醉联合全麻，以及单纯椎管内麻醉引起跌倒的发生率呈递减趋势（1.6%：1.5%:1.3%，P=0.0018）。对于接受周围神经阻滞的患者，术后跌倒发生率与总体发病率无显著差异（1.58%：1.62%，P=0.6933）[24]。研究显示，连续椎管内麻醉与非连续椎管内麻醉或没有区域阻滞相比，连续的椎管内神经阻滞的患者住院期间跌倒发生率较高，但其发生率并不高于在下肢关节置换后的普遍报告[25]。一般来说，与术后其他患者相比，骨科患者的术后跌倒数量要高一些，这意味着所有的骨科患者都应该采取适当的术后预防措施[26]。

在不同麻醉技术与住院时间长短的比较中，只显示出细微的差别。一项回顾性研究显示，在髋部骨折患者中采用局部麻醉和全身麻醉相比，仅缩短0.6天的住院时间（95% CI，−0.8~−0.4，P<0.001），在30天内死亡率方面没有差别[22]。另一项研究采用倾向评分匹配法，对5870个外科手术患者进行研究，表明区域麻醉和全身麻醉的平均出院时间相差4.3小时（分别为67.6小时和71.9小时）[27]。

一些作者担心区域麻醉可能增加相关并发症的风险，如尿潴留、硬膜外血肿形成和神经功能障碍等。一篇文献综述报道，在椎管内麻醉下行全髋关节置换术的患者并发症发生率为18%~49%[28]。全身和局部麻醉药都能导致病理学发生改变，这些药物包括镇静催眠药、抗胆碱能经、血管升压药、阿片类药物和椎管内麻醉药物。骨科人群中常见的某些因素，如高龄、膀胱功能障碍或尿路梗阻，可使患者易患潴留[29]。无论选择何种麻醉技术，并发症的诊断和治疗都应该及时到位。最近的证据表明，在椎管内麻醉下行全髋关节置换术，尿管的常规放置不是必要的。一项对200名患者的随机前瞻性研究显示，在椎管内麻醉下行全髋关节置换患者，留置尿管和间断导尿术二者在术后尿潴留率及住院时间长短上没有差异，后者的尿路感染率较低，具有统计学意义[30]。

一项对100 000名椎管内麻醉骨科患者的研究

显示，硬膜外血肿形成或压迫脊髓的发生率很低[0.07/1000, 95%CI, (0.02~0.13), 1000]。这些发生并发症的患者，至少服用过一种导致潜在的凝血功能异常的药物，没有神经持续性损伤。同样，在椎管内麻醉和区域麻醉后，神经系统并发症的风险分别为<0.04%和3%[31]。然而，如果医生确定了有特定的风险因素，或者患者不愿意接受这种潜在的风险，那么最好避免使用椎管内区域阻滞麻醉。

最后，研究麻醉技术在对术后谵妄和认知功能障碍的影响时，并没有持续显示出某种技术优于另一种技术的明显好处[32-35]。但无论采用哪种麻醉方式，都要注意避免使用苯二氮卓类药物和术后使用麻醉剂，早期活动，保持睡眠-苏醒周期，维持血流动力学稳定性，这些对于预防术后谵妄都是十分重要的。

要点回顾

- 通过采用多模式镇痛方法，包括程序化的技术和药学的使用，可在DAA THA术后成功控制疼痛，促进患者早日恢复。
- 区域阻滞麻醉在患者的治疗中扮演着重要的角色，考虑到麻醉者的习惯和患者的适应证，应该首先考虑使用区域麻醉技术，因为越来越多的证据表明，已经选择区域阻滞麻醉的患者其围术期的结果有所改善。
- DAA THA手术的各种局部麻醉方法存在争论，包括PCEA、腰丛神经阻滞、股神经阻滞、筋膜髂阻滞，以及切口和(或)关节囊周围局部浸润麻醉。

(乔国勇　译)

参考文献

1. Memtsoudis SG, Rasul R, Suzuki S, et al. Does the impact of the type of anesthesia on outcomes differ by patient age and comorbidity burden? *Reg Anesth Pain Med*. 2013;39(2):112-119.
2. Patorno E, Neuman MD, Schneeweiss S, Mogun H, Batemen BT. Comparative safety of anesthetic type for hip fracture surgery in adults: retrospective cohort study. *BMJ*. 2014;348:g4022.
3. Guay J, Choi PT, Suresh S, Albert N, Kopp S, Pace NL. Neuraxial anesthesia for the prevention of postoperative mortality and major morbidity: an overview of Cochrane systematic reviews. *Anesth Analg*. 2014;119(3):716-725.
4. Popping DM, Elia E, Marret E, Remy C, Tramer MR. Protective effects of epidural analgesia on pulmonary complications after abdominal and thoracic surgery: a meta-analysis. *Arch Surg*. 2008;143(10):990-999.
5. Guay J. The effect of neuraxial blocks on surgical blood loss and blood transfusion requirements: a meta-analysis. *J Clin Anesth*. 2006;18(2):124-128.
6. Mauermann WJ, Shilling AM, Zuo Z. A comparison of neuraxial block versus general anesthesia for elective total hip replacement: a meta-analysis. *Anesth Analg*. 2006;103(4):1018-1025.
7. Hollmann MW, Durieux ME. Local anesthetics and the inflammatory response: a new therapeutic indication? *Anesthesiology*. 2000;93(3):858-875.
8. Marchant MH Jr, Viens NA, Cook C, Vail TP, Bolognesi MP. The impact of glycemic control and diabetes mellitus on perioperative outcomes after total joint arthroplasty. *J Bone Joint Surg Am*. 2009;91(7):1621-1629.
9. Gottschalk A, Rink B, Smektala R, Piontek A, Ellger B, Gottschalk A. Spinal anesthesia protects against perioperative hyperglycemia in patients undergoing hip arthroplasty. *J Clin Anesth*. 2014;26(6):455-460.
10. Pumberger M, Memtsoudis SG, Stundner O, et al. An analysis of the safety of epidural and spinal neuraxial anesthesia in more than 100,000 consecutive major lower extremity joint replacements. *Reg Anesth Pain Med*. 2013;38(6):515-519.
11. Sharrock NE and Salvati EA. Hypotensive epidural anesthesia for total hip arthroplasty: a review. *Acta Orthop Scand*. 1996;67(1):97-107.
12. Horlocker TT, Wedel DJ, Rowlingson JC, et al. Regional anesthesia in the patient receiving antithrombotic or thrombolytic therapy: American Society of Regional Anesthesia and Pain Medicine Evidence-Based Guidelines (Third Edition). *Reg Anesth Pain Med*. 2010;35(1):64-101.

13. Amiri HR, Zamani MM, Safari S. Lumbar plexus block for management of hip surgeries. *Anesth Pain Med.* 2014;4(3):e19407.
14. Pousman RM, Mansoor Z, Sciard D. Total spinal anesthetic after continuous posterior lumbar plexus block. *Anesthesiology.* 2003;98(5):1281-1282.
15. Ilfield BM, Mariano ER, Madison SJ, et al. Continuous femoral versus posterior lumbar plexus nerve blocks for analgesia after hip arthroplasty: a randomized, controlled study. *Anesth Analg.* 2011;113(4):897-903.
16. Shariat AN, Hadzic A, Xu D, et al. Fascia iliaca block for analgesia after hip arthroplasty: a randomized double-blind, placebo-controlled trial. *Reg Anesth Pain Med.* 2013;38(3):201-205.
17. Diakomi M, Papaioannou M, Mela A, Kouskouni E, Makris A. Preoperative fascia iliaca compartment block for positioning patients with hip fractures for central nervous blockade: a randomized trial. *Reg Anesth Pain Med.* 2014;39(5):394-398.
18. Aguirre J, Baulig B, Dora C, et al. Continuous epicapsular ropivacaine 0.3% infusion after minimally invasive hip arthroplasty: a prospective, randomized, double-blinded, placebo-controlled study comparing continuous wound infusion with morphine patient-controlled analgesia. *Anesth Analg.* 2012;114(2):456-461.
19. Solovyova O, Lewis CG, Abrams JH, et al. Local infiltration analgesia followed by continuous infusion of local anesthetic solution for total hip arthroplasty: a prospective, randomized, double-blind, placebo-controlled study. *J Bone Joint Surg Am.* 2013;95(21):1935-1941.
20. Weinberg GL. Treatment of local anesthetic systemic toxicity (LAST). *Reg Anesth Pain Med.* 2010;35(2):188-193.
21. Mantilla CB, Horlocker TT, Schroeder DR, Berry DJ, Brown DL. Frequency of myocardial infarction, pulmonary embolism, deep venous thrombosis, and death following primary hip or knee arthroplasty. *Anesthesiology.* 2002;96(5):1140-1146.
22. Neuman MD, Rosenbaum PR, Ludwig JM, Zubizarreta JR, Silber JH. Anesthesia technique, mortality, and length of stay after hip fracture surgery. *JAMA.* 2014;311(24):2508-2517.
23. Memtsoudis SG, Stundner O, Rasul R et al. Sleep apnea and total joint arthroplasty under various types of anesthesia: a population-based study of perioperative outcomes. *Reg Anesth Pain Med.* 2013;38(4):274-281.
24. Memtsoudis SG, Danninger T, Rasul R, et al. Inpatient falls after total knee arthroplasty: the role of anesthesia type and peripheral nerve blocks. *Anesthesiology.* 2014;120(3):551-563.
25. Johnson RL, Kopp SL, Hebl JR, Erwin PJ, Mantilla CB. Falls and major orthopaedic surgery with peripheral nerve blockade: a systematic review and meta-analysis. *Br J Anaesth.* 2013;110(4):518-528.
26. Ilfied BM, Duke KB, Donohue MC. The association between lower extremity continuous peripheral nerve blocks and patient falls after knee and hip arthroplasty. *Anesth Analg.* 2010;111(6):1552-1554.
27. Bulka CM, Shotwell MS, Gupta RK, Sandberg WS, Ehrenfeld JM. Regional anesthesia, time to hospital discharge, and in-hospital mortality: a propensity score matched analysis. *Reg Anesth Pain Med.* 2014;39(5):381-386.
28. Darrah DM, Griebling TL, Silverstein JH. Postoperative urinary retention. *Anesthesiol Clin.* 2009;27(3):465-484.
29. Waterhouse N, Beaumont AR, Murray K, Staniforth P, Stone MH. Urinary retention after total hip replacement: a prospective study. *J Bone Joint Surg Br.* 1987;69(1):64-66.
30. Miller AG, McKenzie J, Greenky M, et al. Spinal anesthesia: should everyone receive a urinary catheter? A randomized, prospective study of patients undergoing total hip arthroplasty. *J Bone Joint Surg Am.* 2013; 95(16):1498-1503.
31. Brull R, McCartney CJL, Chan VWS, El-Beheiry H. Neurologic complications after regional anesthesia: contemporary estimates of risk. *Anesth Analg.* 2007;104(4): 965-974.
32. Slor CJ, de Jonghe JF, Vreeswijk R, et al. Anesthesia and postoperative delirium in older adults undergoing hip surgery. *J Am Geriatr Soc.* 2011; 59(7):1313-1319.
33. Vasilevskis EE, Han JH, Hughes CG, Ely EW. Epidemiology and risk factors for delirium across hospital settings. *Best Pract Res Clin Anaesthesiol.* 2012;26(3):277-287.
34. Wu CL, Hsu W, Richman JM, Raja SN. Postoperative cognitive function as an outcome of regional anesthesia and analgesia. *Reg Anesth Pain Med.* 2004; 29(3):257-268.
35. Zywiel MG, Prabhu A, Perruccio AV, Gandhi R. The influence of anesthesia and pain management on cognitive dysfunction after joint arthroplasty. *Clin Orthop Relat Res.* 2014; 472(5):1453-1466.

第十一部分

结果

第 30 章

多中心结果

Harman Chaudhry, MD; Mohit Bhandari, MD, PhD, FRCSC

学习要点

- 理解多中心研究的重要性，以及实施多中心研究在全面覆盖上的挑战性。
- 定义及理解在多中心研究中以患者为主的结果的重要性。
- 定义可以用在髋部疾病研究中普通疾病的特定和一般的结论工具。

为什么我们需要多中心研究

在循证医学的时代[1]，医生和研究者持续将注意力放在疗效比较研究上，并依据此来进行医疗决策、制订政策[2]，多中心研究的重要性无须多讲。迄今为止，有关DAA THA的多中心研究还很少见，很多研究着重于某个中心的某个医生[3,4]。在这种研究的设计中，尽管一个(或几个)外科医生也可以得出和少数其他人相同的结论，尽管这些信息本身也很有价值，但单中心研究仅能提供很少的信息，而多中心研究则可提供所有骨科医生在进行同种手术时的情况，从而得到更多有关DAA的有效信息。

为多中心研究DAA THA所做的最大努力之一，是一个在美国开展的包含9个临床中心的研究[5]。但这是一项回顾性研究，尽管其有普适性，然而在回顾性研究的设计里，结论很容易发生偏倚。偏倚包括对数据库结果的依赖，以及对多种混杂因素的不可控制(例如，外科医生的经验，疾病的严重程度，临床表现，患者的动力)。未来DAA的临床研究必须包括覆盖本国家、本地区的多元化临床样本的前瞻性随机对照试验，在理想的情况下还应覆盖全世界，这可以提供关于DAA髋部手术疗效最公正的结论。

多中心试验的挑战

实施多中心试验的挑战是多种多样的[6]，或许其中最困难的一项就是建立外科共同研究者网络。这需要相同的兴趣和动力来施行临床试验，或许需要持续几年的时间并且要成百上千的患者。当这样漫长的试验只由极少数外科医生开展就会变得的尤其困难，比如DAA THA。一种克服该项困难的方法便是不限制试验的地理范围，扩大共同研究者的网络范围至整个美国或者更大范围，甚至北美范围之外。

研究经费的有限性是试验的另一大挑战。多中心研究是一个大的项目，需要人力资源、站点建设、技术支持经费以及其他开销[6]。政府的资金支持在逐渐减少，而与此同时，项目资金的竞争却在持续增长[7]。企业提供了很大一部分额外的资金来源，尤其是新项目的实现需要新的仪器设备时，例如DAA。然而，企业资金目前也越来越难以获得[8]。拥有多元的共同研究者，可以引入一些研究经费，使资金来源问题得以缓解。

资金局限带来的挑战便是，只能选用具有最好效应的试验指标。这些指标对研究者来说相对容易操作或采集且成本较低，对干预的反应灵敏(例如，实验组和对照组之间明显的变化)，或者对研究者来说更加容易获取和管理，有助于未来数据整理(例如，通过Meta分析)，以及以患者为主的指标(例如，具有患者相关性)。

患者为主的指标

在资源有限的条件下，多中心试验必须设计为尽力收集患者为主的试验结果。患者为主的试验结果被定义成最直接影响患者的结果[9]。当然，“患者为主”与否的区别只不过是理论上的。在现实中，对医生重要的结果通常对患者同样重要(不论直接与否)。相似的是，对患者重要的结果对医生也同样重要。然而，为了简化，我们把结果分成“对医生更重要的”和“对患者更重要的”两部分，可以简单地理解为所有结果都存在于这二者之中。

测量的指标如果并不会直接影响患者，而是通过其他方式(例如，替代方法)来产生影响，这就典型的不是以患者为主的指标[10]，典型例子如影像学检查的参数，例如，THA术后髋臼杯的评估。如果在DAA THA和其他入路THA术后髋臼杯存在差异，这就是一个明确的研究点，因为这跟假体脱位密切相关。然而，我们也可以指出，大样本量、多中心试验必须聚焦于某一直接影响患者的指标，而不是类似髋臼杯角度这样的替代指标。在这一情况下，应该直接研究DAA术后的假体脱位发病率。更重要的是，如果X线下髋臼杯的安置存在明显的不同，这个问题需要在多中心试验之前的预实验阶段就被指出和强调。

手术并发症应该被医生密切地观察，而且这对患者来说是非常重要的。这是直接影响患者的手术体验。包括深部感染、假体脱位、假体周围骨折以及术后骨折、股骨侧方神经麻痹等。多中心研究收集这些信息是很有必要的。因为这直接关系到手术流程的安全性。然而，在很多地区的骨科手术中，非常低的并发症率一般不会影响术式的选择和政策的制定，除非现存的手术步骤有很高的并发症率。例如，THA早已是一项安全的手术，验证DAA下的低并发症率不太可能是一项开创性的结论。

功能的测量或许是骨科手术中患者为主结论的最直接证明方式。这是因为几乎所有的骨科手术都会进行功能测量以保留和重建患者的功能。功能上的不同会直接在患者身上得到体现，不仅如此，两种手术方案后功能的不同可以被用来明确证明手术的疗效。然而，对生活质量的影响是很难被量化的，尤其是在多中心试验中面对数百号患者。比较替代方案的指标包括康复的时长、髋关节活动度、步态特征。这些都是一些比较粗糙地衡量患者功能的方法。我们一般提倡使用患者报告结果量表(PROM)。这不仅能够比较不同种类的髋部重建方案(通过髋部疾病PROM)，而且可以比较其他部位的手术方案和药物治疗方案(通过普适性PROM)[11,12]。

特殊疾病量表

考虑到特定疾病评估工具的可靠性和真实性，选择特定疾病的PROM受到了几种因素的影响，包括患者样本量、研究来源、使用了多少其他的调查问卷、研究领域的相似性。例如，国际髋关节结论工具(iHOT-33)是一个拥有33个项目的调查问卷，它被证明比平时常用的PROM效果更好。然而，问卷里大部分问题是针对年轻运动员患者(例如，活动时的剪切/转动等动作)[13]。因此，尽管这种PROM有其优越性，仍不能被认为是研究THA人群的理想工具。HAGOS和HOOS①以及其他的PROM对于更年轻

①HAGOS: The Copenhagen Hip and Groin Ontcome Score.
HOOS: The Hip Dysfunction and Osteoarthritis Outcome Score.

的或者中等年纪的患者样本来说可能是更好的[14,15]。但是在老年患者中应用，可能因为问卷项目的增加而导致较低的回收率。

WOMAC，HHS和OHS①通常是用于老年骨关节炎患者的PROM。WOMAC是拥有24个项目的问卷，主要涉及疼痛、活动度和功能[16]。HHS评分时拥有8个项目的问卷，评分从0~100[17]。OHS是拥有12个项目的问卷，主要测量的是髋部功能，每个项目评分为0~4，总分为48分。

WOMAC、HHS和OHS都是经过充分验证的，拥有足够的适应性，并且在大样本量多中心研究中有合理的项目设置[16-18]。然而，HHS却有其上限，这就意味着它不能够在更高功能水平上对患者功能做出区分[19]。WOMAC和OHS同样有其局限性[20]。我们应周全考虑到各个量表的优劣性，对多中心研究来说，选择合适的工具是非常必要的。

一般疾病量表

在DAA中使用一般的PROM是为了对髋部疾病的病理学以及患者手术后的生活质量有更好的理解[11]。不仅如此，它还可以把髋部病理学与DAA手术与其他治疗方式来比较，以此来帮助政策制定者理解不同的治疗手段对于患者生活质量的相对优劣[12]。因此，我们偏好在多中心研究中使用一般的PROM。SF-36是一个经证实过的一般PROM，主要由8个方面的生存质量来决定，每一个方面的评分为0~100 [21]。另一个常用的一般PROM是EQ-5D（Euro-Qol-5D），它主要由5个方面的生存质量决定的[22]。

结论

多中心临床研究是比较疗效的最好的研究设计。然而因为资源有限及复杂的设计，外科医生和研究中心必须注重收集那些最有用的资料来完成循证医学的结论并且制定政策。患者为主的指标是研究的核心，包括翻修率、感染和其他并发症，而且关于一般疾病和特殊疾病的详细功能评分量表也是很重要的。在循证医学和疗效比较研究的时代，这些指标将会构成论证DAA在髋部重建的优越性和先进性的核心部分。

要点回顾

- DAA THA的未来临床研究一定包括前瞻性、随机对照试验的多元临床研究，范围可覆盖全美甚至延伸至全球。
- 完成多中心研究面临着许多挑战，包括建立一个全球合作者网络，以及由政府和企业提供资金支持。
- 患者为主的指标是指那些直接影响患者的指标。
- 功能性PROM是最有效应结果的量表，它可以用于定量评估患者的功能水平。
- 在DAA术后髋部功能重建的多元中心研究中，特殊疾病量表（例如，iHOT-33，OHS，WOMAC）与一般疾病量表（例如：SF-36，EQ-5D）应该被同时考虑。

（尹良军　刘璐　译）

①WOMAC：The Western Ontario and McMaster Osteoarthritis index.
HHS：Harris Hip Score.
OHS：Oxford Hip Score.

参考文献

1. Sackett DL. Evidence based medicine: what it is and what it isn't. *BMJ*. 1996;312:71.
2. Platt R, Kass NE, McGraw D. Ethics, regulation, and comparative effectiveness research: time for change. *JAMA*. 2014;311:1497-1498.
3. Barrett WP, Turner SE, Leopold JP. Prospective randomized study of direct anterior vs postero-lateral approach for total hip arthroplasty. *J Arthroplasty*. 2013;28:1634-1638.
4. Taunton MJ, Mason JB, Odum SM, Springer BD. Direct anterior total hip arthroplasty yields more rapid voluntary cessation of all walking aids: a prospective, randomized clinical trial. *J Arthroplasty*. 2014;29:169-172.
5. Anterior Total Hip Arthroplasty Collaborative Investigators; Bhandari M, Matta JM, Dodgin D, et al. Outcomes following the single-incision anterior approach to total hip arthroplasty: a multicenter observational study. *Orthop Clin N Am*. 2009;40:329-342.
6. Mundi R, Chaudhry H, Mundi S, Godin K, Bhandari M. Design and execution of clinical trials in orthopaedic surgery. *Bone Joint Res*. 2014;3:161-168.
7. Mann M, Tendulkar A, Birger N, Howard C, Ratcliffe MB. National Institutes of Health funding for surgical research. *Ann Surg*. 2008;247:217-222.
8. Moses H III, Matheson DHM, Cairns-Smith S, George BP, Palisch C, Dorsey ER. The anatomy of medical research: US and international comparisons. *JAMA*. 2015;313:174-189.
9. Guyatt G, Montori V, Devereaux PJ, Schunemann H, Bhandari M. Patients at the centre: in our practice, and in our use of language. *Evid Based Med*. 2004;9:6-7.
10. Hoang-Kim A, Miclau T, Goldhahn J, Nijman TH, Poolman RW. Patient-important outcome for the assessment of fracture repair. *Injury*. 2014;45:S44-S48.
11. Poolman RW, Swiontkowski MF, Fairbank JCT, Schemitsch EH, Sprague S, de Vet HCW. Outcome instruments: rationale for their use. *J Bone Joint Surg Am*. 2009;91(Suppl 3):41-49.
12. Dijksman LM, Poolman RW, Bhandari M, Goeree R, Tarride JE, International Evidence-Based Orthopaedic Surgery Working Group. Money matters: what to look for in an economic analysis. *Acta Orthop*. 2008;79:1-11.
13. Mohtadi NGH, Griffin DR, Pederson ME, et al. The development and validation of a self-administered quality-of-life outcome measure for young, active patients with symptomatic hip disease: the International Hip Outcome Tool (iHOT-33). *Arthroscopy*. 2012;28:595-610.
14. Thorburg K, Roos EM, Christensen R, Petersen J, Holmich P. The iHOT-33: how valid is it? *Arthroscopy*. 2012;28:1194-1195.
15. Thorburg K, Holmich P, Christensen R, Petersen J, Roos EM. The Copenhagen Hip and Groin Outcome Score (HAGOS): development and validation according to the COSMIN checklist. *Br J Sports Med*. 2011;45:478-491.
16. Wright JG, Young NL. A comparison of different indices of responsiveness. *J Clin Epidemiol*. 1997;50:239-246.
17. Hoeksma HL, Van den Ende CHM, Ronday HK, Heering A, Breedveld FC, Dekker J. Comparison of the responsiveness of the Harris Hip Score with generic measures for hip function in osteoarthritis of the hip. *Ann Rheum Dis*. 2003;62:935-938.
18. Fitzpatrick R, Morris R, Hajat S, et al. The value of short and simple measures to assess outcomes for patients of total hip replacement surgery. *Quality in Health Care*. 2000;9:146-150.
19. Wamper KE, Sierevelt N, Poolman RW, Bhandari M, Haverkamp D. The Harris Hip Score: do ceiling effects limit its usefulness in orthopedics? *Acta Orthop*. 2010;81:703-707.
20. Marx RG, Jones EC, Atwan NC, Closkey RF, Salvati EA, Sculco TP. Measuring improvement following total hip and knee arthroplasty using patient-based measures of outcome. *J Bone Joint Surg Am*. 2005;87:1999-2005.
21. SF-36.org. US Population Norms. *SF-36*. www.sf-36.org/research/sf98norms.pdf. Published 1998. Accessed January 7, 2016.
22. Picavet HS, Hoeymans N. Health related quality of life in multiple musculoskeletal diseases: SF-36 and EQ-5D in the DMC_3 study. *Ann Rheum Dis*. 2004;63:723-729.

第 31 章

目前直接前方入路手术效果的文献综述

Tim P. Lovell, MD

学习要点

- DAA是唯一一种在髋部肌肉间隔和神经间隔开展的手术方式，在全髋关节置换术中，它比其他入路造成的软组织损伤更少。
- DAA THA手术的患者比其他入路方式的患者恢复得更快，获得的疗效更好。
- 对初学DAA THA手术的外科医生来说存在一个学习曲线，强烈建议医生在开始这项技术之前进行额外的训练。

骨科手术的一个基本原则，是倾向于通过肌肉间隔和神经间隔的空间进行手术，将软组织损伤最小化。虽然所有全髋关节置换手术方式都取得过优良结果，但DAA是唯一一种同时利用肌肉间隔和神经间隔进行的手术方式。有人提出皮肤切口小于10cm是微创性全髋关节置换的合理定义[1]。但这看起来相当的武断，因为皮肤切口的长度主要与美观价值有关。一种更合理的微创性全髋关节置换术的定义，可能是通过肌肉间隔和神经间隙进行手术[2]。髋部DAA手术方式是唯一符合这一标准的方式。许多作者已经提到，DAA THA手术能够减少软组织损伤，带来更低的脱位风险、更好的髋臼假体定位，以及术后更快更好的康复。在本章，我们将回顾有关这些观点的文献，以帮助医生在考虑使用DAA术式前能有基于证据的分析。

软组织损伤

在与目前流行的后外侧入路相比较时，Meneghini和Pagnano通过尸体模型报道了后外侧入路比DAA会造成更多的外展肌群损伤[3]。作者们还发现行后外侧入路方式的标本中平均有18%的臀小肌肌肉损伤率和23%的臀小肌肌腱损伤率，而行DAA方式的标本中分别是8%的肌肉损伤率和5%的肌腱损伤率。

血清肌酸激酶水平是一项检测肌肉损伤的指标。在使用该项指标时，一项研究报道，DAA方式造成的肌肉损伤明显小于后外侧入路术式。比如在麻醉后监护病房测出的肌酸激酶水平中，后外侧入路方式较DAA方式增加了5.5倍，并且这一比例累计提高了近两倍[4]。另一项调查报告显示，与后外侧入路方法相比，在接受DAA THA治疗的患者中，女性患者尿失禁的症状明显减少，其原因可能是因为后外侧入路组松解了外旋肌群造成的[5]。

将DAA与前外侧入路对比时，Bremer等发现了经历过前外侧入路全髋关节置换术的患者存在外展肌群损伤的MRI证据[6]。对接受前外侧入路方法的患者进行MRI检查，发现了外展肌附着点分离、部分撕裂、臀中肌及臀小肌肌腱炎、转子间黏液囊黏液、臀中肌及臀小肌脂肪萎缩等并发症，但是以上情况在使用DAA方式时，其报道的种类及频率都比较少。

脱位风险

接下来，让我们来检测DAA与其他方法相比其髋关节的脱位风险。Sariali等总结了报道过的传统后方入路、前外侧入路、转子间入路的全髋关节置换术后脱位率分别是4%，2%和1.6%[7]。相比之下，Horne和Olson使用骨折图表报告了DAA THA的术后脱位率为1%[8]。Keggi等报道了在2132例DAA THA病例中的脱位率为1.3%[9]，而Matta等在连续报告的494例DAA THA手术病例的脱位率为0.61%[10]。一项包含11 810例DAA THA手术病例的Meta分析中发现，术后髋脱位的发生率为1.2%[11]。因此，这些论文显示，DAA方法的平均脱位率为1.03%，比前外侧入路方法低50%左右，比Sariali等引用的后方入路方法低75%左右。

假体定位和康复

在DAA与后外侧入路方法的比较中，多个研究对其髋臼假体定位做了比较。大多数研究发现，DAA THA提升了髋臼假体的定位并使其更稳定[12-18]。然而，也有一些研究指出，这项指标没有显示出DAA与其他入路的不同[19-21]。这个领域仍需要更进一步研究。

DAA THA与后外侧入路就恢复指标的对比中，多研究表示前者的优势体现在术后早期更少的疼痛[15,22-24]，早期功能恢复更快[9,14,15,21,22]，更早恢复正常步态[14]，更短的住院治疗[15,16,23,24]，更少的麻醉药使用[16,23]，更少依赖家人[16,23]，更快脱离行走辅助设备[23-25]，和更高的Harris髋关节评分[15,20,24,25]。但是几乎所有的这些研究都没有报道DAA和后外侧入路在术后6个月内的明显区别，就算有也是很少。然而在术后6个月后，采用的WOMAC骨关节炎指数的调查问卷中，报道了使用后外侧入路的患者比DAA的患者存在更高的僵硬指数[26]。而也有相矛盾的数据指出，两者并没有在疼痛[20]、早期功能恢复[20,27]、恢复正常步态时长[28]、住院时间[20]、麻醉药物的使用[20]、依赖家人及脱离行走辅助设备等方面展现出区别[20]。一份关于DAA和后外侧入路的Meta分析总结道，考虑到上述分析的这些研究存在方法质量不高的问题，因而至少在新的数据出来之前，DAA相对于其他的入路方式的优越性仍不能确切建立，例如患者的特点、外科医生的经验、外科医生和患者的偏好都能够驱动手术入路方式的选择[29]。

在术后恢复方面，DAA THA可能比较有优势，例如，与前外侧入路相比即是如此。多数研究就这两种入路方式下的全髋关节置换手术结果进行比较，显示DAA存在更少的疼痛[30,31]，更早地恢复髋关节功能[31-33]，更快地恢复正常步态[34]，更短的住院时间[30]，更少地依赖家人[30,33]，术后早期及晚期Harris髋关节评分更高[31,32,33]，更好的活动范围[34]，更少的失血量等优势[35]。

学习曲线

虽然大多数的研究已经描述了DAA THA相关的有利因素，但与其他方法相比，其他研究仍然强调了学习曲线对于初学该手术方式的外科医生的重要性。两项专门研究学习曲线的研究表明，完成该学习曲线过程需要50~60个病例，而高年资外科医生可能相对更少些[36,37]。这些研究是在没有标准化的DAA THA训练的情况下获得的。一项研究发现，在学习曲线经历到46个病例时仍未取得明显提高。值得指出的是，该结果是在临床设置为每周仅完成1例DAA全髋关节置换术的情况下获得的[27]。这些结果可能表明，每周仅完成1例DAA THA手术的进度相对缓慢，以致不足以克服学习曲线。另一项调查总结道，病态肥胖或肌肉发达的患者和髋部短股骨颈或髋臼突出的患者使用该手术方式是一种挑战，因此在该学习曲线过程应该避免尝试[38]。

并发症的发生率

一些研究表明，在DAA方式的学习曲线过程中并发症发生率较高[27,37-40]。其他研究表明，DAA THA的并发症与其他方法相比更少[36,38,41]。一些研究显示DAA方式的失血过多[27]，而另一些研究显示DAA方式的失血较少[35]。就神经损伤而言，在一项包含11 810例DAA THA手术的Meta分析中显示，股外侧皮神经麻痹的发生率为2.1%，股神经麻痹的发生率为0.093%，腓总神经麻痹的发生率为0.068%[11]。另一项研究报告显示，在学习曲线过程中，25%的患者出现了股外侧皮神经感觉异常，这个数值后来下降到5%[42]。

从这篇Meta分析引用的11 810例DAA THA手术中也能发现，术中骨折的发生率为2.3%[11]。其他研究报告显示，干骺端骨折的发生率为1%[43]和1.3%[40]。据报道，大转子骨折的发生率为1.7%[43]和1%[40]。在一项研究中，8例大转子骨折的患者有7例没有通过固定就愈合了，并且干骺端骨折如果是稳定的也能通过环形捆扎固定愈合[43]。一项研究发现，迟发性假体周围股骨骨折的风险率为1.7%；作者们提醒，那些DAA THA中未被认识到的股骨骨折的发生风险可能和早期学习曲线有关[40]。

在上述包含11 810例DAA THA手术的Meta分析中，12个月内早期关节置换翻修手术的发生率是1.2%，其原因有假体松动、下沉、不稳，或者是肢体长度差异[11]。另一项研究报告显示，发生在学习过程中的并发症更严重，并且相对于使用后外侧入路的全髋置换术的对照组，会出现更多的翻修手术[37]。一项研究发现，学习DAA THA手术的外科医生如果同时采用与以前不同的柄，会增加出现因柄的型号过小导致翻修的风险，该研究还提醒人们不要让这两种情况同时出现[44]。

结论

以下是关于DAA THA手术的较高层次观点的简明总结：

以Smith-Petersen手术区域为基础的微创全髋关节置换术，与其他初次全髋关节置换的方法相比，提供了暴露充分、简单性、安全性、稳定性和保护肌肉和肌腱等优点的最佳组合。术中切开完全在肌肉间的平面内，不破坏肌腱止点。打磨次数的减少和获得更稳定的假体位置成为可能。术中透视是外科医生的一个选择。患者仰卧位对于患者及麻醉师都是符合人体生理学的。外科医生拥有专门的训练，才可能获得稳定和安全的预后[45]。

要点回顾

- 对于全髋关节置换术，DAA是唯一一种真正在肌肉间隔和神经间隔进行的手术方式。它可比其他入路方式带来的软组织损伤更少。
- 虽然观点明确，但是大样本的随机对照试验仍未完成，大部分数据可以提示的是，一旦外科医生完成了该学习曲线过程，相对于其他手术入路，接受DAA THA手术的患者存在比较低的脱位率，更好的髋臼假体定位，更快和更早的康复，以及更好的术后结果。
- 应该提醒外科医生，在采用DAA技术时，应加强对相关学习曲线的临床性认识，并强烈建议外科医生在使用这种方法前接受额外的培训，并获得令人满意的病例数量。

（尹良军　刘文科　译）

参考文献

1. Higuchi F, Gotoh M, Yamaguchi N, et al. Minimally invasive uncemented total hip arthroplasty through an anterolateral approach with a shorter skin incision. *J Orthop Sci.* 2003;8(6):812-817.
2. Lovell TP. Single-incision direct anterior approach for total hip arthroplasty using a standard operating table. *J Arthroplasty.* 2008;23(7):64-68.
3. Meneghini RM, Pagnano MW, Trousdale RT, Hozack WJ. Muscle damage during MIS total hip arthroplasty: Smith-Petersen versus posterior approach. *Clin Orthop Relat Res.* 2006;453:293–298
4. Bergin PF, Doppelt JD, Kephart CJ, et al. Comparison of minimally invasive direct anterior versus posterior total hip arthroplasty. *J Bone Joint Surg Am.* 2011;93:1392-1398
5. Baba T, Homma Y, Takazawa N, et al. Is urinary incontinence the hidden secret complications after total hip arthroplasty? *Eur J Orthop Surg Traumatol.* 2014;24(8):1455-1460.
6. Bremer AK, Kalberer F, Pfirrmann CWA, Dora C. Soft-tissue changes in hip abductor muscles and tendons after total hip replacement. Comparison between the direct anterior and the transgluteal approaches. *J Bone Joint Surg [Br].* 2011;93-B:886-889.
7. Sariali E, Leonard P, Mamoudy P. Dislocation after total hip arthroplasty using Hueter anterior approach. *J Arthroplasty.* 2008;23(2):266–272.
8. Home PH, Olson SA. Direct anterior approach for total hip arthroplasty using the fracture table. *Curr Rev Musculoskelet Med.* 2011;4:139–145
9. Kennon R, Keggi J, Wetmore R, Zatorski L, Huo M, Keggi K. Total hip arthroplasty through a minimally invasive anterior surgical approach. *J Bone Joint Surg Am.* 2003;85(suppl 4):39-48.
10. Matta JM, Shahrdar C, Ferguson T. Single-incision anterior approach for total hip arthroplasty on an orthopaedic table. *Clin Orthop Relat Res.* 2005;441:115-124.
11. Lee G, Marconi D. Primary Hip View ePoster. Paper presented at: American Association of Hip and Knee Surgeons; November 7, 2014. Dallas, TX.
12. Masonis JL, Ruffolo M, Bates MD, Odum SM, Nogler MM, Fehring TK. Effect of Surgical Approach Imaging on Acetabular Alignment in Hip Arthroplasty. Poster presented at: American Academy of Orthopaedic Surgeons; 2014. New Orleans, LA.
13. Deshmukh A, Rodriguez J, Rathod P, Gretz M, Ranawat A. Is there faster recovery after direct anterior than posterior approach total hip arthroplasty? Paper presented at: American Academy of Orthopaedic Surgeons; 2013. Chicago, IL
14. Nakata K, Nishikawa M, Yamamoto K, Hirota S, Yoshikawa H. A clinical comparative study of the direct anterior with mini-posterior approach. Two consecutive series. *J Arthroplasty.* 2009;24(5):698-704.
15. Barrett WP, Turner SE, Leopold JP. Prospective randomized study of direct anterior vs postero-lateral approach for total hip arthroplasty. *J Arthroplasty.* 2013;28(9):1634-1638.
16. Schweppe ML, Seyler TM, Plate JF, Swenson RD, Lang JE. Does surgical approach in total hip arthroplasty affect rehabilitation, discharge, disposition, and readmission rate? *Surg Technol Int.* 2013;23:219-227.
17. Huddleston J, Leucht P, Greene M, et al. Does surgical approach in total hip arthroplasty influence socket position and limb length discrepancy? A comparison of the anterior, lateral, and posterior approaches. Paper presented at: American Academy of Hip and Knee Surgeons Annual Meeting; 2014. Dallas, TX.
18. Patel P, Suarez J, Szubski C, Slotkin E. Accuracy of fluoroscopic guided acetabular component positioning during direct anterior total hip arthroplasty. Paper presented at: American Association of Hip and Knee Surgeons Annual Meeting; 2014. Dallas, TX.
19. Nam D, Sculco P, Su E, Alexiades M, Figgie M, Mayman D. Does the direct anterior approach improve acetabular component positioning and leg length restoration in THA? Poster presented at: American Association of Hip and Knee Surgeons; November, 2013. Dallas, TX.
20. Poehling-Monaghan KL, Kamath AF, Taunton MJ, Pagnano MW. Direct anterior versus miniposterior THA with the same advanced perioperative protocols: surprising early clinical results. *Clin Orthop Relat Res.* 2015;473(2):623-631.
21. Rodriguez JA, Deshmukh AJ, Rathod PA, et al. Does the direct anterior approach in THA offer faster rehabilitation and comparable safety to the posterior approach? *Clin Orthop Relat Res.* 2014;472(2):455-463.
22. Bhadra AK, Yakkanti MR, Malkani AL. Primary total hip arthroplasty using a direct anterior vs. postero-lateral approach: a comparative study. Poster presented at: American Academy of Orthopaedic Surgeons; 2012. San Francisco, CA.
23. Zawadsky MW, Paulus MC, Murray PJ, Johansen MA. Early outcome comparison between the direct anterior approach and the mini-incision posterior approach for primary total hip arthroplasty: 150 consecutive cases. *J Arthroplasty.* 2014;29(6):1256-1260.
24. Christensen C, Jacobs C. No differences in patient function six weeks after direct anterior or posterior

THA: a randomized study. Paper presented at: American Association of Hip and Knee Surgeons Annual Meeting; 2014. Dallas, TX.

25. Taunton M, Mason J, Odum S, Springer B. Direct anterior total hip arthroplasty yields more rapid voluntary cessation of all walking aids: a prospective, randomized clinical trial. *J Arthroplasty*. 2014;29(9)169-172.
26. Maffiuletti N, Impellizzerio F, Wilde K, et al. Spatiotemporal parameters of gait after total hip replacement: anterior vs posterior approach. *Orthop Clin N Am*. 2009;40:407-415.
27. Spaans AJ, Van Den Hout JAAM, Bolder SBT. High complication rate in the early experience of minimally invasive total hip arthroplasty by the direct anterior approach. *Acta Orthopaedica*. 2012;83(4):342-346.
28. Rathod PA, Orishimo KF, Kremenic IJ, Deshmukh AJ, Rodriguez JA. Similar improvement in gait parameters following direct anterior & posterior approach total hip arthroplasty. *J Arthroplasty*. 2014;29(6):1261-1264. doi:10.1016/j.arth.2013.11.021.
29. Higgins B, Barlow D, Heagerty N, Lin T. Primary Hip View ePoster. Poster presented at: American Association of Hip and Knee Surgeons; November 7, 2014. Dallas, TX.
30. Alecci V, Valente M, Crucil M, et al. Comparison of primary total hip replacements performed with a direct anterior approach versus the standard lateral approach: perioperative findings. *J Orthopaed Traumatol*. 2011;12:123–129
31. Bourne MH, Mariani EM. A comparison of direct anterior and lateral THA: postoperative outcomes. *J Bone Joint Surg Am*. 2009;91(Suppl 5):10
32. Restrepo C, Parvizi J, Pour AE, Hozack WJ. Prospective randomized study of two surgical approaches for total hip arthroplasty. *J Arthroplasty*. 2010;25(5):671-679.e1.
33. Berend K, Lombardi A, Seng B, Adams J. Enhanced early outcomes with the anterior supine intermuscular approach in primary total hip arthroplasty. *J Bone Joint Surg Am*. 2009;91(Supplement 6):107-120.
34. Mayr E, Nogler M, Benedetti MG, et al. A prospective randomized assessment of earlier functional recovery in THA patients treated by minimally invasive direct anterior approach: a gait analysis study. *Clinical Biomechanics*. 2009;24:812-818.
35. Parvizi J, Rasouli MR, Jaberi M, et al. Does the surgical approach in one stage bilateral total hip arthroplasty affect blood loss? *Int Orthop*. 2013;37(12):2357-2362.
36. Goytia RN, Jones LC, Hungerford MW. Learning curve for the anterior approach total hip arthroplasty. *J Surg Orthop Adv*. 2012;21(2):78-83.
37. Woolson ST, Pouliot M, Huddleston JI. Primary total hip arthroplasty using an anterior approach and a fracture table. Short-term results from a community hospital. *J Arthroplasty*. 2009;24(7):999.
38. Hallert O, Li Y, Brismar H, Lindgren U. The direct anterior approach: initial experience of a minimally invasive technique for total hip arthroplasty. *J Orthop Surg Res*. 2012;7:17
39. Bradley GW. Direct anterior approach for hip arthroplasty: an unselected single surgeon experience. Podium presented at: American Academy of Orthopaedic Surgeons; 2008. San Francisco, CA.
40. De Geest T, Vansintjan P, De Loore G. Direct anterior total hip arthroplasty: complications and early outcome in a series of 300 cases. *Acta Orthop Belg*. 2013;79(2):166-173
41. Choi L, Barnett SL, Gorab RS, Patel JJ. The perioperative morbidity of the direct anterior approach for total hip arthroplasty. Poster presented at: American Academy of Orthopaedic Surgeons; 2011. San Diego, CA.
42. Bhargava T, Goytia R, Jones L, Hungerford M. Lateral femoral cutaneous nerve impairment after direct anterior approach for total hip arthroplasty. *Orthopedics*. 2010;33(7):472.
43. Rüdiger HA, Betz M, Zingg PO, McManus J, Dora CF. Outcome after proximal femoral fractures during primary total hip replacement by the direct anterior approach. *Arch Orthop Trauma Surg*. 2013;133(4):569-573.
44. Rivera F, Leonardi F, Evangelista A. Risk of stem undersizing in anterior approach for total hip arthroplasty. Paper presented at: American Academy of Orthopaedic Surgeons; 2014. New Orleans, LA.
45. Bal BS, Vallurupalli S. Minimally invasive total hip arthroplasty with the anterior approach. *Indian J Orthop*. 2008; 42(3): 301–308. doi:10.4103/0019-5413.41853.

第32章

直接前方入路髋关节手术的教育培训

John A. Scanelli, MD; Joseph T. Moskal, MD, FACS

学习要点

- 在病例选择中,倾向于髋关节活动度好且体质偏瘦、骨盆较狭窄且并发症较少(尽量在早期)的患者。应当避免选择髋部肌肉丰富、病理性肥胖、髋关节活动严重受限、骨盆过宽、颈干角偏大、髋外翻的患者。
- 预先评估血流量较少的部位,手术前预先设计良好的止血方案以控制出血。
- 仰卧位下进行髋臼磨挫可能因为定位困难而导致错误。确保已接受足够的训练熟悉这个操作。
- 在DAA THA手术中,难度较大的是充分的手术视野暴露,而这也是手术失误的根本原因。熟悉股骨的三维位置、识别股管的起点、了解如何适当地使用工具,这些步骤都需要训练。
- 懂得如何在术中准确判读C臂图像,尤其是在图像中判定髋臼和股骨的位置是否合适。

本章所描述的关于DAA THA手术的内容供住院医生、研究生以及骨外科临床医生学习及研究。我们致力于建立一个关于DAA THA手术的学习项目,其重点在于理解并处理好每一步的手术细节,使得手术并发症的风险降到最低。

大量临床研究显示,DAA THA学习中遇到频繁发生的并发症时,会出现手术时间延长,进行性出血加重,甚至会造成医源性股骨断裂。要完成50~100例的DAA THA手术后才能达到基本熟悉该术式的程度[1-8]。初学者在手术技术未完全成熟时,应该通过向有经验的专家请教手术经验、熟悉并掌握髋部解剖、了解手术中需要的器械、适当剥离软组织去降低手术难度。试图通过一周的解剖培训完成DAA THA手术,只会造成不幸的后果。在学习过程中,没有捷径。

我们将DAA THA手术的学习分解成12个要点和重要步骤。这种可重复学习的步骤既使初学者更加容易接受,也同时保证患者的手术安全性。这种方式也为高年资骨科医生将该手术方式列入到常规训练提供了可重复性学习的框架。基于全(美)国解剖基础理论研究的12步骤精确术式旨在培训住院医生、研究生及骨科医生完成DAA THA手术。这12步骤术式已经成为国际关节重建学会(Internetional Congress on Joint Reconstruction)年度发布的前路髋关节手术(Anterior Hip Course)的重要组成部分。本章将详细描述这些步骤的具体内容。

工具和陷阱

这里所描述的手术方式为作者所偏好的，是在具有下肢牵引装置的特殊手术床上进行的。当可以使用透视的情况下，仰卧位更利于手术。这也是直接前方入路术式的明显优势。推荐在屏幕上使用一台12英寸(1英寸≈2.54cm)的C臂图像增强器替换9英寸屏幕，因大屏幕在对比下肢长度时更能提供充足的视野。将患肢髋关节的图像进行打印和分析，利用网格线作图，帮助医生术前设计下肢长度、偏心距及股骨头前倾的方向和角度的大小。

为了使术中股骨头充分暴露以显示手术视野，需要在臀大肌的近端采用拉钩侧向牵开，并固定在独立于手术台之外的液压支架上。液压升降机可能会因为股骨干抬高导致医源性股骨干骨折，为了避免这种情况，外科医生在术中应采用手动牵拉将股骨抬起，并将液压支架放置于吊钩的水平线，然后同水平固定。如果术中股骨头暴露不充分，必须要剥离更多的软组织。

双偏心距髓腔锉有助于在准备股骨侧的时候减少软组织损伤，股骨组件的选择上没有明确禁忌，但骨干接合杆与刚性直绞刀可能不适合这种方法。在初步设置这些植入物时，需要充分考虑直接前方入路的特点，可能会造成髂前上棘的截骨以及阔筋膜张肌TFL从髂骨翼上的剥离。

直接前方入路全髋关节置换术的12个教学步骤

12个步骤列出了在学习直接前方入路过程中的每个关键部分以及常见的并发症。该方法以逐步深化的方法对住院医生和研究生进行教学，提供了一种框架模式，当水平达到时，沿着指南特定的步骤便可完成DAA THA手术。

步骤1　术前计划：病例选择与模板

术前鉴别患者特征有助于术中视野暴露，其中包括髋部活动性好、狭窄骨盆、自然偏心距大、体质偏瘦的患者。患者大腿肌肉发达、病理性肥胖、严重髋关节活动不良、宽骨盆、大颈干角可造成术中视野暴露难度增加。深髋或发育不良的髋臼不推荐在初学期进行操作。伴有下肢血管病变、皮肤病变需要植皮、严重腹部肥胖作为直接前方入路手术的相对禁忌证，需要在提高精度和设备的情况下进行手术。这应该作为一种手术日程，在进入手术室之前常规进行。

步骤2　术前准备，铺单及皮肤切口

患者取仰卧位，术侧肢体铺单时应方便接近髂前上棘、髂棘以及股骨大转子后缘。在无法完整暴露整个股骨干视野的情况下，便于暴露股骨干近端的1/3结构。切口从髂前上棘近端外侧2cm，远端2cm开始，向远端继续延伸8~10cm至髌骨中心（图32.1）。通常切口稍偏向外侧而非正中。

步骤3　寻找阔筋膜张肌：识别手术入口

寻找被筋膜包围的阔筋膜张肌(图32.2)，通过厚度和颜色来进行识别和确认。在部分患者中，它是一层相当薄的半透明层，肌肉纤维很容易识别。而在其他患者中，它看起来很厚，呈亮白色。一般来讲，阔筋膜张肌上的筋膜相对于周围向后外侧走行的组织显得更白，是因为它合并到髂胫束。通常会有2~3个穿支血管，有助于阔筋膜张肌的筋膜切开定位，适宜的位置是在这些穿支血管前1~2cm处，与皮肤切口相一致。

步骤4　肌肉管理：在阔筋膜张肌和股直肌之间拉开间隙

采用Allis钳夹住阔筋膜张肌内侧筋膜提供对抗牵引，外科医生用手指在阔筋膜张肌和股直肌内侧之间的间隙进行钝性分离(图32.2)。当感觉到正确间隙后，用Cobra拉钩置于臀小肌和关节囊的位置后拉开。此间隙靠近股骨颈关节囊和臀小肌之间的地方，因此间隙较窄容易撕裂，需要医生在放置拉钩后，确定臀小肌未被撕裂。屈髋也能帮助放松软组织，使其能够放置拉钩。

然后集中精力转向切口远端，使用一个Hibbs

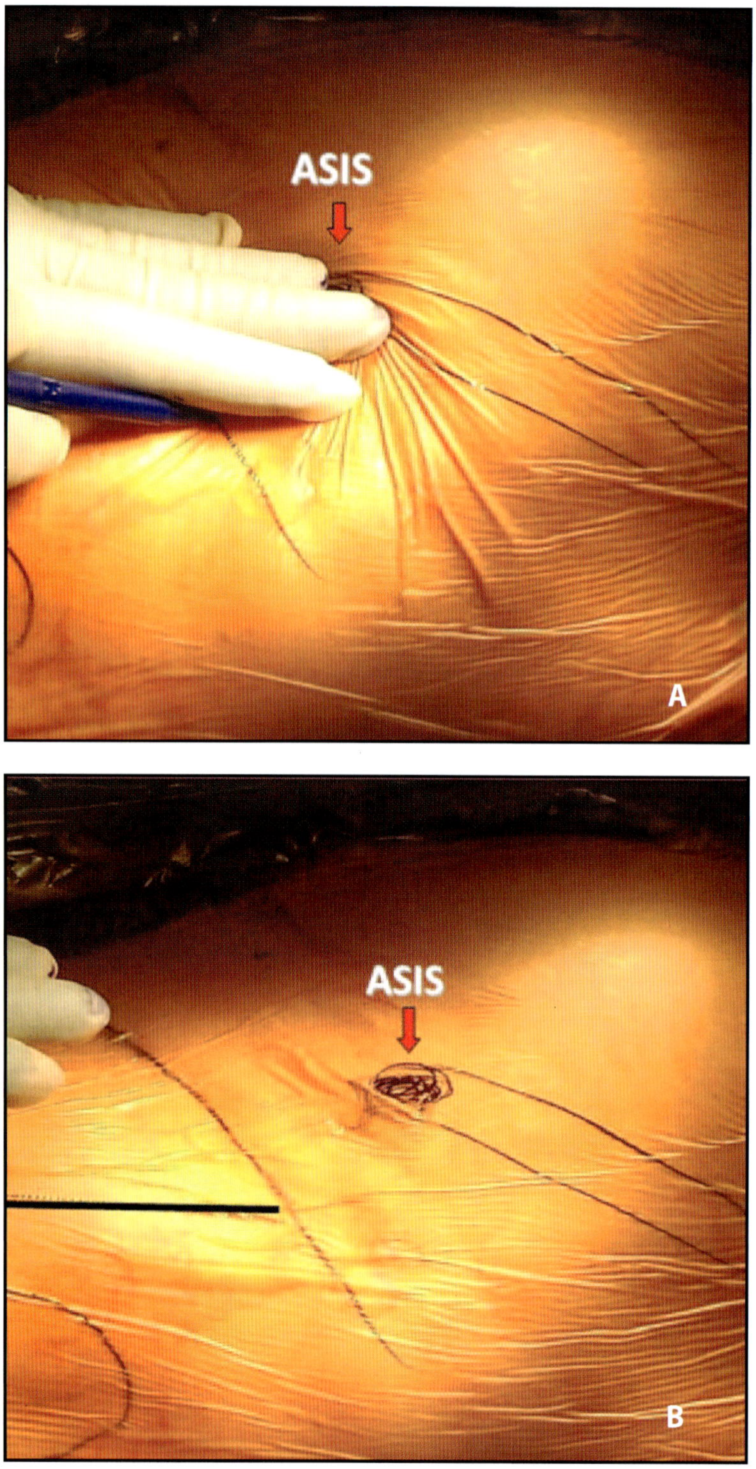

图32.1 切口定位。

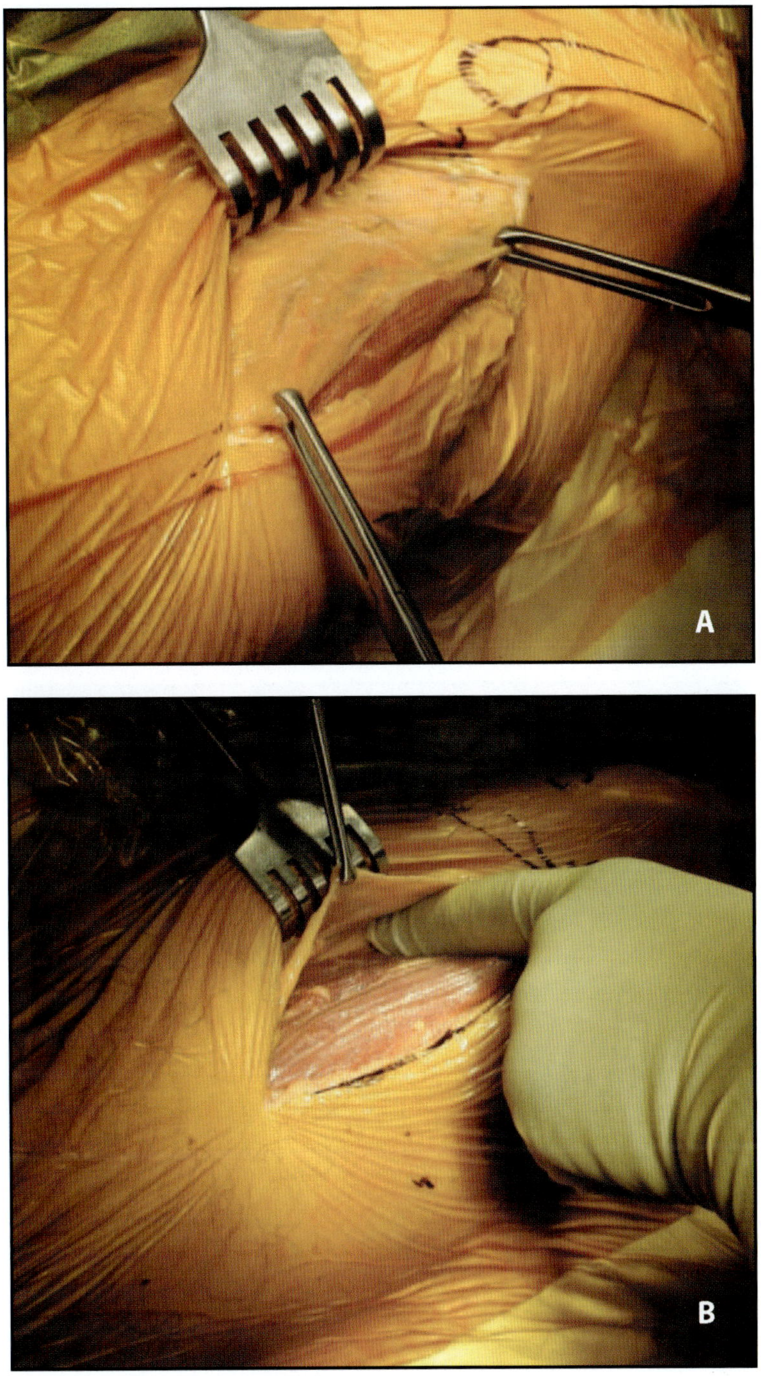

图32.2　阔筋膜张肌切开。

拉钩牵开股直肌肌腹中间位置，另一个Hibbs拉钩牵开阔筋膜张肌外侧。从远端纵向切开包裹股直肌的筋膜，并向近端延长，注意识别并分离股骨外旋动脉的交叉分支，其垂直跨越手术区域（图32.3）。这些血管被包裹在一层由脂肪包围的薄筋膜中，周围分布扁桃体样组织与血管平行分布（或与切口垂直），这些特征有助于识别它们。如不加以注意，这些血管可能是学习曲线早期发生失血的主要原因。为了达到止血的目的，要进行广泛的电凝或缝合结扎。血管的末端应该在术中至伤口缝合完成前进行随时检查，因为在大血管中有一些持续渗血并不罕见。

与皮肤切口相对的前弯曲血管的位置是一个有用的标志，可以评估皮肤切口的长度是否合适。

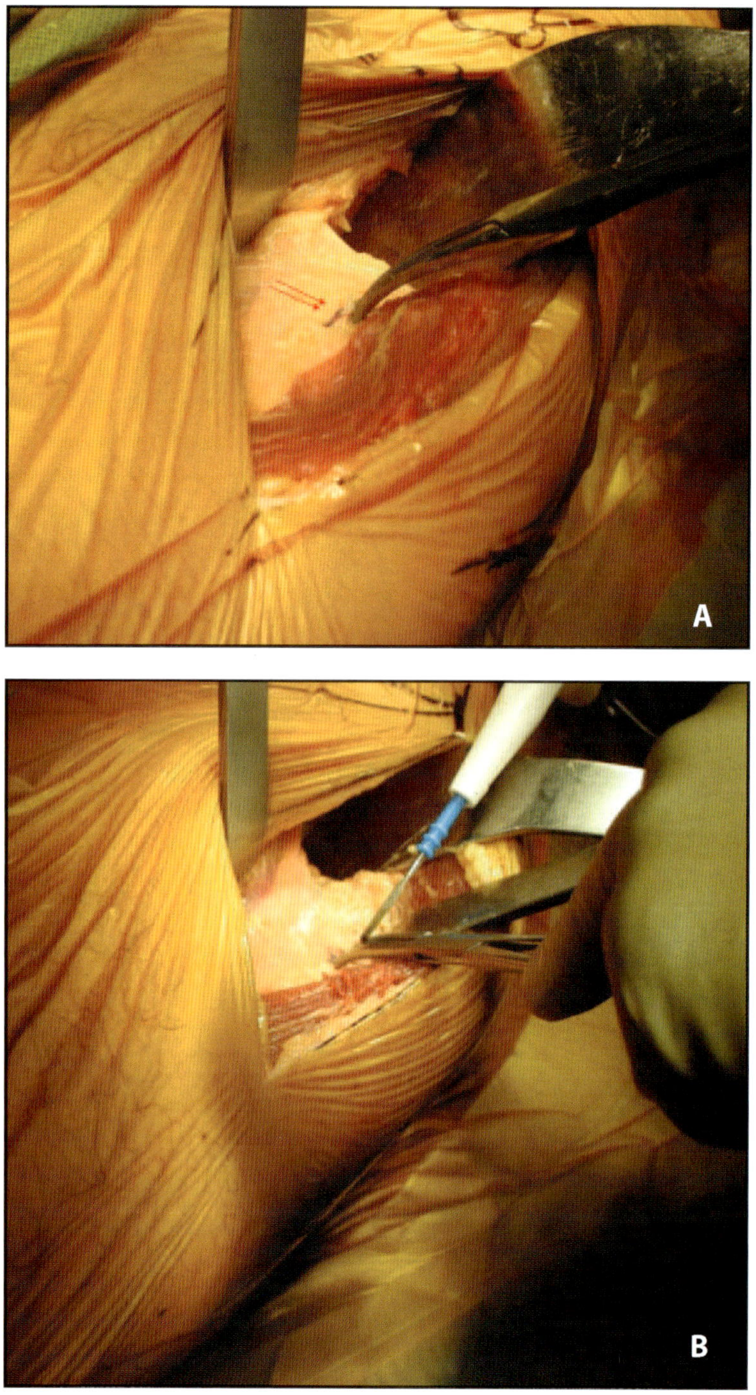

图32.3 识别并电凝股骨外旋动脉上升分支。

前弯曲血管应位于切口的中心部分。通常需要轻微的皮肤延展来达到适当的暴露目的。

步骤5 关节囊处理:暴露股骨颈

确定关节囊周围的脂肪，将一个Cobra拉钩置于股骨颈下方。用一个Bovie或Cobb拉钩轻柔地将股直肌直头提起，以使双弯Hohmann拉钩滑过髋臼前缘。为了避免股骨神经损伤，应谨慎操作，确保拉钩的尖端直接接触骨面。

如果外科医生很难辨认出正确的间隙来进入髋关节，ASIS是最可靠的标志。在皮肤下面移动手指，直到触碰到ASIS，即可知间隔应该是在ASIS外侧，这将有助于指导外科医生从外侧确定正确的位置，避免太过靠近中间而接近神经血管结构。

将一个Cobra拉钩放置在臀小肌与股骨颈的上缘之间，另一个Cobra拉钩沿着股骨颈中间的下缘放置，将双弯Hohmann拉钩置于髋臼边缘上能更好地暴露术野以协助关节囊切开和股骨颈截骨。

现在已经进行了关节囊切开术。如果关节囊切开比较理想，制造出一条与股骨颈上方平行的通道，沿小转子远端前方的转子间线将关节囊从其起点移除。这是通过髋部的外旋，以及通过电灼松解在股骨颈向小转子方向的关节囊来实现的。然后用一个明显的缝线标记这个皮瓣，以方便牵引。另一种方法是，前关节囊切除术是通过将关节囊平行于股骨颈的中间部分进行切割，然后再创建两个褶叶，在近端和远端切除。

步骤6　股骨颈截骨术

在股骨颈部附近的2个牵引器现在已置于关节囊内，在股骨颈截骨前需确认鞍部和小转子（图32.4）。将纱布放在颈部附近、拉钩后面，在后方铺好，以提高在使用锯之前的安全性。

股骨颈截骨术在股骨头脱位之前或之后进行均可。在进行截骨术之前，对髋部进行脱位的优点是改善了近端股骨的视野，以促进更精确的颈部切割。在脱位时要小心谨慎以免踝关节骨折。这种并发症也可以通过控制下肢旋转来实现。外科医生使用T形手柄的螺旋钻嵌入股骨头内并施加力量，或者由一名未刷手消毒的助手小心地牵引并外旋患肢来避免。

在股骨颈切割时也会出现并发症，大转子可以在锯片的后侧或外侧横断，如果锯片的角度太大，则可以切割到小转子，小转子在下肢位于中立位时难以看到。在股骨颈预设的角度进行X线检查，然后再进行计划切除是比较稳妥的。我们发现，直视和识别股骨颈鞍部、转子间嵴和小转子可能比影像图更加可靠，因为鞍部常常被关节囊或臀小肌所覆盖，而且在任何情况下都必须暴露出来。如果不能直视，用镊子触碰鞍部靠感觉确认也可以。截骨不应该通过对股骨转子棘外侧，避免切割大转子。股骨的前面沿线有一个骨性突出，可以作为很好的参考点，以确保股骨颈部切口不超过外侧。进行股骨颈截骨时，如果髋关节退变或者医生的手过于垂直，也会导致切割到大转子的后部。如果锯片在计划切除水平后方通过关节囊进行切除，旋股后动脉会遭到破坏，会导致严重的失血。

钻头通过外层皮质钻到股骨头，或通过股骨颈表面钻到股骨头。顺时针转动手柄数次，以切除圆韧带的附着点。如果在切除股骨头的时候遇到困

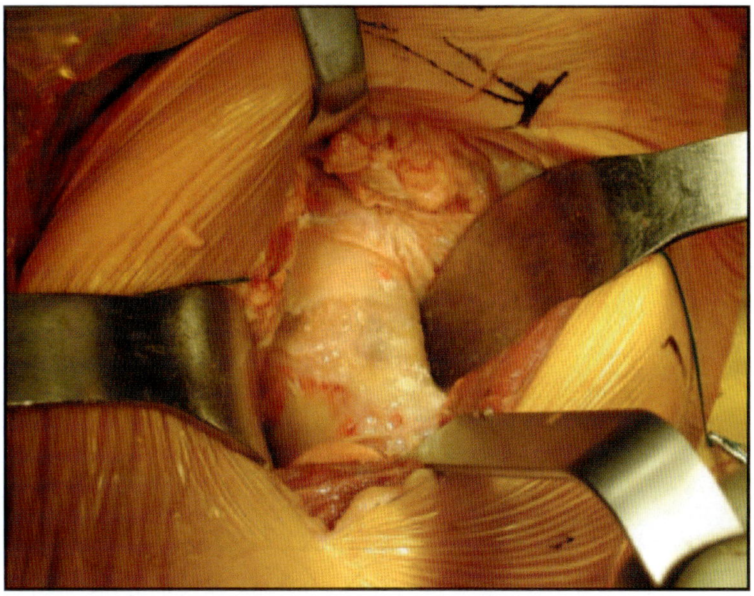

图32.4　截骨前暴露股骨颈。

难，使用T形手柄对准患者对侧肩膀方向以移除股骨头。切除增生的骨赘，横切圆韧带的起点，或者从股骨颈切除一段餐巾环状骨是比较明智的选择。在取出股骨颈的时候，应避免骨头尖端对周围组织造成损伤。

步骤7 髋臼：正确打磨髋臼窝

准备三个拉钩用于显露髋臼，它们被分别放置在前方、上方和后方（图32.5）。如髋臼显露不充分，用手指感受腹直肌筋膜远端的紧张程度，必要时进一步松解来帮助牵拉软组织。理解臼杯的倾斜平面和前倾角是至关重要的。对于肌肉发达以及肥胖的患者来说，需要适当倾斜大腿以保证开口器与臼杯保持垂直的位置。术者需要注意这一情况，并且为了保证臼杯处于合适的方向，必要时应当对大腿施加反方向力。带偏心距的仪器或辅助切口同样有助于此类关键步骤。

术中精准的摄片对于避免臼杯的错误置入是

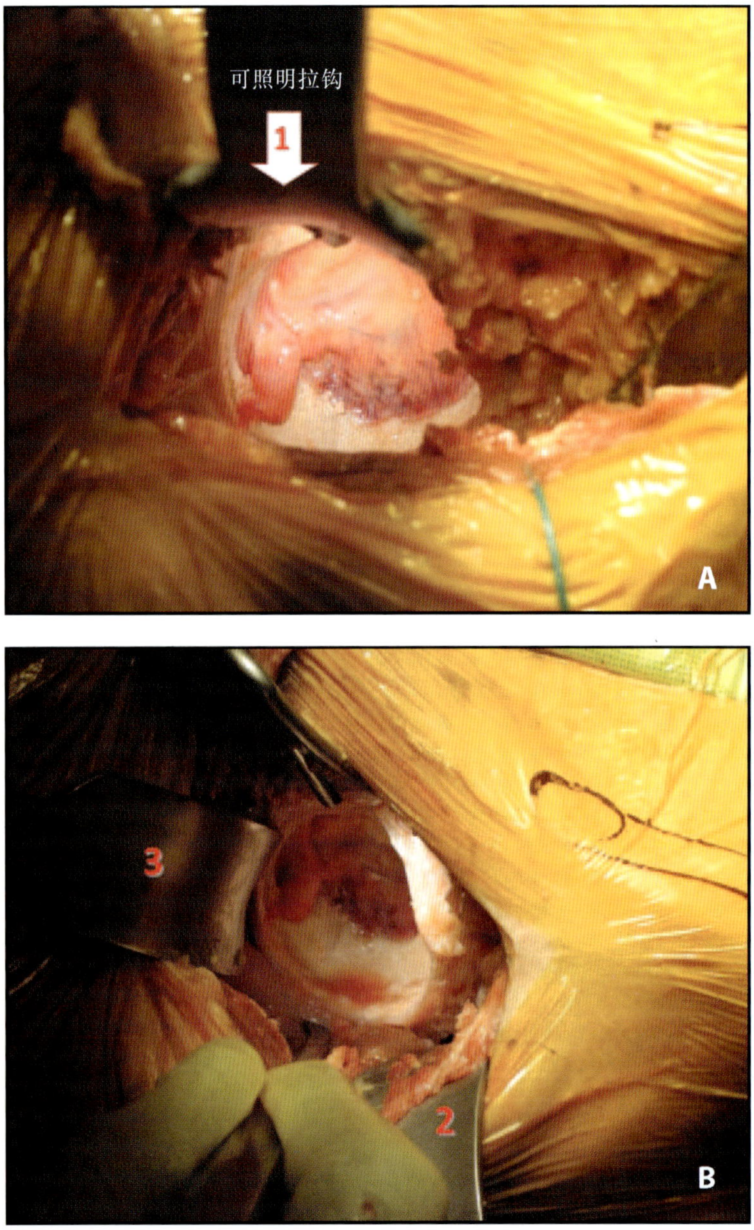

图32.5 髋臼显露及拉钩置入顺序。1.在上方置入一把尖锐的拉钩。2.在坐骨处置入拉钩。3.必要时在前方置入拉钩。

至关重要的，这就需要深刻理解骨盆的倾斜与旋转位置。如果图像摄于骨盆出口位，那么图像中臼杯的位置就会有更大的前倾角，或者向术肢有过多的旋转。术者需评估闭孔的垂直及水平位置，并恢复到术前C臂图像中闭孔的位置，使手术前后骨盆图像的位置保持一致，以此保证在三维空间中臼杯的位置能得到正确的评估(图32.6)。

步骤8　处理关节囊：股骨头脱出及提拉

股骨头的充分显露是整个直接前方入路手术中最具挑战性的环节。为了达到这一目的，关键在于要尽可能地松解股骨大转子周围必要的软组织，保证能够充分提起股骨而显露股骨头。股骨钩首先要在下肢保持中立位时，贴着臀大肌附着于股骨的位置插入。通常需要用手指触摸感受臀肌吊带上方的空间。将股骨钩尾端指向足侧并且与大腿平行，用手把持股骨钩尾端旋向下的同时将其插入。股骨钩应该能够轻易地滑入，如果阻力较大，需改变位置后再次插入。

我们倾向于应用一套成系统的方法来松解关节囊与短外旋肌群，以使假体能够沿着大转子后外侧壁插入。首要目标是通过向前方、侧方移动股骨干，来将股骨大转子至髋臼后壁清理干净，或者是向外或前方提拉股骨干来达到此目的。术中需将大腿外旋90°，从而将大转子转向切口方向。然后过伸、内收患肢，将长的弯头Hohmann拉钩插入大转子后侧来充分拉紧附着的软组织。这就要求术者通

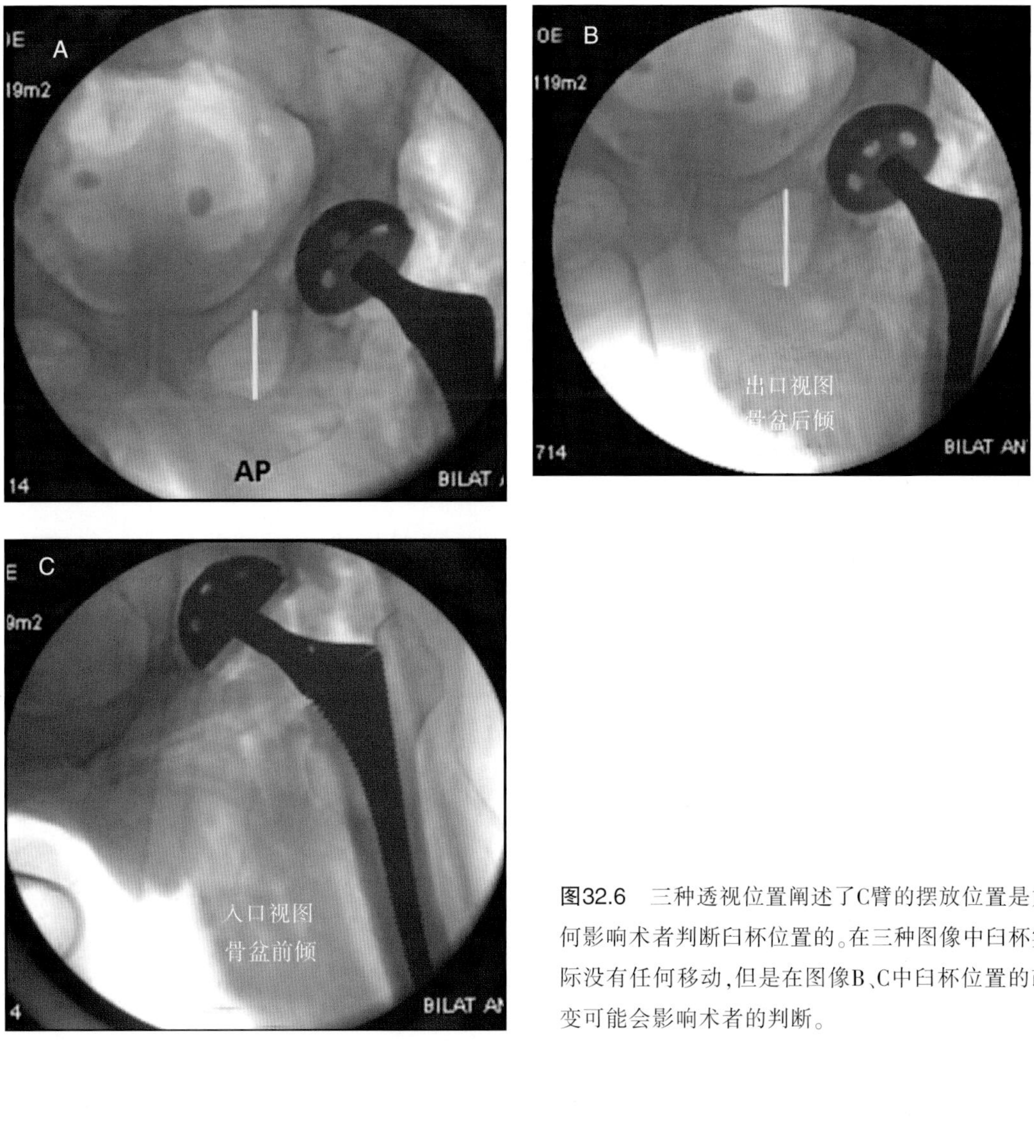

图32.6　三种透视位置阐述了C臂的摆放位置是如何影响术者判断臼杯位置的。在三种图像中臼杯实际没有任何移动，但是在图像B、C中臼杯位置的改变可能会影响术者的判断。

过每个松解的组织来观察与感受股骨的移动。应用在Hohmann拉钩上的力量需轻柔、均匀，以防造成股骨大转子的骨折。

通过将股骨钩置于股骨下，术者可以撬起股骨直至软组织限制其继续活动。这并不是一项暴力操作，其目的是在张力下处置软组织。然后将固定装置提高到股骨钩水平并且与之相连，保持张力直至松解完成。注意，单单通过这股骨钩来撬起股骨会导致医源性的骨折。我们通常用下肢垫来帮助清理短外旋肌群上的脂肪，以此让解剖结构更易辨别。首先要用电刀或手术刀切开附着于股骨大转子的后关节囊，紧接着是松解梨状肌、闭孔内肌直至充分暴露。术中不应松解闭孔外肌，因其对维持髋关节的稳定性至关重要；闭孔外肌提供股骨至骨盆最直接的内侧牵引力。

步骤9 截骨与扩髓

术者在扩髓以前需通过外展、外旋、内收股骨来评估股骨颈相对于小转子的切断位置。与术前模板相比切断股骨颈位置是否合适？股骨颈切除过多还是过少？这就需要了解后方穿孔的风险。以上并发症是有可能出现的，因为在直视下垂直于切口切断股骨颈，术者在把持钻时会使尖端更加垂直于切口(即尖端指向正下方或靠后)。通过把手压低至与大腿平行并将钻尖指向股骨前弓 (anterior bow of the femur)可以避免这一并发症。要注意即使髋关节处于外展位，大腿在手术台自然下垂时，足仍然离地面有约10mm的距离。进针困难时不要强行进针，需再次评估股骨颈切断情况，有可能是截断位置过高或者进针位置靠内，这时术者要将手压低与大腿平行。

开口时将吸引器头插入股管作为探针有利于确认股管没有被贯穿。如果吸引器头突然停止了抽吸，有可能是软组织堵塞引起；如果完全离开了股管，则有可能是钻头贯穿了股管。通过透视拍摄钻头的最后位置可以对此进行确认。如果在股骨干的骨皮质在前后位片上重叠，需高度怀疑发生了贯穿并需要拍摄侧位片。贯穿情况常发生于近端，只要重新调整股骨长轴的位置，就足以保证重新固定时能绕过这一缺损区。使用带偏心距的扩髓器把手、不时使用弹性铰刀同样有助于股骨的准备工作。

步骤10 肢体长短及稳定试验

进行复位试验并且通过透视评估大腿长度。由同一个人操纵手术台同样有助于复位试验，因为术者要估计截短髋关节的难易程度，这有助于减少大腿长度的误差。足一般不会从牵引床上移动来检查稳定性，但这也是有可能的。作者的经验及建议是，对于那些没有特殊畸形、病理改变的常规病例来说，如果各部位都能得到正确的透视的话，往往不必进行动态的稳定试验。

步骤11 假体植入与关闭切口

只要髋臼部分能够达到基本稳定，而且股骨干的力线及旋转能够保持稳定，伤口就可以彻底冲洗和止血了。关节囊如果保留就可以进行修复，但如果在显露过程中被切断就不用了。用1号可吸收缝线缝合深层筋膜，而皮肤缝合方法则因术者偏好而定。

步骤12 术后管理

无须常规预防髋关节脱臼，术后患者即可全部负重。患者术后管理的其他方面就因人而异，而且与入路无关。本书中即有很多有关于髋关节置换患者术后康复的方法。

疗效

早期并发症

直接前方入路术式较后外侧入路发生脱位的风险较低[9-11]，较外侧入路发生跛行的风险较低。表32.1阐述了某医生最早几例DAA THA手术发生的一系列并发症[1-8,11-16]。13例中有8例用到了牵引床，13例中有5例介绍了行直接前方入路术式患者的准备工作。有记载称与手术相关的并发症概率达到了5.5%，有2.8%的患者需要翻修。这些案例说明了术前充分的准备能够有效降低直接前方入路手术并发症的概率。术者可以通过术中各对部位的准确透视，以及准确判断大腿长度来改善这一结果，还

表32.1　病例列表及相关并发症，取材自同类文献

作者	是否专用床	手术培训	病例数	并发症
D'Arrigo，2009[4]	否	未知	20	1 例大转子骨折 1 例股骨近端骨折 1 例臼杯摆放错位翻修 2 例出现血肿(未再手术)
DE Geest，2013[5]	是	未知	300	2 例股骨穿孔(未处理) 4 例股骨距破裂 3 例大转子骨折(未内固定，均愈合 20 例翻修 5 例术中未能明确的假体周围骨折 1 例早期臼杯翻修 1 例脱位翻修 1 例臼杯摆放错位翻修 3 例因感染二期翻修 3 例切口引流伤口感染 16 例外侧股骨皮神经损伤，仅 1 例恢复
Alecci，2011[12]	否	未知	221	2 例大转子骨折(未翻修) 2 例血肿伤口感染
Berend，2009[3]	是	3 期尸体练习，仔细选择患者	258	前 37 例患者中有 4 例术中发生并发症 2 例股骨穿孔 1 例臼杯脱出 1 例骨盆骨折，结构改变 6 例术后并发症需翻修手术 4 例股骨柄翻修 2 例可疑感染
Goytia，2012[6]	是	培训一天，尸体练习	81	无
Hallert，2012[13]	否	未知	200	5 例翻修 3 例股骨骨折 2 例脱位 腓神经、股神经麻痹，前 10 例均出现并解决
Jewett，2011[7]	是	未知	800	19 例股骨大转子骨折 前 150 例中有 3 例股骨穿孔 1 例股骨骨折 1 例髋臼骨折，臼杯需要翻修 7 例脱位，1 例臼杯翻修 7 例深部感染 5 例切口引流感染 2 例二期翻修 13 例伤口并发症翻修

(待续)

表32.1(续) 病例列表及相关并发症,取材自同类文献

作者	是否专用床	手术培训	病例数	并发症
Masonis,2008[2]	否	未知	300	1 例脱位 前 67 例中 3 例股骨距骨折 1 例深部感染,二期手术 3 例可疑切口引流感染 1 例股骨柄因纤维固定翻修 1 例股骨柄因股骨受损翻修 1 例支撑面置换
Matta,2005[1]	是	未知	437	3 例脱位 1 例深部感染 3 例可疑切口感染 1 例股神经麻痹 3 例无移位踝关节骨折 4 例股骨距破裂 3 例股骨大转子骨折 2 例股骨骨折,钢缆固定
Woolson,2009[16]	是	5 次手术训练,4 次有人指导,1 次无指导	247	2 例股骨骨折 14 例股骨大转子或近端骨折 2 例关节假体松动翻修 3 例因股骨长度差异立即翻修 2 例深部感染 2 例神经麻痹 4 例股骨距破裂 4 例血肿 2 例可疑感染
Zawadsky,2014[8]	是	丰富的学习经历,观摩手术,观看视频,尸体解剖练习	150	前 29 例中 3 例股骨柄下沉翻修 2 例深部感染翻修 1 例跌倒后股骨骨折
Spaans,2012[14]	未知	丰富的学习经历和尸体解剖练习,初期 4 例手术在经验丰富的 DAA 专家指导下进行	46	1 例股骨大转子骨折 1 例因切口靠后而显露不足 1 例股神经麻痹 1 例脱位 2 例臼杯翻修,1 例股骨柄松动翻修
Siguier,2004[11]	是	未知	1037	2 例股神经麻痹 10 例脱位(均为 22mm 股骨头) 2 例臼杯翻修 5 例感染翻修 1 例无移位腓骨远端骨折
总计	13 例中 8 例应用	13 例中有 5 例	4097	227(5.5%)并发症 115(2.8%)并发症需翻修

可以通过请教经验丰富的医生、尸体解剖练习，以及集中参加直接前方入路课程来达到这一目的。

应用影像学检查

对于影像学检查是否能够较其他方法更好地明确直接前方入路术式中髋臼的位置，目前是有争议的。这种差异主要来源于术者根据术中透视资料的理解，尤其是对于骨盆倾斜与旋转的理解。如果不能理解这些参数，医生就会在透视时将臼杯安装在错误的位置上。作者的建议是在学习曲线中，重视透视的理解，这对DAA THA手术是非常有帮助的。

各部分的准确安放

在比较直接前方入路与后外侧入路两种术式时发现，直接前方入路术式能够更准确地确定髋臼的位置与倾斜角度，二者分别能够达到78%和89%，而后外侧入路手术的这一数据为41%和45%[17]。其他文献在进行透视下行直接前方入路手术、非透视下行后外侧入路手术、导航下行后外侧入路手术对髋臼位置比较时发现，传统后外侧入路手术与透视下直接前方入路手术没有差别(70%后外侧入路 vs 68%直接前方入路)，而导航下行后外侧入路手术能有更高的准确率(91%)[18]。未来的文献可能会直接比较计算机导航下直接前方入路手术与后外侧入路手术的优劣。

手术时机

新术式的手术时间对于术者来说自然相对长一些，Masonis等发现在前100例病例时手术及透视时间无明显缩短，而在后200例病例中则出现明显的时间缩短[2]。尽管增加了手术时间，却没有增加不良的医学并发症、麻醉相关并发症、深部感染的发生率[3]。Seng等在进行了47例手术后报道了手术时间由99分钟降低至69分钟[19]。术者对局部解剖有了更深的了解后会更加清楚大血管的位置，也会减少术中出血量。直接前方入路[8]术式比其他术式住院时间更短，然而，住院时间又与医院所在地有关，在美国住院时间为几个小时，而在欧洲住院时间要几天。出院回家的情况直接前方入路较后外侧入路[8]、直接外侧入路术式[3]要更加常见。在美国老年人并不会住院太久，联邦医疗保险政策要求所有的THA患者在前往康复中心之前只能住院3天。

医源性骨折

在学习过程中医源性股骨骨折是最常见的并发症。术中未知的假体周围骨折是一种特殊的情况，这种情况可能在患者开始行走时被发现。细微的大转子骨折移位一般认为是无须手术的，但大转子上较大骨折块的移位是需要被修复的，以防出现永久性跛行。修复这一大骨折块通常需要在后侧做第二切口，通过适当的复位让大转子更加接近股骨。对股骨穿孔与骨折的区分是至关重要的。股骨穿孔需要重新调整扩髓方向，而骨折则需要捆扎固定或翻修。

股外侧皮神经损伤(LFCN)

LFCN致功能障碍发生的概率变化较大，为2%[9]~81%[20]，但大多数术后LFCN功能障碍患者在切口位于大腿外侧附近时，相较于膝关节置换时需常规术中横断隐神经的髌下支，前者表现出一种良性的麻木。在DAA THA手术后真正发生感觉异常性股痛的概率是极低的。在阔筋膜张肌TFL外侧上行筋膜切口能够有效降低这一风险。

肌肉损伤

目前已经有很多种方法应用于量化DAA THA手术后肌肉损伤情况，如炎症生物标记、MRI检查，以及对尸体标本的检查。在急性术后期，直接前方入路手术炎症生物标记含量要比后外侧入路手术少[21]。通过尸体研究发现，相对于后外侧入路手术，直接前方入路手术肌肉损伤小[22]。而通过MRI检查证实，直接前方入路手术较直接外侧入路手术软组织损伤更小[23]。

结论

借此12步方法作为示例来系统、可重复地向住院医生、进修医生以及骨科医生教授DAA技术，以此来减少每个步骤可能会发生的并发症。术者在学习曲线中同样可以通过请教经验丰富的医生、参加直接前方入路课程、解剖尸体来熟悉这一术式，通过相关解剖、显露、以及必要的松解来进行安全的准备工作。对尸体的外科解剖练习有助于学习并且理解在仰卧位时髋臼与股骨的位置。能够预测可能会大出血的位置，并且知道如何预防性地控制出血是至关重要的。最后，正确地解读影像图能够最大程度地降低假体位置不正的风险。

要点回顾

- 如果在最初的筋膜解剖时没有找到正确的间隔，触诊后在皮肤下方定位髂前上棘，然后与它保持平行。
- 在外科要求下分离并且结扎或电凝外侧旋股动脉的分支。再次从头检查这些血管是否被闭合，保证彻底地止血。
- 在截断股骨颈时，触摸鞍部、转子间嵴和小转子，然后标记股骨颈切断位置来提高准确性。
- 骨盆出口位的宽闭孔可以增加髋臼的前倾角度。骨盆闭口位和中立位/侧位的窄闭孔可以减少髋臼的前倾角度。
- 准备股骨时要保证股骨的充分显露，其目标是能够达到充分的外旋、侧偏以及前屈股骨近端。内收和外展股骨有助于显露，并且保证钻头指向股骨前弓，避免钻头向后穿过股管。

（魏学庆　褚荣晋　译）

参考文献

1. Matta JM, Shahrdar C, Ferguson T. Single-incision anterior approach for total hip arthroplasty on an orthopaedic table. *Clin Orthop Relat Res*. 2005;441:115-124.
2. Masonis J, Thompson C, Odum S. Safe and accurate: learning the direct anterior approach total hip arthroplasty. *Orthopaedics*. 2008;31(12 Suppl 2):129-134.
3. Berend KR, Lombardi AV Jr, Seng BE, Adams JB. Enhanced early outcomes with the anterior supine intermuscular approach in primary total hip arthroplasty. *J Bone Joint Surg Am*. 2009;91(Suppl 6):107-120.
4. D'Arrigo C, Speranza A, Monaco E, Carcangiu A, Ferretti A. Learning curve in tissue sparing total hip replacement: comparison between different approaches. *J Orthop Traumatol*. 2009;10(1):47-54.
5. De Geest T, Vansintjan P, De Loore G. Direct anterior total hip arthroplasty: complications and early outcome in a series of 300 cases. *Acta Orthop Belg*. 2013;79(2):166-173.
6. Goytia RN, Jones LC, Hungerford MW. Learning curve for the anterior approach total hip arthroplasty. *J Surg Orthop Adv*. 2012;21(2):78-83.
7. Jewett BA, Collis DK. High complication rate with anterior total hip arthroplasties on a fracture table. *Clin Orthop Relat Res*. 2011;469(2):503-507.
8. Zawadsky MW, Paulus MC, Murray PJ, Johansen MA. Early outcome comparison between the direct anterior approach and the mini-incision posterior approach for primary total hip arthroplasty: 150 consecutive cases. *J Arthroplasty*. 2014;29(6):1256-1260.
9. Restrepo C, Parvizi J, Pour AE, Hozack WJ. Prospective randomized study of two surgical approaches for total hip arthroplasty. *J Arthroplasty*. 2010;25(5):671-679 e1.
10. Sariali E, Leonard P, Mamoudy P. Dislocation after total hip arthroplasty using Hueter anterior approach. *J Arthroplasty*. 2008;23(2):266-272.
11. Siguier T, Siguier M, Brumpt B. Mini-incision anterior approach does not increase dislocation rate. *Clin Orthop Relat Res*. 2004;426:164-173.
12. Alecci V, Valente M, Crucil M, Minerva M, Pellegrino CM, Sabbadini DD. Comparison of primary total hip replacements performed with a direct anterior approach versus the standard lateral approach: perioperative findings. *J Orthop Traumatol*. 2011;12(3):123-129.
13. Hallert O, Li Y, Brismar H, Lindgren U. The direct anterior approach: initial experience of a minimally invasive technique for total hip arthroplasty. *J Orthop Surg Res*. 2012;7:17.
14. Spaans AJ, van den Hout JA, Bolder SB. High complication rate in the early experience of minimally invasive total hip arthroplasty by the direct anterior approach. *Acta Orthop*. 2012;83(4):342-346.
15. Wayne N, Stoewe R. Primary total hip arthroplasty: a comparison of the lateral Hardinge approach to an anterior mini-invasive approach. *Orthop Rev (Pavia)*. 2009;1(2):e27.

16. Woolson ST, Pouliot MA, Huddleston JI. Primary total hip arthroplasty using an anterior approach and a fracture table: short-term results from a community hospital. *J Arthroplasty.* 2009;24(7):999-1005.
17. Masonis JL, Ruffolo M, Bates MD, Odum SM, Nogler MM, Fehring TK. Effect of surgical approach imaging on acetabular alignment in hip arthroplasty. Poster presented at: American Academy of Orthopaedic Surgeons; 2014. New Orleans, LA.
18. Rathod PA, Bhalla S, Deshmukh AJ, Rodriguez JA. Does fluoroscopy with anterior hip arthroplasty decreases acetabular cup variability compared with a nonguided posterior approach. *Clin Orthop Relat Res.* 2014;472(6):1877-1885.
19. Seng BE, Berend KR, Ajluni AF, Lombardi AV Jr. Anterior-supine minimally invasive total hip arthroplasty: defining the learning curve. *Orthop Clin North Am.* 2009;40(3):343-350.
20. Goulding K, Beaulé PE, Kim PR, Fazekas A. Incidence of lateral femoral cutaneous nerve neuropraxia after anterior approach hip arthroplasty. *Clin Orthop Relat Res.* 2010;468(9):2397-2404.
21. Bergin PF, Doppelt JD, Kephart CJ, et al. Comparison of minimally invasive direct anterior versus posterior total hip arthroplasty based on inflammation and muscle damage markers. *J Bone Joint Surg Am.* 2011;93(15):1392-1398.
22. Meneghini RM, Pagnano MW, Trousdale RT, Hozack WJ. Muscle damage during MIS total hip arthroplasty: Smith-Petersen versus posterior approach. *Clin Orthop Relat Res.* 2006;453:293-298.
23. Bremer AK, Kalberer F, Pfirrmann CW, Dora C. Soft-tissue changes in hip abductor muscles and tendons after total hip replacement. *J Bone Joint Surg Br.* 2011;93-B(7):888-889.

第33章

短柄假体的设计及其在直接前方入路全髋关节置换术中的应用

Timothy McTighe, Dr HS(hc); Daniel C. Allison, MD, MBA

学习要点

- 股骨柄分类系统是规范短股骨柄标准化设计、明确植入物选择和临床结果评估的一种工具。
- 在THA手术中,某些短的、弯曲的、保留股骨颈的干骺端设计的假体可以轻松地通过前方入路植入,但是这些假体的设计类型与新的手术技巧学习相联系。
- 除了DAA手术的便利安全性,短柄的合适嵌入可以提供手术流程和生物力学方面的优势。

前言

DAA THA手术方法已经发展成为安全、有效的方法,并且具有明显的临床优势[1]。而其困难之处在于股骨的暴露,假体的植入和新的手术方法的学习[2]。

短柄假体可以解决DAA手术方法中股骨暴露与假体植入的难题。这些短柄假体可以降低手术中对股骨暴露的要求。弯曲的保留颈部的股骨柄假体可以轻松地使假体居中,并且可以减少向股骨大转子的移动。这就降低了股骨近端骨折的风险和股骨暴露使局部组织所产生的张力(图33.1)。除此之外,短柄假体还有其他一些优势,如切口小,骨量丢失少,便于翻修,对于各种股骨通道都有很好的兼容性[3,4]。

其他国家早已应用短柄假体,时间比美国应用短柄假体至少早了十年[5-7]。早期的假体容易在远端折断,这些已经通过目前生物型假体标准所改进。通过改进,早期实验数据已经证明短柄假体可以达到稳定持久的牢靠固定和出色的临床效果[3,8,9]。目前,有许多不同种类及设计特征的短柄假体可供临床应用,但是在设计原理知识、安装特征、手术技巧及临床效果方面对外科医生的指导有限[9,10]。

从2012年起,关节移植外科研究组织(JISRF)就开始提倡对股骨柄的类型进行系统分类[10-12]。该分类系统主要包括以下几个基本稳定接触组件:

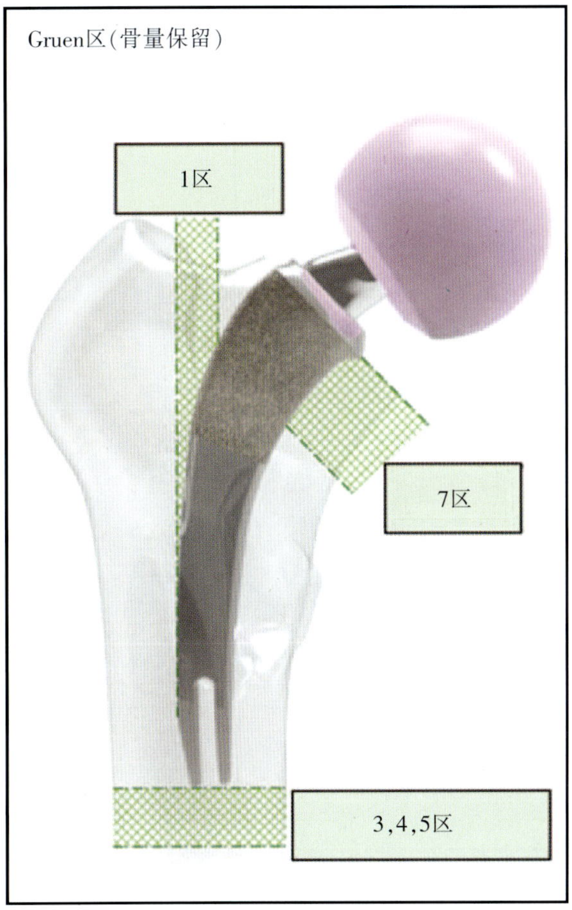

图33.1　图示短曲颈假体骨量保留区域。(图片来源:Joint Implant Surgery & Research Foundation.)

1.头稳定

a.髋关节表面置换

b.中头柄(Mid-head stem)

2.颈稳定

a.短曲颈稳定型柄

b.侧方扩口接颈稳定型柄

c.股骨颈嵌插型

3.短干骺端稳定

a.短锥型柄

b.大体积型或填塞吻合型柄

4.传统的干骺端/骨干稳定型(不考虑短柄)

在以上分类中,2a、3a型比较适合DAA THA手术。

短曲颈稳定型假体的设计

在THA手术中,股骨颈的保留可以在股骨的活动中降低扭转力矩和弯曲运动[13,14]。短弯股骨柄假体的优点为较少的通道侵犯、骨量丢失少、软组织损伤少、关节脱位概率小、有利于翻修[15]。意大利的Pipino教授从20世纪70年代晚期开始对短柄进行了改革,设计出生物力学无骨水泥假体(Howmedical/Stryker Orthopeadics)(图33.2)[9,16,17]。特别是从2007年起有了更多的发展,从而为我们提供了不同种类特征的假体(图33.3)。有关2a型带领假体的研究结果见表33.1。

短锥型假体的设计

股骨干冠状锲入型设计与股骨大转子结合后获得较好的稳定性,并且这种平坦的设计可以在假体植入过程中灵活地进行角度调整。传统的此种类型假体进行缩短调整后可创造出更多的假体类型以应用于DAA THA手术。这种类型假体要求移除

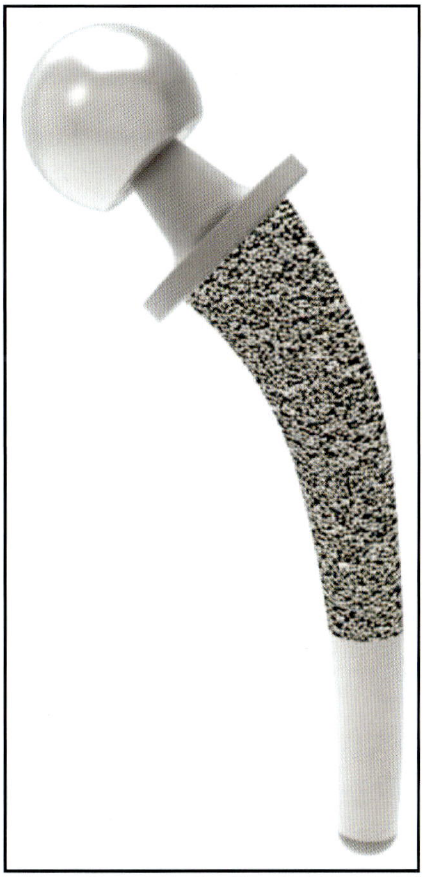

图33.2　1983年的生物力学柄图(Howmedica)。(图片来源:Joint Implant Surgery & Research Foundation.)

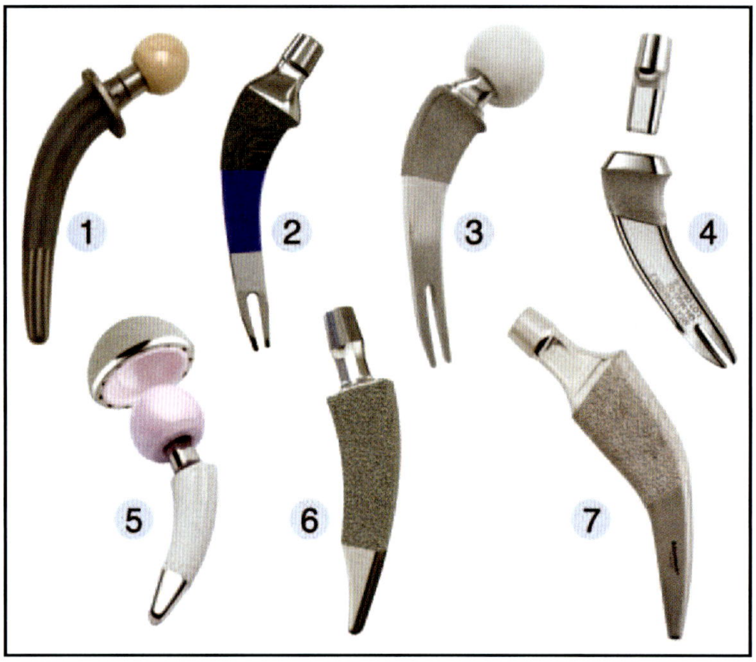

图33.3 7种曲颈短柄假体示意图。

1.CFP(丹麦Waldemar Link)
2.组织保留类型假体(澳大利亚TSI,Signature Orthopaedics Ltd)
3.ARC骨量保留技术(美国Omni)
4.肌肉微创入路型(澳大利亚MSA,Signature Orthopaedics Ltd)
5.迷你型(美国Corin Corp)
6.Nanos类型(英国Smith & Nephew)
7.股骨端保留类型(美国Exactech,Inc)
(图片来源:Joint Implant Surgery & Research Foundation.)

股骨颈侧面皮质以避免假体出现内翻。最终的稳定性在于与股骨近端牢固的锲形结合。中间部分与侧面骨皮质相结合是基本的要求,而前后方填充通常没有结构上的要求。3a类型此种假体所发表的研究结果见表33.2。目前在美国,已有多种类型的此种设计在应用[9,11]。

外科技术

短股骨柄可以采用任何DAA技术植入,通常需要特殊的扩髓器和试模用于特殊柄的股骨准备。除了标准的DAA THA器械外,2a型假体还需要特制的双向切割型股骨锉以便成型(图33.5)。3a型假体则需要采用缩短的M/L锥形铰刀保持固定方向切割并有利于压配松质骨。

术前规划应准备标准的生物型假体以防不适用短柄假体。如果外科医生能够正确阅片,X线片模板还是有用的。X线片模板应有型号标记,通常股骨20°内旋片有利于更准确测量股骨偏心距和股骨近端解剖结构(图33.6)[48]。如果患肢无法内旋,利用健侧或利用髌骨位置(反映了髋关节的旋转)来外旋调整摄片角度。

2a型假体的植入

2a型短曲保留股骨颈型(NSA)假体保留了大部分股骨颈,截骨水平通常在头下8~10mm。3a型假体则采用常规截骨。NSA型假体压配股骨颈而不是干骺端或骨干。股骨颈的精确截骨角度由假体特殊设计的股骨颈参考线和术前模板来确定。对于NSA

表33.1 2A型股骨柄的相关研究

研究者	例数	随访时间	柄类型	随访结果
Pipino 等，2006[18]	943	不清	BD(498) CF(445)	HHS 评分：91%优，6%好，2% 一般，1%差；1%无菌性松动；99%长期柄生存率，10%股骨颈内侧滑脱/骨重建
Röhrl 等，2006[19]	26	2 年	CFP	早期平均 0.6°后屈，下沉 0.05mm，0.03°内外翻倾斜；股骨矩无骨丢失
Gill 等，2008[20]	75	3.6 年	CFP	平均 HHS 评分从 50 升至 94；3 年柄生存率 100%
Pons，2010[21]	138	3.2 年	CFP	2 例术中不全骨折(没有固定的情况下愈合)；2 例术后骨折行翻修术，0%无菌性松动
Wang 等，2011[22]	9	1.5 年	CFP	平均 HHS 评分从 43 升至 93；0%无菌性松动或翻修
Briem 等，2011[23]	155	6.2 年	CFP	96%的 HHS 评分优良，柄 6 年生存率 99%；0.7%无菌性松动；0%大腿痛及股骨颈重塑
Nowak 等，2011[24]	50	6.8 年	CFP	平均 HHS 评分 94，柄 6 年生存率 98%
Kress 等，2012[25]	38	7 年	CFP	7 年时，股骨干骺端松质骨骨密度减少 66%，皮质骨骨密度减少 27%；下降主要发生在术后 1~3 年，3 年后不再下降)；术后 1~3 年股骨近端接触减少
Ghera & Bisicchia，2013[26]	150	5.5 年	CFP	平均 HHS 评分 83；0%无菌性松动
Kendoff 等，2013[27]	117	11.2 年	CFP	平均 HHS 评分从 53 升至 93；3.4%无菌性松动，9.4%需再次翻修；4.3%有植入物相关并发症
Lazarinis 等，2013[28]	27	2 年	CFP	骨密度明显下降，Gruen7 区-31%，6 区-19%，Gruen 2 区-13%(P<0.001)；平均下沉 0.13mm；沿纵轴旋转 0.01°
Hutt 等，2014[29]	75	9.3 年	CFP	平均 HHS 评分从 50 升至 91；0%无菌性松动及翻修，柄 10 年生存率 100%
Australian National Joint Registry，2015[5]	144	1 年	MSA	1.8%翻修
Van der Rijt 等，2012[6]	59	2 年	MSA	柄翻修率 0%；0.2%术中骨折(顺利愈合)；0.2%柄下沉但稳定；股骨颈无吸收，90%的股骨截骨面近端有新骨形成
McTighe 等，2012[7]	1790	1 年	Apex ARC	0.4%翻修；0.5%骨折均顺利愈合；0.3%下沉大于 5mm；99.4%肢体长度相差不超过 7mm
Khanduj 等，2006[30]	102	N/A	Freeman	术后下肢长度平均相差 1.1mm；23.5%等长；70.5%相差在 5mm 内，93.1%相差在 10mm 内
Ahmad 等，2010[31]	17	0.25 年	Corin Mini-Hip	早期随访结果在减轻疼痛，恢复肢体长度及关节活动度方面令人满意；放射学评估发现髋关节生物力学恢复
Jerosch 等，2012[32]	250	N/A	Corin Mini-Hip	平均偏心距改变 2.8mm，颈干角减少 0.51°
Götze 等，2010[33]	36	1 年	Nanos	0%无菌性松动、下沉及翻修；平均 HHS 评分从 43 升至 96.5；Gruen1 区骨密度下降 6.4%，Gruen 7 区下降 7.2%。相对抛光的短柄尖端部分，2 区骨密度增加 9.7%
Ettinger 等，2011[34]	72	5 年	Nanos	平均 HHS 评分从 47 升至 98，假体 5 年生存率 100%
Ettinger 等，2013[35]	202	3 年	Nanos	0.5%柄翻修，1.9%柄下沉
Zeh 等，2013[36]	25	1 年	Nanos	双能 X 线吸收法显示 Gruen 6 区骨密度增加 12%，Gruen 1 区减少 15%，Gruen 2 区减少 5%，Gruen 7 区减少 12%；0%有价值的移位或下沉；48%的抛光柄尖端区域有透亮线

(待续)

表33.1(续) 2A型股骨柄的相关研究

研究者	例数	随访时间	柄类型	随访结果
McTighe 等,2014[37]	576	1~4 年	Apex ARC	10 例(1.7%)翻修,2 例习惯性脱位;1 例臼杯翻修因为模块化股骨颈,换了新的股骨颈;2 例无菌性松动采用传统长度非骨水泥翻修;1 例头颈脱位更换为传统非骨水泥柄
McPherson 等,2015[17]	338	3.1 年	Apex ARC	5 例(1.5%)柄翻修;3 例(0.88%)脱位;HHS 评分 91.2

表33.2 3A型股骨柄的相关研究

研究者	例数	随访时间	柄类型	随访结果
Burt 等,1998[37]	74	10 年	Trilock	假体 10 年生存率 98%;95%HHS 评分优;2.1%股骨柄无菌性松动
Healy 等,2009[38]	390	4.7 年	Trilock	假体 9 年生存率 99.8%
Emerson 等,2006[39]	93	1 年	Taperloc Micropiasty	88%HHS 评分优良,平均 HHS 评分 93;2.25%股骨柄翻修率(1 例无菌性松动,1 例假体周围骨折)
Morrey 等,2000[40]	146	6.2 年	Mayo Conservative	以无松动为标准,假体 10 年生存率 98.2%;以无骨溶解为标准,假体 10 年生存率 91%
Falez 等,2008[41]	160	4.7 年	Mayo Conservative	柄翻修率 2.5%(0.8%骨折,0.8%感染,0.8%下沉;2.5%术中骨折(所有骨折予以环扎术均顺利愈合);股骨近端有应力遮挡现象
Chen 等,2009[42]	29	5.7 年	Mayo Conservative	股骨近端显著的应力遮挡,股骨柄接触皮质的远端及侧方明显
Grupp 等,2010[43]	5000	2 年	Metha Short Stem	模块化钛合金股骨颈有 1.4%失败
Lerch 等,2012[44]	25	2 年	Metha Short Stem	大转子骨密度下降明显, 小转子骨密度显著增加,增加了 12.9%,股骨矩骨密度增加了 6.1%
Australian Joint Replacement Registry, 2012[45]	84	1 年	Metha Short Stem	12.7%的翻修率,9.5%因股骨柄松动翻修
Wittenberg & Steffen,2013[46]	250	4.9 年	Metha Short Stem	7.2%翻修率,9 例(3.6%)可调节的钛合金股骨颈断裂,3 例(1.2%)感染,3 例(1.2%)无菌性松动,1 例(0.4%)陶瓷内衬碎裂,2 例(0.8%)早期内翻位下沉;0%脱位; 排除机械性颈部损伤,Kaplan-Meier 的生存曲线显示 5 年生存率为 92%
Dawson-Bowling 等,2012[47]	268	6.2 年	ABG Ⅱ (金对金 vs 金对聚乙烯)	金对金评分:SF-36 评分 67.9,VAS 评分 1.5,MD 评分 16.5,OHS 评分 28.2;金对聚乙烯评分:SF-36 评分 61.1,VAS 评分 2.4,MD 评分 16.3,OHS 评分 21.8(两者间无显著差异)
Australian Joint Replacement Registry,2012[5]	223	3 年	ABG Ⅱ(模块化股骨颈)	10%翻修率(模块化柄随后被召回)

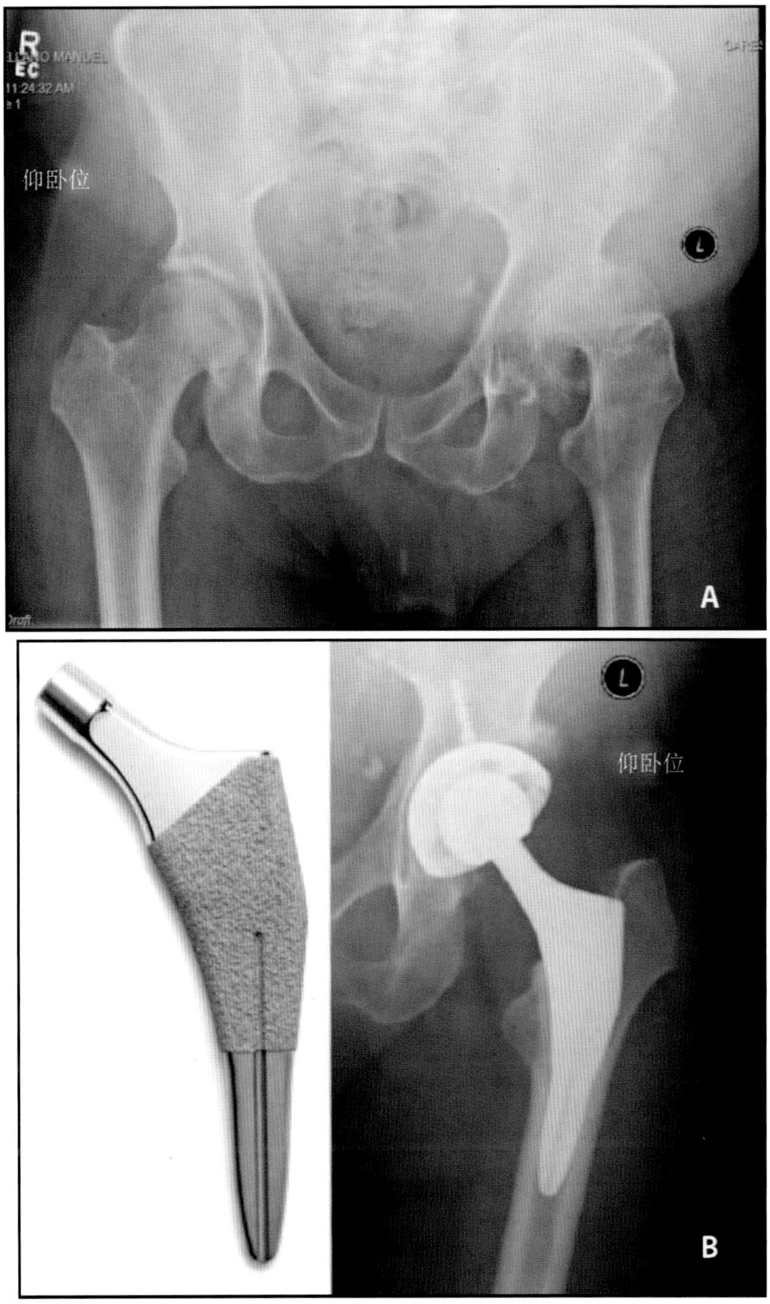

图33.4　(A)3a型示意图(Ovation Tribute，Ortho Development Corporation)。M/L设计从远端削减假体体积(假体远端较传统减少约25%)。(B)手术前后X线片显示3a型假体优良性。(图片来源：Ortho Development Corporation，Inc.)

型假体，保留的股骨颈可利用侧方Cobra拉钩拉向后方或额外的拉钩压向下方以显露髋臼。这些技巧在本书中已有介绍。

短柄假体的股骨暴露方法和前面介绍的DAA THA一致。与标准股骨柄相比，2a型NSA柄需要较少的股骨松解。2a股骨颈保留型柄的准备不同于传统柄，甚至也不同于“干骺端型”3a短柄。截骨角度对于准确的股骨准备和最终假体位置很重要。采用弯曲的髓腔探针或髓腔锉沿着邻近的内侧股骨弯曲来回磨锉(图33.7)。髓腔锉尺寸依次扩大，注意紧靠内侧皮质并锉向外侧，一定确保器械始终在股骨髓腔内。

在使用2a NSA型假体柄时，如果测量在两型号之间，可额外截除约2mm股骨颈，便可以有足够空

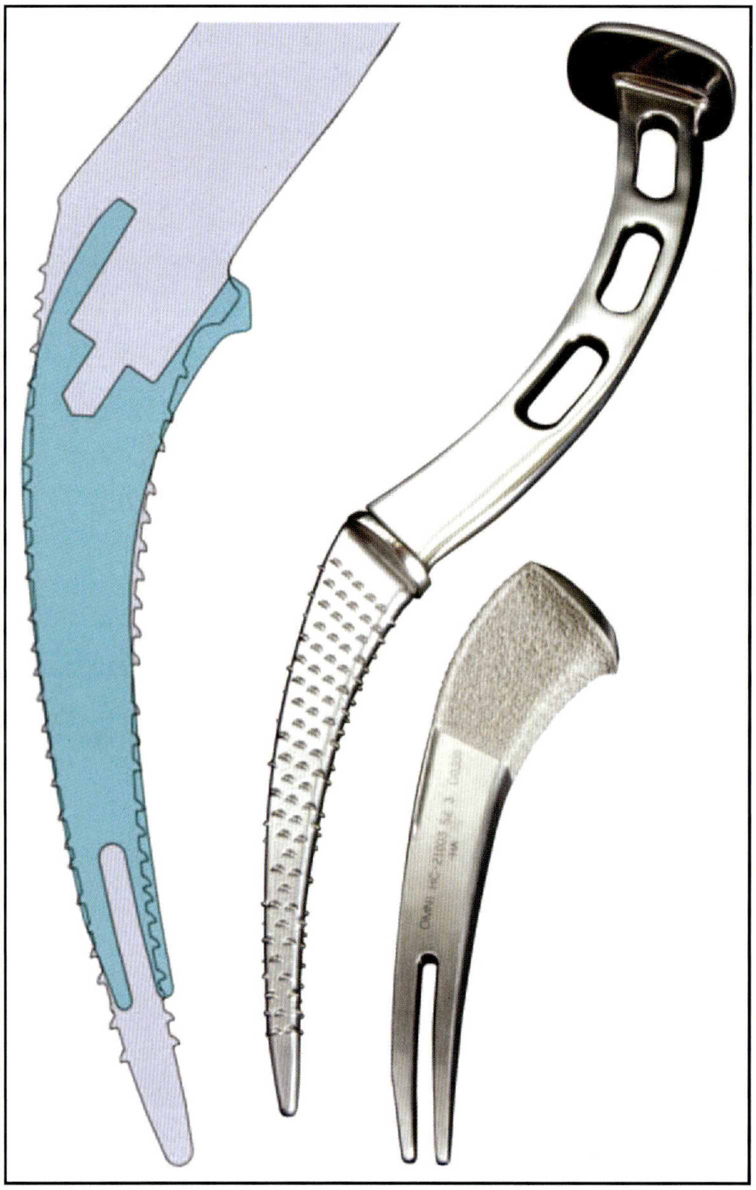

图33.5 特殊髓腔挫磨工具允许反复来回挫磨，为假体植入做准备。（图片来源：Joint Implant Surgery & Research Foundation.）

间安置大号假体。最终的假体植入压紧时手法需轻柔，以利于环向应力在最终安置前消散。一些NSA柄具有模块组装化的设计，以便于型号、偏心距和股骨颈长度的微调。虽然对于组件间微动磨损的担忧降低了组配假体应用的积极性并导致产品的召回，但工艺设计和生物材料的改进可解决模块组配假体，尤其是股骨颈保留型短柄假体的微动磨损[14,49]。例如，有限元分析建模比较股骨颈切除（颈保留型 vs 传统型）显示颈保留型可减少35%主要张力和40%旋转和弯曲力矩[14]。

3a型假体的植入

3a型短柄的股骨制备和M/L锥形柄一样使用传统的单开口器技术，该技术具有更小手术创伤并可避免股骨髓腔狭窄时可能发生的“悬挂”现象。然而，如果股骨髓腔开口位置不准，会造成3a柄内翻。从我们的经验来看，术中X线透视有助于确定冠状面和矢状面位置，同样有利于选择大小更合适的假体。

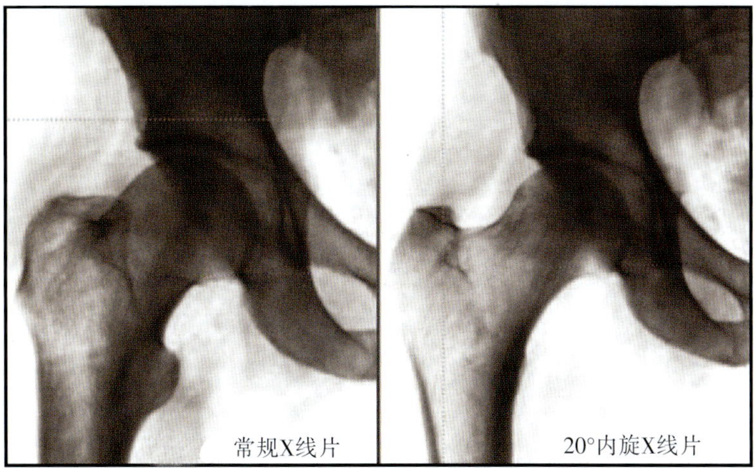

图33.6　常规前后位X线片与股骨20°内旋X线片对比。注意股骨内旋而带来的角度增加。(图片来源:Joint Implant Surgery & Research Foundation.)

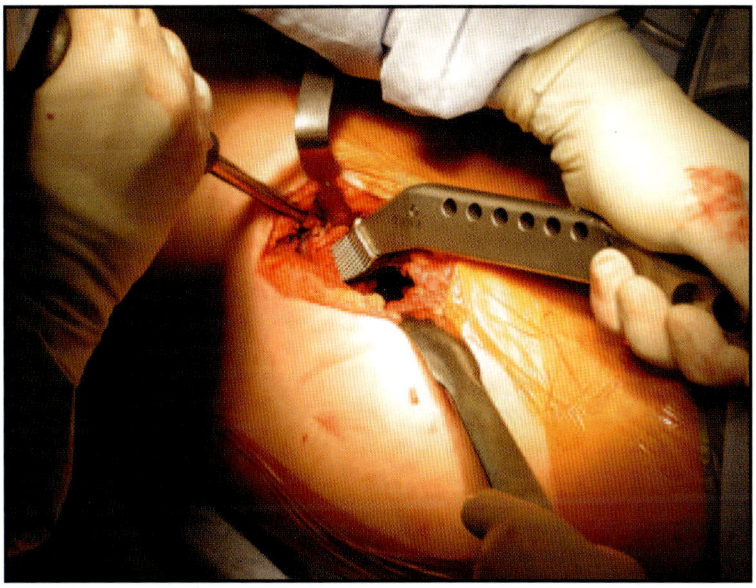

图33.7　采用弯曲的髓腔锉沿着邻近的内侧股骨来回磨锉以适应短柄假体。(图片来源:Joint Implant Surgery & Research Foundation.)

翻修时假体的取出也是假体设计的一项重要考虑内容。2a颈保留型假体在翻修时能轻易取出，且很容易采用标准设计的初次置换假体柄进行翻修。这就是2a型柄保存股骨近端骨质所获得的优势。3a型柄可采用传统方式取出，但其相对更短的构造可不用大转子截骨就轻松取出；翻修柄则需要选择远端固定型。

切口的关闭和康复与本书之前介绍的其他DAA THA手术一致。建议术后的头4周利用拐杖或在助行器保护下部分负重活动。如果术中发现骨质疏松明显，则大约需保护至6周。

结论

数据显示短柄假体，尤其本章节重点介绍的2a及3a型假体，在大多数常规DAA THA手术中表现良好。然而，这种设计也不是全然没有任何风险。更短的柄可能造成初次压配稳定性下降，更易造成过度植入和隐匿性骨折可能。同样的，如果短柄初次压配时没有获得足够稳定性，则可能出现早期假体沉降和松动。对于习惯使用传统柄的医生，需要新的学习曲线来确定短柄是否获得足够稳定性。对于术中透视的学习和使用有利于降低使用本章中介绍的短柄时的风险。

骨质疏松患者的股骨颈骨皮质菲薄，在使用颈保留型短柄的时候需要特别警惕。由于假体需承受旋转和悬臂弯曲应力，因此在行走时可能因假体应力导致疏松骨质出现疲劳性骨折。虽然干骺端短柄同传统长度假体柄相比表面接触面积明显减少，但临床数据表明其功能与同类设计的更长的标准柄一样。JISRF分类对于认识和比较不同设计的假体柄各自的特点和局限性非常有用。今后的研究会进一步帮助医生针对不同人群精确选择更合适的DAA THA手术所需的假体。

要点回顾

- JISRF假体柄分类系统提供了关于假体柄稳定接触区域的指南，以帮助认识、区分和对用于DAA THA手术的短柄进行分类。
- 股骨颈的保存减少了扭转和轴向弯曲力矩，为植入物提供了更好的初期和长期的机械稳定性。
- 不同的短柄设计具有不同的生物力学特点，需要不同的手术技术，在熟练掌握和使用之前需要不同的学习曲线。
- 短股骨柄（尤其2a和3a型）的早期和中期临床应用结果令人鼓舞，其在未来甚至可能提供针对个人的最佳定制方案。

（熊小江　杨勇　译）

参考文献

1. Kennon R, Keggi J, Zatorski LE, Keggi KJ. Anterior approach for total hip arthroplasty: beyond the minimally invasive technique. *J Bone Joint Surg Am.* 2004;86-A(Suppl 2):91-97.
2. Yi C, Agudelo JF, Dayton MR, Morgan SJ. Early complications of anterior supine intermuscular total hip arthroplasty. *Orthopedics.* 2013;36(3):e276-e281.
3. Rubin L, Ritterman S, and McTighe T. "Neck-sparing" total hip arthroplasty. In: Kinov P, ed. *Arthroplasty–Update.* Published February 20, 2013. Accessed July 1, 2013. doi:10.5772/56149.
4. McTighe T, Brazil D, Keggi J, et al. Short stems in total hip arthroplasty. Poster presented at: Pan Pacific Orthopaedic Congress; July, 2014. Waikoloa, HI.
5. The Australian Orthopaedic Association National Joint Replacement Registry. 2012 Annual Report: 66.
6. van der Rijt A, van der Rijt R, Solaiman R. Early experience with MSA™ neck sparing stem via anterolateral approach. Poster presented at: International Society for Technology in Arthroplasty; October, 2012. Sydney, Australia.
7. McTighe T, Keggi J, Keppler L, et al. The first 1,790 U.S.A. short curved neck sparing stems: clinical/surgical observations. Oral Paper presented at: 72nd Annual Scientific Meeting of the Australian Orthopaedic Association; October, 2012. Sydney, Australia. www.jisrf.org/pdfs/the-first-1200-clinical-surgical-observation.pdf. Accessed January 7, 2016.
8. Tóth K, Sohár G. Short-stem hip arthroplasty. In: Kinov P, ed. *Arthroplasty—Update.* Published February 20, 2013. Accessed January 7, 2016. doi: 10.5772/53134.
9. McTighe T. Brazil D, Keggi J, et al. Short-stem designs for total hip arthroplasty. In Callaghan J, Beaulé P, Clohisy J, Della Valle C, Rosenberg A, Rubash H. *The Adult Hip.* 3rd ed. Philadelphia, PA: Wolters Kluwer Health; 2015.
10. McTighe T, Keggi J, Stulberg SD, et al. Total hip stem classification system. *Reconstructive Review.* 2014;4(2):24-28. doi:10.15438/rr.v4i2.70
11. McTighe T, Stulberg SD, Keggi J, et al. A classification system for short stem uncemented total hip arthroplasty. Poster presented at: ISTA; October, 2012. Sydney, Australia. doi:10.13140/RG.2.1.3406.0004.
12. van Oldenrijk J, Molleman J, Klaver M, et al. Revision rate after short-stem total hip arthroplasty. A systematic review of 49 clinical studies. *Acta Orthopaedica.* 2014;85(3):250-258
13. Freeman MAR. Why save the neck? *J Bone Joint Surg.* 1986;68B:346.
14. McTighe T, Brazil D, Clarke I, et al. Metallic modular taper junctions in total hip arthroplasty. *Reconstructive Review.* 2015;5(2):29-42. doi:10.15438/rr.5.2.108

15. McPherson E, Vaughn B, Keppler L, Brazil D, McTighe T. The incidence of dislocation utilizing a neck sparing stem in primary THA in community based practices with the posterior approach. *Reconstructive Review.* 2015;5(2): 2262-2331. doi:10.15438/rr.5.2.106
16. Rajakulendran K, Field RE. Neck-preserving femoral stems. *HSSJ.* 2012;8:295–300. doi:10.1007/s11420-01209302-z
17. McTighe T, Brazil D, van der Rijit A, et al. The science behind a short (neck preserving) curved stem total hip replacement. Poster presented at: EFFORT 14-4564, 15th EFFORT Congress; June 4-6, 2014. London, United Kingdom. doi:10.13140/RG.2.1.3141.8406
18. Pipino F, Keller A. Tissue-sparing surgery: 25 years' experience with femoral neck preserving hip arthroplasty. *J Orthop Traumatol.* 2006;7(1):36–41.
19. Röhrl SM, Li MG, Pedersen E, et al. Migration pattern of a short femoral neck preserving stem. *Clin Orthop Relat Res.* 2006;448:73-78.
20. Gill IR, Gill K, Jayasekera N, Miller J. Medium term results of the collum femoris preserving hydroxyapatite coated total hip replacement. *Hip Int.* 2008;18(2):75–80.
21. Pons M. Learning curve and short-term results with a short-stem CFP system. *Hip Int.* 2010;20(Suppl 7):S52-57.
22. Wang YS, Liu M, Li JW, et al. [Application of CFP short-stem prosthesis in the treatment of osteonecrosis of the femoral head]. *Zhonghua Yi Xue Za Zhi.* 2011;91(47):3320-3323.
23. Briem D, Schneider M, Bogner N, et al. Mid-term results of 155 patients with CFP short stem prosthesis. *Int Orthop.* 2011;35(5):655-660.
24. Nowak M, Nowak TE, Schmidt R, et al. Prospective study of a cementless total hip arthroplasty with a collum femoris preserving stem and a trabeculae oriented pressfit cup: minimum 6-year follow-up. *Arch Orthop Trauma Surg.* 2011;131(4):549–555.
25. Kress AM, Schmidt R, Nowak TE, et al. Stress-related femoral cortical and cancellous bone density loss after collum femoris preserving uncemented total hip arthroplasty: a prospective 7-year follow-up with quantitative computed tomography. *Arch Orthop Trauma Surg.* 2012;132(8):1111–1119.
26. Ghera S, Bisicchia S. The collum femoris preserving stem: early results. *Hip Int.* 2013;23(1):27-32.
27. Kendoff DO, Citak M, Egidy CC, et al. Eleven-year results of the anatomic coated CFP stem in primary total hip arthroplasty. *J Arthroplasty.* 2013;28:1047-1051.
28. Lazarinis S, Mattsson P, Milbrink J, et al. A prospective cohort study on the short collum femoris-preserving (CFP) stem using RSA and DXA: primary stability but no prevention of proximal bone loss in 27 patients followed for 2 years. *Acta Orthop.* 2013;84(1):32-39.
29. Hutt J, Harb Z, Gill I, Kashif F, Miller J, Dodd M. Ten year results of the collum femoris preserving total hip replacement: a prospective cohort study of seventy five patients. *Int Orthop.* 2014;38(5):917-922.
30. Khanduj V, Tek V, Scott G. The effect of a neck-retaining femoral implant on leg-length inequality following total hip arthroplasty. *J Bone Joint Surg (Br).* 2006;88-B(6):712-715.
31. Ahmad R, Kerr HL, Spencer RF. Bone conserving mini hip replacement. *J Bone Joint Surg (Br).* 2012;94-B(SUPP XLII):14.
32. Jerosch J, Grasselli C, Kothny PC, Litzkow D, Hennecke T. Reproduction of the anatomy (offset, CCD, leg length) with a modern short stem hip design—a radiological study. *Z Orthop Unfall.* 2012;150(1):20-26.
33. Götze C, Ehrenbrink J, Ehrenbrink H. Is there a bone-preserving bone remodeling in short-stem prosthesis? DEXA analysis with the Nanos total hip arthroplasty. *Z Orthop Unfall.* 2010;148(4):398-405.
34. Ettinger M, Ettinger P, Lerch M, et al. The Nanos short stem in total hip arthroplasty: a mid term follow-up. *Hip Int.* 2011;21(5):583-586.
35. Ettinger M, Ettinger P, Ezechieli M, et al. CCD and offset after Nanos short stem in total hip arthroplasty. *Technol Health Care.* 2013;21(2):149-155.
36. Zeh A, Pankow F, Röllinhoff M, et al. A prospective dual-energy x-ray absorptiometry study of bone remodeling after implantation of the Nanos short-stemmed prosthesis. *Acta Orthop Belg.* 2013;79(2);174-180.
37. Burt CF, Garvin KL, Otterberg ET, Jardon OM. A femoral component inserted without cement in total hip arthroplasty. A study of the Tri-Lock Component with an average ten-year duration of follow-up. *J Bone Joint Surg Am.* 1998;80(7):952-960.
38. Healy WL, Tilzey JF, Iorio R, Specht LM, Sharma S. Prospective, randomized comparison of cobalt-chrome and titanium trilock femoral stems. *J Arthroplasty.* 2009;24(6):831-836.
39. Emerson R, Jones K, Kavolus C, Peyton R, Pietrzak W. Short-term clinical outcomes of the Taperloc™ Microplasty™ stem. White Paper Biomet Publication Form No. BOI0306.0 REV061508.
40. Morrey BF, Adams RA, Kessler M. A conservative femoral replacement for total hip arthroplasty. *J Bone Joint Surg (Br).* 2000;82-B:952-958.
41. Falez F, Casella F, Panegrossi G, Favetti F, Barresi C. Perspectives on metaphyseal conservative stems. *J Orthop Traumatol.* 2008;9(1):49-54.
42. Chen HH, Morrey BF, An KN, Luo ZP. Bone remodeling characteristics of a short-stemmed total hip replacement. *J Arthroplasty.* 2009;24(6):945-950.

43. Grupp TM, Weik T, Bloemer W, Knaebel H-P. Modular titanium alloy neck adapter failures in hip replacement—failure mode analysis and influence of implant material. BMC *Musculoskeletal Disorders*. 2010;11:3.
44. Lerch M, von der Haar-Tran A, Windhagen H, et al. Bone remodeling around the Metha short stem in total hip arthroplasty: a prospective dual-energy x-ray absorptiometry study. *Int Orthop*. 2012;36(3):533-538.
45. The Australian Orthopaedic Association National Joint Replacement Registry. 2012 Annual Report:169.
46. Wittenberg RH, Steffann R, Windhagen H, et al. Five-year results of a cementless short-hip-stem prosthesis. *Orthopedic Reviews*. 2013;5(1):e4.
47. Dawson-Bowling S, Yeoh D, Edwards H, et al. Ceramic-on-ceramic versus metal-on-polyethylene bearing surfaces in the ABG II total hip arthroplasty—4–10 year results of a randomised controlled trial. *J Bone Joint Surg (Br)*. 2012;94-B(Supp XXXIX):27.
48. Schutte D, Barfield W, Conrad J, et al. Predicting errors in offset templating for total hip arthroplasty. Poster presented at: International Congress for Joint Reconstruction; April 27-29, 2012. Coronado, CA. doi:10.13140/RG.2.1.1673.8408
49. Brazil D, McTighe T. FEA analysis of neck sparing versus conventional cementless stem. *Reconstructive Review*. 2011;1(1):8-16. doi:15438/rr.5.2.108

第十二部分

总结

第34章

直接前方入路髋部手术的未来

Lee E.Rubin, MD; B.Sonny Bal, MD, JD, MBA; Kristaps J.Keggi, MD, Dr Med (hc)

本书体现了髋关节重建领域的一个里程碑。几十年来，髋关节的DAA手术已经在全球很少的几个地方使用和教授。对于那些试图学习这种技术的人来说，很少有专门的资源和全面的文本来解决这个问题。这使得学习DAA，或者在DAA手术中推进自己的外科技术变得更加困难。

先驱者

如果不承认几位重要的外科医生在DAA髋关节手术领域的贡献，就不可能完成本书。这些外科医生在这个领域留下了自己的印记，并在过去的一个世纪塑造了这种技术的发展。

最早有文献记载的作为历史参考的前髋关节手术甚至在20世纪60年代现代全髋关节置换术的发展之前。在19世纪80年代的德国，Carl Hueter医生首先描述了手术方法并记录了他的发现，建立了直到今天仍然使用的神经间和肌肉间平面。在20世纪40年代的法国，Henri Judet医生创造了骨科牵引床并看到了骨科的前景。他的遗产由他的儿子Robert Judet医生和他的孙子Thierry Judet医生继承，前者在20世纪40年代首次使用DAA进行丙烯酸全髋关节重建。Judet家族以开发一些早期用于患者定位、牵引技术和骨盆放射评估的仪器而闻名，所有这些仪器都在推动DAA发展中起到关键作用。

在20世纪20年代至30年代的波士顿，Marius Smith-Petersen医生将可扩展版本的DAA技术全面应用于髋部。利用这项技术，他又进一步获得了髋关节和骨盆方面的小儿髋关节清理术、杯形关节成形术及成人髋和骨盆骨折重建的专业技术。

随着20世纪60年代John Charnley爵士将聚乙烯髋臼置换应用于全髋关节置换术后，两名外科医生在美国本土和美国以外对DAA的应用发展起到了重要作用。20世纪70年代早期，耶鲁大学的Kristaps Keggi医生是第一位在美国使用DAA的外科医生。早期，Keggi在美国创建了第一个手术成果数据库之一。由于终生致力于学术研究和出版，与DAA THA相关的第一批骨科文献均由Keggi著作，并至今仍是丰富的知识来源。Keggi创造了定制的拉钩、偏心距磨锉、髋臼植入器并进行了设计修改，以减少组织创伤、方便假体植入，目前在世界各地被广泛接受和使用。

在20世纪90年代的加利福尼亚州，已经是髋臼创伤和骨折重建专家的Joel M.Matta医生在透视辅助下进行DAA THA手术，他采用了Judet牵引床的改良版本进行操作。Matta把这种手术的变化带到了美国，并孜孜不倦地普及给同行们。特别是在过去的10~15年，由于Matta有能力开发一个可教授的、逐步学习的课程来传授这项技术，DAA已经越来越多地被其他外科医生采用。Matta提出了许多植入物设计改进方案，进行了结果研究，建立了DAA教育课程体系；他还与工业界合作，后来又与国际关节置换大会（ICJR）合作，设立了一个年度综合性的髋关节前方入路手术课程。

现代直接前入路手术

跟随着这些DAA先驱者的脚步，现在整整一代外科医生已熟悉这种方法并已将其用于基础的THA。DAA专用或定制手术器械较为少见曾经是实施DAA的障碍，现在这些器械已经普遍可用，并且世界各地几乎每一家主要的骨科制造商都在生产。

必须承认，每位有开拓精神的外科医生对DAA技术的贡献都是很重要的，因为许多外科医生已经从他们身上学到了东西。我们相信，一个训练有素，现代化地使用DAA的髋关节外科医生是体现了前面章节中提到的各种技术的混合体，而每个技术都要有针对性地学习才能毕业。本文的目标是允许外科医生沿着从初学者到中级、高级的培训途径继续前进，最终成为DAA的全面专家，以应对广泛的患者病情，而不仅仅是进行简单基础的THA。

在很长一段时间里，美国外科医生之间在关于行DAA手术中用不用牵引床的问题上，有不同的意见。因此，分别从Matta医生和Keggi医生那里学习DAA技术的外科医生对他们选择的技术进行了辩论，每一种方式都有着丰富的背景和传统。随着时间推移和患者疗效的随访，已经很清楚的是，两种手术方式都有优点和缺点，都是可行的和有效的选择。

理想情况下，这两种技术的元素都可以并且应该被纳入到实践中，并且接触这两种选择都必须是全面外科训练的一部分。随着本书的完成，我们感觉这两种方法体系之间已经建立了一座桥梁。每种方法都启发了下一代伟大的外科思想家，并且这些人中的许多人在本书中都提出了独特的DAA改良技术。

对知识的需求推动了DAA进入现代髋关节手术的前沿。美国髋膝关节外科医生协会（AAHKS）的年度受众调查表明，超过25%的AAHKS外科医生正在使用DAA，这个数字每年都在持续增长，并可能在未来十年内还会上升。业内人士估计，在同一时期，外科医生应用DAA的年增长率将达到8%~10%。DAA对髋关节重建的最终影响仍在不断发展，但显然将在推动技术进步方面发挥作用。

今天，外科医生可以将DAA应用于各种各样的患者、疾病和身体状况。曾经被认为对于DAA来说过于复杂的翻修，现在可以常规地开展。髋关节保留和骨折护理可以很容易地纳入DAA实践中，在现代髋关节实践中再次扩大DAA的范围。例如，影像引导下假体植入和减少影响骨量的短柄等创新技术的发展进步，已成为DAA THA广泛应用的一种有益的副产品。

虽然有几家骨科产品制造商提供DAA外科医生的教育和培训项目，但多年来仍缺乏一项专门的、全面的、客观的培训课程。国际关节置换大会（ICJR）每年一度的“前方入路髋关节手术课程”在2016年已进入第五个年头，原来是Matta的初心和领导力在推动，现在由其他领袖，如Joseph T. Moskal，Stefan Kreuzer，John Masonis和Michael Nogler等医生携手促成。许多教授这门课程的学者对本书都做了很大贡献，其专业的多样性反映在DAA的技术变化、独特的设备和特定的应用中，从而为读者进一步拓展了该领域的视野。

走向未来

展望未来，外科医生负责制订和报告由保险公司和政府机构提出的质控措施。对改善患者的短期疗效的希望将继续推动外科医生采用真正的微创手术技术，并将在未来数年内持续关注DAA。

目前，几乎所有现有的髋关节重建手术方法都可以在10年以上的时间内获得相似的长期临床结果，并且目前的假体有相同时长的耐久性。如果长期THA结果相似，那么没有任何理由说明外科医生应回避在有效性、安全性和恢复方面具有短期优势的手术技术。有了最新的证据，DAA是帮助实现这些重要的短期目标的有效方法。作为一个例子，直接比较DAA和后侧或前外侧手术治疗THA和髋关节半髋关节置换的文献，明确了DAA提高术后短期恢复和早期康复的情况，使其成为公开外科手术成果新时代的循证技术选择。

迈向未来，许多令人兴奋的发展将重塑髋关节手术的实践并延伸DAA的内涵。假体设计将继续发展，对股骨近端几何学更好的理解将会创造出可改善骨量保留和早期固定的更少侵入性和更持久的柄。生物材料将会不断发展，未来几代耐磨聚乙烯和超高性能陶瓷将进一步提高THA的寿命和耐用性。届时DAA将与这些假体结合，扩大THA在全年龄段患者的可靠性，并改善THA对罕见病的疗效。

最终，准确的THA假体定位、髋部肌肉与骨骼的保留、增强假体的固定、耐用的轴承磨损的结合将减轻翻修手术的负担。虽然曾经认为年轻活跃的并伴有严重结构性问题或代谢性髋关节炎的患者不可避免地面临翻修手术，但现代外科医生手中DAA THA的未来可能会使翻修手术数量减少，也许在一个完美的手术后即完全消除了再次关节置换术的需求。

已经有许多单独的外科医生和小组发表了DAA的研究报道。汇集这些数据以及加强外科医生的合作将引领该技术的进一步发展。随着越来越多的外科医生对DAA进行报道，作为一种基于证据的策略，我们将看到成人重建领域的持续发展趋向。重要的是，DAA将纳入公认的主流骨科住院医师教育途径，从而便于该技术的学习、教学和传播。

作为一个具体的例子，2005年布朗大学有5名成人骨科重建专家，所有专家例行常规行THA前外侧入路或后方入路手术。2015年下半年，还有5名成人骨科重建专家在同一个核心学术组，但是现在在5人中有3名成年骨科重建专家常规使用DAA进行大部分THA。正在接受培训的住院医生正在接触新的DAA技术重点，并正在寻求将这一技术融入到他们未来的实践中。因此，本书将作为基础知识和技能发展的正式参考书籍，并有望成为持续、终身学习和实践发展的资源。

我们代表我们的编辑、作者和出版商感谢您选择使用本书。我们希望您能成为DAA方面的专家型外科医生，并努力把您的知识传授给您的同事，以及渴望将这一伟大传统推向未来的医学生、住院医生和研究人员们。更重要的是，我们相信DAA的熟练使用将会对世界各地的患者产生积极的影响。最终，我们将共同实现这一目标。

（尹良军　郭栎枫　译）

索 引